儿科疾病鉴别诊断与治疗进展

主编 郭艳玲 张 枫 任倩倩 刘晏如 冯艳亭 焦丽杰 洪正坤

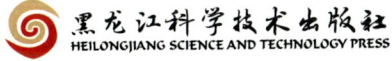

图书在版编目（CIP）数据

儿科疾病鉴别诊断与治疗进展 / 郭艳玲等主编. -- 哈尔滨：黑龙江科学技术出版社，2024.6
ISBN 978-7-5719-2414-0

Ⅰ．①儿… Ⅱ．①郭… Ⅲ．①小儿疾病－诊疗 Ⅳ．①R72

中国国家版本馆CIP数据核字（2024）第104645号

儿科疾病鉴别诊断与治疗进展
ERKE JIBING JIANBIE ZHENDUAN YU ZHILIAO JINZHAN

主　　编	郭艳玲　张　枫　任倩倩　刘晏如　冯艳亭　焦丽杰　洪正坤
责任编辑	黄亚平
封面设计	宗　宁
出　　版	黑龙江科学技术出版社
	地址：哈尔滨市南岗区公安街70-2号　邮编：150007
	电话：（0451）53642106　传真：（0451）53642143
	网址：www.lkcbs.cn
发　　行	全国新华书店
印　　刷	黑龙江龙江传媒有限责任公司
开　　本	787 mm×1092 mm　1/16
印　　张	20
字　　数	502千字
版　　次	2024年6月第1版
印　　次	2024年6月第1次印刷
书　　号	ISBN 978-7-5719-2414-0
定　　价	198.00元

【版权所有，请勿翻印、转载】

编委会

主 编

郭艳玲　张　枫　任倩倩　刘晏如

冯艳亭　焦丽杰　洪正坤

副主编

宋姗姗　胡宏伟　苏建梅　李新新

牟丽芳　张　肖

编 委（按姓氏笔画排序）

冯艳亭（山东省莘县人民医院）

任倩倩（菏泽市定陶区人民医院）

刘晏如（庆云县人民医院）

牟丽芳（烟台桃村中心医院）

苏建梅（阳谷县人民医院）

李新新（山东大学附属儿童医院）

宋姗姗（山东省滨州市妇幼保健院）

张　肖（聊城脑科医院）

张　枫（青岛市西海岸新区中心医院）

胡宏伟（山东省威海市文登区妇女儿童医院）

洪正坤（黄梅县中医医院）

郭艳玲（山东省济宁市汶上县中医院）

焦丽杰（郓城县人民医院）

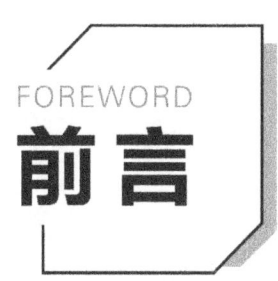

前言

儿科学主要阐述正常儿童的发育过程及各发育阶段的特点，以及常见儿童疾病的病因、发病机制、临床特点、诊断要点、鉴别诊断及治疗原则。随着现代医学的快速进步和卫生健康事业的不断发展，我国儿科学不断向更深层次发展，儿科疾病的相关理论和诊疗技术取得了很大的进展。虽然越来越多的新理论和新技术广泛应用于儿科临床，但是现阶段我们仍面临着儿童医疗卫生服务的需求与有限的儿科医疗资源矛盾突出的局面。如何优化儿科人才培养结构、如何提高儿科人才培养质量、如何提升儿科医师创新能力等问题已成为值得我们深思的问题。因此，面对现阶段儿科领域出现的新挑战、新任务和新要求，我们通过分析临床儿科的现状并结合当前时代背景，编写了《儿科疾病鉴别诊断与治疗进展》一书。

本书以"理论与实践相结合，理论指导临床实践"为编写宗旨，重视对临床疾病鉴别诊断方面的讲解，并提出了灵活多样的治疗方案。本书先从发育行为与保健入手，对儿童生长规律、发育障碍、行为障碍进行了详细的论述，并介绍了各年龄期儿童保健的相关内容；然后重点阐述了临床常见儿科疾病的诊疗要点，涵盖呼吸系统疾病、循环系统疾病、消化系统疾病等。本书有以下几点优势：①重视儿童的特殊性，讲解侧重于治疗方案的灵活性和适用性；②疾病介绍的全面性，涉及疾病的病因、发病机制、临床表现、鉴别诊断与治疗等多方面。本书逻辑清晰、结构合理，可供各级医院儿科医师及医学院在校学生参考使用。

虽然我们在编写过程中查阅了众多参考资料，但鉴于时间紧张、水平有限，书中难免存在疏漏和错误，望各位读者批评指正。

《儿科疾病鉴别诊断与治疗进展》编委会
2024年2月

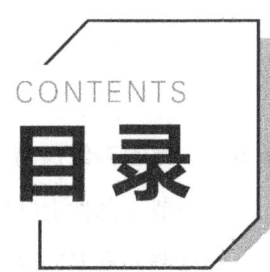

发育行为与保健篇

- 第一章 儿童生长发育……………………………………………………………(3)
  - 第一节 体格生长规律……………………………………………………(3)
  - 第二节 体格生长评价……………………………………………………(24)
  - 第三节 儿童认知的发展…………………………………………………(31)
  - 第四节 儿童人格的发展…………………………………………………(34)
  - 第五节 儿童社会情感的发展……………………………………………(37)
- 第二章 儿童发育障碍……………………………………………………………(40)
  - 第一节 运动发育和运动障碍……………………………………………(40)
  - 第二节 认知发育和智力障碍……………………………………………(53)
- 第三章 儿童行为障碍……………………………………………………………(62)
  - 第一节 注意缺陷多动障碍………………………………………………(62)
  - 第二节 学习障碍…………………………………………………………(70)
- 第四章 各年龄期儿童的保健……………………………………………………(78)
  - 第一节 胎儿期的特点与保健……………………………………………(78)
  - 第二节 新生儿期的特点与保健…………………………………………(83)
  - 第三节 婴儿期的特点与保健……………………………………………(89)
  - 第四节 幼儿期的特点与保健……………………………………………(95)
  - 第五节 学龄前期的特点与保健…………………………………………(99)
  - 第六节 学龄期的特点与保健……………………………………………(103)

·疾病诊疗与护理篇·

第五章 呼吸系统疾病 ……………………………………………………………… (109)
- 第一节 急性上呼吸道感染 …………………………………………………… (109)
- 第二节 反复呼吸道感染 ……………………………………………………… (112)
- 第三节 哮喘持续状态 ………………………………………………………… (121)
- 第四节 急性毛细支气管炎 …………………………………………………… (127)
- 第五节 特发性间质性肺炎 …………………………………………………… (130)
- 第六节 肺炎 …………………………………………………………………… (138)
- 第七节 肺水肿 ………………………………………………………………… (160)
- 第八节 肺气肿 ………………………………………………………………… (162)
- 第九节 肺脓肿 ………………………………………………………………… (163)
- 第十节 呼吸衰竭 ……………………………………………………………… (167)

第六章 循环系统疾病 ……………………………………………………………… (181)
- 第一节 高血压 ………………………………………………………………… (181)
- 第二节 心律失常 ……………………………………………………………… (188)
- 第三节 先天性心脏病 ………………………………………………………… (193)
- 第四节 原发性心肌病 ………………………………………………………… (198)
- 第五节 病毒性心肌炎 ………………………………………………………… (200)
- 第六节 感染性心内膜炎 ……………………………………………………… (204)

第七章 消化系统疾病 ……………………………………………………………… (208)
- 第一节 口炎 …………………………………………………………………… (208)
- 第二节 胃食管反流 …………………………………………………………… (209)
- 第三节 胃炎 …………………………………………………………………… (213)
- 第四节 肠梗阻 ………………………………………………………………… (216)
- 第五节 肠套叠 ………………………………………………………………… (220)
- 第六节 腹泻病 ………………………………………………………………… (226)

第八章 内分泌系统疾病 …… (233)

- 第一节 生长激素缺乏症 …… (233)
- 第二节 甲状腺功能亢进症 …… (236)
- 第三节 糖尿病 …… (238)
- 第四节 低血糖症 …… (243)
- 第五节 血脂异常 …… (247)
- 第六节 性早熟 …… (250)

第九章 泌尿系统疾病 …… (256)

- 第一节 急性肾小球肾炎 …… (256)
- 第二节 慢性肾小球肾炎 …… (261)
- 第三节 原发性肾病综合征 …… (263)

第十章 免疫性疾病 …… (269)

- 第一节 系统性红斑狼疮 …… (269)
- 第二节 川崎病 …… (274)
- 第三节 过敏性紫癜 …… (277)
- 第四节 原发性免疫缺陷病 …… (279)
- 第五节 风湿热 …… (282)
- 第六节 幼年特发性关节炎 …… (285)
- 第七节 幼年皮肌炎 …… (289)

第十一章 儿科护理 …… (293)

- 第一节 消化道异物 …… (293)
- 第二节 急性阑尾炎 …… (295)
- 第三节 先天性巨结肠 …… (297)
- 第四节 胆道闭锁 …… (302)

参考文献 …… (307)

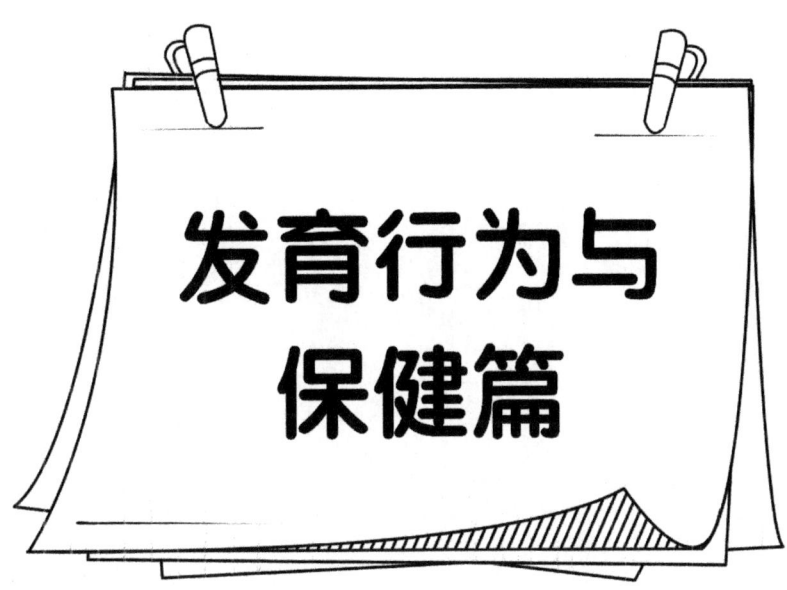

第一章 儿童生长发育

第一节 体格生长规律

生长与发育存在于从受精卵到成人的整个成熟过程。体格生长是各器官、系统细胞的增殖、分化致身体形态或重量的改变,可反映器官成熟状况。体格生长状况可用数值表示。

发育代表器官功能成熟过程,包括神经-心理行为发育。发育水平可用生理成熟或心理成熟状况评估。体格生长和发育过程同时存在,共同反映身体的动态变化。

儿童体格生长是儿科学的基础。儿科临床疾病的诊断、治疗涉及儿童体格生长,异常的体格生长也可能是某些疾病的唯一临床表现。因此,儿科医师掌握儿童体格生长知识,对临床工作非常重要。

一、体格生长总规律

(一)生长连续性、非匀速性、阶段性

从受精卵到长大成人,儿童的生长在不断进行,即体格生长是一个连续过程。但连续过程中生长速度并不完全相同,呈非匀速性生长,形成不同的生长阶段。如母亲妊娠中期时,胎儿身长增长速度较青春期快10倍。胎儿身长的生长速度在母亲妊娠中期达到最大,每月约10 cm,并逐渐下降至出生时的每年35 cm;而青春期平均身高的增长每年仅约9.42 cm。出生后的第1年是生后的第1个生长高峰,第2年后生长速度趋于稳定,青春期生长速度又加快,为生后的第2个生长高峰。整个儿童期体格生长速度曲线呈一个横S形。

(二)生长程序性

人类进化中逐渐形成的生长程序性受到基因控制。如胚胎3周龄末开始形成中枢神经系统,4周龄出现心脏和消化系统,胎儿5周龄肢体开始分化为上肢、下肢,6~8周龄的胎儿手指、足趾发育。就身体各部形态发育而言,遵循躯干先于四肢,下肢先于上肢,肢体近端先于远端的程序。因此,胚胎2个月龄时头长占总身长的1/2,出生时头与身长的比例为1/4,成人头长仅占身高的1/8。

儿童时期各器官系统发育先后、快慢不一,即发育不平衡,也遵循生长程序性的规律。如神经系统发育较早,生后2年内发育最快,2.5~3岁时脑重已达成人脑重的75%左右,6~7岁时脑的重量已接近成人水平。儿童期淋巴系统生长迅速,青春期前达顶峰,以后逐渐降至成人水平。

生殖系统在青春期前处于静止状态,青春期迅速发育。其他,如呼吸、循环、消化、泌尿等系统的发育与体格生长平行。

(三)个体差异

生长发育有一定的总规律,但受遗传与环境的影响,儿童体格生长存在个体差异。如同性别、同年龄的儿童群体中,每个儿童的生长水平、生长速度、体型特点等都不完全相同,即使是同卵双生子之间也存在差别。因此,连续性观察可全面了解每个儿童的生长状况。

二、体格生长特点

(一)常用指标

体重、身高(长)、头围、胸围等为儿童体格生长的常用指标。

1. 体重

体重是身体各组织、器官系统、体液的综合重量,骨骼、内脏、体脂、体液为体重的主要成分。因体脂和体液重量易受疾病影响,使体重易于波动,故体重是反映儿童生长与近期营养状况的重要指标。

2. 身材

身长(高)、顶臀长(坐高)等为身材指标。

(1)身长(高):为头、脊柱、下肢的总长度。仰卧位测量为身长,1~2岁的儿童测身长;立位测量为身高,>3岁儿童测身高。同一儿童身长测量值>身高测量值,相差 0.7~1.0 cm。身长的增长又称线性生长,直接反映身体非脂肪组织的增长,非脂肪组织的生长潜能受遗传影响。正常儿童如获得足够的营养、生长潜能应得到发挥,即身长线性生长的速度达到非脂肪组织的生长潜能水平。

(2)顶臀长(坐高):与上部量的意义相同,主要反映脊柱的生长。与身长(高)测量体位一致,婴幼儿测顶臀长,年长儿测坐高。

(3)指距:为双上肢与躯干纵轴垂直伸展时中指间的距离,反映上肢的生长。正常儿童指距小于身长(高)1 cm。

3. 头围

头的最大围径为头围,反映 2 岁内儿童脑发育和颅骨生长的程度。

4. 胸围

胸围为平乳头下缘经双肩胛骨角下绕胸部 1 周的长度,反映胸廓、胸背部肌肉、皮下脂肪和肺的生长。胸围生长与上肢运动、肌肉发育有关。

5. 上臂围

上臂中点绕上臂 1 周的围径为上臂围,反映上臂肌肉、骨骼、皮下脂肪和皮肤的发育情况。

(二)婴儿期体格生长特点

生后第 1 年是体格生长增长最快的时期,为第 1 个生长高峰。不同月龄婴儿的体格生长也各具特点。

1. 新生儿

出生体重与胎龄、性别及母亲妊娠期营养状况有关。一般早产儿体重较足月儿轻,男童出生体重比女童出生体重略重。宫内发育影响新生儿出生体重,出生后的体重增长则与营养、疾病等因素密切相关。

出生时身长平均为 50 cm。胎儿期神经系统领先发育，故新生儿出生时头围较大，平均为 34～35 cm。出生时胸围较头围略小 1～2 cm，为 32～33 cm，以利于胎儿娩出。

2.1～4月龄

此期婴儿体格生长仍然非常迅速，但较新生儿时期略有下降。如 1～3 月龄婴儿体重每月增长约 0.97 kg，身长每月增长约 3.25 cm；3～4 月龄体重每月增长约 0.59 kg，身长每月增长约 2.0 cm，以后增长速度随年龄的增加逐渐减慢，呈现非匀速过程。

3.4～12月龄

3～4 月龄后婴儿的体重、身长及头围增长减慢，12 月龄时体重约为出生体重的 3 倍，身长与头围约为出生时的 1.5 倍。胸围的增长较头围增长稍快，1 岁时胸围约等于头围，即出现头、胸围生长曲线交叉。头、胸围生长曲线交叉年龄与儿童营养状况、胸廓发育情况有关。除营养因素外，可能与不重视爬行训练和胸廓锻炼有关。

三、其他系统发育

(一) 舌、腭、牙齿发育

口腔覆盖黏膜，前与唇肤相连，后延续咽部黏膜，是消化道的起始部分，包括唇、颊、舌、腭、涎腺、牙和颌骨部分。

1.舌发育

(1)舌功能：舌的主要功能是参与咀嚼食物、帮助形成食物团块吞咽。舌也是重要的感觉器官(味觉)，同时也有清洁牙齿的功能。人类舌的另外一个重要功能是参与语音发音。

(2)舌发育：舌是口腔底部一骨骼肌肉性器官，有丰富的神经和血管，胎儿 4～8 周发育。舌来源于第 1、第 2、第 3、第 4 鳃弓的内侧面隆起，胚胎第 4 周末，左右两下颌隆起的内侧面细胞增生，形成 3 个隆起，头侧左右一对隆起较大，称侧舌隆起，尾侧中线隆起一个较小结，称奇结节。左右侧舌隆起迅速增大，并在中线融合，形成舌体；奇结节形成盲孔前方舌体的一部分。第 2、第 3、第 4 对鳃弓腹侧端的间充质增生，形成一凸向咽腔隆起的联合突。联合突的前部发育为舌根，后部发育为会厌。舌根有少量来源于第 4 对鳃弓的内胚层部分。舌根与舌体的愈合线为一条 V 形界沟。胚胎第 7 周中胚层头端体节的生肌节细胞迁移分化形成舌肌，舌肌的发育至出生前咀嚼肌完全发育。舌下神经(CN,Ⅻ)支配舌内、外肌肉的运动，使舌前伸、后缩、舌形改变。

胚胎第 11 周时，来源于外胚层的第 1 咽弓围绕口咽膜原口形成口腔上皮层、唾液腺、牙的釉质、舌体上皮细胞。胎儿 7 周已证实舌上皮细胞味蕾发育，12 周有成熟的受体。无数个乳头状突起味蕾分布于舌背侧上部表面复层鳞状上皮中；舌界沟前方 8～12 个形体较大、顶端平坦的轮状乳头，形成倒 V。轮状乳头周围的黏膜凹陷形成环沟，沟两侧的上皮内有较多味蕾。固有层中有较多浆液性味腺，导管开口于沟底，味腺分泌的稀薄液体不断冲洗味蕾表面的食物碎渣，以利于味蕾不断接受物质刺激。胎儿 7 周已可证实味蕾出现，12 周有成熟的受体。

系带是胎儿 3 月龄面部形成后残留的胚胎期组织。口腔有 7 个系带，即上颌中系带、下颌中系带、上下左右唇系带和下舌系带。舌系带是舌下延伸到口腔底的具有弹性的条索状的、被黏膜覆盖的小肌肉组织。舌系带的基本功能是维持胎儿唇、舌与骨协调生长。不影响呼吸、进食，从牙齿清理食物时舌的运动为正常舌系带。

(3)舌系带功能评估。儿童的舌系带长于 2 cm 不会发生语言与进食技能问题。舌系带过短使舌的运动受限，包括舌系带的结构异常，如短(<2 cm)、厚、宽、紧，使口腔肌肉运动不协调，致

进食或说话困难。但临床缺乏确切的分类方法。国际上多采用舌系带 Hazelbaker 评分(assessment tool for lingual frenulum function,ATLFF)间接评估舌系带功能。ATLFF 包括5项舌外观评估(舌抬高时舌尖外观、舌系带附着舌的部位、系带弹性、下牙槽嵴的舌系带附件、舌抬高时舌系带长度)和7项舌功能评估(舌偏侧、舌蠕动、舌抬高、转折、伸舌、呈杯状、舌前部伸展)。采用口腔反射发育检查觅食反射评估舌前部的延伸功能、挤压反射评估伸舌功能、横舌反射评估舌的运动功能。

2.腭发育

(1)腭功能：与舌抵抗、咀嚼、食物团块形成、吞咽、说话有关。

(2)腭发育：胚胎早期原始鼻腔和口腔彼此相通,腭的发育使口腔与鼻腔分开。腭的发育过程分3个阶段。①胎儿5~6周来自中鼻突的球状突形成2个前腭突(原发腭)；②胎儿第9周前舌窄位高,充满口鼻腔；前腭突向下与上颌突形成左右2个侧腭突(继发腭)会合,2个侧腭突与前腭突从舌的两边自外、向内、向后方以倒△方式逐渐发育至两侧的腭融合(图1-1),并与向下生长的鼻中隔融合；③12周腭在口腔顶部发育完成,形成前硬腭(骨性部分)与后软腭(肌肉部分),被黏膜组织覆盖,使口、鼻腔隔开,上颌牙弓增大(图1-2)。三叉神经(CNV)分支分布于腭。鼻中隔支持鼻腔的顶部,不影响硬腭发育。但鼻中隔长度发育在一定程度上有助于上腭穹隆拉平。因上颌骨生长发育(上牙弓)与骨、鼻中隔软骨与硬腭同时发育,可影响硬腭发育。

腭的发育为倒△的方式,故不同年龄阶段儿童硬腭发育水平不同,年龄越小腭弓越高。如新生儿腭高可达7.45 mm,腭宽30.99 mm；9月龄时腭高增加,维持至12月龄；32月龄后腭宽增加至38.44 mm,腭高降低。婴儿期腭的最大宽度和腭长度的生长速度相同,即随年龄增长,宽度/长度指数不变。

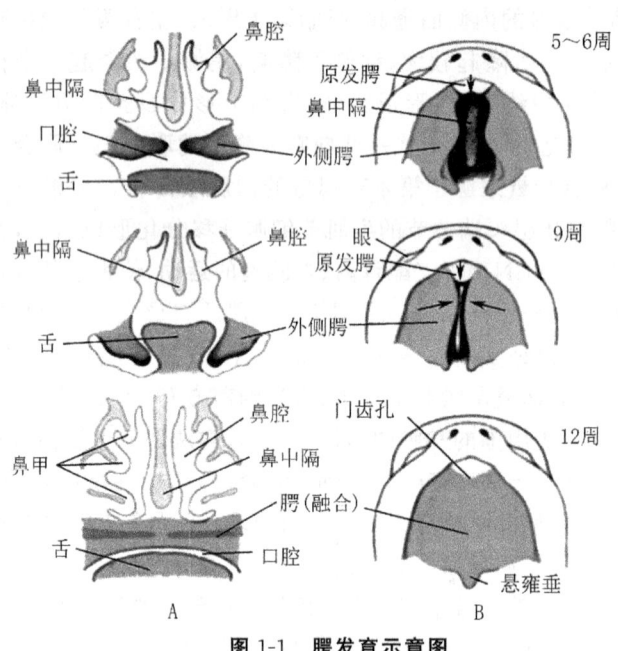

图1-1 腭发育示意图
A.矢状位；B.仰卧位

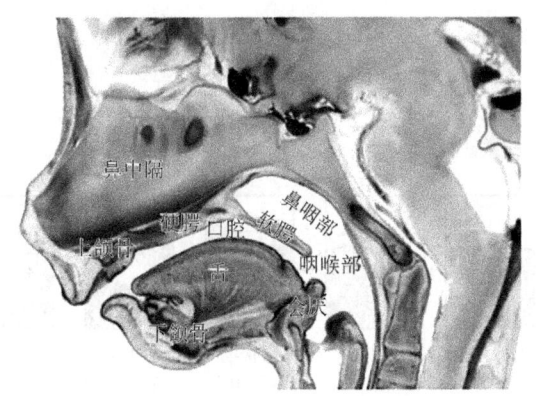

图 1-2　胎儿 12 周龄口腔发育

(3)腭的形态发育评估：婴儿腭的发育存在个体差异,约 7% 的婴儿有腭宽、长差别,10%～12% 的儿童有腭高差别。腭弓发育与牙弓有关,如高颚弓的儿童可能有一个狭窄的上牙弓,狭窄的牙弓有高腭穹隆;牙弓越宽,腭穹隆越平坦。上牙弓,包括腭弓发育过程中将显著增长。因此,高颚弓将随年龄的增长得到改善。有报道人乳喂养的早产儿腭骨化低于配方喂养儿,推测与配方喂养可促进颅面骨和腭骨发育,减少喂养姿势所致的口腔畸形有关。然而,人乳和配方喂养的儿童腭宽度和深度无显著性差异。发生高颚弓的原因有正常变异,或是某些疾病的伴随体征。

目前,新生儿上腭的正常形态无统一标准。现有关于新生儿"正常"的腭部形态的知识是基于有限的测量颚的三维形状的方法学,但方法学的不足使研究结果不一致或产生偏差,尤其涉及综合征或早产等病理情况。对多数足月婴儿的研究缺乏可靠的试验,研究腭发育的临床研究前需要发展合理的测量技术和统一"正常腭形态"的定义。

3.牙齿

人类有乳牙和恒牙 2 副牙齿,其共同的功能是咀嚼食物、参与发音与颅面发育。牙齿正常发育有助于语言发育,缺失切牙影响发音。上、下颌排列整齐牙齿使口唇、颊面部丰满;牙齿排列不整齐、反咬合、缺齿使面部变形,影响美观。

牙齿发育包括牙齿矿化、萌出和脱落。每枚牙齿有外部的牙釉质、牙本质、牙骨质、含有神经的牙髓腔以及固定于颌骨的牙根部分。骨骼(中胚层)与牙齿的胚胎(外、中胚层)来源发育不完全相同,成分亦不完全相同。骨骼和牙齿中的主要矿物质均为羟磷灰石$[Ca_{10}(PO_4)_6(OH)_2]$,但骨骼含 50% 羟磷灰石,牙齿牙釉质 96% 是羟磷灰石,是牙和全身最坚硬的部分,其余 4% 是水和有机物质;牙本质含 70% 羟磷灰石,20% 有机物质(主要是蛋白质),10% 水;牙骨质含 45% 矿物质(主要是磷灰石),33% 蛋白质(主要是胶原蛋白),22% 水;牙髓中有神经、血管。

(1)乳牙：乳牙发育始于胎儿期,经历 4 个阶段。①乳牙胚形成：胚胎 6 周时口腔黏膜细胞快速增生,形成上、下 2 个弧形牙板;上、下颌牙板中部神经嵴间充质和外胚层之间开始增厚,逐渐向后形成乳牙的原基,8 周时形成上、下各 10 枚牙苞;牙苞外部的外胚层部分形成牙釉质,内部的神经外胚层形成牙髓腔;因牙釉质外部发育快于中间部分,形成帽形、钟形牙苞(图 1-3);②矿化：胎儿 14 周左右乳牙胚从正中切牙开始至 18～20 周第二乳磨牙逐渐矿化;生后 1.5～11 月龄牙冠逐渐矿化;出生后牙根开始发育,1.5～3.5 岁矿化完全;③萌出：出生时有 20 枚乳牙胚,隐藏在颌骨中,被牙龈所覆盖;婴儿期乳牙萌出,3 岁内 20 枚乳牙完全萌出;④乳牙脱落。

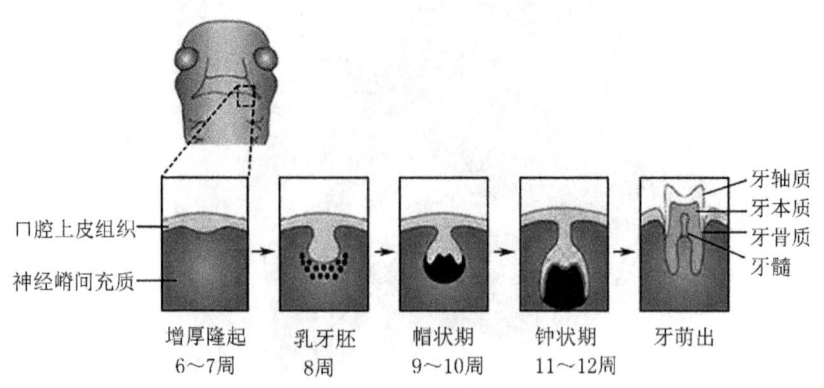

图1-3 乳牙胚的发育

多数婴儿4～10月龄时乳牙开始萌出。萌牙顺序为下颌先于上颌、由前向后进行，即下正中切牙、上正中切牙、上侧切牙、下侧切牙、第一乳磨牙、尖牙、第二乳磨牙。乳牙萌出时间、萌出顺序和出齐时间个体差异很大。若13月龄后仍未萌牙称为萌牙延迟。萌牙延迟的主要原因可能是特发性的，也可能与遗传、疾病及食物性状有关。

萌牙为生理现象，但可伴有低热、流涎、烦躁及睡眠不安等症状。健康的牙齿生长与蛋白质、钙、磷、氟、维生素C、维生素D等营养素和甲状腺素有关。咀嚼运动有利于牙齿的生长，牙齿发育异常时应考虑外胚层发育不良、甲状腺功能减低症等。

乳牙功能：人类进化形成乳牙和恒牙2副牙齿的原因可能与不成熟的消化系统发育水平有关。颌骨发育成熟前，婴幼儿口腔小，20枚乳牙可完成半固体食物的咀嚼；儿童期颅面骨、颌骨发育成熟，乳牙逐渐过渡到恒牙。乳牙间距较大有益于随后恒牙的萌出。乳牙还有保留恒牙位置的作用，有助于恒牙健康发育，如第二乳磨牙的存在有助于第一恒磨牙（6龄牙）发育。乳牙发生龋齿或感染可致恒牙以后黑斑。咀嚼食物能促进乳牙牙根的生长发育以及自然吸收、脱落，2～5岁儿童食物质地太软，咀嚼不足可致换牙期出现双排牙（恒牙萌出、乳牙滞留）。

(2)恒牙。恒牙的矿化从胎儿后期开始，出生时第一恒磨牙已矿化，其他恒牙矿化从3～4月龄始至2.5岁，矿化顺序与换牙顺序相同；2.5～3岁第二恒磨牙、7～9岁第三恒磨牙开始矿化。恒牙的矿化从2.5～3岁至12～16岁，恒牙的矿化从9～25岁。

6岁左右在第二乳磨牙之后萌出第一恒磨牙；7～8岁时乳牙一般开始脱落，代之以恒牙，换牙顺序与乳牙萌出顺序相同；12岁左右第二恒磨牙萌出；17～18岁以后萌出第三恒磨牙（智齿），一般于20～30岁时32枚恒牙出齐。也有终身不出第三恒磨牙齿者（图1-4）。

恒牙功能：最早萌出的第一恒磨牙（6龄磨牙）对儿童颌面部的生长有定位、定高的作用，同时亦影响其他恒牙的萌出与排列。不同形态的恒牙，处理食物的功能不同，共同完成咀嚼功能，适应固体食物消化。如切牙的功能是可将整块的食物分次切割便于咀嚼，尖牙有撕裂多纤维韧性食物的功能，恒牙的前磨牙和磨牙将各类食物咬碎、磨细，有助于营养吸收。

恒牙发育：每枚恒牙的发育经历8～14年。乳牙胚形成后，牙板的游离缘下端形成相应的20枚恒牙胚，其发育过程同乳牙胚。恒磨牙牙胚的发生自胚胎20周一直持续到出生后第4年。

(3)影响牙发育的因素：母亲妊娠期良好的营养对胎儿牙齿的发育很重要，应多摄入富含钙、磷、维生素C、维生素D的食物。某些药物，如四环素可影响胎儿牙齿发育。

第一章 儿童生长发育

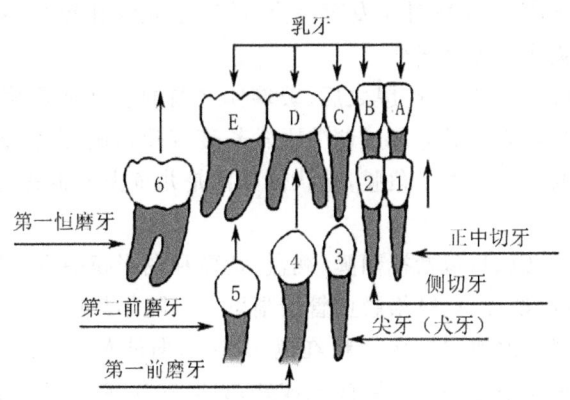

图1-4 恒牙发育时间

(二)眼发育

儿童眼胚胎期的发育、出生后的发育、外观形态学的评估与遗传性疾病或综合征有关。

儿童屈光发育的规律,以及屈光不正的变化特点与眼保健有关。

1.眼生理发育

眼结构和功能的发育始于胎儿期(22天),持续至生后6岁。<3岁儿童双眼视觉功能尚未发育成熟,易受外界不良因素影响,但如及时诊治亦易恢复,或可塑性强,故3岁前被认为是儿童视觉发育的关键期。3岁后儿童双眼单视功能建立,但尚不完善,如受外界不良因素影响恢复较慢,或可塑性较差,故3~10岁为儿童视觉发育敏感期。

(1)胚胎期眼发育:眼外形发育的关键时间是胚胎22~50天。胚胎第3周时,前脑两侧形成对称的囊状突起,称为视泡。胚胎第5周时眼球各部分组织已具雏形,胚眼形成。眼各部组织的胚胎来源于外胚层和中胚层。

(2)出生后的眼发育:与其他系统相同,儿童眼的解剖发育先于功能。出生时婴儿眼的解剖结构发育基本完成,但生后眼的结构仍会随年龄发生改变。生后第1年儿童眼前节、视网膜和视神经快速发育,使物体能在视网膜上清晰成像。

眼球与眼轴:出生时新生儿眼球的大小接近成人。新生儿的眼轴长为17~18 mm;婴幼儿期为眼轴发育快速生长期,特别是婴儿生长更快,3岁时眼轴长达22.5~23.0 mm,为成人眼轴的94%~96%(成人24 mm)。4~14岁属于眼轴缓慢生长期,每年增长约0.1 mm,15岁后达成人水平。需要接受人工晶状体术的儿童,眼轴的长度与人工晶状体的选择有关。眼轴发育决定屈光性质。

角膜:新生儿角膜水平直径为9.0~10.5 mm,角膜水平直径>11.0 mm为大角膜,<9.0 mm为小角膜。约20%的小角膜儿童以后可能发生青光眼。角膜屈光力占眼球总屈光力的2/3,是屈光的重要组成部分。1 D为1个屈光度,通称100度。角膜异常、不光滑,如角膜变性、圆锥角膜、白斑、云翳或皮样瘤可致散光,影响视力。

巩膜:新生儿的巩膜厚度为0.45 mm,成人的巩膜厚度增加到1.09 mm。儿童因巩膜薄,透出葡萄膜的颜色而略呈蓝色;婴儿的巩膜也比成人的柔软,软而薄的巩膜使婴幼儿型青光眼眼压升高时发生"牛眼"。

瞳孔:瞳孔大小的调节与外界光线强度有关。在普通光线下,瞳孔的直径为1.8~5.4 mm。

出生时瞳孔开大肌发育不成熟，5岁时才发育完全，故新生儿瞳孔较小，对散瞳剂不敏感。瞳孔对光反射消失提示视网膜或视神经病变。

晶状体：是被悬韧带固定悬挂在虹膜之后、玻璃体之前的双凸面透明组织，是眼球屈光系统唯一具有调节能力的屈光间质。晶体通过调节眼轴长度变化影响屈光，调节能力随着年龄的增长而逐渐降低。晶状体的屈光力次于角膜，晶状体异常是儿童视力丧失的重要原因之一，以白内障最常见。

眼底：是眼球内后部的组织，包括视网膜、视盘、黄斑和视网膜中央动静脉。新生儿视网膜色泽较成人浅，呈淡灰色或浅粉红色，脉络膜血管清晰可见。随年龄增长，视网膜色素颗粒增多，逐渐致密，视网膜透明度下降，致使视网膜呈粉红色，并逐渐向橘黄色、橘红色改变，6月龄接近成人视网膜表现。出生时黄斑中心凹的发育尚未成熟，只有一层神经节细胞，色暗红，中央凹的光反射界线不清楚，是新生儿视敏度相对较低的原因。4岁时黄斑中心凹才完全发育成熟，故婴幼儿期是弱视形成的高敏感期。

泪器：婴儿1~1.5周龄后泪腺始分泌泪液。部分新生儿出生时鼻泪管下端膜状物（Hasner瓣）封闭，4周后萎缩消失。正常情况下泪道黏膜完整、引流通畅，泪液有一定抗菌能力，泪囊不易发生炎症。Hasner瓣封闭所致的下泪道阻塞引起泪液潴留，易于细菌滋生，若发生炎症更促进黏膜的充血水肿，加重阻塞，是诱发泪囊炎的一个重要因素。先天性鼻泪管阻塞是婴儿期最常见的泪道疾病。

眼外肌：双眼注视时双眼视轴应互相平行，运动量相等，为同向运动或共轭运动。每个眼的眼外肌各有4条直肌和2条斜肌产生同向运动或共轭运动。新生儿眼球运动不协调，双眼无共同运动，故出生<1周龄会出现眼内斜视及眼球震颤。4周龄的婴儿眼球运动开始，5~6周龄时眼球追随物体转动，但眼球的运动不稳定。1月龄婴儿眼位可发生由内斜到正位，再向外斜眼位的间歇性变化，为生理性。当婴儿>6月龄，眼斜视角度趋于稳定后再进行眼位评估。任何一条眼外肌或其支配神经的异常都可能引起斜视，继而导致弱视。

（3）屈光系统发育：屈光系统构成，外界光线通过眼的屈光介质折射在视网膜上成像的生理功能称为屈光。按物理学原理，屈光系统是通过凸透镜的折射作用而完成的一个屈光反应过程。眼的屈光系统由角膜、房水、晶状体和玻璃体组成（图1-5）。

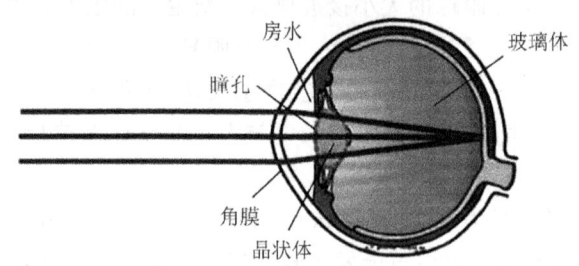

图1-5 眼屈光系统与屈光的形成

屈光系统发育规律：人类眼睛屈光系统随年龄增长而终身变化。眼轴每增长1 mm，约有3.00 D的改变。如发育过早停止，为发育不良，表现为远视状态；如果过度发育，形成近视眼。正视眼是远视眼和近视眼的过渡阶段。2~6岁儿童80%为远视眼，5%为近视眼，只有15%为正视眼。早产儿屈光不正发生率较足月儿高，尤其是中、高度远视和中、高度散光的发生率高。

2.眼解剖

包括眼球、视路和眼附属器。眼球接受外界信息,视路传递视觉信息,眼附属器起到保护和运动眼球的作用。重要的解剖结构如下。

(1)角膜:占眼球前1/6,圆形、透明、无血管、有弹性,即"黑眼球"。角膜的功能是透过光线,组成屈光间质,感知环境及外界刺激,保持眼球形状并保护眼内组织。

(2)晶状体:为双凸透镜,富有弹性,是无色的透明体。晶状体的功能是滤过和调节光线。

(3)视网膜:为一层透明膜,分为后极部、赤道部、周边部。视网膜的功能是接受和传导光刺激。视物最敏感的黄斑区位于视网膜后极部,直径1~3 mm,视盘位于黄斑鼻侧3 mm处,直径1.5 mm,为视神经穿出眼球的地方。视网膜分为10层,视杆细胞位于视网膜周边部,可感受弱光和周边视力;视锥细胞位于视网膜中心部,感强光、中心视力及颜色。

(4)视路:是视觉的神经冲动传导和传递的经路,包括视网膜神经纤维层、视神经、视交叉、视束、外侧膝状体、视放射和大脑枕叶皮质纹状区的视觉中枢。

3.眼外观形态

眼不仅是视觉器官,也是重要的表情器官和面部标志。眼位于眼眶内,眼眶位于面部上份的下1/3和面部中份的上1/3。若以眉线将头面部分为两部分,儿童眼的位置约位于面中部。人体测量可获得眼部外观形态,如内眦间距(inner canthal distance,ICD),外眦间距(outer canthal distance,OCD),瞳孔间距(interpupillary distance,IPD),睑裂长度(palpebral fissure length,PFL)=(外眦间距-内眦间距)/2等,与儿科临床关系较密切,其他测量临床少用。测量时研究对象仰卧于检查台,安静合作、双眼睁开;助手固定其头部保持向上,测量者将卡尺平行置于研究对象眼部上方约5 cm处。读数时测量者眼睛与卡尺及研究对象三者平行。眼部外观形态发育与年龄有关,男、女童无明显差别。儿童眼内宽约为面宽的1/4,与鼻宽相接近,眼裂约呈水平方向。随着颅骨的发育,眼眶距离逐渐增宽。不同种族眼部间距的差异不明显。

4.视觉发育进程

视力发育是一个非常复杂的逐渐成熟的过程。出生时视觉系统并不成熟,视力大约为0.05。生后的前几个月,视力和立体视觉在环境的刺激下得以发育。7岁以下儿童的视力正处于发育阶段,需强调的是要用动态的理念去观察儿童视力发育的进程。儿童在视觉发育过程中表现出具有年龄特征的视觉行为表现,就如里程碑一样指示出儿童视觉发育是否到达应有年龄的水平。

(三)耳解剖生理发育

1.耳发育

(1)胚胎发育:人耳具有位置感觉和听觉2种功能,故又称位听感觉器官。耳由外耳、中耳与内耳组成,胚胎起源各不相同。外耳收集声波,头颈部外胚层来源的第一鳃沟及周围发生的6个耳结节融合形成;中耳传导声波,由内胚层来源的第一咽囊发育形成;内耳将声波转变成神经冲动信号,由头部外胚层形成的听泡演变而来。在胎儿螺旋器发育的关键时期(8~12周),若母亲患药物中毒、外伤、梅毒、风疹和流行性感冒等疾病,可影响胎儿螺旋器发育,致生后严重的耳聋。

(2)听觉神经系统胎儿期发育:胚胎4周前庭蜗神经的感觉神经节在神经嵴两旁的听囊内侧形成,此后神经节分为前庭神经节和螺旋神经节。据胎儿听觉诱发电位测试研究证实,28周胎儿已基本建立听觉传导,听阈大约为75 dB。随胎龄增长,听阈值逐渐下降,35周时胎儿听阈与成人相近。也有试验证明,母亲妊娠7个月时胎儿可对外界声音作出反应,出现肢体运动,或头部转动,或胎心音增强等改变,提示胎儿7个月已具听力。

(3)出生后耳发育:婴幼儿耳的结构虽基本同成人,但存在发育特点。如新生儿咽鼓管长(1.9 cm)约为成人咽鼓管长的一半(3.5~4.0 cm)。婴幼儿咽鼓管短而宽,鼓口与咽口水平接近,咽部感染,或溢出奶液、呕吐物等可进入鼓室,导致中耳感染。

2.耳解剖结构

由外耳、中耳和内耳组成。外耳和中耳为传音结构,内耳为感音结构。

(1)外耳:分为耳郭和外耳道。外耳可收集声波到外耳道并发挥提高声压作用,以及辨别声源方向和保护耳朵深部免受损伤等生理功能。

(2)中耳:由鼓室、咽鼓管、鼓窦和乳突组成,经咽鼓管与鼻咽部相通。中耳的鼓膜和3块听小骨将声波的震动传至内耳,咽鼓管有保持中耳内、外压平衡,引流及防声和防止逆流性感染等生理功能。

(3)内耳:位于颞骨岩部,又称迷路,分为骨迷路和膜迷路。膜迷路位于骨迷路之中,含内淋巴,两迷路之间充满外淋巴,内、外淋巴互不相通。内耳有传音、感音和平衡的生理功能,由3个半规管和耳蜗组成,生后已发育较好。内耳包括听觉感受器和前庭感受器,又称平衡听觉器,兼有听觉和感受位置变动的双重功能。

3.耳外观形态

(1)特点:耳郭位于头颅两侧,左右基本对称,其上端与眉上的水平线齐平,下端位于经过鼻底的水平线上。耳朵与指纹一样,每个人耳的形态、大小和位置不尽相同。右耳在高度和宽度上略大于左耳,先天性耳垂缺失或附着发生率为20%~25%。耳郭异常的突出或凹陷常与耳后肌肉的异常有关。招风耳主要是耳上肌的异常导致。耳部的缺陷有助于各种综合征的诊断,特别是新生儿。

(2)耳外观测量。①耳长与宽度测量:以耳郭最上缘至最下缘的直线距离为耳长(ear length,EL),耳屏点至耳郭最外缘的水平距离为耳宽(ear width,EW)。测量时,助手将研究对象头部转向左侧,完全暴露右耳,测量者用塑料软尺贴于外耳。读数时眼睛与软尺平行,3次取其平均值(精确到0.1 cm)。计算耳指数=耳宽/耳长×100。耳长、耳宽均随年龄的增加而增长,婴儿期增长最快;儿童耳长、耳宽的性别差异不确定,可能与测量方法有关。不同种族外耳大小及耳长、耳宽的差异可能与遗传、种族有关。②耳位测量:一般双耳螺旋在两眼内眦水平线上,如低于两眼水平线以下则为耳位低。

4.听觉发育进程

婴幼儿的听觉器官在出生时就已基本发育成熟,但是它与大脑皮质的纤维联系是很少的,需要很长时间的发育才能达到成年人的听觉能力。婴儿出生后,因耳内羊水还未清除干净,因而听觉不灵敏。当1周左右羊水完全排除后,听觉就有了显著的改善。在适宜的环境刺激下,儿童的听觉能力随着年龄的增长而提高,能够辨别声音来源和逐渐区分语音,表现出各种具有年龄特征的听觉行为。通过观察行为表现也可以判断其听觉发育。由于听觉是儿童语言发展的必要条件之一,儿童语言发育情况可协助判断其听觉发育水平。

(四)鼻解剖生理发育

1.鼻发育

(1)胚胎发育:鼻发生起源于外胚层和中胚层,胚胎过程包括膜形成期、软骨长入时期及软骨和骨化时期(混合时期)3个时期。鼻的发育与面部和腭的形成有密切关系,如胚胎发育过程中受到某种致畸因素的影响,使得胚胎期颜面原基发育不良或颜面各隆凸融合不全,可导致外鼻畸形的发生。鼻的嗅觉系统由嗅觉感受器、嗅球、嗅束及嗅觉皮质区构成,嗅觉系统的发育与中枢神经系统的发育关系极为密切。

(2)生后鼻发育:出生时鼻形态已基本完成,但随面部的逐年生长而变化。胚胎时期少数鼻窦仅有始基,生后鼻窦发育或扩大。胚胎第3个月上颌窦发育,其次为筛窦及额窦,而蝶窦乃由鼻腔软骨壳的后上凹部,顶凹部黏膜所发生。儿童在2~6岁期间鼻咽顶后壁中线的腺样体增生,10岁后逐渐萎缩,成人基本消失。部分儿童腺样体增生过度,可致腺样体肥大症,表现为慢性鼻塞(包括打鼾和习惯性张口呼吸)、流涕和闭塞性鼻音三联征。

2.鼻解剖结构与功能

有外鼻、鼻腔和鼻窦3个部分,主要有呼吸和嗅觉功能。鼻是上呼吸道对外的开端,有2个鼻孔,鼻孔内的鼻毛与鼻腔分泌的黏液有过滤空气的功能。鼻还是嗅觉器官。据研究,鼻内壁分布着1 000多万个嗅觉细胞,能灵敏地辨别出几千种气味。

(1)外鼻:由骨性支架(鼻骨、额骨鼻突、上颌骨额)和软骨性支架(鼻中隔软骨,侧鼻软骨,大、小翼软骨)形成略似锥形的外鼻。内眦静脉可经眼上、下静脉与颅内海绵窦相通。面静脉无瓣膜,病菌可直接侵入颅内发生感染。因此,称外鼻前庭和上唇间的三角区为"危险三角区"。

(2)鼻腔:为一顶窄底宽的狭长腔隙,前起于前鼻孔,后止于后鼻孔,与鼻咽部相通。鼻腔被鼻中隔分为2个鼻腔。鼻腔黏膜有嗅区黏膜和呼吸区黏膜。嗅区黏膜有特异性感觉上皮,即嗅器,如嗅沟阻塞、嗅区黏膜萎缩、颅前窝骨折或病变累及嗅觉径路,可导致嗅觉减退或丧失。

(3)鼻窦:是位于鼻腔周围颅骨内的上颌窦(位于鼻腔两侧)、筛窦(位于两眼内侧中间)、额窦(位于前额部),以及蝶窦(位于头骨深部)4对含气空腔。鼻窦的主要功能是产生共鸣,其次可减轻头骨的重量。鼻窦黏膜的纤毛有引流分泌物到鼻腔的作用。初生婴儿只有上颌窦和筛窦。儿童的鼻窦口和漏斗较小,相对较轻的水肿即可造成显著阻塞,且儿童免疫系统不成熟,易频繁感染。

3.鼻的外观形态

(1)外观形态特点:鼻位于面部中央,与额部、眼眶、颧部、口唇相连续,侧面观、正面观、底面观皆不相同。受遗传和环境因素的影响,不同种族外鼻形态区别明显。鼻在青春期后仍继续生长。

(2)外观形态测量:包括鼻高度、鼻小柱长度和鼻宽度。采用游标卡尺测量鼻高度(nasal length,NL)与鼻宽度(nasal width,NW),鼻高度为鼻根部与鼻基部的距离,鼻翼间距离为鼻宽。鼻高度、宽度,男、女童无明显差别。

4.嗅觉发育进程

出生时新生儿嗅觉发育比较成熟,能分辨母亲乳汁的气味找到乳房。对刺激性小的气味无反应或反应弱,但对强烈的气味则能表现出不愉快的情绪,如呼吸节律的改变、屏气或啼哭不止等。7~8月龄婴儿的嗅觉比较灵敏,能分辨出芳香的气味;2岁左右能很好地辨别各种气味。

(五)前囟发育

1.囟门解剖

脑颅骨的顶骨、颞骨、额骨、筛骨、蝶骨、枕骨等各骨间由具有弹性的、较宽的、膜性连接纤维组织连接。颅骨间小的缝隙称为骨缝,包括额缝、冠状缝、矢状缝和人字缝,大的缝隙称为囟门。新生儿有6个囟门,前囟、后囟、2个蝶囟和2个乳突囟。新生儿出生时经过产道和生后脑发育时,骨缝和囟门有使颅骨塑形的作用。

新生儿颅骨未完全骨化，颅骨的骨化包括颅底部分的软骨化骨和颅顶部分的膜化骨。颅骨顶部的膜内成骨又称膜神经颅，即从神经嵴和轴旁中胚层来的间充质干细胞环绕脑形成纤维膜，针状骨针从初级骨化中心向周边伸展，再骨化成扁平的颅骨。扁平骨的特征是出现骨针。

6.3%的正常新生儿可有第三囟门或矢囟。虽然尚无证据提示第三囟门与宫内感染或致畸因素有关，但第三囟门往往被视为婴儿存在"潜在危险"的体征之一，如21三体综合征、甲状腺功能减低症可有第三囟门。因此，医师发现新生儿有第三囟门时应鉴别其有无其他严重疾病。

2.骨缝

人类骨缝闭合或骨化较晚。新生儿出生时可触及骨缝，常在生后2年内额缝骨性闭合。其余骨缝与身高发育同步，多在20岁左右骨性闭合。

3.后囟和其他囟门发育

后囟是由2块顶骨和枕骨形成的三角形的间隙，横径约2.5 cm，前、后囟相距约4 cm。一般2～3月龄前、后囟闭合，蝶囟6月龄闭合，乳突囟6～18月龄闭合。

4.前囟发育

(1)大小：位于2块额骨与2块顶骨间形成的间隙为前囟，外形近似菱形或长斜方形，是颅骨最大的缝隙。部分上矢状静脉窦在前囟下。出生时前囟大小有较大差别，平均为1.5～2.0 cm。囟门大小与脑发育、硬脑膜的附着程度、骨缝的发育以及骨的生长有关。分娩时婴儿头颅通过产道，故出生时骨缝稍有重叠。生后2～3月龄婴儿随颅骨重叠逐渐消失，前囟较出生时大，之后逐渐骨化缩小至闭合。正常儿童前囟大小无性别差异，前囟发育与身长、体重及头围发育水平无明显相关性。早期Acheson的研究亦证实前囟的闭合与乳牙的发育无关。

单一的前囟大小没有任何临床意义，需结合头围、行为发育等其他系统的临床表现判断是否为疾病类型。

(2)闭合：前囟是最后闭合的囟门。临床上，正常儿童前囟可在4～26月龄间闭合，平均闭合年龄为13.8月龄；约1%的婴儿3月龄时前囟已闭合，38%的婴儿12月龄闭合，24月龄时96%的儿童前囟均闭合。3岁后闭合为前囟闭合延迟。与前囟大小一样，单一的前囟闭合没有临床意义。

早产儿与足月儿的前囟大小、关闭年龄规律相似。

(3)表示方法：目前各国有3种前囟表示方法，即对边中点的连线表示(ab或cd)，菱形2对角线和的平均值表示[(A+B)/2]或菱形2对角线乘积的平均值表示[(A×B)/2]。但临床工作中难以确定A、B的长度，特别是骨缝未闭时，不易操作，误差大，采用对角线和的平均值[(A+B)/2]或乘积的平均值[(A×B)/2]表示的方法结果不准确。对角线表示前囟大小的方法多用于科研。1986年，Duc采用"菱形对边中点的连线平均值"的方法研究早产儿、足月儿前囟大小与闭合年龄，Duc的测量方法、结果至今仍被引用于儿科临床。一般地，前囟2对边中点的连线ab与cd值的差异无统计学意义，提示可采用任意1对边中点的连线表示前囟大小。因此，可以对边中点的连线ab，或cd，或(ab+cd)/2表示前囟大小。

(六)皮肤发育

皮肤是人体第一道防线，由表皮、真皮、皮下组织构成。表皮中的角质形成细胞、黑素细胞、朗格汉斯细胞和默克尔细胞具有重要功能。婴儿皮肤相对面积较成人大，屏障功能发育不成熟，易导致药物经皮吸收和体温调节紊乱。毛发的生长有周期性，分为生长期、退行期和休止期。

1.皮肤发育

皮肤是包含多种附属器的复杂器官，位于人体的表面，是人体最大的器官，是人体的第一道防线。

胎儿皮肤发育分为3个完全不同、但时间上重叠的阶段,即器官特异性形成(胚胎期至胎儿2.5个月)、形态发生(胎儿2~5个月)和分化成熟(胎儿5~9个月)。表皮层源于外胚层,胚胎第4周的表皮仅为1层柱状的基底细胞,周皮细胞覆盖其表面。胚胎期末黑素细胞、朗格汉斯细胞和默克尔细胞3种外来细胞迁移至表皮。胎儿2个月时表皮开始分层,基底细胞和周皮细胞之间的角质细胞分化增厚,形成棘细胞层和基底膜,真皮层和皮肤附属器开始发育。胎儿晚期的皮肤结构已接近新生儿,表皮细胞完全角质化,颗粒层和角质层形成。表皮细胞胞浆含有大量糖原,角质层细胞的层数比婴儿和成人少。真皮层相对较薄,胶原纤维束为小的弹性纤维。

2.皮肤基本结构和功能

皮肤由表皮层、真皮层、皮下组织及皮肤附属器(如毛囊、皮脂腺、汗腺、毛发、指/趾甲)组成,有丰富的血管、淋巴管及神经分布。

(1)表皮层:属终末分化的复层鳞状上皮,位于皮肤的最外层。表皮95%以上的细胞为角质形成细胞,基底层、棘细胞层、颗粒层和角质层为角质形成细胞分化成熟的不同阶段。表皮最重要的功能是作为皮肤屏障,阻止外界环境机械、理化因素及微生物的侵袭,维持体温,防止体内各种营养物质、水、电解质的丢失。

表皮的第二大类细胞为树枝状细胞,包括黑素细胞、朗格汉斯细胞、默克尔细胞。黑素细胞主要分布于表皮基底层,约10个基底细胞中可有1个黑素细胞。黑素细胞的功能是产生黑色素,保护身体免受紫外线辐射。黑素细胞与皮肤、毛发和眼睛的颜色,以及黑痣、雀斑等皮肤上的斑点有关。黑素细胞的代谢若是受到破坏或抑制可产生疾病,如遗传疾病白化症与黑色素细胞瘤。朗格汉斯细胞来源于骨髓的免疫活性细胞,是皮肤免疫反应中重要的抗原呈递细胞和单核吞噬细胞。默克尔细胞常位于皮肤附件和触觉感受器丰富的部位(如掌跖、指或趾、口唇及生殖器等),被认为是一种触觉细胞,并具有神经内分泌功能。近年发现默克尔细胞与轻微接触反应有关。

(2)真皮层:源于中胚层,位于表皮的下方,通过基底膜带与表皮相连。真皮的基本成分是胶原纤维。真皮中同时含有成纤维细胞、肥大细胞、炎性细胞,以及皮肤的附属器、血管、淋巴管及神经。真皮层血管网的舒缩和小汗腺分泌的汗液蒸发起到调节体温的作用,同时与宿主防御、营养等功能有关。

(3)皮下组织:位于真皮下,又称皮下脂肪层或脂膜,具有弹性,可缓冲皮肤的机械冲击,贮存能量和起到内分泌器官作用。

3.儿童皮肤特点

(1)皮肤面积相对较大:婴儿皮肤面积/体重是成人的2.5~3.0倍,婴儿经皮肤吸收和散热面积相对较大。临床外用药物治疗时需考虑婴儿皮肤面积。

(2)真皮层温控作用较差:婴儿真皮层较薄,乳头层平坦。婴儿体温调节中枢发育不成熟,寒冷环境下真皮层血管的收缩反应弱,环境温度低时,婴儿易丢失热量。

(3)皮肤屏障发育不成熟:婴儿皮肤角质层细胞含水量高、结构松散,皮肤通透性高。胎龄越小,皮肤角质层细胞层数和厚度越薄,通透性越高。经皮失水量(TEWL)是反映皮肤屏障的灵敏指标。足月新生儿TEWL为每小时$4\sim8\ g/m^2$,而24~26周龄的早产儿TEWL可高达每小时$100\ g/m^2$。小分子量(<800 Da)化学物质易经皮吸收引起中毒。

(4)散热差:足月儿汗腺密度高于成人,但有分泌功能的汗腺比例低,诱导出汗的温度阈值高,故热性出汗能力差。生后几日的早产儿因神经调节功能不成熟,几乎无热性出汗。早产儿2周龄后始有出汗能力,但出汗量少,刺激出汗的环境温度高于足月儿。2~3岁儿童小汗腺的神经调节发育成熟,功能性出汗与成人相似。

(5)皮脂分泌较少:胎儿6月龄皮脂腺发育完成,结构与成人基本相同。出生前受母体雄激素的影响,胎儿皮脂腺增生,生后至1月龄皮脂分泌量与成人相似,因此皮脂腺增生和新生儿痤疮在足月新生儿常见。3~4月龄时皮脂腺的活跃程度下降,儿童期进入静止阶段,仅分泌少量皮脂,直至青春期受雄激素刺激再次活跃。

(6)皮肤酸性微环境易受损:正常皮肤表面偏酸性,pH为5.0~5.5。出生时,新生儿皮肤表面呈中性-碱性,pH为6.2~7.5,生后1周pH开始下降,至4周龄达到正常水平。儿童皮脂分泌少,频繁使用洗浴用品可使皮肤表面的酸性外膜受损。

(七)毛发生理与发育

1.毛发生理

(1)种类与分布:毛发广泛分布于身体各处。人类除掌跖、唇红、龟头、乳头、大小阴唇内侧及阴蒂外,几乎都有毛发生长。毛发的生长始于毛囊,全身皮肤约有500万个毛囊。根据结构和生长特性,将毛发分为3种。①胎毛:胎儿5月龄左右毛囊产生的第一轮毛发为胎毛,胎毛细而软,无髓质和色素,覆盖胎儿与新生儿全身皮肤;胎儿36周始脱落胎毛,部分婴儿出生后几日开始脱落胎毛;某些遗传性疾病如胎毛增多症的患儿胎毛终身存在。②毳毛:体表的胎毛脱落被毳毛替代。毳毛较胎毛短,多数不超出毛孔,细软而无髓质,偶见色素。③终毛:长而粗,有髓质和色素,如头发、眉毛、睫毛等。青春期后腋窝、耻骨、胸部及口唇周围的毳毛受性激素的影响而转变为终毛。

(2)生长与调节:头发生长与毛囊生长周期有关,有一定的周期性,分生长期、退行期和休止期。头皮约有10万个毛囊,85%处于生长期。头皮毛囊生长期较长,平均约为3年;退行期数天;休止期约为3个月。休止期毛囊出现萎缩和吸收,发根部呈较粗的棍棒状以致毛发脱落。头发的每月生长速度约为1 cm。

毛发的生长还受多种内分泌激素的调节,如甲状腺激素、性激素及类固醇皮质激素等。新生儿体内雌激素水平立即下降使毛发很快进入休止期,致胎毛脱落。毛囊破坏或各种疾病造成的内分泌代谢紊乱均可导致毛发生长异常。

2.毛发发育

毛发生长于毛囊内,毛囊的发育始于胚胎9~12周龄。身体各部分毛囊发育有程序性,如头部毛囊形成从前额向后枕部,全身则从头至足,胎儿22周龄全身毛囊形成。胎儿16~22周龄毛囊内毛发开始生长,10~12周龄后可达2~3 cm长,即胎毛。胎儿32~36周龄胎毛按与毛囊形成相同的顺序停止生长并逐渐脱落。因此,足月儿头部毛发经历2轮从前额至后枕顺序生长。婴儿枕部第一轮毛发在生后8~12周龄脱落,而第二轮毛发按前额至后枕顺序尚未达枕部,故可见生理性"枕秃"。第二轮毛发生长有身体部位差异,头皮毛发(终毛)增粗变长,体表部位的毛发(毳毛)较第一轮胎毛短(<1 cm)。生后3~4月龄第二轮生长的毛发逐渐脱落由第三轮替换,此后生长、脱落交替循环。

(八)指/趾甲发育

1.胚胎发育

胎儿9周龄时指/趾末端伸面形成指甲的胚芽。13周龄时指/趾头处可见清晰的甲区域,近端甲皱襞处甲基质胚基出现。14周龄的胎儿甲板从近端甲皱襞下长出并有甲半月和甲基质成分。17周龄胎儿的甲板已覆盖大部分甲床。20周龄后指甲和指头同步生长,甲板接近指头末端并在出生前到达末端。胎儿甲板薄,可在指头表面弯曲呈弧形或凹甲畸形,但出生后随年龄增长而转为正常。

2.生理与功能

指/趾甲单元由甲板、甲床、甲皱襞和甲基质组成。甲板的主要成分为角蛋白,由甲基质细胞角化形成,一生中持续生长。甲床位于甲板的下方,对甲板起支撑作用,含有大量毛细血管和神经。甲皱襞由近端皱襞和侧方皱襞构成,围绕甲板。甲基质又称甲母,是指甲最重要的部分,是指甲生长的源泉,位于甲板根部下面,从最近端到甲半月边缘,具有上皮样结构。甲母细胞不断角化形成甲板。手指甲的生长速度较足趾甲快,手指甲3~6个月可完全再生,足趾甲则需12~18个月。指/趾甲增长率与年龄、性别、季节、运动、饮食和遗传性因素有关,如指甲在夏季比其他季节生长更快。

(九)骨骼发育

儿童期骨骼亦处于生长发育过程中,儿童保健医师应在了解正常骨骼发育的基础上注意鉴别异常情况。

1.脊柱发育

(1)脊柱生长:由肌肉和韧带连接椎骨组成。脊柱的发育反映椎骨的生长过程。出生后第一年脊柱的发育先于四肢,以后四肢的增长快于脊柱。椎体的纵向生长有赖于椎体初级骨化中心上下面的软骨区,平均每个椎体每年增长约0.07 cm。腰椎生长速度大于胸椎和颈椎。椎骨的生长完成后,椎间盘的形成使青春后期儿童躯干继续增长。

(2)脊柱生理性弯曲:胎儿脊柱已经形成最初的4个弯曲结构。出生时已具有扁平弓的胸曲和腰曲,以及骶骨凹和腰部与骶部之间的曲折。随儿童坐、抬头和站立等大运动发育形成脊柱弯曲(图1-6),即婴儿3~4月龄抬头动作的发育使颈椎前凸,形成颈曲;6~7月龄婴儿会坐后,胸椎后凸形成胸曲;12月龄左右儿童开始行走,腰椎前凸逐渐形成腰曲。但婴幼儿时期颈曲、胸曲和腰曲尚未被固定,仰卧时脊柱仍可伸平。脊柱生理性弯曲帮助脊柱吸收缓冲运动过程中产生的压力,有利于身体保持柔韧性和平衡。儿童6~7岁时脊柱生理性弯曲被韧带固定,不正确的站、立、行、走姿势和骨骼疾病均可影响脊柱的正常形态。

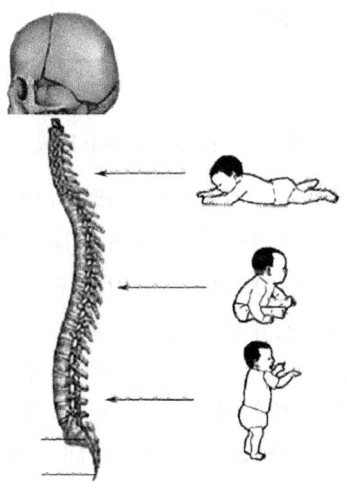

图1-6 脊柱发育

2.长骨发育

骨龄：骨由间充质发生。长骨的生长是一较长的过程，从胚胎早期间充质向骨原基分化起始，到成人期骨发育成熟即干骺端骨性融合后，长骨即停止生长，约20年。骨的发生有膜内成骨，如顶骨、额骨、部分锁骨；软骨内成骨，如四肢长骨、躯干骨及颅底骨。长骨干骺端的软骨逐渐骨化和骨膜下成骨作用使长骨增长、增粗。儿童较大的长骨可明确分成4个解剖区域，即骨骺、骺板、干骺端和骨干，这4个区域基本上来自软骨内骨化，随后沿骨干由膜内成骨补充，随着生长发育而逐渐成熟。

所有初级骨化中心在胎儿时期形成（图1-7）。出生时除股骨远端外，所有的骨骺都位于长骨的两端，呈完全软骨性结构，称为软骨骺。出生前、出生后数月或数年的时间，骨干两端的软骨中央出现次级骨化中心。次级骨化中心的发生过程与初级骨化中心相似，但骨化从中央呈辐射状向四周进行。长骨干骺端次级骨化中心是生后长骨增长的重要部位，随年龄增长按一定顺序和解剖部位有规律出现，反映长骨的生长发育成熟程度。次级骨化中心随年龄增长逐渐增大，直到骨骼成熟时整个软骨部分由骨组织所替代，只剩下关节软骨，长骨的生长即停止。当骨化中心扩大时，发生结构上的改变，尤其是邻近骺板区域形成与干骺端平行的软骨下板，即骺板，X线称骺线。

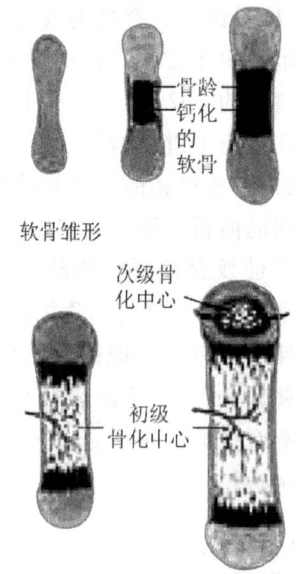

图1-7 初级骨化中心形成

出生时腕部尚无骨化中心，仅股骨远端和胫骨近端出现次级骨化中心。4～6月龄婴儿腕部出现头状骨及钩状骨，2～3岁出现三角骨，4～5岁出现月状骨、舟状骨及大、小多角骨，12月龄出现桡骨远端的骨化中心，尺骨远端的骨化中心则为6～8岁出现，9～13岁时出现豆状骨（图1-8）。采用X线摄片方法获得不同年龄儿童次级骨化中心出现的年龄、数目、形态变化及融合时间资料，根据统计学分析的结果制定骨龄标准图谱，临床上用以判断骨骼发育情况。如常用的Greulich-Pyle图谱，采用左腕部X线摄片，计算腕骨、掌骨、指骨的次级骨化中心发育来推测骨龄。若临床上考虑婴、幼儿有骨发育延迟时应加摄膝部X线。

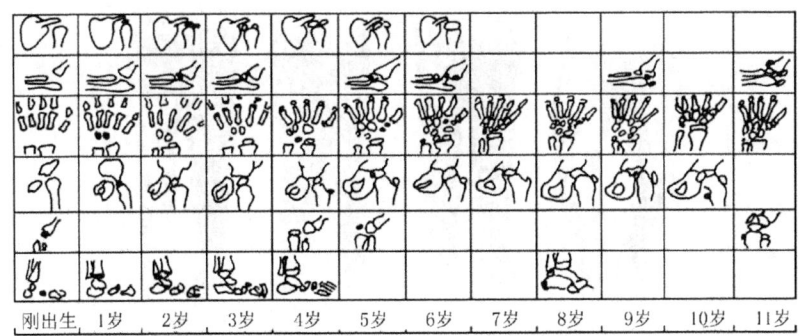

图1-8 次级骨化中心出现顺序

骨的成熟与生长有直接关系,骨龄反映的发育成熟度较实际年龄更为准确。正常骨化中心出现的年龄有较大个体差异,骨龄没有性别差异,但有一定的正常值范围,即生理年龄±2 SD。如1岁±2月,2岁±4月,3岁±6月,7岁±10月,7岁后±(12~15)月。

3.下肢发育

(1)下肢的胚胎发育:胚胎第4周末胚体左右外侧壁上先后出现2对小隆起,为上肢芽和下肢芽。第5~6周胎龄时下肢芽远端呈扁平桨板状,随着间充质组织的增殖、分化和迁移,形成早期的肢芽。胎龄第6周末时肢芽变平,形成手足末端和早期的肢体外部形态。胎龄7周左右,上肢与下肢芽的纵轴平行(图1-9)。以后,上肢芽向外旋转,使最初位于头端的拇指转向外侧方的解剖位置;而下肢芽向内旋转,使大拇指从初始的头端转到中线位置。随胎龄增长,胎儿宫内姿势使股骨外旋,胫骨内旋,足部位置则较多变。出生后下肢继续外旋,约8岁时达到成人水平。因此,儿童时期下肢旋转状况与年龄密切相关。发育过程被削弱或加强均可致"旋转问题"。

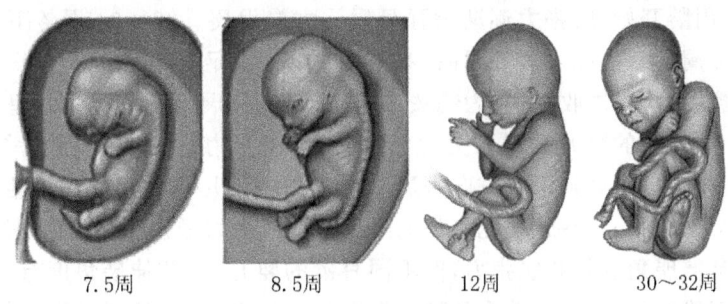

7.5周　　　8.5周　　　12周　　　30~32周

图1-9 下肢的胚胎发育

(2)下肢生理性弯曲:身材的增长主要与长骨的生长,尤其是下肢骨的生长有关。婴幼儿四肢和躯干相比,相对较短;随着年龄增长,四肢长骨增长速度远较躯干增长迅速。下肢旋转从胚胎时期一直延续到生后,因此在正常发育过程中可见到下肢旋转。儿童生长的不同时期下肢线性排列的生理演化有一定的过程(图1-10)。有学者研究胫骨、股骨夹角的发育证实,下肢力线排列有个自然变化的过程,即新生儿股关节为屈位外展、外旋状使下肢呈"O"形,至婴儿期下肢仍可有约15°的膝内翻("O"形腿),常在18月龄左右改善;至2~3岁幼儿又可出现约15°的膝外翻("X"形腿);7~8岁后儿童下肢线性排列发育接近正常成人水平(男性膝外翻7°,女性8°)。故儿童在特定时期内出现一定程度内的膝内翻或膝外翻多为生理性下肢力线性排列变化,通常不需处理,但临床仍应与疾病状况下的下肢畸形鉴别。

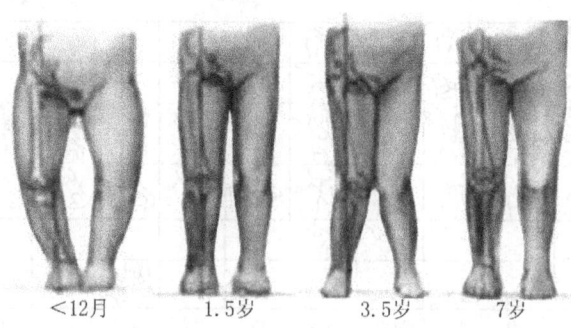

图1-10 生长期儿童下肢线性排列的生理演变过程

（十）肌肉和脂肪组织发育

儿童肌肉的发育程度与年龄、性别、营养状况、生活方式及运动量、疾病有密切的关系。

1.肌肉发育

人类肌肉在出生时组织结构已成熟,但纤维类型的分化远远没有完成。儿童肌肉纤维较细,肌肉蛋白质少,间质组织较多。与成人相比,收缩能力较弱,耐力差,易疲劳,但恢复比成人快。肌肉的生长主要是肌纤维增粗。生后最初几年肌肉发育较缓慢,4岁以后肌肉增长明显,肌肉占体重的百分比随着年龄的增长而增加进入学龄期。尤其在青春期性成熟时肌肉发育迅速,受性激素影响性别差异明显,男童肌肉占体重的比例明显高于女童。肌肉组织总量的增加表现为男童的体态比女童壮实,以及肌肉力量高于女童。男童肌力在14岁后几乎是女童的1倍。

2.肌张力发育

肌张力是肌肉在静止或活动时的紧张度,即被动肌张力或主动肌张力。正常肌张力是维持身体各种姿势及正常运动的基础。胎儿28周前肌张力非常低,四肢呈伸展状态,上下肢几乎缺乏肌张力。从28周龄开始,肌张力逐渐增强呈尾头方向发展。32～34周龄下肌张力增高呈屈曲状态,到36～38周龄双上肢才表现屈曲,肌张力增加。近足月时胎儿屈肌张力更强,表现为上肢屈曲、内收,手握拳、拇指内收;下肢为髋关节屈曲、轻度外展,膝关节屈曲,呈屈肌优势的屈曲姿势。出生后2～3月龄的婴儿屈肌张力逐渐下降,伸肌张力逐渐增强,婴儿伸展的姿势增多。同样,躯干主动肌张力也可见到尾头方向进展。约6月龄婴儿非对称性紧张性颈反射消失,手、口、眼协调,主动活动肌张力增强,婴儿姿势向对称性伸肌张力增强的自由伸展阶段发展。

婴儿多以关节伸展角度判断肌张力,但不同月龄的婴儿,关节伸展角度有不同标准。此外,肌张力也可以在姿势变化、自发运动及各种反射中表现出来,如头颈部肌张力低下时,仰卧位不能表现出来,但在仰卧拉起时,即可见到头明显后垂。皮博迪运动发育量表（the Peabody Developmental Motor Scale-second edition,PDMS）、粗大动作发育测试（Test of Gross Motor Development,TGMD）可反映肌肉功能。学者们认为,儿童大肌肉群的运动模式及手部小肌肉的发育在学龄前变化大,评估学龄前期儿童粗大和精细动作发育水平可了解儿童肌肉发育。

3.脂肪组织发育

人类脂肪细胞起源于中胚层的多能干细胞,经分化为间充质干细胞、成脂细胞、前脂肪细胞,逐渐发育为成熟脂肪细胞。棕色脂肪细胞可能来自肌源性细胞的分化。脂肪分化过程复杂并受到多种转录因子的调控。

（1）脂肪组织基本结构和功能：人类脂肪组织包括白色脂肪组织和棕色脂肪组织。白色脂肪组织主要分布于人体皮下和内脏,占正常成人体重的15%～20%,是身体中最大的能量储存和转运器官,调节能量平衡,同时具有内分泌、免疫及机械保护等多种功能。因棕色脂肪组织线粒体含丰富的细胞色素而表现为棕色,肉眼可分辨。棕色脂肪组织主要分布在肾周、主动脉、颈部及纵隔等部位,主要功能是产热。一般认为,棕色脂肪组织仅在婴儿时期发挥作用。出生时棕色脂肪组织占体重的2%～5%,持续至1～2岁消失。近年来的研究证实,一定条件下白色脂肪细胞可转变为棕色脂肪细胞,成人也可有活跃的棕色脂肪组织。

(2)脂肪组织的发育:脂肪组织的生长发育表现为细胞数目的增加和细胞体积的增大,但细胞数目的增加是不可逆的。胎儿30周龄至生后18月龄是脂肪组织生长发育的第1个活跃期,对外界各种因素反应最为活跃。脂肪的增加是细胞的增大还是脂肪细胞增生尚存在争议。目前认为,生后6月龄内以脂肪细胞容量增大为主,以后以细胞数目的增多为主。生后6～8月龄皮下脂肪生长速度最快,以后逐步减慢至生后28月龄,学前期增加很少。出生时人体脂肪组织占体重的比例为16%,1岁时为22%,以后逐渐下降,5岁时为12%～15%。脂肪组织发育相对停滞的时期瘦组织增生活跃。青春期开始进入脂肪组织发育的第2个活跃时期,脂肪细胞的体积再次增加,数目增多,出现性别差异,女童脂肪占体重的比例平均为24.6%,比男童多2倍。受性激素水平的影响,女童脂肪组织主要分布在皮下,尤其在臀部、腰部,多于腰部以上,形成女童的体脂分布特征(梨状);男童脂肪主要分布在腹部皮下和腹腔内,渐呈男童的中心型分布(苹果状),但肱三头肌和肩胛间皮下脂肪变化不能反映性别。

有报道称,4岁前脂肪细胞数目不断增加,至青春期前保持稳定,青春期时再继续增加。也有学者研究显示,13岁前脂肪细胞持续地逐步增长。不同研究结果反映,脂肪组织在不同情况下产生不同方向变化。因此,人们提出脂肪细胞的数量和体积间存在相互制约和相互影响关系的假说。推测当脂肪细胞增大到一定程度可能刺激细胞分裂,致脂肪细胞数目急剧增加。正常婴儿期和青春期可见脂肪细胞的数量和体积相互制约现象。近年研究证实,脂肪组织细胞的增殖和细胞扩大的生长过程中存在关键时期,可能在胎儿后期、婴儿期和青春期。脂肪细胞在成年期保持相对稳定,每年约有10%的脂肪细胞死亡,同时又有相应比例的脂肪细胞再生。因此,白色脂肪组织是一个有动态演变能力的组织。

(3)影响脂肪组织发育的因素:脂肪组织的生长发育与儿童营养状况密切相关。营养不足,尤其是能量缺乏型营养不良可导致脂肪分解增加,体脂肪含量下降;高能量膳食则促进脂肪细胞的增殖、分化和脂质的积聚,尤其在脂肪组织生长关键期。母亲孕期或哺乳期过度营养可以刺激子代前脂肪细胞的增殖和分化,使日后的贮脂能力大大提高,并与成年后肥胖、缺血性心脏病、高血压和糖尿病等密切相关。人体脂肪组织的总量及其在体内的分布是肥胖及其代谢综合征的主要决定因素。早期营养程序化是导致此类疾病发生的重要机制,即在胎儿发育的关键或敏感时期,因不良营养环境而发生一系列代谢和内分泌改变,以应对这些不利的宫内环境。其后果是器官大小和结构的改变,以及多种内分泌轴信号通路调控变化和重整,并引起永久性代谢改变,增加个体在随后生命过程中罹患肥胖、胰岛素抵抗、高血压等慢性疾病的风险,且程序化的敏感时期可能从胎儿期和婴儿期延伸到青少年时期。生后脂肪总量和分布亦与儿童年龄、性别相关,受到内分泌激素水平和药物影响,如糖皮质激素治疗可致向心性肥胖,即库欣综合征。

(4)脂肪组织含量和分布的评价:人体脂肪的50%分布于皮下组织,通过测量躯干、四肢不同区域的皮下脂肪厚度可以反映全身皮下脂肪量,也可以借助物理检查方法测定体脂含量和分布。目前认为,MRI和CT是确定腹部皮下和内脏脂肪组织含量的金标准。随着科技的发展,将有新方法应用于体型和身体组分的测量,如3D成像。

(十一)生殖系统发育

生殖系统是最后成熟的系统,经历胚胎期(性别、性腺性别分化)、儿童期(静止期)和青春期(表型性别分化)3个阶段。

1.生殖系统发育

(1)胚胎期性发育:包括遗传性别、性腺性别分化。受精后Y染色体决定胚胎的基因性别,胎儿4～6周龄形成原始性腺。1990年,Sinclair从人类Y染色体短臂分离性别决定区(sex-determining region Y,SRY)。SRY决定性腺性别分化,使原始性腺分化为睾丸,胎儿8～12周龄形成附睾、输精管、精囊、前列腺芽胚。受促性腺激素和雄激素的调控,胎儿8月龄睾丸下降进入阴囊,腹膜腔与鞘膜腔通道逐渐闭锁。女性无SRY,原始性腺则分化为卵巢、输卵管及子宫(图1-11)。

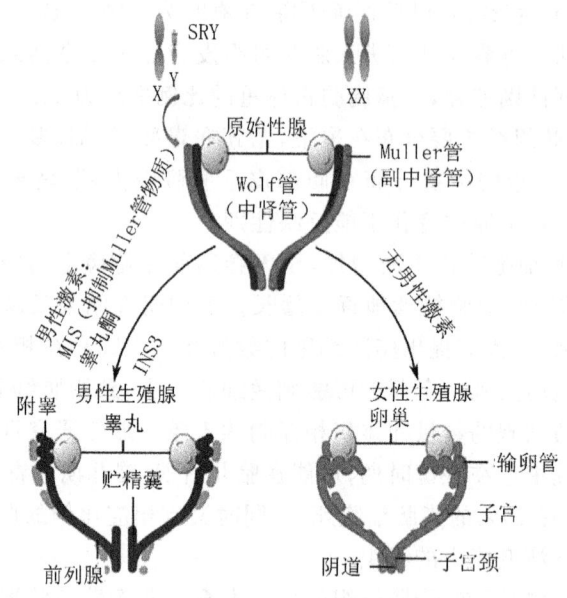

图1-11 胚胎期性发育

因两性的生殖系统胚胎起源相同,故两性都有相对应器官,或同源器官。如睾丸与卵巢、前庭大腺与尿道球腺、阴茎头与阴蒂头、阴茎海绵体与阴蒂海绵体、阴茎尿道海绵体与前庭球、阴茎腹侧与小阴唇、阴囊与大阴唇、前列腺与尿道旁腺。

(2)儿童期性发育:儿童期下丘脑-垂体促性腺激素-性腺轴无活动,因此,出生到青春期前生殖系统为幼稚状态,功能处于静止期。

(3)青春期性发育:为表型性别分化。通过下丘脑-垂体促性腺激素-性腺轴调控,即青春期开始下丘脑促性腺激素释放激素(GnRH)分泌增加,垂体分泌促卵泡激素(FSH)和促黄体生成激素(LH)增多,生殖系统迅速发育,直至青春期结束(图1-12)。

2.青春期发育

(1)分期:临床上通常按照性发育的程度作为青春发育的分期(Tanner分期),即将外生殖器和性征的发育分成5期。近年来,Cole TJ按照体格生长速度提出新的青春期三分法,即青春发育前期、青春发育期和青春发育后期。TJ Cole方法简单、易判断,性发育分期错分的概率非常低,适合基层医务工作者使用。

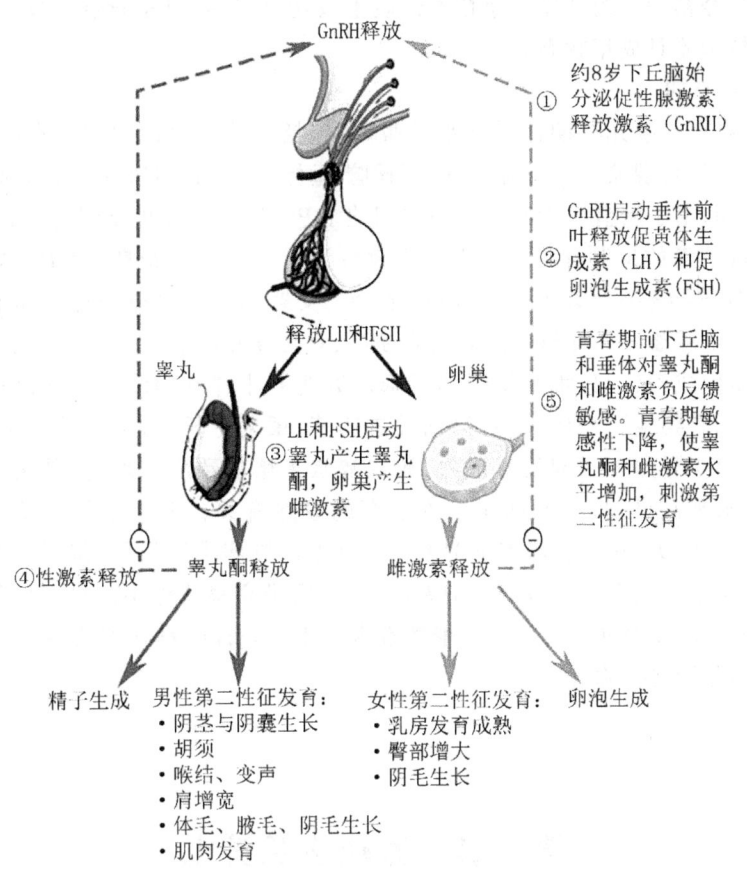

图 1-12 青春期下丘脑-垂体促性腺激素-性腺轴活动示意图

青春期启动的时间及性发育速度与遗传、性别、外界环境及营养有关，发育年龄存在个体差异。青春期开始的年龄与第二性征的出现顺序女童早于男童，青春期发育持续7～8年。

(2)女性性征发育。①第二性征：发育的顺序多为乳房发育、阴毛生长和腋毛生长。多数女童一侧乳房先发育，数月后另一侧发育，少数间隔1年。乳房从开始发育到成熟平均为4年(1～9年)，乳房发育至初潮呈现经历2～3年。乳房在月经周期中可受卵巢激素分泌影响而出现周期性变化，如月经来潮前1周，感觉乳房胀痛、乳头刺激为正常生理现象，月经来潮后乳房胀痛消失。②月经初潮：即第1次月经，通常于乳房发育后2年左右(Ⅲ～Ⅳ期)出现。近年世界性资料显示，各国女童初潮年龄均有明显提前的趋势。因激素水平不稳定，女童初潮后月经可不规则，甚至隔数月或者半年后才发生第2次月经，是正常生理现象。排卵功能的建立通常在初潮后2年左右。③生殖器官：内、外生殖器官从幼稚型变为成人型。

(3)男性性征发育。①第二性征：发育顺序为阴毛、腋毛、胡须及喉结的出现。阴毛发育程序基本同女童，但分布部位和形态不一。②生殖器官：Tanner青春期分期将男童睾丸发育亦分为5期。睾丸容积(mL)可用Prader模具测量。③乳房发育：3/4男童青春早期可出现乳房发育，但仅触及腺结，1～1.5年后多自行消退；持续未消退者，药物无效，需手术处理。男童有较大的乳房时需排除男性乳房相关的疾病。④变声：一般男童G3后出现变声现象，但有个体差异，不作为发育分期标志。⑤遗精及精尿：首次遗精发生在青春期发动后3～4年，是男性青春期的生理现象，较女性月经初潮晚约 2 年。遗精不代表生殖功能成熟，只是青春后期生殖轴成熟表现。一般 17 岁左右精子才具成年状态。

3.婴儿微小青春期

婴儿微小青春期是婴儿早期性激素水平激增，包括垂体分泌促卵泡激素(FSH)和睾酮，出现一过性第二性征发育现象。除青春期外，下丘脑-垂体-性腺轴(HPG)有 2 次被激活，第 1 次在胎儿期至胎儿中期，由于胎盘激素的负反馈作用使 HPG 的活动静止直到足月；第 2 次在出生后数月内，解除胎盘激素的抑制作用后 HPG 再激活为婴儿微小青春期。HPG 的再激活使生后 3 月龄婴儿体内性腺激素水平增加，6 月龄后下降。女婴体内的垂体分泌促卵泡激素(FSH)持续高至 3~4 岁。生后婴儿期促卵泡激素增高使男、女婴性腺激活，1~3 月龄男婴体内睾酮水平升高，以后随黄体生成素(LH)水平下降而下降。婴儿微小青春期的生物学意义和对发育的长期作用尚不清楚。男婴生后 HPG 的再激活促进阴茎、睾丸生长，对男婴外生殖器发育很重要；促卵泡激素增高使女婴卵巢滤泡发育成熟、雌二醇水平增加致乳腺增生，乳头、乳晕颜色变深。女婴体内雌激素水平波动，可能与卵巢滤泡发育的成熟有关。因胎盘雌激素刺激胎儿的靶器官——乳房，故出生时男、女婴乳房都可增大。但女婴的乳房大于男婴，提示女婴有内源性雌激素作用。胎儿期胎盘雌激素也刺激子宫增大，几个月后子宫很快缩小。早产女婴缺乏宫内雌激素刺激，乳房初发育较足月儿小。2 岁后雌激素水平下降，HPG 静态至青春期。少数儿童 2 岁后乳房持续增大，需随访排除性早熟。

（郭艳玲）

第二节 体格生长评价

一、基本要求

(一)测量工具与方法

WHO 以及各国关于儿童体格生长评估指南（建议）均强调，采用准确的测量工具及规范的测量方法。

(二)参考人群值

2015 年《中华儿科杂志》编辑委员会中华医学会儿科学分会儿童保健学组撰写的《中国儿童体格生长评价建议》中，选择"中国儿童生长参照标准"或 2006 年世界卫生组织儿童生长标准。

(三)资料表示方法

1.统计学方法

(1)均值离差法：对于体重、身高和头围等连续性变量，通常是呈正态分布的，变量值用平均值±标准差(SD)表示。均值±1 个 SD 包括样本的 68.26%，均值±2 个 SD 包括样本的 95.44%，均值±3 个 SD 包括样本的 99.72%。为了更精确反映与均值的距离，可计算偏离的程度，即 Z 评分。Z=(变量值－均值)/SD，变量值等于均值，Z=0；变量值小于均值，Z 为负数；变量值大于均值，Z 为正数。这样利于进行不同组别（年龄、性别、生长指标）之间的比较。

(2)百分位数法：是将某一组变量值（如体重、身高）按从小到大的顺序排列，将最小值与最大值分为100个等份,每一等份为一个百分位,并按序确定各百分位数。当变量呈正态分布时,第50百分位相当于均值。第3百分位接近于均值减2个SD,P_{97}接近于均值加2个SD。

2.界值点

通常离差法以均值±2 SD为正常范围,包括样本的95%;百分位数法以$P_3 \sim P_{97}$为正常范围,包括样本的94%。也就是说,<P_3,或>P_{97}为异常,<均值-2 SD,或大于均值+2 SD为异常。

二、体格生长评价

(一)结果表示方法

1.等级评价

因方法简单而最常用。将参照值用±SD或百分位数进行区间分级,有三分法、五分法、六分法(图1-13)。测量值与参照值等级对应即可判定测量值所在等级。等级评价是人为分级,据实际工作内容选择,常用三分法与五分法。等级评价用于横断面的测量值分析,又称单项分级评价,如生长水平、体型匀称的评价。WHO将各项指标的人群正常范围设定在±2SD,而美国AAP则推荐以第5百分位至第95百分位之间为正常范围,而国际肥胖工作组(IOFT)、中国肥胖问题工作组(WGOC)及9市儿童体格发育调查工作组制定的BMI筛查超重/肥胖的界值点采用与成人BMI界值点接轨的方法。此外,体重/身高还可以用中位数百分比的方法评价营养状况。

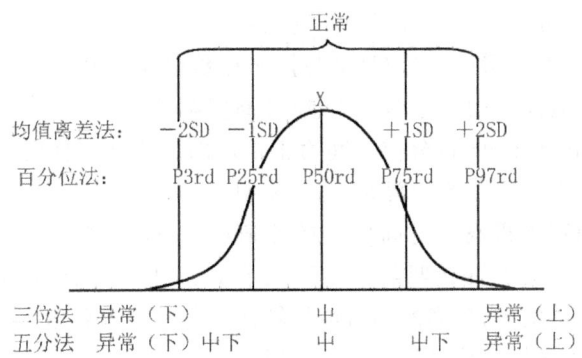

图1-13 等级评价:三分法、五分法

2.测量值计算

如纵向测量值分析儿童生长速度的评价需计算连续2次测量值的差值,与参照值的对应数值比较;或计算坐高与身高的比值评价儿童身材匀称度,或计算体质指数[BMI=体重(kg)/身高(m^2)]。

(二)评价内容

儿童体格生长评价应包括生长水平、生长速度及匀称程度3个方面。评价个体儿童体格生长时按临床需要应进行全面评估,或其中2个,但生长水平是基本评估内容。群体儿童体格生长评价仅为生长水平。

1.生长水平

将某一年龄时点获得的某一项体格测量值(反映从受精到某个年龄阶段生长的总和)与标准值(参照值)比较,得到该儿童在同年龄同性别人群中所处的位置,即该儿童生长的现实水平。生长水平评价简单易行、直观形象,较准确地反映个体或群体儿童的体格生长水平,但不能反映儿童的生长变化过程或"轨道"。评价结果以等级表示。生长水平为单项指标评估。有些评估发育成熟度的指标也有生长水平的意义,如骨龄、齿龄、体重的年龄、身长(高)的年龄。

2.生长速度

对某一单项体格生长指标,进行定期连续测量(纵向调查)所获得的该项指标在某一时间段中的增长值,为该项指标的生长速度(如厘米/年)。如出生时身长为50 cm,1岁时为75 cm,第一年身长的生长速度是25厘米/年。儿童期不同年龄阶段生长速度不相同,定期连续的生长测量值可计算儿童生长速度,间隔时间可是月、年。生长速度参数有表格与曲线形式。WHO制定的0～2岁儿童身长生长速度标准,生长速度曲线应是倒"S"形。但目前儿童生长的纵向调查资料较少,生长曲线多源于横向调查资料,即不是真正的参照人群相应的生长速度值,儿童定期连续测量获得的生长数据在生长曲线上为生长趋势。如采用体重、身长(高)、头围生长曲线可较直观地发现个体儿童生长速度的变化,但无具体数据。如生长曲线上某儿童定期测量值各点均在同一等级线,或在2条主百分位线内波动说明儿童生长正常;向上或向下超过2条主百分位线,或连续2次点使曲线变平或下降提示儿童生长出现异常现象。采用生长速度曲线评估的实际可操作性较差,临床上将生长速度计算值与参照人群相应的生长速度值比较,可判断个体儿童在一段时间内生长的趋势,以正常、下降(增长不足)、缓慢、加速等表示即可。

3.匀称度

为体格发育的综合评价。儿童体格生长发育过程中各项体格生长指标间存在一定的联系,可用回归分析方法研究部分体格生长指标的相互关系。

(1)体型匀称:实际工作中采用体重/身高与体质指数(BMI)表示体型(形态)发育的比例关系,即代表一定身高的相应体重增长范围。体重/身高实际测量与参照人群值比较,结果以等级评估。BMI以第5百分位至第95百分位之间为正常范围。体型匀称度表示人体各部分之间的比例和相互关系,可由此来判断儿童的营养状况、体型。

(2)身材匀称:以坐高(顶臀高)/身高(长)的比值(SH/H)或躯干/下肢比值从婴儿的0.68逐渐下降至青少年的0.52,提示青春期前下肢较躯干生长快,SH/H与身高有显著的负相关关系。临床上,可按实际测量坐高、身高的测量值计算比值与参照人群值坐高、身高的比值相比较,实际比值≤参照人群值为身材匀称,实际比值＞参照人群值为不匀称。评估身材匀称的最重要问题是坐高与身长的测量,但易出现误差,影响结果的判断。身材匀称的评价结果可帮助诊断内分泌及骨骼发育异常疾病。

(三)评估流程

儿童体格生长评价是一个比较复杂的临床问题。儿童体格生长状况与疾病有关,如遗传代谢性、内分泌、营养性以及炎症慢性重要脏器疾病。体格生长评估有助于临床筛查营养性疾病、与遗传或内分泌有关的身材异常(矮小、超高)、与头围发育有关的神经系统疾病。按2015年《中华儿科杂志》编辑委员会中华医学会儿科学分会儿童保健学组的《中国儿童体格生长评价建议》中建议的,评估流程有体格生长测量→采用参数生长水平评估→发现高危儿童→生长速度与匀称状况评估＋临床资料(病史、体格检查)→初步诊断→选择实验室方法或转诊。

三、评价结果分析与解释

人体测量值的评价是一种临床筛查方法,以早期发现体格生长的高危儿童,不宜作为诊断方法，或简单贴上"营养不良"或"生长异常"的标签，给家庭与儿童带来心理与经济负担。评估时应动态观察，按病史、临床表现、体格检查特点进行生长水平、生长速度和匀称度综合判断，选择相关实验室检查以获得较准确的结论。同时，个体和群体儿童的评价方法也不同。因此，正确进行生长评价并做出合理解释是儿童保健医师及儿科医师必备的基本功。

(一)个体评价

1. 生长的个体差异

正常儿童有自己的生长"轨道"，生长参照标准的均值或第50百分位线不是儿童应达到的"目标"。为了避免误解第50百分位线为"达标"线，英国的新生长曲线已用虚线替代实线来表示第50百分位线。

2. 各生长指标发育均衡

正常儿童各种体格生长指标测量值等级评估应在相近水平，如某一测量值与其他测量值偏离明显，提示可能有问题。

3. 出生体重、身长不能完全预测生长"轨道"

随访中可发现，多数儿童早期体重和身长测量值不一定沿出生时的水平或"轨道"发育，约2/3的儿童可在2岁前出现体重或身长回归均值趋势或生长追赶与生长减速。2～3岁后儿童生长的"轨道"较稳定，提示逐渐显示儿童遗传潜力，但需准确测量与复测后，方可确定儿童出现生长追赶或生长减速。

4. 喂养方式

人乳喂养婴儿生长与配方喂养婴儿不同，3～4月龄后人乳喂养的婴儿较瘦，评价婴儿生长时应考虑喂养方式的差别，避免不必要的检查、或用配方替代人乳、或过早引进固体食物。

5. 青春期的生长

体格生长的第二高峰与性发育时间与遗传因素有关。

(二)群体儿童评价

群体儿童评价是对一人群或亚儿童人群的测量数据进行统计分析，并与营养良好儿童人群的正常参照值进行比较。因此，群体儿童生长发育状况可以反映出一个国家或地区政治、经济和文化教育的综合发展水平，与营养供应、营养学知识、疾病控制情况、医疗卫生保健工作质量有关；结果可帮助决策者和领导机构了解该群体儿童的健康及营养状况，如评价结论"不良"则提示该儿童人群可能存在某些健康和营养问题，应积极寻找儿童营养、环境和生活方式存在的问题，并予以纠正。另外，进行不同地区、不同集体儿童生长状况比较，可给地区社会和经济政策决策者提供反馈信息，寻找存在问题，促进儿童生长。

四、早产儿体格生长评价

( )出生时评估

1. 胎龄评估

出生时的评估需要有准确的胎龄估计。胎龄为胎儿在宫内的发育时间，多以周龄表示，反映胎儿的成熟度。一般以母亲末次月经时间、超声检查胎儿双顶径和股骨长等信息判断胎龄。出生后以早产儿的外表特征和神经系统检查判断胎龄。早产儿出生时的胎龄不同，外表特征和神经系统检查存在明显差异。出生后24小时内进行胎龄评估，判断其宫内发育的成熟度，对早期监测早产儿各器官的功能起到重要的作用。常用的胎龄评估方法有Dubowitz评分法和我国简易胎龄评分法等。

(1)Dubowitz 评分法：采用 11 个体表特征评分和 10 个神经肌肉成熟度评分(表 1-1)相结合进行判断，查表得出胎龄(表 1-2)。Dubowitz 评分内容较全面，结果可靠准确，但较复杂，评分操作过程对新生儿干扰较大。

表 1-1　Dubowitz 胎龄评分法-神经系统发育评估评分表

神经体征	评分					
	0	1	2	3	4	5
1.体位	软,伸直	软,稍屈	稍有张力	有张力	张力较高	
2.方格(腕部)	90°	60°	45°	30°	0°	
3.踝背屈	90°	75°	45°	20°	0°	
4.上肢退缩反射	180°	90°～180°	<90°			
5.下肢退缩反射	180°	90°～180°	<90°			
6.腘窝成角	180°	160°	130°	110°	90°	<90°
7.足跟至耳	至耳	接近耳	稍近耳	不至耳	远离耳	
8.围巾征(上肢)	肘至腋前线外	肘至腋前线与中线间	肘至中线	肘不至中线		
9.头部后退	头软后退	头水平位	头稍向前	头向前		
10.腹部悬吊	头软下垂	头稍高,低于水平	头水平位	头稍抬	抬头	

表 1-2　Dubowitz 总分评估胎龄关系

Dubowitz 总分	胎龄/天	胎龄/周＋日
10	191	27＋2
15	202	28＋2
20	210	30
25	221	31＋4
30	230	32＋6
35	240	34＋2
40	248	35＋3
45	259	37
50	267	38＋1
55	277	39＋4
60	287	41
65	296	42＋2
70	306	43＋5

(2)简易胎龄评分：主要依据新生儿皮肤外观的特征进行评估，临床应用简便(2～3 分钟)，易于推广(表 1-3)。

表 1-3 简易胎龄评估

体征	0 分	1 分	2 分	3 分	4 分
足底纹理	无	前半部红痕明显	红痕>前半部,褶痕<前 1/3	明显深的褶痕>前 2/3	
乳头形成	难认,无红晕	明显可见,乳头淡,直径<0.75 cm	乳晕呈点状,边缘突,直径>0.75 cm		
指甲	未达指尖	已达指尖	超过指尖		
皮肤组织	薄,胶冻状	薄而光滑	光滑,中等厚度,皮疹或表皮翘起	稍厚,表皮手足皱裂翘起,明显	厚,羊皮纸样,皱裂深浅不一

注:1.若各体征的评分介于两者之间,用均数计算。
2.结果判断:胎龄周数=总分+27。

2.生长状况评估

(1)按出生体重评估:可将早产儿分为超低出生体重儿(<1 000 g)、极低出生体重儿(<1 500 g)、低出生体重儿(<2 500 g)和正常出生体重儿(2 500~4 000 g)。

(2)按胎龄和出生体重关系评估:与足月儿一样,可分为小于胎龄(SGA)早产儿、适于胎龄(AGA)早产儿和大于胎龄(LGA)早产儿。

按照出生体重评估反映胎儿宫内生长,而按胎龄和出生体重关系评估反映胎儿宫内的生长与成熟度匹配程度。

3.按匀称度评估

评估胎儿体格生长指标间发育的比例关系,如体重与身长、或身长与头围比例反映胎儿宫内生长发育状况。常用的指标有 PI 指数及身长(cm)/头围(cm)比值。

PI 结果表示出生时体重与身长的关系,类似体质指数(BMI)为匀称度,PI=出生体重(g)/出生身长(cm^3)×100%。胎儿宫内体重、身长受影响程度的不同使 PI 值不同。正常宫内胎儿身长(cm)/头围(cm)之比约为 1.36。

(二)生后生长评估

1.胎龄矫正

早产儿体格生长发育的评价应据矫正后的胎龄,即以胎龄 40 周(预产期)为起点计算生理年龄,矫正胎龄后再参照正常婴幼儿的生长指标进行评估。如胎龄 32 周的早产儿实际年龄为 3 月龄,以胎龄 40 周计算,该早产儿矫正后的生理年龄为 1 月龄。评价该 3 月龄的早产儿时应与 1 月龄正常婴儿的生长标准来进行比较。一般情况下,评价早产儿生长时应矫正年龄,但体重、身长、头围有不同的矫正年龄时间。

2.评价方法

目前尚无"正常"早产儿的生长标准,各国指南对早产儿体格生长的评价依胎龄<40 周、胎龄>40 周采用不同的方法。

(1)胎龄<40 周的早产儿:国际上多采用 Fenton 早产儿生长曲线评价生长。2013 年发表修订后的早产儿生长曲线图(图 1-14、图 1-15)。与 2003 年版相比,新版 Fenton 曲线数据范围更广更新;样本量更大,有近 400 万不同胎龄早产儿的数据分析,增加胎龄<30 周的早产儿比例;有不同性别的区分;胎龄 50 周与 WHO 曲线更接近。

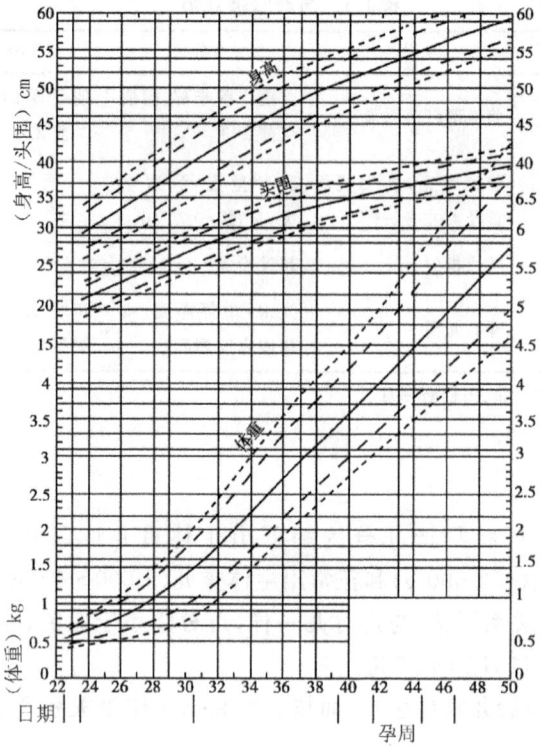

图 1-14 Fenton 早产男婴生长曲线

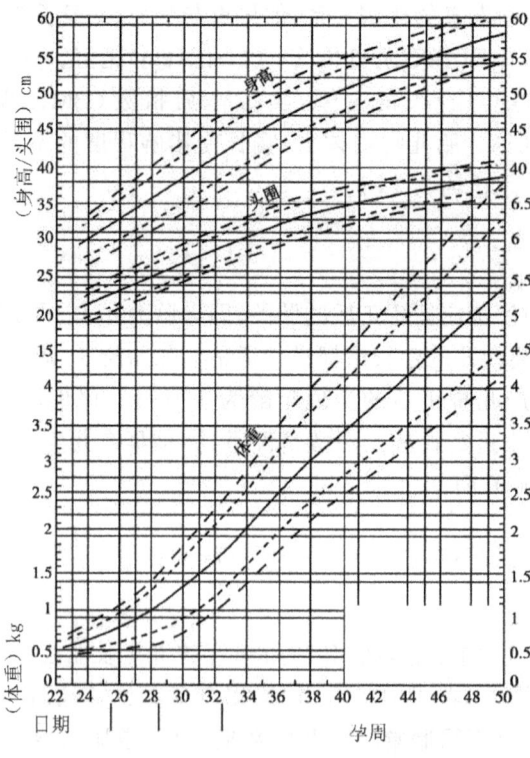

图 1-15 Fenton 早产女婴生长曲线

早期早产儿的生长可参照正常胎儿在宫内的生长速率,即 15~20 g/(kg·d)。因胎儿在宫内的生长是非匀速的,评估不同胎龄早产儿生长速率需参考胎龄。

(2)胎龄>40周早产儿:校正胎龄后采用正常婴幼儿的生长标准评估,与群体的横向比较采用 2005 年 9 省市儿童体格发育调查制定的中国儿童生长标准,如进行国际比较需采用 2006 年世界卫生组织儿童生长标准,但早产儿追赶性生长期间应超过足月儿的标准。纵向生长速率需准确测量后计算比较。早产儿出院后的生长评价可参照正常胎儿在宫内的生长速率参照值为纵向比较,Fenton 宫内生长曲线和我国不同胎龄新生儿的生长参照值为横向比较。纵向比较反映早产儿个体的生长趋势,横向比较则反映个体早产儿与同胎龄早产儿群体间的差异。

(张　枫)

第三节　儿童认知的发展

认知指获得和利用知识的过程,是感知觉、注意、记忆、思维等各种认知因素共同参与、相互制约的复杂过程。由于认知涵盖了个体心理活动的很多重要方面并广泛渗透于其他心理过程中,因此认知始终是心理学的重要研究领域。认知过程是一个信息的接受、编码、储存、提取、使用的过程。这个过程可概括为四种系统,即感觉系统、记忆系统、控制系统和反应系统。认知就是在儿童探索活动中能动的发展起来的。

一、感知觉的发展

在婴儿神经心理行为发育过程中感知是一个基本的心理过程。照顾婴儿的行为本身就对婴儿的视、听、嗅、味和触觉提供了刺激,所有这些刺激在婴儿的认知发育中起重要作用。

(一)视感知发展

视觉刺激在儿童和他的环境联系中提供着重要的信息。婴儿出生时,他的眼睛已经有相当好的光学特点,即有瞳孔对光反射,已能看见明、暗及颜色,但新生儿所有的视神经细胞都尚未发育完善,还需要经历一个成熟发展的过程。

儿童视感知发展程序如下。

1个月:短暂注视,目光缓慢地跟随移动的物体至中线。

2个月:开始出现头眼协调,目光能水平、上下跟随移动的物体90°。

4个月:头眼协调好,目光跟随移动的物体180°,并且做环形跟随。

6个月:目光跟随落地的物体,开始能辨别场景的深度。

9个月:长时间看远处人物的移动。

12个月:偏爱注视小物品。

18个月:注意悬挂3米处的小玩具。

2岁:区别直线与横线。

(二)听感知发展

新生儿出生时鼓室没有空气,所以听力低下,听觉阈限高于成人 10~20 分贝。生后 3~7 天听觉敏锐度有很大提高,2 个月已能区别出笛声和铃声,4 个月以后能按类别区分不同的语音,这种感知不同语言的能力有助于以后语言的学习。

儿童听知觉发展程序如下。

1个月：对铃声有反应。

2个月：区别笛声和铃声。

3个月：头转向声源。

4个月：听悦耳声音时微笑。

6个月：对母亲语音有反应。

9个月：可迅速、直接地寻找声源。

12个月：听懂自己的名字，对声音的反应可以控制。

18个月：区别不同的声音，如犬吠声与汽车喇叭声。

2岁：上述区别较精细，如揉纸声与流水声。

3岁：区别更精细，如区别"ee"与"er"语音。

正常儿童的听觉强度为0～20分贝。如果听觉强度在20～40分贝为轻度听觉障碍，40～60分贝为中度听觉障碍，60～80分贝为重度听觉障碍，>80分贝为极重度听觉障碍。早期发现儿童先天性和后天性听觉障碍，尽早佩戴助听器，早期进行听力语言康复，就能让大部分聋儿能听、会说，像正常儿童一样健康成长、生活和学习。因此，近几年新生儿、婴幼儿定期的听力筛查已逐步列入儿童健康检查之中，筛查结果可疑和异常者，需通过电反应测听法中的脑干诱发听力电位测定，以早期诊断听力障碍。

二、注意的发展

注意是心理活动的指向和集中。当人的心理活动集中于一定的事物时，这就是注意。注意是一切认识过程的开始，注意本身并不是一种孤立独立的心理过程，而是感觉、知觉、记忆、思维等心理过程的一种共同特征。

(一)注意的分类

注意分为无意注意和有意注意。无意注意是自然发生的，无需意志努力的注意。如儿童听到汽车鸣笛时，不由自主地去注意。有意注意是指自觉的，有预定目的的注意。如学生听课时需要有意地集中注意在老师的讲课上。3岁以前的儿童基本上还是无意注意，具有无目的、无预见的性质，其注意仍是由客观事物的鲜明性、情绪性和强烈程度等特点所决定。3岁以后才逐渐发展形成有意注意。

(二)注意的发生与发展

注意是随着年龄的增长而逐渐发展起来的。1～2个月的婴儿仅为无条件的定向反射，3～4个月则能较长时间注意一个新鲜事物；6～7个月对鲜艳的物体和声响产生定向反应，会准确地转头寻找；之后到1岁，注意时间延长，并会用手触摸注意的物品，尤其是注意感兴趣的事情；1～2岁的儿童，不仅能注意当前感知的事物，还能注意成人语言所描述的事情；至3岁，儿童的注意进一步发展，能倾听故事、歌谣。学龄前儿童开始能控制自己的注意，学龄初期的儿童集中注意的时间可达20分钟左右，10～12岁可达25～30分钟。

注意对儿童认知的发展非常重要，因此从小就应培养。对3岁以前的儿童来说，首先要注意给他们提供丰富的环境，扩大经验，增长知识，发展感知觉。人的感知觉越敏锐，他的注意就越易被外界刺激物所引起。而3岁以上的儿童，则要注意培养他们的兴趣、意志和自制力，发展有意注意,并逐渐学会控制自己的注意。

三、记忆的发展

记忆是一个重要的心理过程,是对经历过的事物的反映。记忆主要有再认和回忆两种形式。原来感知过的事物在眼前重新出现,而且觉得确实感知过,即称为再认;过去感知过的事物不在眼前,而却在头脑中重现出来,即为回忆。

(一)记忆的发生发展

儿童由于条件反射的建立和发展,记忆能力也随着初步发展起来。婴幼儿的记忆首先出现的是再认。5~6个月的婴儿能再认妈妈,从复杂的背景中分辨出妈妈的脸,但此时再认的保持时间很短,只有几天,如果离开妈妈一段时间后,婴儿就不认得妈妈了。1岁的婴儿能再认10天前的事,并开始出现回忆。3岁的儿童可再认几个月以前的事,回忆可保持几周。而4岁的儿童即可再认1年前的事,回忆可保持几个月。一般来说,人不能回忆3岁以前的事情。

(二)婴幼儿记忆的特点

(1)记忆时间短,仅可保持几天至几星期。

(2)记忆的内容少,限于经常接触的熟悉的事物。

(3)记忆内容多带有情绪色彩,对快乐或恐惧的事情比较容易记住。

(4)记忆的无意性很大,记忆过程缺乏明确的记忆目的,主要凭兴趣进行。随着他们的探索行动,感兴趣的就记住了,不感兴趣的则不屑一顾。

(5)记忆中喜欢背诵,但在理解基础上记忆远比不理解的机械背诵效果好。

(6)记忆的精确性尚差,随着年龄增长而逐渐改善。

在培养婴幼儿记忆的能力时,首先要注意创造一个良好、轻松的情绪环境,丰富的生活内容,便于其记忆。其次通过游戏、生动的玩具、朗朗上口易于理解的儿歌及讲故事,给予必要的刺激,以逐步发展幼儿的有意记忆和记忆的精确性。

四、思维的发展

思维是客观事物在人脑中概括的、间接的反映。从个体角度看,儿童思维的发展经历着从感知动作思维到具体形象思维,再到抽象逻辑思维的过程。年长儿在进行思维时,三种思维往往相互联系,通常不会是单纯地利用某一种思维形式。

(一)思维的年龄特点

婴幼儿期是人的思维发生和初步发展时期。2~3岁儿童开始产生思维的低级形式——感知动作思维,到学龄前阶段发展起具体形象思维,之后出现思维的高级形式——抽象逻辑思维。

(二)思维的类型特点

所谓感知动作思维,就是思维过程离不开直接的感知和动作,思维在动作中进行,与行动分不开。2~3岁的儿童只有在直接感知具体事物时才能进行思维,他们不能先想好了再行动,而是边做边想。例如,绘画时不是先想好了再画,而是边画边想,边想边画。

儿童从3岁左右,具体形象思维开始发展起来,并在整个学龄前期的思维活动中占据了主导地位。所谓具体形象思维是利用直观形象解决问题的思维,即依靠表象、依靠事物的具体形象的联想进行的思维。例如,学龄前儿童在绘画中可以事先想好事物的形象,然后再根据表象去绘制。具体形象思维是在感知动作思维的基础上形成的,正是感知动作思维使儿童积累了最初的一批事物的表象,为具体形象思维的发展提供了可能性。

抽象逻辑思维是以抽象的概念和理论知识解决问题的思维。在儿童知识经验范围之内,他们能够进行初步的抽象逻辑思维,即依靠概念、通过判断和推理进行思维。例如,学生运用数学符号和概念进行数学运算和推导。5~7岁儿童的思维活动中已经有这种思维的萌芽,这是人类思维的高级形式,其中词起着重要作用。

五、想象的发展

想象是人脑对已有表象进行加工改造而创造出新形象的过程。想象与回忆不同,回忆是指过去感知过的事物形象再现,而想象则是人在已有表象的基础上,根据语言的调节在头脑中形成过去从未感知过的新形象。

(一)想象的发生发展

1岁以前的婴儿没有想象,1~3岁开始有想象的萌芽。例如,拿一块饼干放到娃娃嘴里让娃娃吃,画个圆圈将其转为"太阳"等。想象的内容非常贫乏,想象零散,局限于模拟成人生活中的某些个动作,没有什么创造性成分。进入学龄前期的儿童想象要丰富得多,从日常生活的人和玩具逐渐扩大到社会环境,甚至宇宙。如扮演小司机开火车,与星星、月亮打电话等。不仅想象的对象广了,想象的内容变得完整、细致和系统,并且加入很多创造性成分。

(二)儿童想象的特点

学龄前儿童的想象还有许多不成熟的地方,主要表现:①想象的主体易变化,画画时一会画小人,一会画飞机;②想象有时与现实分不清,经常将童话里的事情当成真实的;③想象具有夸大性,如儿童都喜欢听拔萝卜等夸张性强的故事;④以想象过程为满足,常常没有预定的目的,因而富有幻想的性质。在培养儿童的想象能力时,可以用续讲故事、补画面、提问、听音乐等方法来进行,为以后的创造性思维发展打下基础。

(胡宏伟)

第四节 儿童人格的发展

人格是指儿童在自身所处的环境中保持良好的认识水平、平稳的情绪情感、恰当的行为方式和正常的社会交往能力。儿童早期是人格形成的一个关键时期。人格的发展与养育方式密切相关。因此,养育者应注意培养婴幼儿积极的性格特征,了解婴儿的气质特点,对其需求给予敏感的、适宜的、正确的反应,创造一个民主、和睦的环境,培养婴幼儿的爱心,学习分享和互助,发展自信心和自我控制能力,磨炼意志,为健康人格的形成提供有利条件。

一、婴儿气质特点

儿童生来就表现出倾向于某种心境和反映方式,而这种倾向我们称为气质。气质是儿童生来具有的、独特的心理活动的特征,它反映了儿童心理活动的强度、速度、稳定性、灵活性和指向性。气质特点是由人的神经活动的类型所决定的,气质正是反映了一个人的动力性质,或者称之为禀性。它虽然是每个儿童都具有的一种内在的先天的体制性的东西,但其特征是在儿童的外部行为活动中表现出来的。

(一)气质类型

婴儿主要有三种气质类型,即困难抚育型、容易抚育型和发动缓慢型。介于三型之间还有两种混合型,即偏易型和偏难型。多数研究证实,大约10%的儿童为困难抚育型,40%为容易抚育型,15%为发动缓慢型,35%为混合型。每一种气质类型均含有积极成分,也含有消极成分。

1.困难抚育型

此类儿童在生物活动方面无规律,父母无法掌握他们在喂养、睡眠、排便和其他活动中的变化,因此感觉带养困难。此类儿童消极情绪较多、总是不停地哭闹,哄也哄不住。他们常常大惊小怪,害怕陌生人和陌生环境,情感反应强烈,适应新环境的能力很差。困难抚育型的儿童长大后,表现为热情、敏感,但因激发阈低,遇到刺激反应强烈,很多儿童表现为冲动或过激行为,注意力不集中。其中有严重情绪问题的人数比另外两型多,行为障碍发生率也显著高于其他两型。这种情况的产生往往与带养人有关。这类儿童较难带养,其父母有时挫伤他们,用敌视的态度回答他们,更增加了他们原来就有的易激动的特征。如果父母能善待他们,他们会显得活泼、敏捷。

2.容易抚育型

此类儿童在生物活动方面很有规律,父母很容易就掌握了他们在吃奶、睡眠、排便和其他活动中的规律,带养容易。此类儿童温顺、积极情绪多、情感反应中等,对新环境适应较快,反应积极,容易抚育型儿童长大后,出现行为问题的比例较少。

3.发动缓慢型

此类儿童在生物活动方面也很有规律,相对来说不够活泼,时而大惊小怪,对新奇的东西倾向于退缩,对外界刺激反应消极或迟钝,适应新环境的速度较慢,只有随着经验的增加,反应才逐渐积极。发动缓慢型儿童长大后,有些表现为稳重,但很多仍表现为胆小、惧怕,进入陌生环境时退缩,个别孤僻,甚至发生精神病。

(二)不同气质类型的养育要点

虽然遗传是决定气质的重要因素,但是环境对气质的品质和表达也具有重要的影响作用。气质虽然是天赋的,但可因环境影响和教育训练使之发生一定改变。气质虽有不同类型之分,但无优劣之别,所有气质类型均属于正常范围。问题的关键是儿童的气质如何与环境很好地相互适应。如果适应良好,这种儿童就相对比较容易抚育;如果适应不好,即使一个过去容易抚养的儿童也会变为抚养困难的儿童。可见,行为方式不是一成不变的,而是随着人与人的交互作用,随着对环境的反应方式的发展而逐渐发展的。

在儿童的早期教育中,教育者首先要认清孩子的气质特征,然后要注意使气质的优点得以发扬,气质中的弱点得以克服。比如照管困难抚育型儿童,首先应不急不躁,给他安排一个安静、舒适的环境,避免不良刺激,保证睡眠,在各项活动中养成规律性,对大一点的儿童则可让他们通过游戏或运动来疏泄旺盛的精力,使儿童逐渐适应社会的需要。而带养一个发动缓慢型的儿童,则要从小用色彩鲜艳的玩具、悦耳的音乐来引发他的兴趣,不厌其烦地对他微笑、说话、逗乐、与他共同游戏,使他活泼起来。如果教养者在照顾儿童的过程中能根据他们的气质特点来正确地调整自己的行为,那么无论是易激惹、还是胆小、适应不良的儿童都可以逐渐变得容易抚育了。

二、意志的发展

意志是指人自觉地克服困难来完成预期的任务和心理的过程,意志是人心理能动性的突出表现形式。

(一)意志品质的特征

意志过程有三个基本特征：①意志行动是有目的的行动；②意志行动体现在克服困难之中；③意志行动是以随意运动作为基础的。三个基本特征互相关联，目的是意志行动的前提，克服困难是意志行动的核心，而随意运动是意志行动的基础。

(二)意志的发展

新生儿没有意志，1~2岁的儿童才出现意志的萌芽表现。例如，按自己的目的抓够远处的玩具；摔倒时自己爬起来等。2岁儿童在成人语言的指导下能调节自己的行动，学会控制自己。3岁时，儿童的各种好的意志品质，如自觉性、坚持性、自制力等逐步明显起来，意志行动开始发展，什么事情都希望自己来，独立性增强。以后儿童开始能使自己的行动服从于别人和自己提出的目的，不仅能控制自己的外部行动，而且也逐步掌握自己内部的心理活动，从而产生了有意注意、有意记忆、有意想象等。然而这个年龄的儿童消极的意志品质，如顽固性、冲动性和依赖性也会出现，有时与成人对抗："我不要！不要！"或事事依赖成人去做。因此要注意培养儿童积极的意志品质，克服消极的意志品质，为建立良好的行为习惯打下基础。

(三)挫折教育

挫折教育即根据儿童身心发展的情况，创设或利用某种情景，提出某种难题，让儿童通过动脑、动手来解决矛盾，从而使他逐步形成对困难的承受能力和对环境的适应能力，培养出一种迎难而上的坚强意志。挫折教育首先要破除儿童的依赖性，要让他在各种学习活动中自己感受困难，并为克服困难作出自己的努力。幼儿已有了较好的体力，也具备了与人交往的能力，这就使他有可能去面对一定的困难，并依靠自己的努力去克服困难。幼儿遇到的"困难"和"挫折"大都是日常生活中的事，如把宝宝喜爱的玩具藏起来让他寻找，让他到黑暗的地方取东西等。通过他们自己的努力完成任务，成功的喜悦恰恰来自问题的解决。要注意经常给宝宝鼓励，当幼儿不敢到黑暗的地方时，鼓励他说"别怕，你行！"当战胜困难后，养育者的"你真行"就会变成幼儿心理上的"我真行"。

三、良好性格的形成

性格是人的稳定的心理特征，它表现了人对现实的态度。例如，有的儿童做事认真仔细，有的则马马虎虎；有的儿童对人待物很热情，有的则显得很冷淡。这些就是儿童表现出来的对事、对人和对自己的不同态度，并且形成习惯的行为方式。

(一)性格的形成

性格并非先天决定，而是在后天的生活环境中形成的。在儿童性格形成的过程中，家庭和幼儿园的影响最为重要。父母和老师通过自己的言行、通过家庭成员之间的关系、通过对孩子的态度、教养方式来影响儿童性格的形成。

(二)影响性格形成的因素

民主型(通情达理、关心爱护、支持行为)的教养者，培养出来的儿童大胆、独立、善于交往、协作、有思考能力，善于处理相互冲突的欲望驱力；严厉型(喜欢惩罚、过分限制)的教养者，培养出来的儿童往往过分运用心理防御机制，变得怯懦或顽固、冷酷无情、倔强、缺乏自尊与自信，并易产生心理行为障碍；溺爱型(一味迁就，总给以特殊的地位)的教养者，培养出来的儿童表现出较多的消极性格特征，如任性、发脾气、情绪不稳定、缺乏独立性、唯我独尊、怕困难等。

(三)良好性格的培养

儿童的性格是在游戏、学习、劳动及日常生活中表现出来的,也是在这些活动中形成和发展起来的,所以养育者应创设良好环境,欣赏音乐、画画、讲童话故事等,陶冶他的情感,利用各种游戏寓教于乐,使幼儿在游戏中得到满足,感到快乐。同时,也逐渐培养起他友爱、互助、齐心协力克服困难、坚持执行游戏规则等优良品质,以达到培养儿童良好性格的目的。

有些婴幼儿是家庭中众多成人关怀、照顾的唯一对象,成人对孩子只求奉献不索回报。这种单向的爱往往使孩子只知享受,行为上的表现是自私、骄纵、不会合作、不懂分享。而同伴交往需要的是合作、共享、谦让、同情、助人、宽容等行为,有的幼儿在与同伴的交往中连连受挫,不断产生矛盾。但是,就在一次次的矛盾过程中,他会慢慢意识到与同伴之间的关系是平等的,一点一滴地学会了与人相处时所需的宽容、谦让、共享与合作,并逐步地懂得了同情和抚慰同伴,关心帮助同伴,设身处地为同伴着想。对于胆小、懦弱的孩子,父母应多给予爱抚、表扬和鼓励,以提高他们的自信心;对争强好胜、霸道的孩子,则应通过故事、游戏多引导、教育,使他懂得谦和和礼让是做人的美德,而霸道、自私则会失去同伴与朋友;对懒惰的孩子,应要求他自己的事情自己做,养成自理的好习惯。

幼儿不会对自己的行为进行评价,他是通过成人对他的评价而评价的。比如,妈妈说"你是一个好孩子",他就会认定自己是个好孩子。如果妈妈说"你是一个坏孩子",他就会认为自己确实是一个坏孩子。如果幼儿受到养育者平等相待,感受到肯定、尊重和温暖时,他往往会积极乐观,充满信心。因此,对于幼儿的微小进步,养育者应及时给予表扬和鼓励,使他在成人赞许的目光中获得自信。同时,还要让幼儿参加劳动,使他体会劳动的快乐,从小养成勤劳善良的优秀品德。

总之,教养者应注意从小对婴幼儿的需求给以敏感的、适宜的、正确的反应,使他生活在一个和睦、相互给予爱的环境之中,为其良好性格的形成提供有利条件。

(任倩倩)

第五节 儿童社会情感的发展

人的高兴、悲伤、焦虑、恐惧、欢喜等心理现象都是各种形式的情感和情绪,它是人对客观事物态度的一种反应。情绪是人和动物共有的,属于外部表现,具有情境性、暂时性和冲动性,当然是不稳定的;情感是人类所独有的,它具有稳定性和深刻性。情绪是情感的外在表现,情感是情绪的本质内容。

一、依恋的产生与发展

儿童情绪和情感的发展是随年龄的增长而逐步分化、丰富起来的。其中,婴儿依恋的形成和发展对他情绪情感的健康发育至关重要。

新生婴儿对谁都会笑、会发声音,不管是爸爸妈妈、还是陌生人逗引,都会产生同样的反应。但是三个月以后,他开始能在相当的程度上辨别人,对母亲比对别人凝视的时间长,并且有特别的微笑,六个月的婴儿,这种倾向变得非常明显,陌生人抱他就哭,母亲抱他就会立刻不哭;听到母亲的声音就高兴,对母亲微笑、主动发音,而一旦母亲要离去他就会哭着要去追。婴儿自身对母亲或其他特定对象之间所形成的这种感情联结,就是我们所说的"依恋"。婴儿出生后,首先有生理上的需求,即需要有人给他喂奶、为他换尿布、洗澡等,人类还有更高的情感上的需求,即婴儿需要有人对他微笑、说话、抚摸等。而母亲与孩子密切接触,无微不至地关心照料,使孩子的生理需求和情感需求均得到满足,这时婴儿能确认自己是被爱的,就会对爱他的人产生信任,从而形成依恋。有了依恋,才能获得安全感,才能在满足、坦然、愉快的基础上去探索外界环境。如果婴儿早年丧失母爱,未获得生理上、心理上的满足,那么他就建立不起对他人的信任感,也就无感情依恋过程。这样的儿童无安全感、胆小、孤僻、呆板,受到压制、欺侮、虐待则变得敌视。有些成年人个性孤僻、脾气古怪、不能与别人融洽相处、感情脆弱,以至某种精神病的发生,往往可追溯到儿童早期依恋形成的失败或需要受到压抑,比如亲人死亡、父母离异、长期生病住医院、弃婴等。

二、良好情绪情感的发展

情绪是在人的生理需要是否得到满足的情况下产生的,例如,小婴儿不舒服就哭,吃饱、睡醒后就高兴。情感则是人类社会生活中,人对社会性需求是否得到满足而采取的不同态度的反应,例如,年幼的儿童与母亲在一起很高兴,但见到生人马上就表现出不安;尤其是年长儿童逐步发展起来的责任感、荣誉感、道德感,这是人类所独有的。

与母亲形成健康的依恋,对儿童以后的情绪与处理人际关系能力的发展都非常重要。儿童对母亲健康依恋的形成,是他学习爱别人的基础,婴儿从对母亲的依恋开始,逐步扩大依恋的圈子,在成长过程中,逐步学习并掌握了处理好人际关系的能力。所以,儿童对母亲依恋的形成,是儿童一定要完成的最重要的课程。依恋发展的过程,即使儿童向自立发展的过程。

婴儿早期的经验对他一生的发展至关重要。在培养儿童良好的情绪和情感时,首先要注意从小给予他足够的爱,并教他爱父母、爱老师、爱小朋友、爱小动物等;其次,要教他有意识地控制自己情感的外部表现,如摔倒了不哭,玩具可以跟小朋友共享等,来培养儿童稳定、良好的心境;同时还要注意从小培养将来的道德观、荣誉感、责任感等良好情感,正确地引导他克服和抑制嫉妒心、虚荣心等一些不良的情感。

三、社会交往能力的发展

社会交往主要指与人交往的能力,其发展也是小儿智力发展的重要内容。0~3岁儿童的社会交往主要在亲子和同伴间。婴儿早期在与抚养人的交往中建立了最初的感情依恋和交往关系,这就是最初的社会行为。早期亲子交往指儿童与其主要抚养人间的交往,亲子交往不仅有利于小儿注意力与感知力的发展及情绪和情感的稳定,而且对小儿与同伴的交往也有很大影响,甚至影响小儿成年后人际交往的态度和行为。1~2岁幼儿最喜欢与父母一起玩,充分的玩耍将帮助儿童发展自信心和对人的信任。2岁以后儿童身体运动和操作活动的技能增强,尤其在双手摆弄物品方面比以前更加协调。应经常鼓励儿童做他能做到的事情,提高儿童自理能力,以增进自信心。同时要让儿童与同龄儿多接触,模仿他们的行为,鼓励他与其他人分享食物和玩具,逐渐形成和发展谦让、帮助、利他、合作等良好社会性行为。同伴交往是儿童的一种心理需要,幼儿能主动寻找同伴交往,而且与同伴的交往次数天益增多,逐渐地与同伴的交往多于与成人的交往。

同伴交往常常能使幼儿产生快乐的情绪,因为在交往中有许多快乐的因素。快乐有益于宝宝身体健康,有助于他形成乐观、开朗的性格。快乐中包含力量与信心的体验,它能感染、吸引更多的同伴,营造更多的快乐。自我调节能力也是交往所必需的能力。在同伴的交往中,一些游戏有明显的群体规则和活动秩序。幼儿通过彼此的观察、模仿,自觉地接受和适应群体规则的约束。在这一过程中,幼儿的规则意识、是非观得以初步形成,并以此调控自身行为,自我调控能力由此得到发展。

(宋姗姗)

第二章 儿童发育障碍

第一节 运动发育和运动障碍

一、概述

婴儿期及儿童期是一个生长与发育充满变数的时期,神经发育和体格生长以有序及可预测的固有模式进行。技能的进步从头到脚,从近端到远端,从普通的、以刺激为基础的反射,到逐渐精确的、以具体目标为取向的反应。如 Lipsitt 所述:"婴儿(及儿童)在他们成长的过程中是非常有序的,他们实际上的行为(及发育)按照法则可以探索、发现、确认、重新确认。"这些神经发育的"法则"或次序常用传统的发育里程碑来描述。发育里程碑提供一个框架,用来观察及监测儿童随时间而发育的生长过程。

(一)发育进程

关注发育进程,应理解 2 个重要的概念,即中位数年龄及极限年龄。中位数年龄指一个标准的儿童人群 1/2 达到相应发育水平的年龄,如 50% 儿童独走的年龄是 12 月龄;极限年龄(指均数加上 2 个标准差的年龄)指本应该达到的发育水平的年龄,如 97.5% 的儿童独走的年龄是 18 月龄。那些达到极限年龄还不会独走的儿童,许多之后仍可正常独走,但有一定比例的儿童将可能患有潜在的医学问题,如脑瘫、原发性肌肉障碍或全面发育迟缓等。因此,任何儿童如果在 18 月龄还不会独走应接受进一步的评估及检查。如非特指,文中所提的发育里程碑皆指中位数年龄。

(1)粗大运动发育进程:粗大运动发育终极目标是获得独立及随意的运动。新生儿很少有自主的运动能力,且被原始反射所限制。原始反射在妊娠时发育,出生后持续数月。这些脑干及脊髓的反射是针对具体感觉刺激的反应,产生刻板的运动,如拥抱反射(Moro 反射)、不对称颈强直反射(ATNR)及阳性支持反射等。原始反射的生理意义体现在:一种避开有害刺激或保持生存状态的本能反应;标志着运动的发育,决定了中枢神经系统的成熟度;它的消失则标志着中枢神经系统发育分化的过程。随着中枢神经系统的成熟,原始反射被抑制,使得婴儿能够执行有目的的运动。例如,在 ATNR 持续的时间段,婴儿无法从背部向腹部翻身,将手移到中线位,或伸手拿物。这一反射在 4~6 月龄消失,而在同一时间段,上述技能(如翻身)开始出现;拥抱反射干扰了头控及坐姿平衡。6 月龄时因为这些反射减弱及消失,儿童获得了坐姿稳定性方面的进展。

除外原始反射,对姿势反应,如保护反应,出生时并没有出现,但随后在3~10月龄发育。当保持头及躯体伸直及转向,姿势反应允许功能性运动的发育。这些反应在中脑水平介导,针对头及躯体正常的空间关系,相互作用。保护性伸展反应,例如,当往前、向侧或向后倒,允许婴儿能够保护自己。这些反应在6~9个月发育,在同样的时间段,婴儿学会了坐的姿势、随后的递物及跪地等行为。随后不久,更高的皮层中心介导了平衡反应的发育,使得婴儿在9月龄能站立,在12月龄开始走。

出生后的第1年,婴儿通过运动发育能够从躺到翻身,逐渐用手撑起至坐位,然后过渡到跪位或拉双手站起,以及独立行走的能力。必须注意的是,爬行并不是行走的一个必要条件,而拉手站起是婴儿能够开始迈出第一步之前,必须发育的运动技能。出生后的第2年,随着平衡反应的进一步发育,更加复杂的双足运动能够执行,如前后移动、跑及跳等。

大运动发育在随后的岁月中,在平衡、协调及力量等方面持续精细化地微调;12月龄时的下肢较分开的步态,轻微的蹲伏,断续的步态,逐渐向流畅的、直立的及下肢正常的步态过渡;手臂姿势从内收及轻微抬高,向交互摇摆的方式过渡。3岁时步态达到成人模式。

(2)精细运动发育进程:精细运动技能与使用上肢相关。对一个人执行自我帮助任务、玩及完成工作,它们是必需的。如同所有的发育流,精细运动发育进程并非孤立地发展,它与其他相关的技能同步发展,包括大运动、认知及视觉感知技能等。上肢在平衡及灵活性方面扮演着重要角色。手被用来支持,首先是俯卧姿势,然后是坐姿;手臂帮助翻身及爬,然后拉着站立。婴儿开始使用他们的手来探索,甚至在仰卧姿势的时候。当大运动技能已经发展,婴儿直立的姿势更加稳定及能够更加容易地活动,手就可进行更有意义的探索。

(二)运动发育评估

现代发育评估很大程度上基于Dr Arnold Gesell的研究,其建立了5个发育流的第一个常模。运动发育始于宫内时期,儿童期延续,成年早期完成,分为粗大运动与精细运动发育。粗大运动发育关注粗大的全身运动,主要涉及躯干及腿部发育,与坐、爬、走及跑等运动密切相关;精细运动发育关注肩膀、手臂及手的使用,将运动细化至手及手臂运动,如抓、握、捏及掷物;在运动发育的各环节,不同体位或精细动作之间的转换都可能发生运动障碍。

得出一份合格的运动能力评估报告需获得及整合以下资料,包括病史、体格检查及神经发育检查。神经发育检查又包括:①运动发育里程碑;②传统神经学检查;③大脑神经运动成熟标志(原始反射及姿势反应)。

运动进程可从发育史及运动发育检查期间的观察中得出。父母通常能够较好地提供粗大运动进程的历史,但精细运动进程的历史有时也许较难准确提供。这样,在运动发育评估期间,精细运动技能进程应该在评估时尽可能诱导出来。

运动进程评估的结果最好能够总结成运动年龄,并转化为运动商(MQ)[MQ=(运动执行年龄/实足年龄)×100]。MQ超过80为正常,小于70为异常,70~80为临界。运动里程碑评估的不足之处,在于对儿童运动能力的质量性的评判兼顾不足。

传统神经学评估运动能力的措施,包括静态观察、步态、肌张力、肌力、深肌腱反射及协调性,是对运动能力质量特征的进一步评估。自发的或立即的运动活动(如坐或站位重量的承载),需要足够的力量。识别无力最好是观察静态姿势及动作过渡的质量。Gower征(具体表现为先翻身呈俯卧位,接着屈膝及髋关节,用手支撑躯干成俯跪位,并用手推离地面,再用手按压膝部身体呈深鞠躬位,然后用手去"攀升"腿支撑躯干,最后才达到直立位)就是一个典型的例子,提示骨盆带及股四头肌的无力。针对肌张力低下/肌无力及痉挛性高张力，自发姿势（如蛙腿，下肢剪刀状腿）提供了一个可视的线索。对比婴儿期，2~3岁之后，因为儿童体检配合性的进步，神经学体检变得更加容易，检查结果也更加有意义。

运动神经成熟标志是原始反射及姿势反应。拥抱反射、紧张性膜迷路反射、非对称性颈强直反射及阳性支持反射是临床上较多应用到的原始反射。正常婴儿非持续及短暂展示这些反射，尽管那些存在神经损伤的婴儿展示更强及持续的原始反射。

姿势反应主要涉及扶正、保护及平衡能力，通常在婴儿3月龄之后有序出现，能够提供更深层次的、有关婴儿运动潜力的信息。对比原始反射，这些姿势反应很少是刻板的。在正常婴儿当中，姿势反应容易诱出，但在神经系统损伤的儿童当中，它们的诱出显著变慢。

典型的原始反射及姿势反应是对称的，明显及持续的不对称提示更少反应的那一侧存在异常的可能。例如，Moro反射在一侧持续完整及典型存在，但在另外一侧迟钝，提示锁骨骨折、臂丛神经损害或一侧脑损伤可能。

值得一提的是，因为左右利手在1~2岁前或之后尚未获得，1岁之内不对称性的运动技能总是异常的，也许提示了一个潜在的偏瘫可能。

（三）运动发育损害

运动发育异常可能表现为运动发育里程碑获得的延迟，如抬头、翻身、坐、站、走或具有平衡问题、异常步态、不对称手的使用、不自主的运动或仅仅损失了运动技能等。关注运动发育常常出现在6月龄至2岁的年龄，它是运动技能发育最迅速的时期。粗大运动技能是发育初始进步最明显的领域，假如不能达到里程碑，可能成为发育迟缓的最初始的指征。体检可能发现潜在的、异常的运动体征。

因神经系统（中枢和/或外周）和/或骨骼系统发育缓慢或成熟障碍，导致获得运动技能的年龄延迟，可导致各种运动谱系障碍。谱系范围可包括轻度的运动协调障碍；以中枢神经系统非进行性损害为基础的疾病，如脑性瘫痪；以进行性运动单位损害为基础的神经-肌肉性疾病，如进行性肌营养不良（肌肉）、脊肌萎缩症（脊髓前角）；以周围神经损害为基础的疾病，如遗传性感觉运动神经病，以及因先天异常所致先天神经运动障碍如脊柱裂，或者只是全面性发育迟缓，综合征或未明原因疾病当中的一个临床表型。有些运动障碍是暂时的，随着原发病的治愈而消失；有些运动障碍，特别是神经系统或肌肉骨骼系统发育所致运动障碍可能持续时间相当长，甚至终生。

这一节将论述一些常见的运动障碍性疾病：脑性瘫痪、神经肌肉疾病（Duchenne型肌营养不良和脊髓性肌萎缩症）及脊柱裂与遗传性感觉运动神经病。

二、脑性瘫痪

脑性瘫痪（简称脑瘫），传统定义是指出生前到出生后1个月内各种原因所致的非进行性的脑损伤，主要表现为中枢性运动障碍及姿势异常。这一定义除外了进行性疾病（如各种代谢病或变性疾病）所致的中枢性瘫痪及正常小儿一过性发育落后。新建议的脑瘫定义是指一组持续存在的导致活动受限制的运动及姿势发育障碍综合征，该综合征是因发育中的胎儿或婴儿脑部受到非进行性损伤而导致的。脑瘫的运动障碍常伴随感觉、感知、认知、沟通、行为障碍和/或癫痫及继发性肌肉骨骼障碍。运动的损害通常在18月龄前出现。

（一）病因

脑损伤或发育缺陷导致脑瘫可能发生在出生前、围产期或出生后。出生前危险因素包括极低出生体重、多胎、绒毛膜羊膜炎、母亲感染、产前阴道出血、第2产程持续超过4小时、胎儿生长受限、胎儿感染（包括神经系统感染）及致畸物或药物的暴露等。围产期脑损伤包括缺血缺氧性脑病、产伤、新生儿脑卒中、颅内出血等。出生后脑损伤包括高胆红素血症、中枢神经系统感染（脑膜炎、脑炎及脑病）、头创伤（意外或非意外）、症状性低血糖、脑积水等。早产相关脑损伤包括与足月正常体重儿相比，早产儿及极低体重儿，尤其易遭受脑损伤，罹患脑瘫的危险性急剧增加，主要为脑室周围软化（PVL）及脑室内出血。先天发育异常包括脑发育畸形（妊娠期间皮层移行障碍或脑结构发育异常），一些异常与基因缺失相关。近年还发现脑瘫与遗传因素如遗传性血栓形成症基因、细胞活素基因、载脂蛋白E等候选基因有一定相关。

(二)流行病学

脑瘫患病率介于(1.5～2.5)/1 000，是目前小儿时期最主要的运动功能伤残疾病。国内报道6省区脑瘫患病率为1.92/1 000。低出生体重儿成活率的改善造成了这一群体脑瘫患病率的提高，但出生体重2 500 g或更高的儿童脑瘫的患病率总的来说保持不变。出生后致病因素仅约占10%的比例，包括严重的新生儿感染、脑梗死、代谢疾病或创伤。研究发现，除外出生后因素，出生前及围产期因素各占22%和47%，剩下的病例致病原因不明。低出生体重儿组别，59%有围产期致病因素。一般而言，患PVL的早产婴儿占35%～40%患脑瘫的儿童。早产出生及低出生体重（<1 500 g）是造成脑瘫最密切相关的危险因素，28周前出生的婴儿每1 000个中有100个会发生脑瘫。

(三)诊断

脑瘫临床症状多样，但运动功能障碍是本病的特征，主要表现：运动发育落后，粗大运动如抬头、翻身、坐、站立、行走，以及精细运动指标不同程度地落后于同龄儿，而且主动活动减少；反射异常，如原始反射延迟或消失，保护性反射减弱或不出现；肌张力异常及姿势异常。不同年（月）龄肌张力表现有所不同。异常姿势多种多样，与肌张力异常及原始反射延迟消失有关，如头控差、皮质拇指、角弓反张、双腿交叉呈剪刀状；异常的神经学检查，表现为原始反射保留，反射不对称，反射亢进和/或持续的踝阵挛等。

根据神经系统累及类型、功能障碍解剖学分布情况，脑瘫分类如下。

1.按运动障碍的特征分类

存在3个主要的脑瘫临床类型，每个反映了一个具体运动通路的失功能，即痉挛型（70%）、共济失调低张力（10%）、肌张力障碍型（10%）及混合型（10%）。

(1)痉挛型：主要累及锥体系统。表现为肌肉僵硬，上肢屈曲，下肢内收或交叉，足尖着地，行走时呈蹠足、剪刀样步态。腱反射亢进或活跃，踝阵挛阳性，2岁后巴宾斯基征仍阳性。

(2)手足徐动型：主要累及锥体外系，表现为难以用意志控制的不自主运动。单纯手足徐动型脑瘫腱反射不亢进，巴宾斯基征阴性，肌张力呈齿轮状增高。

(3)共济失调型：表现为小脑症状，步态不稳，走路摇晃，四肢动作不协调，上肢常有意向性震颤，肌张力低下。

(4)肌张力低下型：表现为肌张力低下，四肢呈软瘫状，仰卧位时四肢呈外展外旋位，好似仰翻青蛙。此型常为婴幼儿型脑瘫暂时阶段，以后多转为痉挛型或手足徐动型。

(5)混合型：同时患有2种或多种类型，如痉挛型伴手足徐动型。

2.按瘫痪部位分类

(1)四肢瘫：四肢及躯干均受累，上下肢受累程度相类似。

(2)双瘫:四肢受累,但以双下肢受累为主,上肢及躯干比较轻。

(3)截瘫:双下肢受累明显,躯干及上肢正常。

(4)偏瘫:一侧肢体及躯干受累,有时上肢损害较明显。

(5)三肢瘫:1个上肢及2个下肢受累。

(6)单瘫:单个肢体受累。此型较少见。

3.脑瘫共患病

脑瘫患儿常与多种及一些严重的共患病相关联。与脑瘫相关联的躯体问题包括因超高或异常的低肌张力所导致的骨畸形及肌腱和肌肉挛缩。脑瘫儿童的运动障碍常包括口咽运动功能失调,表现为流涎、呼吸道分泌物处理困难,咀嚼和吞咽障碍,以及构音障碍;生长及营养问题常在脑瘫患儿身上发现,也许与多种共病相关联,生长缓慢及与进食相关的咳嗽应该开展吞咽功能失调的评估。此外,即使缺少咳嗽或被噎到的现象,因脑瘫患儿球功能失调常见及可能存在没有被认识到的误吸,能够导致显著的呼吸道发病率及死亡率,在临床上应提高警惕,关注存在静默误吸的可能性。

许多患有痉挛性脑瘫的儿童也许继发于能量消耗的增加,存在单纯体重增加困难。因肠道运动性也受到神经系统损伤的影响,脑瘫患儿常有继发性胃肠道运动损害的并发症。胃食管反流是一种严重的延迟了胃排空的并发症,也常常影响脑瘫儿童,相关的疼痛也许限制了口腔的吞咽。便秘在脑瘫当中很常见,可能是因为肠道蠕动功能失调和/或躯体活动减少。它能导致疼痛症状,增加痉挛,减少口部吸入,造成呕吐,以及在非常严重的情况下,造成肠道穿孔。便秘的症状能容易被发现:通过询问排便次数,排便是否疼痛,粪便是否硬或非常粗大等。假如需要,腹部平片能够进一步帮助诊断。

脑瘫患儿有相关神经并发症风险,包括惊厥障碍、智力障碍、行为问题和感觉损害及视觉和听觉问题。儿童患有更多严重运动损害增加了智力障碍的风险。此外,脑瘫患儿常见的医学共患病还包括龋齿、皮肤破损、骨质疏松及尿道功能失调等。

4.早期识别

脑瘫在出生时症状常常不明显。新生儿及婴儿早期,轻型脑瘫患儿的识别较为困难,因此必须对具有显著危险因素的婴幼儿进行密切的早期监测。儿童具有明确的危险因子,尤其是婴儿在32周之前出生,应该考虑具有患脑瘫的风险,即使缺少MRI的异常。早期发现患脑瘫的婴儿及幼儿,除外运动里程碑的评估及传统神经学检查,还有赖于在不同年龄段反复的评估及评估的质量。重要的运动模式包括原始反射,如非对称性颈强直反射,随着发育成熟而消失;姿势反应,如躯干平衡反应及降落伞反应,随着年龄增长而出现。常用筛查评估项目包括Alberta婴儿运动量表,ChandLer运动评估婴儿筛查测验等。预测发育最好的结果是基于纵向的系列评估。

超声检查发现持续的脑室扩张,囊性PVL及Ⅲ～Ⅳ级颅内出血,高度预测随后脑瘫的发生。美国神经病学会及小儿神经病学学会建议,对所有小于30周孕龄的极低出生体重儿,在第7～14天常规进行头颅超声检查,并最好在第36周及足月之间重复1次。MRI包括弥散加权成像(DWI)关注内囊后肢在妊娠36～40周髓鞘化情况,具有早期发现PVL及预测之后可能发生脑瘫价值。它比颅脑超声能更好地发现早产儿弥漫性的PVL,并在评估早产婴儿患急性缺血方面有帮助。神经影像学的应用可能是目前早期诊断脑瘫与判断预后最有前景的诊断工具。

5.诊断

诊断主要依靠临床病史、体检及辅助检查,特别应注意四肢及躯干肌张力的评估、姿势、手功能及步态。美国神经学会及小儿神经学会实践委员会建议,对所有脑瘫患儿,如病因不明确,应行神经影像学检查如 MRI 检查,并对偏瘫性脑瘫及不能解释的出血性梗死患儿考虑行出凝血检测;额外的检查,包括遗传的(当儿童表现出畸形的特征)或代谢的检查(肌张力不全脑瘫的病例,没有明确的脑病病史),基于个体化的原则,应该被执行;分清神经运动损害的类型及分布,发现致病原因及发病时间,筛查相关健康问题,如智力障碍、视力损害、听力损伤,营养、生长及吞咽失调监测等。诊断评估疑似脑瘫患儿应由多学科专业团队共同执行,包括神经科医师、发育儿科医师、儿童神经康复医师等。

(四)鉴别诊断

许多不同的鉴别诊断也许与脑瘫相混淆,包括其他静态的障碍如习惯性足趾尖行走。临床医师可能将习惯性的足趾尖行走误认为是轻度的痉挛性双瘫痪,这些儿童没有痉挛性证据或其他神经学疾病,或许没有跟腱挛缩及可能有足趾尖行走阳性的家族史,肌电图可帮助疑难病例区分两者的不同;多巴胺反应性肌张力不全发病初期常被误诊为脑瘫,它是常染色体显性遗传病(源自 GCH-1 基因的突变),对低剂量的 L-多巴胺的反应迅速;如疾病表现为神经系统进展性及退行性病变,应考虑有家族性痉挛性截瘫或共济失调毛细血管扩张症的可能。

(五)治疗

脑瘫的干预需要多学科的协作,包括儿童保健、矫形外科、物理治疗师、神经医师、发育行为儿科医师,以及在照顾运动障碍儿童方面有经验的治疗师等。患者所累及的范畴是复杂的,干预模式的选择需综合考虑。

脑瘫损害包括口腔运动失调、关节挛缩、髋关节半脱位与脱臼及脊柱形状的改变(脊柱侧弯、脊柱后弯及脊柱前弯)。功能问题包括喂养失调、言语延迟、独立活动受限、书写障碍及自我照顾困难。造成脑瘫患儿损害及功能问题的原因可能是因 1 种或多种的病理生理性损害:高张性(痉挛性与张力障碍)及低张性,肌无力及易疲劳,失去选择性运动控制,平衡损害及不自主运动。健康相关问题,如不合适的营养及难于控制的惊厥发作可能严重影响脑瘫患儿的功能。

1. 评估

通常要求脑瘫患儿每 6~12 个月进行重新评估或监测他们的运动进展情况、相关健康问题及治疗后的再评估。评估的内容包括肌张力、步态及生命质量评估等。

(1)肌张力:张力增高也许是因为强直、痉挛、张力障碍或所有这些障碍的综合,张力评估可通过 Ashworth 量表、改良 Ashworth 量表及 Tardieu 量表执行。张力障碍的严重性可通过 Barry Albright 张力障碍量表定量。痉挛及张力障碍的鉴别对治疗计划的确定是重要的。

(2)步态分析:三维计算机步态分析能够帮助制订手术前的计划,特别是多水平段骨科手术,以及能够记录手术及非手术治疗之前及之后的变化。步态分析的组成包括肌电图分析、运动学录像评估(关节角度及速度)和动力学(关节的运动力,以及场地反应力、反作用力测定板分析及有氧耗量)。标准步态参数包括踏步及跨步长度、步态速度及步调。试验步态分析补充了儿童的临床评估。

(3)生命质量量表:生命质量评估对重症脑瘫患儿的家庭特别重要。例如,针对 GMFM 分类为Ⅴ级脑瘫及正在接受鞘内巴氯芬治疗的脑瘫患儿,其目的是为了能够更容易照顾及帮助患儿睡眠,减少疼痛及不适,并非以改善功能技能为首要目的。疼痛对儿童或成人脑瘫而言是一种共同的经历。虽然已认识到生命质量及疼痛评估的重要性,但当前评价生命质量及与健康相关生命质量量表存在局限性。儿童健康问卷是生命质量测定的例子,正在发展几个针对脑瘫儿童评估健康相关生命质量及疼痛量表。

2.干预

痉挛干预的目的在于改善功能,维持运动范围,减少疼痛,增加照顾的容易度,以及阻止畸形。干预的程度是依赖于痉挛的程度,通常先执行更少的侵袭性的方法。一线的干预涉及具体的伸展及活动的锻炼。有时候物理治疗师能帮助这些活动,但总是涉及每天家庭的参与。脑瘫治疗计划包括物理与职业治疗,支架及适应性器材,坐具及定位装置,口服、肌内、鞘内的药物治疗,矫形及神经外科手术,其他治疗如电刺激。总的来说,针对脑瘫患儿的各种治疗,循证基础支持仍有限,但已有进步。此外,许多干预的循证基础还是粗略的。

(1)物理与作业治疗:物理与作业治疗的指征是指学龄前常规治疗及之后间断的治疗服务,用来改善肌力、耐力及速度;有循证基础支持物理及职业治疗的功效,但是有限。有研究报道,物理治疗有增强脑瘫儿童肌力的功效,包括功能改善、活动水平增加。美国脑瘫及发育医学协会治疗结果委员会发现,针对患脑瘫患儿,还没有足够证据支持神经发育疗法的功效。其他研究报道一种相对新的针对偏瘫患儿的治疗方法,即限制引导治疗。这一治疗方法是将没受到影响的手臂限制在石膏中或用其他的方法限制,为了强迫儿童使用受到影响的手及手臂。

(2)支架、适应性器械及姿势装置:上下肢支架(矫形器)可维持关节正常位置,阻止畸形及改善功能。但支持一种支架好过另外一种支架的研究证据有限,故目前多依据临床经验来决定矫形器的选择。有相当多的证据支持患动力性马蹄足患儿使用踝足矫形器优于裸足行走。适应性坐姿对改善一些患脑瘫患儿(GMFM水平Ⅳ及Ⅴ级)的功能十分关键,包括喂养及言语,改善生命质量,阻止继发性问题进展,如脊柱侧弯,以及提供安全独立的活动机会。

(3)张力治疗:早期张力治疗的目的是阻止矫形科并发症,如屈曲挛缩,以便回避之后可能需要矫形外科手术需要。张力治疗的计划包括口服药物、肌内注射肉毒素、苯酚或乙醇神经阻滞,鞘内注射巴氯芬,以及选择性脊髓后根离断术(SDR)。显著痉挛和/或张力障碍的儿童可能得益于这些治疗的组合。有研究报道,早期如经过积极的张力治疗计划,8岁时,针对挛缩及骨骼扭转畸形的手术发生率由40%减少至15%。

口服药物:治疗痉挛性及张力障碍的口服药物包括巴氯芬、苯二氮类、丹曲林、替扎尼定、加巴喷丁,以及其他针对肌痉挛 α_2-肾上腺激动剂及左旋多巴-卡比多巴及苯海索。一个关于口服抗肌痉挛性药物的系统综述发现,证据尚缺乏及微弱。一个小样本的随机对照研究发现夜间给予地西泮显著减低了张力,改善了脑瘫患儿的活动程度,这种方法也许对那些无法使用其他治疗方法(如肉毒素及鞘注巴氯芬)的患者是有益的。使用丹曲林及替扎尼定已经发现与肝功能失调相关,必须监测肝功能。

肉毒毒素、苯酚及乙醇注射:患儿具有局部痉挛,局部治疗优于系统性给药。传统上,苯酚及乙醇已被采用注射到运动点或在运动神经上,用来减少痉挛状态,可造成所支持的肌肉组织的神经坏死,从而达到减少痉挛的目的。因轴索可再生,需要重复注射。治疗的指征包括改善对痉挛状态的照顾、改善步态及治疗继发于痉挛状态的疼痛,但存在慢性疼痛或感觉障碍风险。肉毒毒素已成为神经肌肉阻滞规程的选择,因其易操作、不良反应低及起效快速,在神经肌肉接头处与释放乙酰胆碱相互作用。使用肉毒毒素的主要限制是疗程相对短(从起始注射后达到3个月),有限数量的肌肉能够1次接受注射。2个血清型(A及B)当前适合临床使用,且它们的剂量及作用的期限不同,已有剂量使用指引。

鞘注巴氯芬:患儿有显著的下肢痉挛,不太适合给予口服制剂也许得益于鞘注巴氯酚的注射剂使用。这一模式对轮椅的患者最有用，他们在卫生或移动方面困难，因为继发于极端下肢痉挛。该技术涉及在腹部外科植入1个泵装置，可持续地注入巴氯芬。因直接给药，全身不良反应最小，虽然它们还是可能发生。巴氯芬是GABA激动剂，它的激动部位是脊髓，能够给予鞘内注射小的剂量以达到最大的益处及限制不良反应。单独巴氯芬鞘内注射的作用仅持续数小时，所以，它需要通过持续的泵注给药。美国脑瘫及发育医学协会治疗结果委员会发表系统综述发现，巴氯芬鞘内注射可减轻上下肢肌张力，改善照顾容易度及睡眠，减少疼痛，且减轻躯干张力。需要注意的是，突然的巴氯芬撤药能够导致严重的不良反应，最常见的原因与鞘注巴氯芬泵系统的硬件功能失调相关，是最为严重及潜在的致命并发症，包括瘙痒症、痉挛状态增加、意识错乱、幻觉及惊厥发作。在急诊或ICU快速地认识这一症状及治疗有重要的防止潜的生命威胁的作用。重置鞘内注射泵是最终的治疗，但在紧急情况下，可使用口服或肠道巴氯芬、口服或静脉注射苯二氮类。

选择性背根切断术（SDR）：SDR是一个治疗痉挛性脑瘫的神经外科规程，对张力障碍无效。它涉及从$L_2 \sim S_1$或S_2水平割断背根脊神经根，但每个中心针对切断神经根数量及其他程序问题不同。理想的SDR候选者为早产患儿，患痉挛性双瘫，活动能力受限或没有躯干无力。手术之后数周，多数患儿可出现显著无力，最大限度的功能改善要到术后6～12个月才发生。SDR之后的功能改变随时间持续。SDR禁忌证包括患儿具有手足徐动症、共济失调、肌无力及严重的固定的挛缩。值得注意的是，患儿行SDR人数显著减少，而鞘内注射巴氯芬人数在增加。少有研究对比SDR、鞘内注射巴氯芬或矫形干预的疗效。

（4）矫形外科治疗：脑瘫患儿肌肉骨骼问题包括髋关节半脱位及脱位、脊柱侧弯及其他脊髓畸形、屈曲挛缩、足及踝变形、腿旋转变形、手及手臂变形、下肢不等长、高位髌骨、骨质减少及骨折、关节疼痛、术后肥大性骨化。临床步态异常包括蜷缩步态及膝僵硬步态。矫形外科是多数这些问题治疗方法的选择之一。针对轻度的挛缩，特别是在较年幼的儿童，将手术推迟是优先的选择，系列的挛缩关节的石膏治疗可以先努力尝试。总的来说，除非结构问题确实需要早期手术来确保功能，矫形手术常在5～8岁之后进行，腿的所有方面的畸形可在同一个时间处理（多水平的手术）。

（5）相关问题：儿童脑瘫相关健康问题包括骨质减少、体重不增、口腔运动失调、胃食管反流、失禁、便秘、流涎、惊厥发作、疼痛及构音障碍等。脑瘫患儿的骨质减少是因骨矿化作用生长速率慢，治疗包括维生素D、钙添加及站立计划。针对单纯体重增加困难，在不显著增加食物容积需求的前提下，增加最大的热量及食物的营养内容。口腔运动失调征象包括唇闭合差、流涎及无能力处理分泌、吮吸差、缺少年龄相适应的咀嚼、强直性的咬和伸舌、喂养时咳嗽及作呕，处理不同质地食物及稀的流质困难。喂养问题在脑瘫患儿当中常见，与健康状况差及营养不良高度相关。患有严重口腔运动失调的患儿也许需要肠道喂养以保持合适营养；脑瘫患儿流涎来自口腔运动失调，不是因为唾液过度分泌。流涎治疗需要个体化，包括作业治疗、药物、注射肉毒毒素及外科手术。格隆溴铵是常用的药物，因为它没有其他抗胆碱能药物所致的中枢神经不良反应。腺体内肉毒毒素注射是相对新的干预措施。外科手术干预包括唾液腺切除及唾液管道结扎。胃食管反流在神经损伤儿童当中常见，也常与营养差及口腔运动失调及误吸危险相关联，给予少量、稠厚的喂养食物及姿势矫正也许能改善胃食管反流；持续胃食管反流的儿童需药物，如质子泵抑制剂来减少胃酸、中和胃酸或增加肠蠕动性；患严重胃食管反流婴儿可能需要Nissan胃底折叠术。多数脑瘫患儿成功如厕训练年龄显著延迟，约1/3的脑瘫患儿有排泄失调。治疗需要个体化及主要涉及使用抗胆碱能药物,在个别病例,需要间断地插管;慢性便秘是很常见的疾病状况,发病率为70%~90%。治疗慢性便秘及继发性嵌塞包括评估上厕所姿势及坐姿的调整,分析行为问题,改变食物,对有嵌塞的儿童实施"清除"计划(灌肠、口服刺激剂或聚乙二醇),以及开始每天维持计划(添加纤维及流质,矿物油、山梨醇、乳果糖或聚乙二醇)。基于脑瘫的解剖类型及是否合并智力障碍,脑瘫患儿癫痫发病率显著不同。20%~40%患脑瘫及智力障碍患儿患癫痫。患四肢瘫的脑瘫患儿更易患癫痫,且更难控制。疼痛关注也很重要,但此类研究偏少。一个研究分析了43个家庭,67%的父母报告他们的孩子在过去1个月里有疼痛。辅助牵张是最常与疼痛相关联的生活活动。另一个研究发现,11%脑瘫患儿(GMFM水平Ⅲ~Ⅴ级)的父母报告他们的孩子每天都有疼痛。疼痛与运动损害严重性及缺课天数相关。儿童患脑瘫疼痛的评估是困难的,因为它们可能与沟通或认知缺陷相关。对具有显著的构音障碍的患儿,潜在地给予扩增的沟通工具的使用,在一定程度上可改善他们的交往能力及生命的质量。

(6)补充及替代疗法:补充及替代疗法(CAM)在儿童患慢性病及残疾中常用,包括脑瘫。56%的脑瘫患儿的家庭使用1个或更多CAM治疗。患四肢瘫不能自由活动的儿童更常使用CAM治疗。研究报道,常用的补充及替代疗法包括顺势疗法、针灸、中药、高压氧、阈值电刺激、颅骶治疗、按摩疗法、水疗等。目前,少有针对脑瘫患儿循证依据高的CAM研究。

(7)发育及精神健康问题:脑瘫患儿可能合并注意力缺陷多动障碍(ADHD)及学习障碍或患有智力障碍。儿童患脑瘫及智力障碍比其他患儿更易患癫痫及其他慢性健康问题,如胃食管反流。青少年脑瘫患者与他们的同辈相比较,自信心更低,在社交上更易被孤立。虽然他们认为有朋友非常重要,但在校外与他们朋友的联系是有限的。此外,早期识别潜在的感觉损害,通过正式的听及视觉评估,将帮助优化学习。

(六)预防

近年来,有研究开始关注脑瘫预防。早产儿脑瘫病因研究已经关注脑损害的2个机制:母亲的或新生儿感染潜在地触发了脑灌注不足及细胞因子介导损害。例如,许多研究已经表明,在绒毛膜羊膜炎(感染)、炎症细胞因子及白质损害之间存在关联。

三、神经-肌肉疾病

儿童患神经-肌肉疾病可能表现为单纯运动迟缓或伴有全面性迟缓,包括认知损害。损害部位可能位于脊髓前角细胞(脊肌萎缩症),神经-肌肉接头或肌肉纤维(进行性肌营养不良),病程可呈进行性。患者常表现为无力、失去运动技能或获得运动技能障碍。过去诊断这些疾病,除了病史、体格及神经学检查,还需行肌活检、肌电图或神经传导研究等。当前,对于许多疑似病例,分子及遗传学研究已可帮助确诊。

(一)Duchenne型肌营养不良

1.病因及流行病学

进行性肌营养不良是一类因基因缺陷导致的X连锁隐性遗传病,男性发病,女性携带基因,以进行性加重的肌肉无力和萎缩为主要临床表现。根据临床表现和基因缺陷的不同,临床上将其分为多种类型。Duchenne型肌营养不良(Duchenne muscular dystrophy,DMD)是其中最为常见的一种,又被称为假肥大型肌营养不良,发病率为1/3 500男性活产婴儿。Becker型肌营养不良(Becker muscular dystrophy)发病率更低,具有1/30 000的发病率。两者都是因为肌营养不良蛋白的基因突变所致。肌细胞膜缺少肌营养不良蛋白造成骨骼肌及心肌破坏。

2.诊断

(1)临床表现:患DMD的男孩通常因为他们趾尖行走,或者无法跟上他们同龄人的运动发育,在3~5岁就诊。体检时,他们可能有腓肠肌及前臂的假性肥大,以及近端无力,肩特别是髋带的无力。多数患儿从地板上起身困难,Gower征阳性及跑步困难。在疾病早期,反射存在,但随着肌肉组织无力的进展,仅有踝反射存在。多数男孩渐失去行走能力,在10~13岁要坐轮椅。死亡通常因为心脏或呼吸衰竭,发生在青少年晚期或20~30岁。

(2)实验室检查:诊断DMD可通过突变基因检测来确诊。在DMD当中,肌酸激酶(CK)升高超过正常值的100~1 000倍。临床上除外横纹肌溶解,很少有其他疾病肌酸激酶升高幅度如此高。80%的男孩出现肌营养不良蛋白基因的缺失,多数病例肌肉活检已不再需要。

3.治疗

因肋间肌及骨骼肌无力,肌营养不良易发生呼吸感染及进行性呼吸衰竭等并发症。使用糖皮质激素可以提供暂时的改善。男孩在10岁时,有发展成扩张型心肌病的可能,早期干预是需要的。另外,估计携带者母亲有10%~15%的心肌病发病率,也需要跟踪观察。进展性的脊柱侧弯通常在青少年时期不能行走时发展。合适的锻炼可帮助维持肌力和活动性,延缓脊柱侧弯的起始时间。

脊髓融合术改善坐姿的舒适度及肺功能。2/3的男孩有学习障碍,注意力障碍或认知迟缓,鼓励开展早期干预及个体的教育计划。因注意力问题使用兴奋性药物(如哌甲酯)在DMD的患者来说不是禁忌证,且能给予很大帮助。许多男孩将经历抑郁,特别在中学时期,给予心理咨询及谨慎使用抗抑郁药,如选择性血清素再吸收抑制剂,通常能够帮助男孩及其家庭度过这一时期。

(二)脊髓性肌萎缩症

1.病因与流行病学

脊髓性肌萎缩症(SMA)是一种常见的遗传性神经肌肉病,因脊髓前角细胞退化,导致进行性无力及骨骼肌萎缩。遗传方式以常染色体隐性遗传为主,活产婴儿的发病率为1/10 000~1/6 000。SMA的致病基因定位于5q11.2~5q13.3。该基因座区域检测到4个不同的cDNA克隆,证实运动神经元存活基因(*SMN*)是致病基因。*SMN*基因全长约27 kb,含9个外显子,有2个高度同源拷贝*SMN1*和*SMN2*。神经元凋亡抑制基因(*NAIP*)编码神经元凋亡抑制蛋白,是SMA的修饰基因。*SMN1*基因的缺失是SMA的基础发病机制,*SMN2*基因和*NAIP*基因的异常则与疾病严重程度相关。研究报道,中国南方SMA致病基因*SMN1*携带者率为1/80~1/35,与国外学者报道的携带者发生率1/60~1/40相类似。

2.诊断

(1)临床表现:通过发病年龄及功能损害严重程度分类,国际SMA协会将其分为4种类型:SMAⅠ型,为最严重亚型(重型),也称为严重婴儿型或Werdnig-Hoffmann病,是婴儿早期出现的非常严重的进行性障碍。孕时胎动减少,出生时可能出现关节挛缩(肢体姿势性变形,伴随至少2个关节挛缩)。此型发病急、进展快,一般在出生6个月之内发病,典型的体征包括肌肉弛缓、张力极低、腱反射消失、肋间肌凹入及舌颤。这些婴儿无法抬头,如无帮助,无法独坐,多因喂养和呼吸衰竭,在2岁之前死亡。SMAⅡ型,又称Dubowitz病,为慢性婴儿型(中间型),通常在7~18个月内发病,患者能坐但不能站立行走,大多可以生存至10~20岁。SMAⅢ型,又称Kugelberg-Welander病,为青少年型(轻型),其症状表现具有很大的异质性,根据发病时间和行走能力再分型,例如,在出生后 3 年内发病为 a 型,有 44% 的患者 20 岁之前可以行走;出生 3 年后发病为 b 型,90% 的患者能够在 20 岁前站立和行走。此型病情发展缓慢,患者肌肉无力,但寿命不受影响。SMA Ⅳ 型,为成年型(极轻型),一般于 20～30 岁以后发病,主要表现为缓慢发生的上下肢近端无力和肌肉萎缩,成年期都能够行走,寿命正常。认知及心脏问题在这一疾病中不常见到。应注意因无力及早发脊柱侧弯而致活动困难的患儿存在呼吸功能不足及骨质疏松的可能。

(2)实验室检查:肌酸激酶水平正常或仅轻微增高。目前临床上诊断 SMA 的"金标准"是基因诊断。约 95% SMA 患者是由于 *SMN1* 基因第 7 外显子纯合缺失造成的,其他 5% 患者是 *SMN1* 基因点突变造成的。因此,检测 *SMN1* 基因第 7 外显子是否存在纯合缺失或 *SMN1* 基因是否存在影响功能的点突变,可以对 SMA 进行明确诊断。疾病严重程度与 *SMN1* 拷贝数相关,大部分 Ⅰ 型患者有 2 个拷贝数,Ⅱ 型患者有 3 个拷贝数,Ⅲ 型和 Ⅳ 型有 3～4 个拷贝数。*NAIP* 基因的第 5、第 6 外显子可能与 SMA 的临床表型有关。

3.治疗

本病无特效治疗,主要为对症支持疗法。可服用 B 族维生素。心理治疗尤为重要。适度运动除能保护关节的活动度和防止挛缩外,还可增强残存运动单位的功能。干细胞治疗及基因治疗是较有前景的治疗方法。防治 SMA 的有效途径是进行产前诊断,避免患儿的出生,或通过辅助生育技术进行植入前诊断。

四、脊髓及外周神经损伤

(一)脊柱裂

很少有疾病类似脊柱裂能够影响儿童的诸多器官及功能。脊髓脊膜膨出症及相关神经管缺陷(NTDs)是最常见的影响儿童的复杂畸形。

1.病因与流行病学

脊髓畸形发生在胚胎发育早期。开放性脊柱裂包括脑膜膨出和脊髓脊膜膨出症,隐性脊柱裂的缺损隐藏在皮肤下。有 2 个主要类型的隐性脊柱裂,最常见的类型是腰骶部脊柱后弓孤立的融合失败。这在普通人群当中非常普遍,且多无临床表现。其他类型是以后弓及涉及其他组织为特征的一组畸形。许多这一类型的患者在低位腰骶皮肤或皮下组织有异常,如深的骶骨的浅凹、血管瘤、一小片的毛发、一团脂肪。脂肪性脊膜膨出,团块仅包括单独脂肪组织。脂肪瘤型脊髓脊膜膨出也包括一些脊髓。其他闭合性脊柱裂的例子可能是简单的神经管闭合不全状态,如终丝牵拉、硬膜内脂肪瘤、永存终末腔、皮下窦道或更复杂畸形,如脊柱纵裂。其他脊柱畸形与脊索形成相关,包括尾部发育不全及脊柱节段性发育不全。无脑畸形是最严重的 NTDs 形式。

2.诊断及评估

当前,孕妇筛查包括 3 个指标筛查(α-甲胎蛋白、人绒毛膜促性腺激素及非结合雌三醇)。常规筛查在妊娠 15 周和 18 周进行。假如母亲 α-甲胎蛋白水平增加,开放性脊柱裂早期诊断或无脑儿将被怀疑。假如水平是增高的,应行高分辨率超声检查。这一研究能够帮助分辨其他相关异常,如脑积水、Chiari 畸形及脊柱畸形。美国产科及妇科医师学院指引介绍,假如 α-甲胎蛋白水平增高,应行羊膜腔穿刺术。在羊水中,高水平的 α-甲胎蛋白及乙酰胆碱酯酶能够确诊 NTDs。假如脊柱缺陷位于胸部水平,很可能对运动有很大限制或使下肢不能活动。多数患有骶部缺陷儿童的活动性预后好。当缺陷发生在腰部,较难决定预后,应视具体椎体受损情况决定。虽然并不推荐孕期常规检查,MRI 可能提供一个对缺陷及相关畸形更详细的评估。婴儿脊柱裂应该包括整个中枢神经系统的影像学检查,如头颅 MRI,以及之后系列的头围测量以监测进行性脑积水情况,不管婴儿已经被引流还是没有。此外,超声及尿动力学的研究应该被执行用来衡量泌尿系统功能的失调继发于神经性膀胱。

3. 治疗

运动处理的主要目标是功能能力最大化,即独立行走及自我照顾。为了达到这些目标,患者需要好的运动及合适的姿势,以及可能需要行走帮助或轮椅。维持运动范围需要终生关注。矫正性修补在出生后 48 小时内常规执行,以预防开放性损伤的感染。假如出生时就出现脑积水,在初始手术时,应先给予引流处理。总的来说,外科手术针对胎儿期开放性脊柱裂是无效的。脊柱缺陷的胎儿手术确实减少了脑积水的发病率,但针对感觉运动功能没有改变。剖宫产较阴道分娩的益处尚有争议。

合适的姿势依赖于脊髓脊膜膨出的功能及合适的矫形外科。理想的状态是,治疗计划跟随正常发育阶段:直立姿势、站立及活动。患腰部及胸部高位缺损的儿童在 12 个月使用站立器能够帮助站立姿势的成功。在 2~3 岁,高位腰部缺损的儿童,需要高水平的矫形及步态训练以获得独立运动能力,并使用轮椅提供独立的活动性。周期性的躯体及职业治疗评估应该是所有患脊髓脊膜膨出症治疗的一部分,应评估运动范围、肌力及功能。脊髓脊膜膨出正规的物理及职业治疗评估的提供应始于婴儿期。

4. 预防与管理

(1) 预防:现已认识到叶酸添加可有效地减少 NTDs。1992 年,美国公共健康服务部门推荐孕龄的妇女增加维生素叶酸的消耗,减少了脊柱裂及无脑畸形的发病率。美国食品药物管理局(FDA)从 1998 年 1 月开始,强制性使用叶酸强化谷类。脊柱裂发病率从 1991—2001 年减少了 20%。当前介绍针对所有生产妇女每天服用 0.4 mg 的叶酸,有高风险妇女应该每天服用 1~4 mg 的叶酸。高风险妇女是那些之前有过 NTD,相对风险是肥胖、糖尿病或服用丙戊酸或其他抗癫痫药物。避免其他已知致畸物,如酒精、高剂量维生素 A、异维 A 酸或阿维 A 酯是重要的。中国妇女妊娠前后每天服用叶酸 0.4 mg 能降低婴儿患 NTDs 的危险。产前诊断和人群干预相结合是降低神经管缺陷发生的有效措施。

(2) 初期保健:出生后及心肺功能稳定时,应进行仔细的体检,以避免囊损伤。如囊是开放的,须立即关闭。当缺损完整覆盖皮肤时,可在数天或数周之后关闭。初始评估应包括完全神经学检查,如上下肢运动观察及使用针刺评估感觉功能。这一检查可能帮助预测将来的运动功能。骨骼检查可能揭示脊柱及下肢畸形。假如患儿有其他与缺失不相关的躯体异常,染色体分析及遗传学咨询应被执行。

(3) 多学科保健:基于健康问题数量及复杂性,要求多学科队伍关注。神经外科专家关注在新生儿期关闭缺损及脑积水。肾盂积水须行紧急手术,而尿及大便失禁可延迟到学龄前。矫形问题较罕见,需紧急关注。控制及处理关节和脊柱侧弯问题需动态跟踪。发育问题可能出现在任何年龄,虽然严重发育延迟需在婴儿期关注,轻度学习问题可能在青少年期才显著。

(4) 运动功能:下肢运动强度允许对患儿功能水平进行评估。胸部水平缺失的患儿不能控制下肢的运动,导致他们独立活动预后差。患儿具有高位腰部 L_1 和 L_2 运动功能及一些 L_3 的功能,可有一些髋部活动能力。52%~67% 患有高位腰部或轻度腰部缺损者可具有成功的活动能力。患儿患 L_4 运动水平缺损者需要低水平支架,或者是膝踝足矫形器或一个踝-足矫形器,以支持他们的足;患L5运动水平缺损的大多数儿童,功能可独立,仅需1个低水平支架(踝-足支架)。患儿患低腰缺损有好的预后,85%～95%能够行走。骶部缺损的患儿预后好;85%～95%能够自由行走。骶部缺损的儿童可能有足部足内肌的无力,但无行走能力的限制。

(二)遗传性感觉运动神经病

1.病因及流行病学

遗传性感觉运动神经病(HMSN)或Charcot-Marie-Tooth病(CMT,夏科-马里-图斯病),由Charcot、Marie及Tooth 3位学者在1868年首先描述而被命名,因患者多有腓骨肌萎缩,故又称腓骨肌萎缩症,是最常见的儿童周围神经病。总的患病率是1/2 500,其中CMT1的发病率约为15/100 000,CMT2的发病率约为7/100 000,目前国内尚无CMT的流行病学资料报道。这一疾病有多种遗传模式,具有显著的遗传异质性。目前研究显示,CMT病至少与70多种致病基因相关,但多数CMT临床表型和基因表型之间关系不明确,且存在一定的重叠性。Charcot-Marie-Tooth病1A型是最常见的模式,为显性遗传性疾病,系周围神经髓鞘蛋白22(*PMP22*)基因重复突变所致。

2.诊断

临床症状表现为进行性的远端无力、足内在肌和腓骨肌萎缩及感觉减退,随着病情的进展渐累及肢体近端。表现为弓形足、锤状指、足跌落,跨域步态,趾尖行走,随后渐累及小腿和大腿的下1/3,出现双下肢典型的"鹤腿征",手内肌也可能累及。感觉神经的病变发展过程同上类似,主要累及双手和双足,并可伴感觉性共济失调。腱反射呈长度依赖性,由远及近发展,逐渐减弱至消失。骨骼畸形主要累及双足,可有骨盆发育畸形及脊柱侧弯,发生率为25%。体格检查特征性的体征包括鹤腿、高弓足畸形、锤状趾及小鱼际肌肉消瘦等。然而CMT的临床存在着显著的异质性,增加了临床诊断的复杂性,也增加了基因诊断的难度。随着基因确诊病例的积累,有些CMT亚型除了有典型的周围神经损害之外,还伴随一些特征性的临床症状,如CMT1E、CMT4D、CMT2J、CMTX4、CMTX5等亚型都会出现不同程度的听力障碍,这些相对特征性的临床表现对CMT亚型的确立有很大的帮助作用。

3.治疗

无特效的治疗方法,强调支持疗法。本病早期要求患儿加强下肢及足的锻炼,加强伸展双足可能有益。CMT为一种慢性进行性发展的神经肌肉病,可导致患儿功能障碍,包括行走、跑跳能力等,严重影响其生活质量。规范化的疾病管理对CMT患儿长期预后的改善具有重大意义。功能障碍评估方面,CMT儿童量表已推出,已较广泛地应用于临床及相关的科研工作中,虽然尚有一定的局限性。

五、常见问题和误区防范

(一)将运动模式的变异当成"运动发育异常"

神经发育遵循了一个可预测的过程,内在及外部的影响因素相互作用形成了个体的变异性,使得每个儿童的发育具有一个独特的路径。内在影响因素包括遗传决定归属(如体格特征、气质)及总的健康状态;婴儿及儿童期外部的影响因素主要源自家庭,父母及兄弟性格、照管者使用的养育方法、文化环境及家庭的社会经济状态皆在儿童发育过程中发挥了作用。

儿童之间存在运动发育模式的变异。例如,正常的运动发育是从不能移动到能够走动的进展,但并不是所有儿童都以同样的方式达到。大多数儿童先经过四肢"爬行"方式阶段(83%),

之后能够独走;另外一些则经过"臀部慢慢挪动"的方式,或经过腹部在地板上爬行,所谓"匍匐"方式;非常少的儿童可直接站立及行走。不同的运动模式(如爬行、匍匐、臀部挪动、直接站立)决定了不同的坐、站或走的年龄。

18个月作为行走极限年龄主要是指那些将四肢爬行作为早期移动模式的儿童。那些臀部慢慢挪动或匍匐爬行的儿童倾向于较四肢爬行的儿童独走的时间更迟,所以那些在18个月还不会行走的儿童将出现运动变异的模式,而他们的运动发育进展还是正常的。

精细动作发育同样也存在变异。个别小儿早在3个月时便可以随意握物,也有正常足月儿6个月时还不会随意握物。同样智力水平的小儿,手的操作技能也不一定相同。

许多父母关注的他们孩子的运动发育迟缓最终被发现是正常的变异,在这种情形当中,应重新评估父母的运动发育史。假如怀疑存在变异,应动态观察孩子的进步时间。

(二)单靠"发育里程碑"的知识就能早期识别存在运动发育问题的儿童

通过发育里程碑的知识,明白什么是"正常"或"典型",临床工作者能够更敏锐地识别什么是异常或迟缓。必须强调的是,即便是有经验的发育行为儿科医师也不能单靠发育里程碑的知识来识别存在发育问题的儿童。发育行为障碍的早期识别依赖于早期监测与筛查。监测分为结构化(使用标准化工具定期筛查)与非结构化(主观印象及随机观察),结构化监测对发育行为障碍的早期识别优于非结构化监测。美国儿科协会建议使用标准化的工具在9月龄、18月龄、24月龄及30月龄健康随访时进行正式的筛查,以识别存在发育障碍风险的儿童,包括运动发育障碍的儿童。

(张　枫)

第二节　认知发育和智力障碍

一、认知发育的概述

认知是指人类的认识活动及获得并运用知识解决问题的心理过程。认知发育是指人类从生命开始理解和适应环境的过程,主要包括注意、知觉、学习、思维和记忆过程中发生的变化。

(一)认知发育的基本理论

1.皮亚杰的认知发展理论

皮亚杰的认知发展理论把智力定义为促进儿童适应环境的一种基本生命功能,指出一个人内部的心理图式(即已有知识)和外界环境的不匹配能促进认知活动和智力的发展。在皮亚杰的认知发展理论中,智力基础是图式,是一种无法观察到的心理系统,一个图式就是一种思维或者活动的模式,而认知就是通过心理结构或者图式的改进和转换得以发展的。在皮亚杰的认知发展理论中,儿童是积极主动的探索者,能建构图式以达到思维和经验间的认知平衡,并通过组织和适应的过程中对图式进行构建和修改,从而使得认知不断发展。

2.维果斯基的社会文化观

维果斯基的社会文化观认为认知发展发生于社会文化背景下,社会文化对认知发展产生影响作用;认为儿童在通过与拥有更丰富知识的社会成员的合作交往沟通中获得他们的文化价值观、信仰和问题解决策略。维果斯基的社会文化观强调了社会和文化对认知发展的影响。认为对儿童的认知发展应该从与儿童生活环境相互作用的4个紧密联系的层面来评价发展,即微观发生学、个体发生学、种系发生学和社会文化层面。每种文化都把信仰、价值观、习惯的思维方式或问题解决方法——即它的智力适应工具传递给下一代人,因此文化教会了儿童思考什么及如何去思考。维果斯基认为,只有把认知发展放到个体所处的社会和文化情境中去研究才能得到最好的诠释。

3.认知发展的信息加工理论

信息加工理论虽然至今尚未形成一个统一的信息加工理论体系,但核心内容是一致的,即人体在一个容量有限的系统中,通过使用不同的认知操作或策略对信息进行加工。1968年,心理学家阿特金森和希弗林提出了信息加工系统的多重存储模型,认为认知发展是由3个基本结构成分组成:①感觉记忆。即将感觉到的原始信息(外界刺激)当作一种影像暂时存储起来,等待进一步加工,这是信息加工的第一步。②短时(工作)记忆。信息加工的第二步,外界刺激被处理和短暂存储。在这个单元能暂时存储一定数量的信息,并运用这些信息帮助机体做一些特定的事情。③长时记忆。信息在这个单元被评估和分析,并且储备起来以备将来使用。长时记忆内容包括个体掌握的知识、个体对过去经历事件的印象及个体在加工信息和解决问题时运用的策略。此外,信息加工过程中还存在执行控制过程,即调节注意、决定如何处理从长时记忆中提取信息的过程。信息加工理论关注的是具体认知过程发展,把发展看作不同领域的技能的逐步掌握过程。

(二)认知发育的基本规律

根据皮亚杰认知发展的理论,将认知发育分为4个阶段:感知运动阶段(0~2岁)、前运算阶段(2~7岁)、具体运算阶段(7~11岁)、形式运算阶段(11岁以后)。这些认知发育阶段是代表了认知功能和形式的不同质的水平,每一阶段都是建立在前一阶段发展完成的基础之上,继续向前发展的。

1.感知运动阶段(0~2岁)

感知运动阶段是指出生至2岁,这时婴儿依靠行为图式来探索和理解周围环境。在这个阶段,婴儿能协调感觉输入与运动能力,形成行为图式,从而理解并影响周围环境。这个阶段婴儿认知发展迅速,尤其是感知运动发展中3个重要方面的发展,即问题解决技能、模仿和客体概念的发展。感知运动阶段是婴儿从反射性的有机体逐渐发展到反应性有机体的过程。

2.前运算阶段(2~7岁)

前运算阶段是指2~7岁这个阶段,这一阶段的儿童能够在符号水平上进行思维,即儿童能用某一事物代表或象征其他事物,如词汇或物体,从而使得他从有很强的好奇心、凡事都要动手操纵的婴幼儿,转变为使用符号且有思维能力的学前儿童。其中,语言可能是年幼儿童表现符号化的最明显的形式。前运算阶段的第2个重要特征是象征性游戏(假装游戏)的大量出现。这些象征性游戏积极促进了儿童社会性、情绪和智力的发展。

3.具体运算阶段(7~11岁)

具体运算阶段是指7~11岁这个阶段,此阶段儿童获得了认知操作能力,能够修改和重组已有的表象和符号,并能运用这些重要的新技能对客观事物和经验进行更有逻辑的思考。

4.形式运算阶段(11岁以后)

形式运算阶段是认知发展的最后一个阶段,出现在儿童11岁以后,这个阶段儿童开始更加理性和系统地去思考抽象概念和假设命题。形式运算的标志是假设演绎推理能力的发展,并逐渐出现归纳推理能力。皮亚杰认为,从具体运算推理到形式运算推理的转变是非常缓慢的,对刚进入形式运算阶段的儿童来说,也许需要3~4年的时间才能达到有计划的系统推理水平。

二、智力障碍的概述

智力障碍又称智力发育障碍,是指个体在发育时期智力明显落后于同龄正常水平,并有以社会适应行为缺陷为主要特征的发育障碍性疾病。

(一)病因及发病机制

智力障碍的发生是大脑在出生前、出生时和出生后的发育过程中受到单个或多个因素损害的结果,由遗传、环境及两者共同作用所致。

整个大脑发育时期,是神经细胞进行增值、分化、突触形成、神经元之间相互连接的重要发生时期,此过程中的任何一个环节受到干扰和抑制,都有可能严重影响大脑的发育成熟,从而导致智力障碍(智力发育障碍)。世界卫生组织编制的《智力障碍术语和分类手册》中,将智力障碍的病因分为10类:①感染和中毒;②外伤和物理因素;③代谢障碍和营养;④生后大脑损伤;⑤原因不明的产前因素和疾病;⑥染色体异常;⑦未成熟;⑧严重精神障碍;⑨心理社会剥夺;⑩其他和非特异性的原因。在临床上做病因分类时,通常按病因的作用时间进行分类,即按出生前、出生时/围产期和出生后因素来分类。

(1)出生前因素包括遗传因素和母孕期所有的环境有害因素,如感染、毒物、严重疾病、酗酒、吸烟、胎盘功能低下、放射性照射等。

(2)出生时/围产期因素包括各种原因致围产期缺氧、分娩时产伤等。

(3)出生后因素包括各种中枢神经系统感染、严重颅外伤、毒物、药物中毒、各种原因导致脑缺氧、退行性疾病、社会心理因素等。

(二)流行病学

智力障碍是儿童时期常见的严重疾病和残疾之一。由于调查方法和诊断标准的不同,各国家、各地区报道的患病率各不相同。据估计,智力障碍的患病率在1‰~3‰,其中轻度占到85%,中度占10%,重度占5%。在发展中国家,智力障碍的患病率相对发达国家高,巴基斯坦报道的智力障碍患病率高达8%,而北欧发达国家报道的智力障碍患病率相对较低,均小于1%。

智力障碍的特殊病因如下。

1.常见的染色体疾病

(1)Down综合征(21三体综合征):Down综合征是染色体病中最常见的一种类型,是生殖细胞在减数分裂过程中,由于某些因素的影响发生21号染色体不分离所致。按核型分型,可分为标准型、易位型和嵌合体型3类。在活婴中发生率为1/(600~800)。病因与母亲妊娠年龄、遗传因素、妊娠时使用化学药物、放射性照射及病毒感染等有关。其发病率随母亲妊娠年龄的增长而增高。

1)发育行为表型:标准型和易位型在表型上不易区分,嵌合体的临床表现示正常细胞所占比例而定,可以从接近正常到典型表现。出生时已有明显的特殊面容:眼距宽,眼裂小,外眼角上斜,有内眦赘皮,鼻梁低平,外耳小,舌常伸出口外,流涎较多。患儿体格发育迟缓,出生体重较正常儿低,骨龄滞后。乳牙萌出晚,囟门闭合晚。手指粗短,小指向内弯曲。

随着年龄增长,其智能低下表现逐渐明显。智商通常是中度低下,主要表现为口语记忆能力和口语处理能力的缺陷。语言能力比一般认知能力差,词汇理解力在成年早期还能继续提高。如果存活到成人期,常在30岁后出现老年性痴呆症状。大多数性情温和。

约50%患儿伴有先天性心脏病,主要是室间隔缺损、房间隔缺损和动脉导管未闭。因免疫功能低下,易患各种感染,白血病的发生率也增高10~30倍。有的患儿可伴癫痫症状或甲状腺功能减退。男性无生育能力,女性有极少数可生育的报道。

2)发育行为儿科的关注重点:应定期进行健康检查,包括先天性心脏病、眼科疾病、听觉损失和甲状腺功能减退等检查。随着先天性心脏病的诊断和手术干预技术的进步,患儿的预期寿命和生活质量明显提高。重要的是促进沟通能力的发育,以促进其他方面的发育,同时避免行为并发症。患儿学手语比口语容易,同时并不降低最终的口语水平。

(2)47,XXY综合征(Klinefelter综合征):47,XXY在男婴中的发生率是1/700。典型的临床表现随年龄而异,现已成为最主要的性腺发育不全和不育的原因。染色体分析发现47,XXY即可确诊,其原因可能是父方第1次减数分裂出现错误,也可能是由于母亲第1次减数分裂或第2次减数分裂异常,还有一小部分原因是合子形成后有丝分裂异常。

1)发育行为表型:XXY男性并无显著的五官畸形,可在童年出现轻度肌张力低下、斜颈、膝外翻和平足,高身材是下肢长度增加并持续到青春期所致。青春期和成年男子可能出现窄肩、缺乏男子气概的体形、乳房发育(30%~50%)、肌肉储备减少。睾丸曲细精管逐步纤维化导致微小睾丸,青春期和成年期睾丸激素产生不足,通常不育。受影响的成年男性还有乳腺癌、骨质疏松症、糖尿病、甲状腺功能减退症和自身免疫性疾病的风险。

早期发育延迟可表现为语言、大运动的发育延迟,语言表达往往比语言理解更差。前瞻性研究显示,高达75%的XXY患儿有以语言障碍为基础的学习障碍和阅读障碍。智商范围在均值上下,总智商介于85~90。

XXY的行为和情绪症状并不普遍,可有焦虑症状、注意缺陷(35%有注意缺陷/多动障碍)、社会退缩、相对同伴和社会的不成熟。

2)发育行为儿科的关注重点:研究发现,在儿童期对XXY综合征的确诊有助于11~12岁时对其进行前瞻性睾酮替代治疗,有助于患儿男性体征的形成。而确诊发育迟缓的,应对言语、运动发育实施早期干预。XXY的适龄儿童应进行语言、心理教育评估,学习障碍和阅读障碍评估。普遍存在的运动协调缺陷和书写问题,可接受课堂辅助。有行为问题时应接受行为评估和必要的干预。

(3)47,XYY综合征:男婴中的发生率为1/1 000,但患儿直至成年都很少被察觉。其诊断一般是由于偶然性的产前诊断或有发育延迟或行为困难时行基因检测时确诊。多余的Y染色体是父源性的,与高龄产妇无相关性。

1)发育行为表型:大多数47,XYY男性表型正常。最一致的临床特征是身材高大,多数在第75百分位或以上。肌肉骨骼表现包括平足、运动痉挛性抽搐和原发性震颤。青春期发育与睾酮产生正常,生育一般不受影响。

对新生儿筛查确诊为XYY的患儿进行前瞻性研究表明,患儿认知水平在正常范围,但伴有语言学习障碍的轻度风险。更为常见的是动作协调障碍、书写运动问题。对产前与产后诊断的病例对比研究表明,出生后确诊的病例有更多的神经发育问题,包括发育迟缓、学习障碍、多动症和孤独症谱系障碍。XYY可以有注意缺陷多动障碍的行为表现,包括多动、冲动和焦虑。47,XYY男性的跟踪调查显示,患儿在儿童期和青春期并没有严重行为问题,10%诊断为XYY

的儿童有孤独症谱系障碍。

2)发育行为儿科的关注重点:患儿有发育迟缓的风险,故产前确诊病例应密切监测,从6~12个月开始进行发育评估,并早期干预。对于出生后诊断的患儿,应进行全面的语言和运动的评估、干预。伴有行为问题的患儿建议在指导下进行评估和行为干预,必要时予以药物治疗ADHD和其他情绪及行为症状。有社会交往缺陷的XYY儿童应进行孤独症谱系障碍的评估和训练。

(4)Turner综合征(45,X综合征):又称先天性卵巢发育不良,是一种性染色体全部或部分缺失引起的先天性疾病。多数45,X孕体在妊娠早期即死亡,活产女婴中发病率约为1/2 500,与精子/卵子在减数分裂或受精卵在有丝分裂时,性染色体不分离有关;某些患儿有一部分细胞的染色体缺失,而另一部分细胞染色体完全正常,称为嵌合体,如45,X/46,XX。此外,X染色体结构发生改变,如长臂或短臂缺失、等臂染色体、环状染色体,也可引起本病。

1)发育行为表型:出生时即身材矮小,出生后身高增长缓慢,成年最终身高为135~140 cm。典型的体征包括后发际低、颈短、乳距宽、肘外翻、膝外翻、脊柱可有后凸或侧弯畸形。约35%伴有先天性心脏病。患儿平均智商约为90,但可能有空间知觉异常,导致出现学习困难。卵巢未发育或发育不全,青少年出现原发性或继发性闭经或缺乏第二性征,大部分患儿不能生育。特纳综合征患儿易合并自身免疫性疾病,桥本甲状腺炎多见,并常导致原发性甲状腺功能减退。患儿常有自卑、害羞、焦虑等表现,这是因为患儿对此病认识不多、不知如何面对所致。

2)发育行为儿科的关注重点:由于儿童期性腺发育不全不明显,因此任何不明原因的矮小女孩,若有可疑临床表型,均应进行染色体检查。在儿科内分泌医师的监测下使用生长激素、雌激素治疗,可使许多患儿达到正常成人的高度和第二性征的发育。10%~30%的患儿会发展为甲状腺功能减退,建议每1~2年进行甲状腺功能的筛查。注意加强健康教育,鼓励和支持患儿参与社会活动。

(5)脆性X综合征(FXS):脆性X综合征是最常见的X连锁智力低下遗传病,也是与孤独症谱系障碍最相关的单基因突变性疾病。国外报道0.4‰~0.8‰的男性和0.2‰~0.6‰的女性患有FXS。其发病机制是FMR1蛋白基因5'末端非转录区的三联体重复扩增所致。"前突变携带者"三联体重复程度为中度扩增,其后代重复扩增风险很高,其结果是基因超甲基化,导致不能产生FMR1蛋白。

目前的诊断需要做DNA检测。通常FMR1基因CGG在5~44之间重复。FMRP是由这个基因产生的蛋白质,是传递突触成熟和可塑性的许多重要信息的转录调节因子。前突变(55~200 CGG重复)在普通人群中常见(在130~250位女性中有1位和800位男性中有1位),并且是不稳定的,以至于女性的携带者可将全突变(大于200的重复)传给她的后代,男性的携带者仅传给他的女儿,因为精子只能在X染色体中携带这种前突变。全突变通常由于甲基化所致,这个基因很少或不产生mRNA,因此很少或无FMRP产生。FMRP的缺失或不足将出现FXS。FMRP水平的不足与IQ相关,FMRP越少,IQ越低。

1)发育行为表现:FXS的身体特征包括大或突出的外耳,过长的脸,过度伸展的指关节。几乎所有这些男性在青春期开始前出现大睾丸。但是30%的FXS患儿没有很明显的身体特征,所以DNA检测不一定必须要依靠这些身体特征,任何一个孩子出现不明原因的发育迟缓都应该进行DNA检测。

大多FXS的男性患儿有智力障碍,大部分为中度智力低下。近15%的男性没有智力障碍,但有 ADHD 和学习障碍。在学龄期，FXS 男性有 3/4 表现出明显行为问题，包括刻板行为、ADHD、攻击行为和纪律问题。FXS 女性在认知和行为方面的异常通常比男性症状轻，通常不会有智力障碍，但会表现为学习障碍、注意力问题或 ADHD 并伴有害羞和社会焦虑。重复性语言在 FXS 的患儿中很常见。近 30% 的 FXS 的男孩有孤独症表现，另外 20% 患儿符合广泛性发育障碍未分类的诊断标准，2%~6% 存在孤独症表现的儿童都有 X 染色体脆性突变。即使没有孤独症的患儿也通常表现出眼神交流少，手部动作如拍手、咬手或重复性语言。所有孤独症谱系障碍或智力障碍的孩子都应做脆性 X 染色体 DNA 检查，以排除 *FMR1* 的突变。

2) 发育行为儿科的关注重点：尽早诊断才能更好地给予 FXS 患儿相应干预。根据认知损害程度和类型采取不同干预措施进行训练和教育，包括语音和语言训练、特殊教育支持。很多 FXS 患儿可针对性给予 ADHD 药物治疗，选择性 5-羟色胺再吸收抑制剂用以对抗焦虑，非典型的抗精神病药物用来治疗情绪不稳或过度兴奋等症状。大部分研究未能证实叶酸对行为和认知有确定的疗效。FXS 为单基因缺陷，将来存在基因治疗的可能。

2. 常见的遗传综合征

遗传综合征是指若干种症状同时遗传的疾病，大多是由 1 个或多个基因缺陷或染色体结构畸变或数目异常所致。可能是遗传所致，也可能是散发。以下简要介绍较常见的与发育行为相关的遗传综合征。

(1) Angelman 综合征：发病率为 1/(12 000~20 000)。引起本病的遗传因素涉及染色体 15q11-q13 区，绝大多数为散发。临床特点为共济失调和急速的上臂运动类似于"木偶样"动作，头颅短小，下颌前突，频繁的阵发性大笑。神经系统问题包括震颤、癫痫和共济失调。有严重的智力低下，伴有明显的运动技能发育延迟。

(2) Prader-Willi 综合征：发病率为 1/25 000。Prader-Willi 综合征致病基因位于 15q11-13，50% 存在父源染色体 15q11-13 缺失。临床特点为婴儿期生长障碍，随之饮食无节制导致明显肥胖，常伴身材矮小、手足异常（手足小）、特殊外貌及性腺发育落后。婴儿早期呈严重的肌张力减退。常伴不同程度的智力低下、行为问题、易怒、倔强和强迫症。

(3) Williams 综合征：发病率为 1/20 000。大多为散发，也有由父母遗传给子女的报道。遗传性和散发病例均由 7q11.23 区域微缺失所致。临床特点包括特殊面容：塌鼻梁、眼眶周围皮下组织肿胀、星状虹膜、嘴唇突出等，新生儿高钙血症和高钙尿症，心脏杂音（典型的主动脉瓣狭窄），发育迟缓，身材矮小，肌无力，关节松弛，疝气，胃食管反射等。童年后期出现性早熟和高血压；青春期血压可能升高，并出现高频感音神经性听力损失；成年时期可能伴有明显肾衰竭。常伴智力低下，个性友善。

(4) DiGeorge 综合征：目前估计的发病率约为 1/6 000，由于 22q11.2 邻近基因缺失所致。临床特点包括生长迟缓、圆锥动脉干心脏缺陷（法洛四联症、主动脉弓中断、室间隔缺损、动脉干）、腭咽闭合不全和腭弓异常、相对宽的眼距、鼻梁扁平、小下颌等其他特殊面容。甲状旁腺发育不全或缺如，导致婴儿期严重的低钙血症和抽搐。胸腺发育不全或缺如，可导致严重的感染性疾病。常伴有轻至中度智力低下或特殊性非语言学习障碍。

(5) Rett 综合征：女性发病率为 1/(8 000~10 000)，是 Xq28 区的 *MECP2* 基因突变所致。99.5% 的突变为散发。患儿出生后 6~9 个月前通常发育正常；9~16 个月时发育进程受阻，并有癫痫发作的可能。头围增长缓慢，逐渐出现小头畸形。2~3 岁时丧失已获得的有目的的手的技能，出现手部无目的的刻板动作，如扭曲手指、拍手、搓手或洗手样动作；出现孤独症样表现，丧失言语语言、社会交往的能力。5～7岁时症状相对稳定,表现为严重智力低下和身体姿势异常。7～15岁及成年表现为躯干运动共济失调和失用,以及进行性脊柱侧弯和后凸,一些患儿失去行走能力,但交流、认知功能及手的技能不再倒退,手的刻板动作较之前减少。

三、智力障碍的诊断与鉴别诊断

(一)诊断

1.智力障碍的诊断标准

根据DSM-V的诊断标准,智力障碍(智力发育障碍)是指在发育阶段发生的障碍,包括智力和适应功能2方面的缺陷,表现在概念、社交和实用的领域中。必须符合下列3项诊断标准。

(1)经过临床评估和个体化、标准分的智力测验确认的智力功能缺陷,如推理、问题解决、计划、抽象思维、判断、学业学习和从经验中学习。

(2)适应功能的缺陷导致未能达到个人的独立性和社会责任方面的发育水平和社会文化标准。在没有持续支持的情况下,适应缺陷导致1个或多个日常生活功能受限,如交流、社会参与和独立生活,且在多个环境中,如家庭、学校、工作和社区。

(3)智力和适应缺陷在发育阶段发生,临床上可根据其智力功能受损的严重程度,分为轻度、中度、重度和极重度4个等级。

与智力障碍诊断相关的其他2个专业术语包括全面发育迟缓、未特定的智力障碍。①全面发育迟缓:专用于5岁以下个体,当其临床严重程度不能在儿童早期可靠地进行评估时。个体在智力功能的若干方面都无法符合预期的发育进程,且无法接受系统性智力功能评估,包括因年龄太小而无法参与标准化测试的儿童。通常这类儿童需要一段时间后再评估。②未特定的智力障碍(智力发育障碍):专用于5岁以上个体,因为伴随感觉或躯体障碍,如失明或学语前聋,特定运动障碍或存在严重的问题行为或同时出现精神障碍,其智力缺陷(智力发育障碍)程度的评估使用只在当地可以采用的程度存在困难或不能进行。此诊断只应在特殊情况下使用,且需要一段时间后的再评估。

2.临床诊断基本路径

(1)一般病史询问及体格检查。①病史采集:家族遗传史(三代家属史),产前、产时、产后的各种不良事件,生长发育史。②体格检查:特殊面容、行为特征、反应、视力、听力、皮肤毛发、肌力及神经反射等。

(2)发育和智力评估。筛查量表包括DDST、DDST-Ⅱ、DST等;诊断量表包括Bayley婴儿发育量表、Gesell发育量表、Griffths发育量表等;必要时,还可以进行其他针对特定能区的评估,如婴幼儿粗大/精细运动及平衡能力发育-Peabody运动量表、婴幼儿语言发育水平评价-早期语言发展量表(LMS)、文莱社会适应行为量表、韦氏智力量表等。

(3)病因学检测:相应的实验室及影像学检查,包括遗传类检查,如染色体、CNV、基因检测;放射性核素检测内分泌系统疾病;血、尿生化代谢物测定遗传代谢性疾病;头颅脑CT和MRI及脑电图和脑诱发电位检测等。

(4)严重程度评估:包括功能受损评估、社会功能评估、提供治疗及康复的方案,必要时进行预后分析等。

(二)鉴别诊断

智力障碍需与以下疾病作鉴别。

1.孤独症谱系障碍

孤独症谱系障碍儿童大部分有不同程度的智力障碍,但孤独症谱系障碍儿童以社会性和沟通能力缺陷为其主要特征,伴有刻板重复行为和狭隘的兴趣。而智力障碍儿童的社会性和沟通能力往往和其智力水平相符合,较少有刻板重复行为。

2.注意力缺陷多动障碍

常有注意力易分散、多动、自控能力差,导致学习成绩差、适应社会能力差等,但检查其智力水平在正常范围内。

3.儿童精神分裂症

主要是精神活动的异常,临床表现为感知觉障碍(多有幻听、幻想),思维、情感障碍,性格异常等,可有学习成绩差,对周围环境接触及适应不良。但智力水平在正常范围内。

4.言语障碍

表现为明显的言语功能低下,如开口延迟、词汇贫乏、词不达意;在生活环境中常不能进行有效沟通而不合群,甚至出现行为问题。在智力测验中,语言智商明显低于操作智商,通常在1个标准差以上,但操作智商在正常范围内。智力障碍是全面能力的落后。

四、智力障碍的治疗决策

智力障碍病因繁多,尚有不少病因不详,治疗的选择有一定困难。目前的治疗原则:以教育训练为主,药物治疗为辅。方式可选择住院或门诊治疗;以学校为基础,以社区为基础,社团组织参与的治疗。

治疗以医学治疗和康复治疗为主。

(一)医学治疗措施

(1)病因治疗:如先天性代谢病、甲状腺功能减退等,早期采用饮食疗法和甲状腺素类药物可以及早防止MR的发生。

(2)对症治疗:如活动过度、注意障碍等可用中枢神经兴奋剂或其他精神药物,合并癫痫可用抗癫痫药物。

(3)药物治疗:可用神经营养药物辅助治疗。

(4)饮食治疗:对某些疾病(如苯丙酮尿症)患儿,要提供特殊饮食。

(5)教育培训:特殊教育训练年龄越早,效果越好。最好是有计划、有目标地系统训练,按照MR疾病严重程度采用不同的训练方法,定期评估,有助于制订下一步的训练计划。

(二)康复治疗措施

如针灸、肢体训练、理疗等。智力障碍的干预强调医教结合,特别是进入特殊教育的智力障碍学生,界定其发育水平有利于教育目标的制定。

(三)随访

定期随访,以便了解治疗效果,制订新的治疗计划。一般最少3个月随访1次。随访的目的是为评估前一阶段治疗训练的效果,制订后一阶段的治疗训练方案。

(四)预防

(1)一级预防:规范婚前、产前检查,做好遗传性疾病的产前诊断。

(2)二级预防:①对婴幼儿定期进行检查和随访,及早发现发育偏离或异常,早期干预;②对环境因素导致的MR及早进行强化教育训练;③积极防治MR的各类情绪和行为障碍,与家长沟通,使家长在治疗中积极配合。

(3)三级预防:减少残疾,对症处理,达到或恢复最佳功能状态。

五、常见问题和误区防范

在诊疗过程中,对早期的发育迟缓常存在着一个认识上的误区,即认为"发育迟缓是暂时的,年龄大了,慢慢会好的"。儿童早期的全面发育迟缓,虽然症状相对较轻,与其年龄要求相对应,影响儿童日常生活功能也不是非常明显,字面上也容易给人暗示这可能是"暂时性"的,并且大脑有较强的可塑性和代偿性,可能随着年龄的增长,情况会有所改善,婴幼儿早期的发育迟缓并不一定都会变成精神发育迟滞/智力障碍,但是需要提醒的是,绝大部分的早期全面发育迟缓不会随着年龄的增长,自动弥补或追赶上其早期发育落后的缺口,相反,会随着年龄的增长,与正常发育儿童的差距越来越大。早期的全面发育迟缓,如果没有及时科学系统的康复干预,大多数发育迟缓幼儿随着年龄的增长,到了儿童后期和成年后会出现不可逆转的发育缺陷,最终发展成智力障碍。

针对儿童早期的全面发育迟缓,除了有医疗、康复和教育专业人员的系统专业指导和干预外,家庭康复、父母参与也非常重要。只有父母的参与,才能对儿童做到真正全方位、全天候、高强度的干预训练,同时能将儿童训练后获得的技能泛化,并应用到日常生活中,变成儿童真正掌握的技能。

此外,在婴幼儿发育迟缓/智力障碍诊断和治疗过程中,尚需要考虑相关神经、精神和行为方面的问题,需要及时进行共病的诊治,包括癫痫、痉挛性疾病、行为问题、注意力问题、精神疾病和感觉障碍等疾病,从而更好地提高患儿的生存质量。

(张　枫)

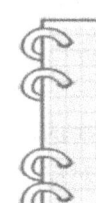

第三章 儿童行为障碍

第一节 注意缺陷多动障碍

注意缺陷多动障碍(attention deficit hyperactivity disorder,ADHD)是儿童最常见的神经行为障碍之一,ADHD是遗传因素、神经生物因素、社会心理因素共同作用的结果,其治疗需要教师、家长和医师共同参与,采用心理支持、行为矫正、家庭和药物治疗的综合措施,才能收到良好的效果。本节着重讨论如下问题:ADHD的病因,临床表现,评估与诊断,治疗和预后。

ADHD是儿童最常见的神经行为障碍之一,临床上以持续存在且与年龄不相称的注意力不集中、多动、冲动为核心症状,可造成儿童的学业成就、职业表现、情感、认知功能、社交等多方面的损害。

一、流行病学资料

目前,对ADHD患病率的调查结果相差较大,除了由于国家和地区的不同引起的患病率差异之外,还与诊断标准的不一致有关。国际上最具影响力的ADHD诊断标准是国际疾病分类(第10版)(International Classification of Disease,10thed,ICD-10)和美国精神障碍诊断与统计手册(第5版)(Diagnostic and Statistical Manual of Disease,5thed,DSM-5),我国ADHD的诊断标准采用的是《中国精神障碍分类方案与诊断标准》(第3版)(Chinese Classification of Mental Disorders,3rded,CCMD-3),根据不同的诊断标准所得的ADHD患病率也不相同。2011年11月美国儿科学会发表了《儿童青少年ADHD诊断、评估和治疗的临床实践指南》,对2000年的指南做了修正,年龄范围从原来的6~12岁,到现在的4~18岁,这些都会导致ADHD患病率调查结果的不同。按照DSM-4-R诊断标准,国际公认的学龄儿童ADHD患病率为3%~5%。国内报道ADHD患病率为4.31%~5.83%,男女发病之比为4∶1~9∶1。粗略估计我国有1 461万~1 979万ADHD患儿。70%的ADHD患儿症状将持续到青春期,部分可持续到成人。

二、病因

ADHD病因复杂,同时具有个体差异性,至今尚未阐明ADHD发病的生物学机制。大多数学者认为,ADHD是多病因引起多重障碍的一种综合征,与遗传、神经生物及社会心理等多种因素有关。

(一)遗传因素

遗传因素是ADHD发病的主要原因,其遗传度高达80%。家系研究表明,ADHD具有明显的家族聚集性,ADHD患儿的父母和兄弟姐妹患ADHD的风险是正常人的2~8倍。如果患ADHD的儿童到成人期仍有ADHD,其子女患ADHD的可能超过50%。双生子研究发现75%的ADHD亚型的变异可以归因为遗传因素。如果双胞胎中的一个确认为ADHD,另外一个有50%以上的可能患ADHD。领养子的研究表明,ADHD患儿领养人的患病风险低于其生物学亲属。

近年来,分子遗传学的研究已经发现了几种可能与ADHD相关联的易患基因,涉及多巴胺能神经递质系统、去甲肾上腺素能神经系统、5-羟色胺能神经系统,包括多巴胺D4受体基因、多巴胺转运体基因、多巴胺D5受体基因、儿茶酚胺氧甲基转移酶基因、去甲肾上腺素转运体基因、肾上腺素α受体2A及2c基因、编码5-羟色胺转运体基因、5-羟色胺受体1B基因及5-羟色胺受体2c基因等。这些基因中与ADHD关系最大的是多巴胺D4受体基因。多巴胺D4受体是G蛋白偶联受体,属于多巴胺D2样受体家族,在前额叶皮质,尤其是前扣带回皮质表达丰富,这些脑区在注意与控制方面起重要作用。ADHD患儿多巴胺受体D4基因突变使其对多巴胺的敏感性下降,从而引起了脑内输出-输入环路的异常。多巴胺等中枢神经递质的不足易导致患儿活动过度、警觉性、心境、认知等异常。

(二)神经生物因素

大脑的发育过程中,额叶进化成熟最迟,最易受损,有学者认为ADHD与大脑额叶发育迟缓有关,其依据是1/4~1/3的ADHD患儿到青少年期症状趋于好转,因此凡影响额叶发育成熟的各种因素均可致病。神经生物学和神经影像学的研究发现,额叶功能和皮质连接缺陷,尤其在尾状核、壳核和苍白球。

近期的证据表明ADHD患儿的皮质发育按照正常的脑发育程序发展,但比正常发育的儿童落后数年。说明ADHD表现为脑皮质成熟延迟而不是异常。皮质发育的延迟突出表现在外侧前额叶皮质,这一区域与执行功能有关。执行功能主要包括注意和抑制、任务管理、工作记忆、计划、监控等方面。皮质发育的延迟导致执行功能障碍,从而出现反应抑制、注意控制、奖赏、较高级的运动控制和工作记忆方面的问题。

多巴胺和去甲肾上腺素失调导致了ADHD的核心症状。这些神经递质可增加前额叶皮质活动对皮质下的抑制作用。兴奋剂和其他一些药物治疗ADHD是通过提高多巴胺和去甲肾上腺素的作用,来提高对前额叶活动的抑制作用。

(三)社会心理因素

ADHD病因还包括社会心理学因素。单亲家庭,父母患有精神或行为问题,父母离异,家庭氛围紧张,童年早期暴露于高水平的铅环境,母亲吸烟、酗酒等都与ADHD的症状相关。尽管家庭和社会因素对ADHD的发病所起的作用仍不明确,但诸多因素对于ADHD的发展和结局的作用得到了多数学者的肯定。

三、临床表现

ADHD的核心症状是注意缺陷、多动、冲动,DSM-5根据症状维度将ADHD分为三个表型:注意缺陷为主型,主要表现为难以保持注意集中、容易分心、做事有始无终、日常生活杂乱无章等;多动冲动为主型,主要表现为过度活动、喧闹和急躁;混合型,注意缺陷症状及多动冲动症状均较突出。

(一)注意缺陷

ADHD 患儿注意力的特点是无意注意占优势,有意注意减弱,因此 ADHD 患儿对身边所有刺激都有反应,不能滤过无关刺激(例如,当你专注于一道数学题时,对朋友走过教室门口没有反应),表现出上课时注意力不集中,思想常开小差,就像"白日做梦",对老师的提问茫然不知,做作业易受外界刺激而分心。对于感兴趣的游戏、电视节目、书刊等则能全神贯注或注意力相对集中,因此常被家长误以为其注意力无问题。

正常儿童的有意注意维持时间为 5~6 岁维持 10~15 分钟,7~10 岁维持 15~20 分钟。ADHD 患儿注意力集中的时间短暂,注意强度弱,注意范围狭窄,不善于分配注意。表现为常丢三落四、作业、考试容易漏题,马虎粗心、易犯低级错误,做事拖沓、没有计划性等。

(二)多动

ADHD 患儿自我控制能力差,行为常呈现活动过度的现象。表现为与年龄不相称的多动,包括躯体活动、手的活动及言语活动的明显增多。部分患儿在胎儿期即出现胎动频繁的现象;婴儿期表现为易兴奋,好哭闹,睡眠差,排便、洗澡、穿衣时不安分,喂养困难,不怕摔跤,开始走路时往往以跑代步,不喜欢安静的游戏,喜欢来回奔跑;学龄前期表现为手脚动个不停,显得格外活泼,难以有安静的时刻,在幼儿园不遵守纪律,难以静坐,好喧闹和捣乱,玩耍也无长性,常更换玩具;学龄儿童表现为课堂上小动作不停,坐在椅子上扭来扭去,上课纪律差、无法静心做作业,话多且容易插嘴或打断别人的对话。

ADHD 患儿多动的特点是不分场合、无目的性,在静止性游戏中表现尤为明显。动作杂乱无章,有始无终,缺乏完整性,乱写乱画,招惹是非,甚至离开座位在教室乱跑。全然不顾环境对其行为的要求。生活中也经常做事虎头蛇尾,难以善始善终。

多动大都开始于幼儿早期,进入小学后表现得更为显著,之后随着年龄增长,尤其是年长儿,多动的症状逐渐减少,而注意缺陷和冲动的症状常常维持不变。例如,DSM-5 诊断标准中"经常在不合适的场合跑来跑去或爬上爬下",这一行为在学龄前儿童表现较多,而在青少年中则表现较少。

(三)冲动

ADHD 患儿常对不愉快的刺激反应过度,易兴奋和冲动、不分场合、不顾后果,难以自控甚至伤害他人,不遵守游戏规则,缺乏忍耐或等待。在家翻箱倒柜,对玩具、文具任意拆散、毫不爱惜。容易犯错误,但对老师、家长的批评置若罔闻、屡教屡犯。参加游戏活动不能耐心等待轮换,易插队或放弃。ADHD 患儿常因冲动行为发生意外事故,甚至出现严重后果,如喜欢爬高、翻越栏杆、突然横穿马路,心血来潮,想干什么就干什么等。ADHD 患儿与人谈话交流或回答问题时,不能耐心地倾听别人说话,往往是别人的话还没讲完或问题还没有问完,就插嘴,抢答,打断别人的对话。做作业或考试中,题目还没有看完就开始答题,考试中粗心大意常常看错题,越是容易的题目越容易做错。遇到困难急躁不安、缺乏信心。

(四)其他

ADHD 患儿除注意缺陷、多动、冲动三大核心症状外,还常在发展社交技能、应对挫折和控制情绪方面存在困难。好发脾气、执拗、任性、脾气暴躁、鲁莽,稍不如意即大吵大闹、蛮横无理,经常干扰别人,容易与人冲突、争吵、打架。ADHD 患儿常伴有学习障碍,但其学习障碍并非由于智能障碍所致,ADHD 患儿的智力与正常儿童一样,多在正常范围内,少数伴有轻度智能障碍。但其学习成绩一般与其智力水平不相匹配,主要是由于注意力分散造成的,因而学习成绩不佳,成绩波动较大。由于 ADHD 的核心症状往往共患品行障碍,ADHD 患儿常不被同龄人所接受,人际关系差,与同伴、教师、父母的关系常存在问题,社会适应能力也较差。因经常被老师批评、家长责备、同学嘲笑,而常出现退缩、回避、害怕上课、逃避考试甚至逃学,有的患儿一到学校就出现胸闷、头痛、胸痛等不适。过多失败和挫折的经历,使得他们忧郁少言,悲观失望,不愿与同学交往。ADHD 患儿常常自我评价降低,自信心不足,部分患儿出现情绪问题,表现为烦躁、易激惹、不高兴,甚至出现自伤、攻击他人的行为。ADHD 患儿常动作笨拙,精细协调困难,手指不灵活,手眼协调差。

四、评估与诊断

ADHD 的临床表现是一些非特异性症状,多动、冲动和注意缺陷儿童青少年的正常发育进程中也能观察到。只有当这些症状持续、广泛(多个场景出现)存在,并损害了学习能力和社会交往等重要功能的时候才考虑 ADHD。诊断前需要进行详细的评估,进行父母和儿童的访谈,收集来自父母或照养人、教师和学校其他人员的信息,必要时进行相关的心理学评估和实验室检查,以判断是否符合 DSM-5 的诊断标准。

(一)评估

1.采集病史

由孩子的主要照养人和教师提供的正确、完整的病史,对于 ADHD 的诊断非常重要。包括现病史(就诊原因、主要行为问题、环境适应问题等)、个人史(出生史、生长发育史、生活史等)、既往史(既往神经系统疾病、抽搐、精神疾病等)、家族史(父母健康状况、性格特点、家族中是否有类似现象)等。

2.一般体格检查

包括神经系统检查、生长发育情况、营养状况、听力、视力及精神状态等。

3.心理评估

主要包括智力测验、注意测定和其他一些评估量表。智力测验常用韦氏学龄前儿童智力量表(WIPPS-CRR)和韦氏学龄儿童智力量表(WISC-CR)。智力测定对于判断 ADHD 的功能损害非常重要,与智能障碍相鉴别时也具有重要的参考意义。注意测定常用持续性操作(CPT)。此外,常用的评估量表还有 Conner 父母问卷(PSQ)、教师用量表(TRS)、学习障碍筛查量表(PRS)、Achenbach 儿童行为量表(CBCL)以及气质量表等。

4.辅助检查

必要时进行影像学检查,脑电图,血液、尿液生化等辅助检查。

(二)诊断标准

根据 DSM-5 的诊断标准如下。

(1)多动冲动症状中描述的 9 条行为,至少要符合 6 条:①经常手脚动个不停或坐着身体不停扭动。②经常在教室或其他需要静坐的场合离开座位(如离开座位、办公室、工作处等)。③经常在不适宜的场合跑来跑去或爬上爬下(如在青少年或成人只是有坐立不安的主观感受)。④经常难以安静地玩或参加娱乐活动。⑤经常动个夺停或表现的像被马达驱动停不下来(如在饭店、会议中难以长时间静坐,他人感觉其坐立不安、难以忍受)。⑥经常说个不停(多嘴多舌冲动)。⑦经常问题还没说完答案就脱口而出(如抢接别人的话,交流时总不能等待)。⑧经常出现轮流中的等待困难(如排队)。⑨经常打断别人或扰乱别人(如打断对话、游戏、活动,不经询问或同意就用他人的东西,青少年/成人干扰或打断他人在做的事情)。

(2)注意缺陷症状中描述的9条行为,至少要符合6条:①经常出现难以注意到细节或在作业、工作或其他活动中粗心(如忽视或遗漏细节、不正确的工作)。②经常在任务或游戏活动中难以维持注意(如在上课、交谈或长时间阅读中难以集中注意)。③经常在对其说话时似听非听(如在无明显干扰下的分心)。④经常出现不遵循指令,不完成作业、家务或工作职责(如开始工作,很快失去注意,易分心)。⑤经常出现任务或活动的组织困难(如难以处理序列性任务,难以有序保管所属物品,杂乱无章的工作、时间观念差,不能按时完成任务)。⑥经常逃避、不喜欢或不愿意去做需要持续贯注的任务(如学校、家庭作业,年长青少年和成人则在准备报告、完成填表和看长篇文章困难)。⑦经常丢失任务或活动需要的东西(如学校用品、笔、书、文具、皮夹、钥匙、眼镜、手机)。⑧经常容易受外界刺激而分心(年长青少年和成人可包含不相关的想法)。⑨经常忘记日常活动(如做家务、跑腿等,年长青少年和成人在回电、付账单、遵守约定等)。

(3)注意或多动—冲动症状在12岁前出现。

(4)症状出现在2个或以上场景(如学校和家庭),持续6个月以上。

(5)症状不是在精神分裂症或其他精神障碍过程中,也不能用其他心理障碍很好地解释(如心境障碍、焦虑障碍、分离障碍、人格障碍等)。

诊断时需明确18项ADHD相关行为中有几项频繁发生;这些行为是仅限于某一特定环境或场合,还是存在于不同的场合;且症状持续时间超过6个月。需明确ADHD的核心症状发生在儿童的主要环境,包括家庭和学校。如果ADHD的症状仅发生在学校里,而在家庭或其他场合都没有,那么这些症状可能就不代表ADHD,而是语言、学习或智能障碍的继发症状。相反,如果儿童的ADHD症状仅出现在家庭中,而在学校或其他场合都没有,那么这些症状的主要原因可能是亲子交流问题、父母期望过高、环境限制或父母的精神疾病状态。

有AHDH症状但无学习技能或社会交往等方面的功能损害,就不符合ADHD的诊断标准。功能损害的评估错误往往是过度诊断的一个原因。例如,学龄儿童的多动、冲动、注意缺陷不严重或仅为情景性的,只出现在教育或社交环境,但不出现在家庭中。学龄期儿童有多动或情景性的注意问题,但课堂表现好、学业成绩高和社会交往良好者也不是ADHD。在评估ADHD核心症状对学业成就、课堂表现、家庭生活、社交技能、独立能力、自尊、娱乐活动和自我照顾方面的影响时,需要进行详细的询问来帮助临床判断。

在DSM-5的诊断标准中,≥17岁的青年或成人,注意缺陷或多动-冲动症状≥5条即可诊断。

(三)功能损害

ADHD的诊断需要有功能损害的证据支持。研究发现ADHD患儿在学业成就、家庭关系、同伴关系、自尊、自我概念、意外伤害和适应功能方面有明显的功能损害。无论是否共患学习障碍,他们往往学业成就低下,因而常被转介特殊教育、留级、辍学或开除出校。ADHD患儿的家庭往往经历过父母不和、教养困难、亲子交流问题等。ADHD的儿童经常被同伴轻视,因此自尊心低下。

(四)共患病

大多数患ADHD的儿童青少年都存在共患病。最常见的包括破坏行为[对立违抗(ODD)和品行障碍]、焦虑障碍、抑郁障碍、学习障碍、睡眠障碍、智力障碍和孤独症谱系障碍。这些共患病会加重 ADHD 患儿的功能损害。

共患病对 ADHD 的治疗目标和结局有很大的影响。例如，ADHD 患儿共患 ODD 可能发展为品行障碍，这会增加青少年物质滥用的风险。共患心境障碍的 ADHD 患儿在青少年期的结局比单纯 ADHD 患儿差。共患抑郁障碍的患儿对兴奋剂的反应可能与单纯 ADHD 患儿不同。

(五)鉴别诊断

ADHD 的诊断需要排除一些可能引起类似 ADHD 症状的情况或伴发 ADHD 症状的综合征，如婴儿乙醇综合征或脆性 X 综合征。此外，还必须与情景性多动、正常儿童多动、智能障碍、抽动秽语综合征、品行障碍、孤独症谱系障碍、儿童精神分裂症、适应障碍、躁狂发作和双相障碍、焦虑障碍、特殊性学习技能发育障碍等相鉴别，排除一些器质性疾病（如甲亢）和药物的不良反应引起的类似 ADHD 症状的情况。

五、治疗

ADHD 的治疗需要老师、家长和医师共同参与，采用心理支持、行为矫正、家庭和药物治疗的综合措施，才能收到良好的效果。

(一)治疗和管理原则

2006 年，《中华儿科杂志》编委会联合中华医学会儿科学分会神经学组、儿童保健学组和中华医学会精神病学分会儿童精神学组，发表了《儿童注意缺陷多动障碍诊疗建议》，阐明：各相关学科的医师应该认识到 ADHD 是一个慢性疾病，并制订相应的治疗计划；医师的治疗计划应取得家长和老师的配合；若治疗方案没有达到预期目标，医师应评估最初的诊断是否正确，治疗方法是否恰当，治疗方案的依从性如何，是否有合并疾病等；医师应对 ADHD 患儿有计划地进行定期随访，汇总家长、老师和患儿的反馈信息，以评估疗效及不良反应。2011 年美国儿科学会《儿童青少年 ADHD 诊断、评估和治疗的临床实践指南》推荐，对于 4~5 岁的学龄前期儿童建议以行为治疗为主，如行为治疗无效考虑药物治疗；6~11 岁学龄期儿童建议首选药物治疗，推荐药物治疗和行为治疗的联合疗法；12~18 岁的青少年建议以药物治疗为首选，推荐辅以心理治疗。

(二)父母培训

当 ADHD 儿童青少年进入治疗阶段时，紧接着的第一步就是父母培训，通过培训达到如下目的。

(1)使父母了解有关 ADHD 的知识。尽管他们也能从媒介获得相关信息，但仍有不少误区和忧虑。因此，父母培训能使之对 ADHD 有一个正确的认识。

(2)使父母作出明智的决定。许多父母对药物治疗不无担忧，迟迟不能进入规范治疗过程，贻误病情，接踵而来的是产生一些共患病，如对立违抗障碍、学习障碍等，而父母培训能够使之接受正规的药物治疗。

(3)使父母改善亲子关系，更好地理解 ADHD 患儿的行为表现，并进行良好的沟通，而不是按主观意愿，一味地指责和批评 ADHD 患儿。

(4)使父母配合药物治疗，学习行为矫正的基本方法，针对 ADHD 患儿的行为症状，给予指导和教育。

父母培训的内容除了介绍 ADHD 知识，如发病率、病因、临床表现、干预和治疗之外，还包括亲子关系和家庭教育、ADHD 儿童的学习干预、行为管理、情绪调控等系列培训活动。即使父母们在培训中加强了医患沟通和互动，又能积极地应对患儿的学习、情绪、交流等表现。培训活动贯穿于整个治疗过程中。

目前国内一些医院已经开展了父母培训,获得了一些体验,也受到了一些临床效果,如较多的ADHD家庭能接受规范的药物治疗,在治疗过程中,依从性较好,儿童的功能获得了改善,生命质量得到明显的提高。

（三）药物治疗

治疗ADHD的药物主要包括中枢兴奋剂和去甲肾上腺素再摄取阻断剂。药物治疗原则:根据个体化原则,从小剂量开始,逐渐调整,达到最佳剂量并维持治疗;在治疗过程中,采用恰当的方法对药物的疗效进行评估;注意可能出现的不良反应。

1.兴奋剂

兴奋剂作为多巴胺和去甲肾上腺素再摄取阻断剂,提高尾状核和前额叶皮质中多巴胺和去甲肾上腺素的水平。我国治疗ADHD的中枢兴奋剂主要为盐酸哌甲酯,根据疗效持续时间分为长效(10~12小时)和短效(3~6小时)两种制剂。短效盐酸哌甲酯适用于6~17岁的儿童和青少年,从每次5 mg,每天1~2次开始(通常在7:00左右和中午),每周可逐渐增加5~10 mg,每天最大推荐剂量是60 mg。常用最适量在0.3~0.7 mg/kg,2~3次/天(日总剂量范围0.6~2.1 mg/kg)。长效盐酸哌甲酯从18 mg/d,1次/天开始,剂量滴定期间每1~2周调整一次剂量。盐酸哌甲酯6岁以下的儿童慎用,禁忌证包括青光眼、药物滥用、服用单胺氧化酶抑制剂的患儿或急性精神病的患儿。盐酸哌甲酯可能出现的不良反应有头痛、腹痛、影响食欲、入睡困难、眩晕,运动性抽动也在一些患儿中发生。这些不良反应常在治疗早期出现,症状轻微,多在剂量调整后或服药一段时间后改善。兴奋剂可以提高在学校的任务行为,降低干扰和坐立不安;家庭中可以缩短作业时间、改善亲子沟通和依从性。在使用兴奋剂之前应进行慎重的评估,包括心脏病病史、心慌、昏厥、癫痫、猝死家族史、肥厚性心肌病、长QT间期综合征,并进行心血管系统的检查。总体来说,兴奋剂治疗ADHD是安全有效的,但需要进行身高、体重的定期监测,并在治疗之前和治疗期间对血压和心率进行检查。

2.非兴奋剂

托莫西汀是ADHD治疗的一种非兴奋剂药物。它是去甲肾上腺素再摄取阻滞剂并能阻断前额叶突触前去甲肾上腺素的转运。体重小于70 kg的ADHD患儿,每天初始总剂量可从0.5 mg/kg,3天后增加至1.2 mg/kg,单次或分次服药,每天总剂量不可超过1.8 mg/kg或100 mg。体重大于70 kg者,每天初始总剂量可从40 mg/d,3天后可增加至目标剂量80 mg/d,单次或分次服药,每天总剂量不超过100 mg。停药时不必逐渐减量。托莫西汀每天服药一次,作用时间可维持24小时,全天都能缓解多动症的症状。托莫西汀的不良反应与兴奋剂相似,与兴奋剂相比,托莫西汀在延迟入睡方面的不良反应较小,但更易出现疲劳和恶心。目前尚未发现托莫西汀与抽动之间的联系。另外,托莫西汀可能对共患焦虑障碍的ADHD患儿有效。

3.其他

三环类抗抑郁药(TCAs)包括丙米嗪、地昔帕明和去甲替林。作用机制是通过抑制去甲肾上腺素的再摄取起作用。地昔帕明对ADHD症状的有效率可比得上兴奋剂。约20个随机、对照试验支持TCAs治疗ADHD的有效性。但是,TCAs具有心脏的不良反应,还可能与猝死相关,使用中需要进行心脏监测和血浆水平的监测。安非他酮是一种去甲肾上腺素能和多巴胺能的氨基-酮类抗抑郁药,总体上使用安非他酮改善ADHD的核心症状效果不如兴奋剂,但ADHD共患抑郁障碍的情况安非他酮有改善作用。可乐定和胍法辛是中枢α_2-肾上腺素激动剂,作用机制是影响蓝斑区去甲肾上腺素的释放速率,可以间接影响多巴胺。临床上可乐定被用于消除兴奋剂入睡困难的不良反应,以及一些有明显攻击行为的 ADHD 患儿。胍法辛对于儿童 ADHD、抽动障碍和攻击性也是有效的。以上这些药物是治疗 ADHD 的二线药,只有在兴奋剂和去甲肾上腺素再摄取阻断剂无效或禁忌的情况下才考虑使用。

(四)行为治疗

研究发现 ADHD 患儿一般对刺激表现为觉醒不足,因而奖惩行为很难起作用,其行为问题难以矫正。因此需要在药物治疗的基础上对 ADHD 患儿进行行为治疗。行为治疗的原则包括行为矫正技术和社交学习理论,强调预防性管理,通过观察与模仿恰当的行为、态度和情感反应,来塑造 ADHD 患儿的行为。当前大量的研究证据表明行为治疗对 ADHD 患儿有效。常用的行为治疗方法包括正性强化、消退、惩罚等。要使某种行为继续下去或增多,就使用正性强化等方法;要使某种行为减少或消失,可使用消退、惩罚等方法;消退与正性强化合用来促进恰当行为的出现,减少不良行为。

1.正性强化

通过表扬、赞许、奖赏等方式使儿童良好的行为得以持续。在应用正性强化之前应先确定儿童的靶行为(不良行为)和需建立的恰当行为。当儿童出现恰当行为时应立即给予正性强化,使儿童感到满足。如 ADHD 患儿作业速度慢,做作业中玩耍铅笔橡皮作为靶行为,而认真写作业就是恰当的行为,当儿童能自觉坐下来写作业时,应立即给予赞赏、表扬和奖励。正性强化的使用需要注意:立即反馈,频繁反馈,突出反馈,正性强化与惩罚、消退等合并使用。

2.惩罚

惩罚有助于减少或消除儿童的不良行为。但对于孩子的不良行为要避免开始就进行严厉的处罚。坚持多鼓励少惩罚的原则,惩罚可以采用暂时隔离法,通过去除可能的强化因素一段时间,以达到减少或消除不良行为的目的。轻微的处罚应与鼓励相结合,鼓励多于惩罚,鼓励与惩罚的比例达到 4∶1～5∶1 对不良行为的消除会有起到良好的效果。

3.消退

对某些会强化不良行为的因素予以撤除,不良行为得不到强化后就会减少或消失。如儿童不合理的发脾气或哭闹,家长采取冷处理的方法,不再给予关注,儿童的发脾气或哭闹就会逐渐减少。

(五)学校干预

国内已有学者开始研究 ADHD 治疗中的医学、家庭和学校三者的联系,强调 ADHD 治疗的医教结合。ADHD 的综合治疗中与学校达成有效沟通是必不可少的。成功的学校干预可以降低儿童在学校的不良行为,对于提高 ADHD 患儿的学习效率有着一定的作用。在父母的允许下,告诉老师 ADHD 的诊断和治疗计划,由老师将患儿在学校行为表现信息报告给医师,建立信息传递监测系统。每天家庭-学校报告卡是一种监测课堂行为的有效方法。父母和老师确定3～5个损害学校表现的目标行为,由老师填写 ADHD 患儿在学校的行为表现,并由儿童将每天家庭-学校报告卡带回家,可以很好地监测目标行为。每天报告卡与一种奖励制度(如,特权或奖金)相联系,可以频繁、即刻地进行反馈,这样可以提高儿童、父母和老师的依从性。

(六)补充和替代治疗

很多家长寻找补充和替代治疗的方法,大多数这类治疗方法因没有开展随机、对照试验而不被推荐。一些替代治疗具有不良反应或对儿童有害,其他一些是安全的。对于父母准备尝试替代治疗或已经使用且有效的,医师可以考虑将这种替代治疗结合在循证的治疗方案中。

六、预后

ADHD患儿的远期结局与症状的严重程度和类型,共病(如精神障碍、学习障碍)、智力、家庭环境和治疗有关。经综合治疗的ADHD患儿的预后较乐观,如不治疗多动症儿童到成人时,约有1/3符合DSM-3-R的诊断,主要是:多动症的残留症状;反社会人格障碍;乙醇依赖;癔症、焦虑症和一些精神分裂症状。70%～85%患ADHD的儿童,症状会持续到青少年期和成年期,虽然多动症状会随时间而减少,但冲动和注意力不集中会持续存在。患ADHD的青少年在同伴交往中常表现的不成熟。ADHD的青少年交通事故发生率较高,甚至出现致命的意外。患ADHD的青少年吸烟的比例较高,共患品行障碍,物质滥用的风险增大,一生中物质滥用的风险是单纯ADHD患者的2倍以上。患ADHD青少年女孩与男孩相比,更易患抑郁、焦虑、师生关系差、易受外界影响。ADHD的儿童青少年发生缺课、留级和退学概率较高。共患学习障碍和精神障碍加重了学习不良的结局。虽然使用兴奋类药物的治疗不一定会提高考试分数或者达到最终教育程度,但与较好的长远学习结局相关。成人ADHD的研究表明,他们的社会经济地位较低,工作更困难,工作变更更加频繁,此外受教育程度较低,工作的机会较小。成人ADHD患者也出现较多的心理失调、驾驶超速、吊销驾照、工作表现差、常辞职或被辞退。

七、预防

ADHD的预防主要是避免各种危险因素,为儿童创造温馨和谐的家庭环境、良好安静的学习环境、正确培养儿童的行为习惯、养成良好的卫生习惯和饮食习惯,有助于减少ADHD的发生、减轻ADHD的症状或改善ADHD的结局。对于有高危因素的儿童应定期随访观察;对在婴幼儿早期和学龄前期就有注意力分散、活动过多、冲动任性等症状的儿童,在进行行为矫正的同时,应及早进行提高注意力的训练。

(焦丽杰)

第二节 学 习 障 碍

学习障碍(learning disabilities,LD)很早就为儿科学和精神医学界所认识,最早可追溯至19世纪对阅读障碍的报道。在强调儿童学习和掌握各类技术符号的今天,世界各国学习障碍的患病率似乎均呈增高的趋势,LD通常对儿童本人的学习生活质量造成诸多负面影响,也可对其家庭及职业走向产生深远影响。重点阐述以下几个问题:学习障碍是什么,流行病学有怎样的趋势、病因、发病机制、临床表现、诊断、预防及治疗具体是什么。

一、定义

导致儿童沟通和学习困难的原因复杂,表现形式多样,通常产生广泛的功能损害,不仅影响儿童的学习和交流沟通,也可影响其家庭关系和生活质量,有些可持续至成年期。关于LD的医学研究历时一个多世纪,其原型主要是欧洲最早报道的儿童阅读障碍。至今关于LD的概念和界定仍存在争议,教育心理学和医学的界定有所不同,无论如何,LD 是最常见的童年期的功能障碍,易对儿童健康和职业成就构成长期影响。严格意义上的 LD 一般指具有正常智力水平,但在掌握一种或以上的学习技能如阅读、书写、计算、推理、交流等方面表现出特殊性困难,这些困难并非感知觉障碍或教育不利所导致,后期容易合并情绪问题和社会适应困难,推测是中枢神经系统的某种功能障碍所致。沟通障碍指语音障碍、言语流畅性障碍(口吃)、语言表达障碍、表达-接受性语言障碍,多出现于儿童学龄前,入学后继发特殊性学习障碍,如阅读障碍、数学学习障碍和书写障碍。在 DSM-5 标准中归属于特殊性发育障碍范畴。出于矫治目的,治疗教育体系将注意缺陷多动性障碍(ADHD)、发育性失用、笨拙儿、发育性言语障碍、发育性 Gerstman 综合征等也划归到 LD 相关综合征。

二、流行病学资料

LD 是个隐性缺陷,在学龄前儿童中很难发现,多在入学后逐渐表现出来读写、计算方面的学习困难,我国 LD 儿童似乎更多表现为混合型 LD。其发病率因研究年代和角度不一存在较大差异,国外报道多在 3%～5%。Bryant 复习有关文献所报道的患病率为 3%～28%,而 Kirk 等认为符合诊断的 LD 约占儿童总数的 7%。国内 20 世纪 90 年代静进报道的 6.6%,男女比例为 4.3：1,近年来的报告检出率为 7.4%～15.71%,有增高的趋势,日本则是幼儿园约 3%、小学约 6%、中学约 6%,男女比例为 4：1。按 DSM-4 诊断标准,学龄儿童患病率在 3%～8%,男性明显多于女性,比例约为 4：1。

三、病因和发病机制

儿童学习障碍一般存在出生前后潜在的生物学背景,除遗传因素外,可能还有出生缺陷、神经发育落后、语言发育迟缓等情况。诸多研究显示 LD 儿童存在不同程度的出生缺陷和"创伤性体验"等问题,如母孕期感染、胎儿营养不良、母亲物质依赖、胎儿脐带绕颈、宫内窘迫、早产、低出生体重、产伤、母亲养育排斥(产后抑郁)、亲子依恋不足、虐待、寄养等。LD 原本存在某种神经生物学基础,儿童胎儿期、出生时或生后不良处境与遭遇可能诱发或加重原有问题。

(一)遗传

LD 单卵双生子同病率明显高于双卵双生子或对照组,50%～75%特殊性语言发育障碍儿童具有阳性家族史,许多 LD 儿童的父亲或母亲幼时也有过学习问题或其他类行为问题。以阅读障碍为例,阅读障碍的家系和双生子研究调查证明阅读困难的主要病因是遗传因素而不是环境和发育因素,候选基因为 *DYX1c1*、*ROBO1*、*KIAA0319*、*DCDC2* 基因。研究发现,1 和 6 号染色体某些片段与音韵识别功能关联,15 号染色体则与语句认知关联,主要影响儿童对某些语音的解码发生困难,即"时间加工缺陷"。研究还发现,LD 较多出现自身免疫缺陷疾病和过敏性疾病,且左利手者居多。左利手儿童矫正为右利时较多出现口吃、阅读和书写困难等现象,精神发育迟滞儿童中左利的比例高于正常儿童。

(二)语音学缺陷

西方多数研究认为,语音学是儿童学习储存语音的能力,也是将声音组合成有意义词汇或单元的法则;婴幼儿期的语音意识薄弱或缺陷将导致语言发育落后。年幼儿童牙牙学语起,就逐渐辨别分解音素(如 ba、ma、wu、ka、qi 等),进而组合音素构成词句、名词、概念,这就需要发音连接;大约 80%儿童在 7 岁前能够将单词和音节分割成合适的音素,其余 20%的儿童会显出延迟或落后,这些儿童中即可发展出典型的LD。语音意识不良的儿童,后期学习符号与读音连接也会困难,从而发展为文字的读和写困难。可以说,语音意识缺陷是导致儿童阅读障碍的主要原因,它也与语言表达能力高度相关,语音意识缺陷还会导致区分归类音素、检索普通事物和名词、将语音编码储存于短时记忆以及发出某些语音方面出现困难。如果儿童学习语言时解码能力缓慢而不准确时,其阅读理解和口头沟通均会出现困难。影像学研究发现,语言功能大多定位于大脑左侧颞叶,语言接受和表达发展中,会在此构成语言环路不断得到语言的重复强化;儿童对口头语言的理解越好,其自我表达也越好,得到自己发音反馈,利于儿童进一步发展语言能力;反之,理解和反馈缺乏可减少言语输出,进而妨碍清晰发音技能的发展。

(三)脑神经解剖

研究发现,LD大脑半球存在异位现象,且两半球对称性改变等异常。异位可能发生在神经元向皮质移行前或移行期间(妊娠6个月时终止)。异位通常发生在神经胶质细胞及其软膜分化时期,导致神经元排序紊乱,此现象尤以大脑外侧裂、额叶中下回为多,且以左侧为多。异位使大脑神经通道改变,并影响脑整体功能。有些典型阅读障碍者可见两侧大脑外侧裂周围的功能损害和逆行性内侧膝状体病变,左右颞叶底部对称性异常明显,左前额叶发育不全等改变。颞-顶联合区(角回及其周围脑区)功能活动的变异是阅读障碍的主要神经基础,但其他脑区也起一定的作用。研究发现,阅读障碍者小脑结构以及对称性也存在异常,正常人小脑前部与后部都具有不对称性(右侧大于左侧),而阅读障碍者只有小脑后部具有不对称性(右侧大于左侧);正常被试的小脑双侧灰质明显不对称(右侧大于左侧),而成年阅读障碍者的双侧小脑灰质却非常对称。

(四)影像学研究

主要有正电子发射断层扫描技术(PET)、功能磁共振(fMRI)、单光子计算机断层扫描(SPECT)、近红外成像。

1.PET

PET研究发现,阅读障碍患者的大脑非对称性现象异于常人,正常阅读者的大脑通常是左颞叶与后脑区占优势,阅读障碍者却有很高的对称性或者相反的后脑非对称,皮质功能障碍主要集中在左脑颞叶和顶叶。另外,阅读障碍儿童在语音任务和单个词阅读过程中颞叶和顶下皮质区局部脑血流减少,推测左颞-顶联合区的低激活反映了儿童在形-音转换上的困难,而左额下回的超激活则可能对语音加工困难是一种视觉上的补偿机制。

2.fMRI

发现有些LD患者左右脑半球前部形态无差别,或右侧反而小,而后部与正常人无异,有些LD儿童表现第三脑室扩大现象,左右脑室不对称,右侧间脑灰质和左脑后侧部语言中枢以及双侧尾状核体积缩小。有研究用fMRI在临床上检测用于分析物体之间的关系和运动的"短时系统"功能,提出这一系统的视觉激活模式可作为LD的诊断特征。听觉方面fMRI发现,LD存在快速听觉加工脑区——左额叶的功能损伤。

3.近红外成像

该技术研究发现,正常右利手被试的语言优势脑区主要是左侧额下回,而LD在语言加工(命名、交谈、数数)时脱氧血红蛋白的增加值高于正常人。国内学者用近红外技术发现汉语阅读语音加工时,发现LD组儿童氧合血红蛋白和总血红蛋白呈下降趋势,前额叶普遍激活不足,尤其Broca区和左侧额叶背外侧激活明显不足为显,推测汉语阅读障碍儿童同样存在语音加工缺陷,左前额叶是产生汉语阅读障碍的异常脑区之一。

4. SPE-CT

LD 儿童双侧脑半球外侧裂区域及尾状核部位血流偏低。对其施加视觉负荷检测时发现，在单词范畴分类刺激下其左半球脑血流量增加倾向较正常人显著；在画线和角度判断负荷下其右半球前部和后部血流量差异减少。研究还发现，右半球优势的阅读障碍儿童其右前额叶血流量减少，发育性 Gerstman 综合征则左颞上回和右前额叶血流量减少，发育性失用者右前额叶血流量减少。

(五) 神经心理

国内学者对汉语阅读障碍儿童的系统研究发现，语音加工能力、正字法技能及快速命名技能对儿童阅读发展具有预测作用。汉语阅读困难儿童普遍存在语音技能、快速命名速度和正字法意识等的缺陷；且在图形刺激下的眼动实验发现，LD 儿童的视觉空间即时加工的眼跳幅度小和眼跳距离短，他们阅读文章时具有异常的眼动模式。诸多研究还发现，LD 儿童在视知觉、视觉-运动协同能力、听知觉、意义理解、书写技能、口语能力、书面表达、阅读习惯、注意力方面均较落后于正常儿童，且存在感觉统合失调，主要表现为好动、注意力不集中、平衡能力差、手脚笨拙等。

(六) 神经电生理学

研究发现 LD 主要表现基础脑波型异常，甚至个别表现发作性脑波异常，但这些异常脑波不具特异性。脑波定量分析和频谱分析发现，阅读障碍儿童α波活动性偏高或正相反，低频功率相对增加，β波频率减少，这些特征主要表现在左脑半球和顶枕区域。视觉诱发电位研究认为，在文字信号刺激下左侧顶部出现晚期成分的低振幅，各波型潜伏期延长，波型分离偏少等。研究发现，在呈现低对比度棋盘格时，LD 的视觉电位波幅低于对照组，推测是大细胞系统损伤所致，对其外侧膝状体解剖学研究也证实了此点。事件相关电位 (ERP) 中常呈现振幅降低、潜伏期延长表现。

(七) 母语和文字特性影响

有研究认为儿童阅读障碍的发生与其母语的文字特性有关，依据是使用表音文字（如英语）国家儿童阅读障碍的发生率较使用表意文字（如汉字）国家儿童高。有关研究认为，汉字具有图形特征，文字具有形音义为一体特点，音节单一，读音与书写一致性强，易于解码识记，并且汉字的认知加工需依赖较强的视觉空间认知能力。这对英语阅读障碍儿童主要原因是听觉音韵辨别困难所致的观点是个合理的解释。因为，表音文字音素或音节多，阅读时需要解码音素或音节，有时口语与书写一致性差，增加了儿童学习和阅读识记时的辨认困难。

(八) 环境因素

有报道受虐待儿童中发生 LD 频率较高，这些儿童自幼遭到父母的忽略、排斥，父母养育中对儿童有过多禁止或过度要求现象。社会经济条件差的家庭，LD 儿童较少受到补偿教育，其预后较家庭条件好的 LD 儿童要差。LD 易出现焦虑、注意困难、适应困难和学业失败，可导致挫败感和不良自我意识，还易遭到父母教师训斥、体罚和排斥等，从而削弱儿童学习动机。父母不睦或离异、打骂或过度干预、培养目标和期望过高、教师教学简单粗暴或教学法不当等均可导致和/或加重儿童的学习困难。不被接纳和称赞的儿童容易表现压抑、自尊低下、动机薄弱，易成为同伴欺负的对象，继发情绪问题。环境铅水平过高可致儿童血铅增高，导致注意困难、易激惹、睡眠困难、记忆下降及学习困难，睡眠少或睡眠剥夺也可使儿童注意缺陷和学习困难。有报道称食品中的过高添加剂、防腐剂、色素等也可影响儿童神经系统功能，使学习能力受损。

四、临床表现

(一)早期表现

自幼表现好动和哭闹,对外刺激敏感和过激反应;建立母子情感关系困难和养育困难。可能有说话迟、发音不准,伴有啃咬指甲、攻击或退缩、伙伴交往不良、语言理解和表达缺欠等。学龄前表现认知偏异,如视觉认知不良、协调运动困难、精细动作笨拙、沟通和书写困难等。

(二)学校表现

1. 语言理解困难

语言理解和语言表达不良、词汇量少、构音或辅音发音困难。若伴有音乐理解困难则同时缺乏节奏感。常表现"充耳不闻"、不大理会父母或老师的话,易被视为不懂礼貌。智力测试 PIQ 可能高于 VIQ。

2. 语言表达障碍

说话迟,开始说话常省略辅音,语句里少用关系词;言语理解尚可而语言表达困难;可模仿说出单音,但无法模仿说出词组。有类似口吃表现、说话词不达意、节律混乱、语调缺乏抑扬、说话伴身体摇晃、形体动作偏多等。

3. 阅读障碍

表现为听理解能力差、听或视知觉速度过慢、察觉符号特性困难、缺乏阅读所需的知识、无法注意语句的关键字或段落、无法了解书写文字单位。持笔困难、字迹潦草、错别字多;排斥读写,阅读时遗漏或加字,容易出现"语塞"或阅读太急,读同音异义字困难或经常相互混用,默读不专心,好用手指指着字行读;写字潦草难看、涂抹过多、不愿写字;因而语句过短、语法和标点错误、文章组织低劣、词不达意,小学三年级以后尤为显著。

4. 视觉空间障碍

手触觉辨别困难、精细协调动作困难、顺序和左右认知障碍、计算和书写障碍。符号镜像颠倒,如把 p 视为 q,b 为 d,m 为 w,was 为 saw,6 为 9,部为陪、姊为妹、举为拳等。计算时忘记计算过程的进位或错位,直式计算排位错误,数字顺序颠倒,数字记忆不良,从而导致数量概念困难和应用题计算困难。结构性障碍使视觉信号无法传入运动系统,从而使空间知觉不良,方位确认困难。

5. 非言语性 LD(non-verbal learning disability,NLD)

又称右脑综合征,认为是由脑半球神经心理功能缺陷所致,导致社会认知和人际交往显著困难;包括对新情景适应困难、非言语性符号辨认困难,在人际关系和沟通方面理解困难,伴有动作发育不良、平衡能力差、精细动作协调困难、视觉空间能力欠缺、不大理解察言观色等。

6. 情绪和行为

多伴有多动、注意集中困难表现、继发情绪问题,自我评价低、不愿上学、拒绝作业、焦虑或强迫行为动作(如啃咬指甲、拔毛发或眉毛),从而加重社会适应困难和人际关系不良,严重者可发展为品行障碍类问题。

五、分类

LD 有多种分类方法,如美国神经心理学家 Myklebust 则将 LD 分为言语型 LD(verbal learning disability,VLD)和非言语型 LD(non-verbal learning disability,NLD)两大类,认为这符

合 LD 的神经心理模式和治疗教育理念。VLD 包括语言理解障碍、语言表达障碍、阅读障碍、书写障碍和计算障碍等类型。临床分类主要依据 DSM-4 的阅读障碍、计算障碍、书写障碍、不能特定的 LD 等。其中阅读障碍又分为获得性阅读障碍和发展性阅读障碍,前者是指后天脑损伤(如脑外伤、脑肿瘤等)造成的阅读困难,后者在国际疾病分类诊断第 10 版(ICD-10)中被纳入精神与行为障碍分类。

六、诊断

应从以下三个模式考虑 LD 类型:①个体差异模式,指正常发育偏异;②发育迟缓模式,指特异发育迟滞;③器质性损害模式,指发育时期脑功能障碍。首先应了解儿童的出生情况、发育过程、发病过程及其表现特征,并对儿童行为做观察记录,且应了解儿童在校(幼儿园)的表现。必要时进行影像学、电生理方面的辅助检查。

DSM-5 诊断标准:①特定的学习技能损害必须达到临床显著程度,如学习成绩不佳、发育先兆(如语言发育迟缓)、伴随行为问题(如冲动、注意集中困难)等。②这种损害必须具有特定性,不能完全用精神发育迟滞或综合智力的轻度受损解释。③损害必须是发育性的,即上学最初几年就已存在,而非受教育过程中才出现。④没有任何外在因素可以充分说明其学习困难。⑤它不是由于视听损害所导致的。

LD 须与精神发育迟滞、孤独症、选择性缄默症、品行障碍、注意缺陷多动性障碍和癫痫等症相鉴别。

半数以上的 LD 儿童的症状会随年龄增长而自行缓解或减轻,但有些特殊技能的缺陷可能持续至成年期以后。15%~30% 的患儿可能继发品行障碍和反社会行为,或导致长期社会适应不良,青春期后出现抑郁、自杀或精神疾病的风险高于一般人群。

七、预防和矫治

由于 LD 或沟通障碍存在明显的神经生物学原因,其矫治干预有赖于母孕期卫生保健、父母养育指导、儿童的教育训练和心理社会支持方法等。

(一)优生优育

诸多研究显示 LD 儿童存在不同程度的出生缺陷和"创伤性体验"等问题,如母孕期感染、胎儿营养不良、母亲物质依赖、胎儿脐带绕颈、宫内窘迫、早产、低出生体重、产伤、母亲养育排斥(产后抑郁)、亲子依恋不足、虐待、寄养等。虽然 LD 存在某种神经生物学基础,但生后不良处境与遭遇可能促发或加重原本存在的问题。因此,通过专业人员的健康指导、孕产妇咨询教育、父母管理指导、家庭功能培训等,可有效预防和降低儿童发生 LD 的风险。当今,我国妇幼保健系统日趋发展完善,因此有必要积极开展孕产妇相关知识的健康教育,完善发育行为儿科学体系建设,做到对 LD 的早期发现、早期诊断和早期教育干预。

(二)教育治疗

儿童语言落后的治疗干预,主要还是教育训练和心理援助方法。迄今有很多治疗理论及其衍生的方法,其中北美实施的"融合运动"的常规教育倡导(regular education initiative,REI)最著名,即把语言落后儿童安置在常规班级里,由受过特殊训练的教师结合常规教育对其实施指导训练;REI 的突出特点是对教学方案进行分类,而非对学生做评价分类,这也避免了"标签"作用对儿童的负面影响。因此,家长和治疗师需要了解儿童语言发展的基本规律及其相关知识,这对确定儿童仅是语言一般性发育落后还是语言发育缺陷至关重要。由于阅读障碍儿童大部分存在语音缺陷,因此在单词结构方面开展直接指导是必需的,如在阅读中,直接指导和强调特殊单词的结构学习和脱离上下文的阅读。因为儿童在学会阅读理解之前,必须先有精确快速的解码和识别语词的能力。REI中贯穿了以下具体指导理念:为预防儿童出现阅读困难,在早期训练儿童的语音意识和言语能力极为重要,主要由父母或幼教了解相关知识情况下早期开展;儿童不但要学习语音解码,而且必须理解单词的意思,进而理解词组的意思,要求这种渐进式教学理念应贯穿于儿童的整个学习过程。具体方法:练习操作音素(发单音)、词组、提高理解力及流畅性,这利于增强大脑联结符号与语音的能力。显然,我国现行的早教、学习速度、超负荷教育和"满堂灌"的方式容易导致语言能力落后儿童的恐惧、逃避和厌学。

无论是预防还是治疗,对儿童有效阅读指导的内涵与路径基本是相同的,即关注语音意识和语音解码技能、单词识别的流畅性、意义理解、词汇、组词书写等关键要素。相关研究发现,REI确实有效降低了儿童阅读问题发生率,且得到脑影像学的验证依据。REI在具体操作中,采用了行为策略和认知-行为干预两种方法。该方法认为,儿童出现阅读困难和缺乏动机,与教学展示的材料呈现太快有关;因此,在行为训练的策略上,强调给儿童一套能够重复使用的书面语言规则。结果显示,这种策略对仅靠记忆迅速掌握概念的策略更有效,即简单、渐进式的方法比满堂灌输或要求速度的学习对阅读困难儿童更有效果。这种方法需要为每位"问题"儿童建立一个直接的指导方案,在此基础上用渐进的、结构化式的方法实施训练,并且过程中予以中肯的鼓励、明确的纠正、强化和训练体验等,并且要求每一概念必须清晰地表达出来,从而达到"正强化"目的。直接行为指导步骤:①评价儿童现有能力;②每节课开始时提出一个简短的目标;③用小步渐进方式呈现新概念和新材料,每步都要儿童练习;④提供清晰而准确的指导与解释;⑤给儿童大量的练习时间;⑥通过观察,不断检查儿童对概念与词的理解;⑦开始练习时,给儿童提供明确的指导;⑧及时提供反馈与纠正。

(三)电脑辅助学习

随着全球电脑和网络化普及,电脑越来越成为儿童青少年学习的重要工具。然而,在我国目前许多家长惧怕儿童沉湎于网络游戏或成为网瘾而拒绝儿童使用电脑,尤其是学习困难儿童,看来这显然不可取,也无益于学习困难的矫正。电脑虽然不能解决儿童阅读困难面临的所有问题,但它相对于传统纸笔书写和阅读方式,在提高儿童拼写、阅读和数学的学习兴趣方面却有积极意义,且成为矫治儿童阅读障碍的一种重要手段。研究发现,大脑中的语音意识必须有足够的时间来激活,而沟通和学习障碍儿童通常无法掌握快速闪现的信息或符号,比如"姊""妹"等偏旁部首类同的语词特别容易干扰这类儿童的言语过程。有研究发现,用计算机将呈现的辅音延长到正常速度的1.5倍,可使接受训练的学习困难儿童成绩大为提高,随着儿童的进步,逐渐加大训练难度,使发音速度加快,仅用4周,那些言语落后1~3年的儿童的语言能力提高了2年的水平。进一步研究证实,使用声学调整的言语和电脑辅助指导,有助于改善儿童的早期学习成绩和言语能力。

(四)阅读与沟通指导的关键要素

(1)在语言分析中提供直接指导在儿童早期进行高危儿鉴别,对发育有问题儿童进行直接的语音意识技能训练。

(2)提供直接的字母文字编码指导编码指导要紧密结合结构化和系统化程序,遵循由简单到复杂的顺序。如先教语言的常规用法,再教非常规用法。期间避免给儿童遗留任何疑惑不解,要尽可能说清楚。对过于依赖逐字解码的儿童,教会他们学会习惯连用词组模块的掌握技巧。

(3)训练儿童的阅读与书写协调进展,即教会儿童准确地书写所阅读的词句。

(4)提供强化阅读指导可考虑为阅读障碍儿童提供3年以上的直接指导。随着儿童进步,提供越来越多的结合上下文阅读的训练,阅读材料中应该控制词汇量,保证这些词汇是儿童能够解码懂得的。让儿童猜测和误读词汇不利于学习进展。

(5)自动阅读指导一旦儿童掌握了基本词汇量及解码能力,就应该加强提高足够的词汇量,使其形成自动解码能力与习惯。这需要通过反复练习和训练,且需结合儿童兴趣,及时予以奖励和鼓励。

(五)药物治疗

目前尚无特殊药物能够治疗LD,通常给予促进脑功能、增智类药物,包括吡拉西坦、吡硫醇、γ-氨酪酸等口服治疗。

伴有ADHD的LD儿童可每天口服哌甲酯(利他林),伴有抽动或癫痫的LD儿童则慎用或避免用此药;对伴多动、焦虑、冲动及遗尿等症状的LD,可用三环类抗抑郁药丙米嗪或阿米替林;伴有情绪障碍、人际紧张、冲动和攻击行为者则可给予小剂量利培酮或其他类抗精神病药物治疗。有报道称服用大剂量维生素及补充铁、锌等微量元素,但疗效如何尚无定论。应加强防止儿童铅中毒和避免食用含添加剂、色素及防腐剂类食品。

(洪正坤)

第四章 各年龄期儿童的保健

第一节 胎儿期的特点与保健

《中国儿童发展纲要(2021—2030年)》要求婴儿和5岁以下儿童死亡率分别降至5.0‰和6.0‰以下。达到目标的关键在于降低新生儿死亡率,而出生7天内死亡者又占新生儿死亡总数的70%~80%,显然胎儿的健康发育是非常重要的。

胎儿由于生理功能的发育尚未成熟,具有相当程度的脆弱性,特别容易受内外环境中不利因素影响而发生病理变化。这些不利因素会使胎儿发病,严重时导致死胎、死产或早期新生儿死亡,有时也可能损害胎儿脑组织、身体的重要器官及身体各部分,引起智能发育障碍、各种功能障碍,最终形成终身残疾残障。因此,胎儿期的特点决定孕母与胎儿双方都需要特殊保健,才能保障胎儿的安全。而加强胎儿期保健就是要降低发病率和死亡率,减少致残性损伤的发生,提高健康水平和生命的质量。

一、胚胎形成与胎儿发育

胎儿期是指从受精卵发育成胚胎直到胎儿娩出的这一时期。通常将胚胎发育分为两个时期。

(一)胚胎期(1~8周)

胚胎期为细胞和组织分化,主要器官系统雏形形成期。受精卵形成各个器官的胚芽,脐带、胎盘、羊膜囊已经形成。外胚层发育,形成最初的皮肤、感觉细胞、神经细胞、肌细胞和内脏细胞。此期是主要器官系统雏形形成时期,对环境的影响十分敏感,如受有害因素的作用,胎儿容易发生先天畸形。

(二)胎儿期(9周至出生)

胎儿期为器官和功能分化期。胚胎外形和各器官系统已成形,组织、器官生长迅速,一些器官已表现一定的功能活动,并逐渐成熟。8~10周是胎儿神经管发育的敏感时期,也是发育危险期。胎儿身长在4~6个月增长约27.5 cm,占正常新生儿身长的一半以上,是一生中生长最快的阶段。体重在胎儿7~9个月增长约2.3 kg,占正常新生儿体重的2/3以上,也是一生中增长最快的阶段。

二、胚胎期危险因素

胎儿期危险因素是指在胎生期对胎儿有害的因素。

(一) 遗传因素

遗传因素的作用包括主要基因、特异性基因和染色体畸变。而以遗传因素为主引起的疾病有单基因遗传病、多基因遗传病和染色体病3大类。

1. 单基因遗传病

常染色体显性遗传病：这类疾病已达1 700多种，如家族性多发性结肠息肉、多指等。遗传谱系特点是遗传与性别无关。患者的双亲往往一方有病。患者常为杂合型，如与正常人结婚，子女有50%的患病概率。常见连续的遗传。

常染色体隐性遗传病：已确定的疾病约1 200多种，如白化病、苯丙酮尿症等。遗传谱系特点是遗传与性别无关。父母双方为无病携带者，子女有25%的发病概率。常为越代遗传。如近亲结婚时其子女的隐性遗传患病率大为增加。

性连锁遗传病：已确定的疾病近200种，红绿色盲、血友病等。致病基因常是父传女、母传子，也可隔代遗传，人群中患者男性远多于女性。

2. 多基因遗传病

冠心病、高血压、糖尿病、精神分裂症及智力缺陷等都有多对基因遗传的基础，其遗传方式复杂。多基因遗传病的亲属发病率与群体发病率有关。一级亲属发病率高于二级、二级高于三级。一级亲属发病率愈高，下代的发病率愈高。

3. 染色体病

由于染色体的数目和结构异常引起机体结构和功能异常的疾病，有300多种，如21三体综合征、5p综合征等。

(二) 孕妇方面的危险因素

1. 孕母年龄和身材

一般认为妇女最佳生育年龄为25～29岁。此时期妇女身体发育完全成熟，生育能力旺盛，卵细胞质量最高，并有能力哺育婴儿。生育年龄低于18岁或超过35岁时，对胎儿的不利影响最常见的为早产儿、低出生体重儿等。同时，婴儿遗传病、先天性缺陷疾病发生率相对增加。早于18岁生育还易致难产和婴儿夭折，这是因为母体发育尚未成熟，也不具备哺育孩子的相应能力。女子超过35岁才生育，由于阴道和子宫颈组织弹性减弱，使产程延长，难产率升高，妊娠和分娩的并发症增多。此外，因为此时卵细胞发生畸变的可能性增加，出生缺陷发生的可能性也增大。身高低于145 cm与骨盆狭窄变形者，容易发生难产。

2. 异常孕产史

曾有习惯性流产、早产、死胎、死产等，以及分娩过畸胎儿、巨大儿和低出生体重儿等异常孕产史的孕妇，发生异常儿的可能性增加。

3. 孕妇患病

孕妇有心脏、肾脏、肝脏、糖尿病、结核和肝炎等慢性传染病，都可能对胎儿带来影响。若有妇科疾病如子宫肌瘤、卵巢囊肿或子宫发育不良、畸形，可使胎儿宫内生长迟缓。孕妇严重的妊娠高血压综合征可使胎儿宫内生长迟缓，严重者可遗留脑性瘫痪、智能障碍等中枢神经系统后遗症等。

4.孕妇长期用药

不少常用药物可以通过胎盘对各期胎儿造成伤害,尤其是长期使用。孕期对胎儿质量肯定有害的药物有激素类药物、抗癌药类及某些抗生素(四环素、氯霉素、链霉素等),镇静药及退烧镇静药类也应慎用。因此,在怀孕前和怀孕过程中要谨慎用药,以免影响孕妇和胎儿的安全。

5.烟酒

烟酒对生殖功能有不良影响。主动吸烟或被动吸烟都可影响精子质量,从而影响胎儿发育,造成流产、早产、死胎,还可导致低体重儿、生长发育迟缓、先天性心脏病等。酒精可导致胎儿酒精综合征,引起胎儿畸形、智力低下等。

6.有害物质

高温环境、噪声、放射线照射、铅苯等毒物都可损伤生殖功能,造成流产、死胎、死产、早产、新生儿出生缺陷等。多种农药也可致胎儿发育异常,如致畸、生长发育迟缓等。

7.病原微生物

病原微生物对胎儿的影响可以是直接或间接作用。风疹病毒、巨细胞病毒、单纯疱疹病毒、弓形虫、梅毒螺旋体等均可由母婴宫内传播使胚胎畸变、胎儿宫内生长迟缓。有的出生后不久虽无症状,但以后出现大脑发育不全,听、视觉障碍等中枢神经系统后遗症。

8.异常分娩

孕妇如前置胎盘、羊膜早破、产前出血、难产等,都可能引起新生儿缺氧、窒息等。

9.孕妇营养

孕母营养不良主要是热量及蛋白质的不足,严重时造成:新生儿出生体重低。低体重儿伴先天异常者较正常儿多8倍。新生儿死亡率上升。此外,营养不良儿有30%存在神经和智力方面的问题。

孕期缺乏叶酸可致流产、死胎或畸胎等异常。孕妇碘缺乏可导致胎儿流产、死胎、先天异常、甲状腺功能低下、神经运动损伤和新生儿死亡增加。孕母缺锌易造成习惯性流产、死胎、畸胎及胎儿宫内发育迟缓等。缺铁可影响胎儿的生长发育,常造成胎儿早产和低出生体重,严重贫血可增加母亲死亡率。

孕妇食用有害化学物质污染的食物,如黄曲霉素污染的五谷杂粮、甲基汞污染的海产品、含有硝酸盐和亚硝酸盐的腌制品等都可能使胎儿死亡、畸形或发生肿瘤。

10.情绪因素

孕妇长期处在焦虑、恐惧、抑郁的恶劣情绪中,将影响胎儿的正常发育,甚至产生严重的发育缺陷。如果在孕3个月时遭受严重的精神打击,或经常焦虑和抑郁,就有可能增加胎儿神经畸形的发生率。

(三)胎儿方面的危险因素

多胎、先天畸形、巨大儿、羊水过多、羊水过少、宫内生长迟缓、胎位异常、脐带绕颈、宫内缺氧、窒息等都是影响胎儿发育的危险因素。

三、胚胎期保健

胎儿的发育与孕母的身心健康、营养状况、疾病、生活环境等密切相关,所以胎儿期保健即孕妇的保健。胎儿期保健就是通过对母亲孕期的系统保健,保护胎儿健康生长、安全出生,达到优生优育目的,属Ⅰ级预防保健。胎儿保健的重点在于预防先天性发育不全、先天性营养不良和低出生体重、宫内感染、畸形、脑发育不全、缺氧窒息等,以保障胎儿脑、各器官系统和身体的正常生长发育。

由于胎儿期的特点,决定了在胚胎期和胎儿期早期的保健重点是预防先天性发育不全的发生。在胎儿中、后期保健主要是为了保证胎儿健康快速的生长。孕妇要加强营养,远离烟、酒、一些药物和毒品,安排合理的生活制度和预防感染。同时,进行自我监护(母子安全)及注意胎教。

(一)预防遗传性疾病和先天性发育不全

1.预防遗传性疾病

有人可能携带某种遗传病的基因,但不发病,成为"隐性遗传病携带者"。但当他们与有相同血缘的、也带有遗传病基因的近亲结合,他们的子代就会将父母隐性遗传病外显出来成为显性,临床上即表现为疾病。如果他和非相同血缘的人结合,他们的后代患遗传病的概率就会减少。因此,预防遗传性疾病应避免近亲结婚。此外,对确诊或疑似遗传性疾病患者的家庭,可通过遗传咨询、预测风险、产前诊断的综合判断,决定是否要保留胎儿。同时,婚前还应对青年男女进行遗传咨询、婚前检查,尽量减少遗传病的发生。

2.预防感染

孕母在妊娠早期预防各种病毒性感染非常重要。在胚胎期和胎儿器官形成期,如果孕妇患病毒性感染(如风疹、巨细胞病毒等)及弓形体病等都可能引起宫内感染,而引起胎儿早产、死产、生长发育迟缓、多种畸形,或围产期儿死亡率升高。

3.慎用药物

药物对胚胎、胎儿的影响和用药的孕周及药物种类有关。受精卵在着床阶段对一些药物很敏感,轻微的伤害可导致胚胎死亡(流产)。在器官形成期一些药物可使胚胎发生畸形。而3个月后除性激素类药物外,一般药物不再致畸,但可能影响胎儿的生长发育与器官功能发育。原因是很多药物可通过胎盘进入胎儿体内,而胎儿各系统器官功能尚不成熟,排泄功能差,解毒能力弱,如抗肿瘤药物、雄激素、黄体酮、磺胺、抗甲状腺药物等可通过胎盘进入胎儿体内,导致胎儿畸变或损害胎儿器官功能。孕妇在孕早期服四环素可影响胎儿牙齿、骨骼和脑部的发育。链霉素损害胎儿第Ⅷ对脑神经。卡那霉素可致胎儿听觉障碍。孕母服过量抗甲状腺药物可致胎儿甲状腺功能低下、甲状腺肿。抗癫痫药物可致唇裂、腭裂、先天性心脏病。大量服用可的松类激素可致胎儿腭裂、无脑儿等畸形。抗代谢药物或免疫抑制剂也可导致各类畸形等。

(二)避免不良因素的影响

1.烟酒

烟草中有数以千计的有毒物质。不管主动吸烟或被动吸烟都可影响胎儿的发育。居室中燃煤炉、煤气炉产生的有害气体也影响胎儿的宫内发育。孕母慢性乙醇中毒可致胎儿发生中枢神经系统障碍、畸形、生长迟缓的胎儿乙醇综合征。因此,夫妇双方在计划受孕前3个月必须戒烟酒。

2.农药

多种农药可致胎儿发育异常,如致畸、生长迟缓等。

3.职业性有害因素

工作环境中的高温环境、噪声、放射线照射、铅苯等毒物都可损伤人的生殖功能,引起胎儿流产、早产、死产及新生儿出生缺陷等。因此,夫妇双方在计划受孕前、妇女受孕后直至哺乳期都应避免接触。

胎儿尤其在胎龄16周之前对放射线十分敏感,可引起神经系统、眼部及骨骼系统等畸形,甚至导致死亡。孕母应尽可能避免接触各类放射线,特别在妊娠早期。

铅、镉、汞、苯等化学毒物污染环境,可引起孕妇急、慢性中毒,导致胎儿生长发育障碍或发生先天畸形。如重金属铅可能通过胎盘屏障在胎儿体内蓄积,对发育中的神经系统有很强的毒性,抑制神经细胞存活及分化。对胎儿生长发育产生危害,并可能致畸。因此,妇女怀孕前后应立即离开污染环境,避免接触有毒化学物质。

(三)预防早产、积极治疗孕妇的慢性疾病

早产儿由于体内各系统和器官的生理功能尚未成熟,适应能力差,出生以后易发生窒息、呼吸窘迫综合征、感染等疾病而死亡。早产儿死亡率约占围生儿死亡率的50%,所以要降低新生儿死亡率,预防早产是十分重要的。早产的发生常与下列情况有关:孕妇患有如子宫肌瘤、子宫畸形、胎盘功能不良等生殖器官疾病。妊娠并发症或妊娠高血压综合征。母亲患有心、肾、肝等急慢性疾病,或急性感染、高热、外伤等。孕母过度疲劳、精神紧张、营养不足等。胎儿畸形、羊膜早破、多胎等也易发生早产。因此,预防早产必须重视孕妇保健。孕前积极治疗各种疾病,孕期预防急性感染及妊娠并发症。定期进行产前检查,发现问题积极处理。孕妇注意劳逸结合、心情愉快、营养充足并搭配合理。避免不良因素的影响,防止早产现象的发生。

母亲健康对胎儿影响极大,保障孕母健康就是保障胎儿的安全。患有心肾肝疾病、糖尿病、甲状腺功能亢进、结核病等慢性疾病的孕妇必须在医师指导下进行积极的治疗,高危孕妇应定期进行产前检查,必要时终止妊娠。

(四)保证充足营养

大脑神经组织要经历增殖、增殖并增大、增大和逐渐成熟4个生长阶段。其中,前两个阶段出现在胎儿中后期到出生后6个月,是脑组织生长关键期。此时若发生严重的蛋白质营养不良或病变,脑细胞的分裂、增殖速度会减慢,患儿的智力将可能受到较严重的影响。因此,孕后期母亲要保证饮食的质和量,以满足胎儿生长发育所需营养和产后泌乳储备所需的能量。当然孕妇营养应做到膳食平衡,在食物的配制中除要满足量的需要外,特别要注意各种营养素的合理搭配,每天饮食中有动物蛋白和/或植物蛋白、新鲜深色蔬菜和水果、奶类等食物。

同时,此期补充铁和钙是十分重要的。贫血可增加母体感染的机会,常常发生胎儿早产和低出生体重儿。重度贫血可引起胎儿缺氧、窘迫,甚至窒息,使胎儿脑发育障碍。胎儿过早发生贫血,降低免疫功能,今后还会出现认知、注意记忆及情绪障碍等。缺钙增加新生儿得佝偻病及低血钙的可能。所以我国北部寒冷地区,如孕妇不能接受足够的日光照射,孕后期可考虑利用保健药物补充。因此,妊后期孕妇要加强铁、锌、钙和维生素D等重要微量营养素的补充。

(五)注意劳逸结合、保持愉快心情

孕妇要保持愉快、乐观的情绪,这对胎儿营养吸收、激素分泌和生理平衡都有很大益处。还要注意劳逸结合,减少精神负担,增强自身的抵抗力。

(六)胎教

研究发现:3个月胎儿的眼、耳、鼻等感觉器官能对声音作出反应,6个月胎儿的活动强度可随母亲的情绪改变而发生变化。因此,孕妇欣赏优美的音乐有利于平和的心境和愉悦的情绪,有利于胎儿的心理正常发育。

产时的胎儿保健中心是"安全",无论农村或城市一般均应住院分娩、科学接生。其重点包括预防并及时救治缺氧或宫内窒息的胎儿,防止产伤,预防感染,也要避免产妇用药对胎儿造成的不良影响。

(张 枫)

第二节　新生儿期的特点与保健

从胎儿娩出结扎脐带开始至生后28天,称为新生儿期。从出生到足7天以内,称为新生儿早期。从出生足7天到足28天内,称为新生儿晚期。在新生儿期,小儿为了适应子宫外新的环境,需要发挥全身各器官和各系统的生理功能。但此时其身体各器官的功能发育尚不完善,对外界环境的适应能力差,抗病的能力弱,如果护理不当,易患各种疾病且病情变化快、死亡率高。新生儿早期是适应的关键期,也是生命的最脆弱时期。因此,生后第1周的新生儿保健尤为重要。

新生儿保健是儿童保健的重要内容,保健的重点是使新生儿适应新的宫外环境,预防感染和伤害,建立健康的亲子关系。其目的是保护和促进新生儿正常的生长发育、降低发病率和死亡率。

一、新生儿分类

(一)根据胎龄分类

1.足月产儿

足月产儿指胎龄满37周至不满42足周内娩出的新生儿。

2.早产儿

早产儿指胎龄满28周至不满37足周内娩出的新生儿。

3.过期产儿

过期产儿指胎龄满42周及以上娩出的新生儿。

(二)根据体重分类

1.正常体重儿

正常体重儿指初生1小时内体重在2 500~3 999 g的新生儿。

2.低出生体重儿

低出生体重儿指初生1小时内体重不足2 500 g的新生儿。凡体重不足1 500 g者又称极低出生体重儿。

3.巨大儿

巨大儿指出生体重超过4 000 g的新生儿。

(三)根据体重与胎龄的关系分类

1.小于胎龄儿

小于胎龄儿指出生体重在同胎龄平均体重第10百分位以下的新生儿。我国将胎龄已超过37周体重在2 500 g以下的新生儿称为足月小样儿。

2.适于胎龄儿

适于胎龄儿指出生体重在同胎龄平均体重第10~90百分位的新生儿。

3.大于胎龄儿

大于胎龄儿指出生体重在同胎龄平均体重第90百分位以上的新生儿。

(四)其他

1.早期新生儿

早期新生儿指出生后 1 周以内的新生儿。

2.晚期新生儿

晚期新生儿指出生后 2~4 周的新生儿。

3.高危新生儿

高危新生儿指已经发生或可能发生危重疾病的新生儿。以下情况可列为高危儿。

(1)孕妇有过死胎、死产史,吸烟、吸毒、酗酒史,孕期阴道出血史、感染史等情况。

(2)孕母有妊高征、先兆子痫、子痫、羊膜早破、各种难产等异常分娩史。

(3)孕妇出现早产、各种先天性重症畸形等出生异常情况等。

二、新生儿期的特点及特殊生理状态

(一)新生儿期的特点

1.外观特点

新生儿皮肤呈粉红色。基本上没有胎毛,全身皮肤覆盖着一层薄的白色胎脂。耳壳软骨发育良好,轮廓清楚。其头约占身长的 1/4,头围超过胸围。新生儿腹部膨隆,但摸起来柔软,肝脏较大。四肢较短,呈外展屈曲。指甲长到指端或长过指端,足底有较多的足纹。女童大阴唇完全遮盖小阴唇,男童阴囊多皱褶,睾丸已下降。

2.循环、呼吸系统

胎儿出生后血流动力学发生了重大变化,由胎儿循环向成人循环转变。新生儿心率为 120~140 次/分。

胎儿 13 周时已有微弱的呼吸运动,但真正的呼吸从出生后开始。新生儿呼吸主要靠膈肌的升降,呼吸节律不规则,呼吸较表浅而频率快,30~50 次/分。

3.消化系统

新生儿吸吮及吞咽功能完善。由于消化道面积相对较大,肌层薄,可适应生后纯乳汁的营养摄入,故娩出后即可哺乳。但新生儿胃容量较小并呈水平位,贲门括约肌尚不能完全关闭,所以容易发生溢乳。

新生儿期蛋白酶活性较好,对蛋白质的消化好。消化吸收单糖、双糖的酶发育较成熟,而多糖酶活性低,消化淀粉能力差。消化吸收脂肪能力也较差。因此,新生儿能很好地消化吸收母奶中的营养物质,满足身体生长发育的需要。

新生儿绝大多数在出生后 12 小时内开始排出墨绿色胎便,随着哺乳的进行,转为黄色含奶块的过渡性大便,胎粪于出生 3~4 天排尽。

4.泌尿系统

新生儿肾脏已具有成人相同数目的肾单位,虽功能还不完善,但可适应一般的正常需要。其肾稀释功能与成人相当,但肾小球滤过功能低下,肾浓缩功能和肾排泄过剩钠能力不足,且排磷能力差。因此,选用蛋白质、矿物质(磷)高的牛乳喂养新生儿对肾有潜在的损害。新生儿多在出生时或生后 6 小时内排尿。

5.神经系统

出生时新生儿脑重为 350~400 g,是成人脑重的 1/4。脑细胞数已达成人水平,中枢神经系统已具备一定功能,视、听、嗅、触、温度觉都有了一定发展,并对刺激能作出相应的反应,具备了接受早期教养的可能性。但新生儿大脑皮质兴奋性低,功能易抑制,对外界刺激反应易疲劳,每天睡眠时间需20小时以上。

新生儿已有视觉感应功能,瞳孔有对光反应,可注视人脸,用眼追随移动着的物体。听觉和嗅觉已发育成熟,会对不同味觉产生不同的反应。痛觉反应较迟钝,而温度觉较敏感。对触觉高度敏感,多抚摸有利于情感发育。

6.免疫系统

由于胎儿可从母体通过胎盘获得IgG,所以新生儿及生后数月的婴儿对一些传染病具有天然被动免疫力。但新生儿非特异性和特异性免疫功能发育不成熟,IgA和IgM不能通过胎盘屏障,新生儿自身产生IgA和IgM能力弱,因而新生儿易患肺部和肠道细菌性感染。人乳(特别是初乳)中IgA含量高,且耐酸,在胃中不被破坏,可提高新生儿抵抗力。

7.代谢

新生儿能量代谢较旺盛,产热能源主要来源于糖代谢。但出生时肝糖原储备不多,仅能维持12小时的需要,头几天机体要动用脂肪和蛋白质产热。因此,新生儿也要及时开奶喂食,否则容易发生低血糖。新生儿血钾也较高,而血钙较低。

8.体温调节

胎儿的宫内环境温度较恒定,娩出后体表温度下降,出现生理性体温降低。而此时新生儿体温调节中枢发育尚不成熟,外界环境温度过高或过低均可影响其正常的生理活动,对低出生体重儿或早产儿的影响更大。

新生儿皮下脂肪较薄,体表面积相对较大,皮下毛细血管丰富,易散热。另一方面汗腺发育不全,排汗、散热功能不佳,体温不稳定。如在寒冷的冬季,若不注意保暖,小儿的体温就会下降,皮肤就可能发生冻伤或硬肿症。如在炎热的夏季,若不注意散热,小儿就可能中暑,此时体内水分不足,血液溶质过多,小儿会发生"脱水热"。所以,新生儿的保暖、散热工作是非常重要。

9.皮肤、黏膜、脐带

新生儿出生时皮肤上覆有一层胎脂,具有保护皮肤和保暖的作用,生后数小时开始逐渐吸收,但需将头皮、耳后、腋下及其他皱褶处的胎脂轻轻揩去。新生儿皮肤薄嫩,容易受损伤而导致感染,严重者可发展为败血症而危及生命。新生儿口腔上的"板牙"或"马牙"可于生后数周至数月内自行消失。新生儿两颊部的脂肪垫有利于吸奶,不应挑割,以免发生感染。脐带经无菌结扎后可于1~7天内自行脱落。

10.体格发育

新生儿身高、体重生长发育与新生儿的胎次、胎龄、性别及宫内营养状况有关,也与生后的营养、疾病等因素密切相关。新生儿体重减少是由于摄取水分和食物减少,体液丧失,通常在出生后的第2周恢复到出生时体重。一般新生儿生后第1年中身长增长20~25 cm,为出生时的40%~50%。体重增长6~7 kg,约为出生时的2倍,是出生后生长最快的一年。

(二)新生儿几种特殊生理状态

1.生理性黄疸

新生儿每天胆红素生成较多,而肝脏摄取胆红素、形成结合胆红素和排泄胆红素功能差,仅为成人的1%~2%。约60%的足月儿和80%以上的早产儿在生后第2~5天出现黄疸,如一般情况良好,足月儿在14天内消退,早产儿可延迟至3~4周。黄疸出现过早、过深,伴临床症状

(呕吐、发烧、吮吸力低下等)和黄疸持续时间过长属病理性黄疸。

2.假月经(生理性阴道出血)

由于母亲雌激素在孕期进入胎儿体内,出生后突然中断,使部分女婴出生后5～7天可见少量阴道出血,持续1～3天自止,这种情况一般不必处理。但同时伴有新生儿出血症时,要按新生儿出血症来处理。

3.生理性乳腺肿大

男女足月新生儿均可在出生后3～5天出现生理性乳腺肿大,如蚕豆或大至鸽蛋,多于2～3周内消退,不需特殊处理,不可挤压。原因是母亲的孕酮和催乳素经胎盘进入胎儿体内,生后突然中断所致。

4.生理性体重下降

几乎所有新生儿由于排出胎粪,皮肤也开始排泄水分,一般吃奶又较少,使体重在生后开始下降,第3～4天达到最低限度,第7～10天则又恢复到出生时体重。下降幅度一般在3%～9%,不超过10%。如体重下降幅度过大,恢复超过3周则属不正常现象,一般是由于疾病或喂养不足引起的。

三、新生儿期保健要点及措施

(一)保暖

新生儿由于自身体温调节功能差,对外界环境适应能力弱,体温随外界气温的波动而波动,因此,注意保暖是非常重要的。

胎儿在母亲子宫里的体温比母亲体温略高,无需自身调节体温。出生后,由于蒸发散热,体温明显下降。以后体温逐渐回升,波动在36～37 ℃。居住环境温度对新生儿体温影响非常大,新生儿在适中温度下使产热和散热保持平衡,肛温保持在36.5 ℃左右,手足温暖,无寒冷损害发生。若体温降至32 ℃以下,则可能发生寒冷损伤,严重时可导致硬肿症。新生儿居室的温度宜保持在24～26 ℃,湿度保持在50%～60%。

新生儿居室的温度与湿度应随气候温度变化而调节,保暖的方法应根据居室环境的大气候和新生儿局部保暖情况而定。城市居室的保暖多采用暖气、空调等。农村多采用火墙、地炕和室内生炉子等办法。热水式采暖,温度波动较小,利用空调机来调节室内温度可保持恒温,但造价高。北方农村采用的火墙和地炕形式的采暖,室内温度较均匀。而火炉形式的采暖一定要注意安全,防止一氧化碳中毒和烫伤的发生,并预防火灾。新生儿局部保暖是指医疗保健机构使用的恒温箱取暖。家庭中常用的有襁褓法(俗称蜡包)、新生儿睡袋、母亲怀抱、热水袋等。襁褓法保暖是我国民间传统的保暖方法。但不要包裹得过紧,限制新生儿手足活动,使产热减少,不利于保暖,也不利用神经系统和体格发育。

总之,冬季居室温度过低可使新生儿体温过低,影响代谢和血液循环,故要强调保暖。夏季居室温度过高,衣被过厚、包裹过紧,又易引起发热,要强调散热。因此,要随着气温的高低,及时增减衣被。同时,还要保持室内卫生,空气新鲜,经常开窗通风。

(二)喂养

新生儿娩出后应尽早吸吮母奶,医师要指导母亲正确的哺乳方法,保证良好的乳汁分泌以满足新生儿生长所需。指导母亲按需哺乳,喂奶的时间和次数以新生儿的需要为准,一昼夜不应少于8次。所谓按需哺乳是指新生儿期喂母乳可按新生儿需要随时哺乳。如新生儿哺乳后能安静入睡、大小便正常、体重增加正常,就是母乳充足的表现。如母乳不足应设法增加孩子吮吸次数,乳母要增加营养的摄入、保证良好的睡眠和保持愉快的心情。如母乳确实不足或无法进行母奶喂养的小儿,可混合喂养。混合喂养比母乳喂养差,但比完全人工喂养好。若由于工作关系,则可在两次母乳喂养之间加一次人工喂养。若母乳不足,小儿每次先喂母乳,再给予人工喂养。

母乳是新生儿最理想的食物,含有所有的基本营养物质,其成分和比例对于这个年龄小儿消化和吸收最为适宜。它含有许多抗体,帮助小儿抵抗疾病。小儿从母亲处摄取无菌乳汁,安全卫生。母乳喂养还有助于建立母子间感情,对小儿健康成长起到巨大的作用。用母乳喂养的小儿较混合喂养或人工喂养的小儿发育得好,不易生病,即使生病,也好得快。

每次喂奶前,母亲都要洗干净手,再用清洁的淡盐水湿纱布擦乳头,然后喂新生儿吃。哺乳时母亲应取半坐姿势,用上臂托住小儿头颈,用中指和示指轻夹住乳房,将乳头放入新生儿嘴里,乳房不要触及小儿的鼻子,以免妨碍呼吸。每次喂奶,应先喂空一只乳房,再喂另一只乳房,吃不完的余奶要挤出,以防以后乳量减少。每次喂完奶后,应将小儿立起轻拍背部,使吞入的空气排出,防止溢奶。

当产妇有化脓性乳腺炎、肝炎、活动性肺结核、严重心脏病、癌症及精神病等疾病时,都应禁止喂奶。乳腺炎治愈后可喂奶。当产妇感冒发热时,应在戴多层口罩的情况下喂奶。

(三)护理

1. 脐带

新生儿脐带剪断后残端应立即消毒,用消毒过的线进行结扎,然后用消毒的纱布和脐带布进行包扎。脐带未脱落前要保持脐部清洁,防止沾水和污染脐带布。如脐带布沾湿,要消毒并更换新的消毒纱布。脐带脱落后,根部痂皮让其自行剥离。脱落后如脐窝潮湿或有浆液状分泌物,每天可用75%乙醇将脐窝擦净,再盖上新的消毒干纱布,几天即好。如脐窝已有肉芽组织形成,处理仅需用硝酸银涂抹使其干燥,但不要碰到正常皮肤。

2. 衣服和尿布

尿布用柔软、耐洗、易干、吸水性强的棉布制成,也可用商店出售的质量好的一次性尿布。尿布要勤洗勤换,日光下晒干。每次换尿布或大便后,用温开水清洗小儿臀部,预防尿布疹(红臀)的发生。

新生儿的衣服宜选用单色、淡色、不易褪色、轻软的棉布制作。不必做领子,不用纽扣。衣服要稍宽大些,易穿易脱。干燥清洁,冬衣要能保暖。新生儿的包裹也应宽松,使新生儿手足能活动,有利于生长发育。

3. 皮肤护理

新生儿出生后第2天就可洗澡,这样既可清洁皮肤,又可检查身体状况。在脐带未脱落前不可将小儿全身浸入水中,防止脐带沾水、受污染而引起感染。洗澡的水温不宜过冷或过热,以略高于体温为宜。洗澡时可用纱布擦脸、手和身体,可用中性的婴儿肥皂。洗后要用干布迅速轻轻擦干,尤其是腋窝、颈下、腹股沟部和手臂、大腿的皮肤皱褶处。擦干后扑些爽身粉保持皮肤干燥,预防褶烂的发生,然后用清洁而干燥的衣服包好,并在易湿烂处擦上凡士林或葵花籽油。

新生儿特别容易呕吐或溢奶。奶汁流到衣服上、颈部、头发中,易细菌繁殖。小儿容易出汗,皮肤腺分泌多,大小便的次数又多,所以小儿的皮肤是比较脏的。另外,新生儿皮肤薄嫩,皮下毛细血管丰富,防御功能差,若护理不当易受损伤,严重时可引起败血症。因此,新生儿应每天洗澡保持皮肤清洁,勤换内衣,经常检查皮肤有无感染,如有小脓点,要及时处理。

(四)预防感染

新生儿免疫力弱,预防感染十分重要。新生儿居室要经常通风换气,冬季也要定时开窗换气,保持空气清新。新生儿期尽量减少亲友探望,避免亲吻,防止交叉感染。凡患有皮肤病、呼吸道和消化道感染及其他传染病者,不能接触新生儿。新生儿一切用具要经常煮沸消毒,洗脸与洗臀部的毛巾要分开。新生儿如有体温升高或不适,家长不要随便给新生儿用药,应去医院在医师的指导下治疗。此外,出生后24小时以内要为新生儿接种卡介苗和乙肝疫苗。

(五)新生儿疾病筛查

生后及时筛查,尽早诊断,减少发育中的后遗症。

通过听力筛查,尽可能发现有听力障碍的新生儿,尽早进行适当的干预,使语音发育不受损害。进行遗传、代谢、内分泌疾病筛查(我国目前主要是苯丙酮尿症和先天性甲状腺功能低下),以早期发现、早期诊断,预防疾病发生带来的严重后果。

(六)感知觉刺激和早期教养

感觉是人类最简单、最低级的心理活动,也是心理活动最基本的指标。感知觉的发展对认知、语言和学习等都起着重要的促进作用。新生儿的视、听、触觉已初步发展,具备了接受早期教养的基础,可以通过反复的视觉、听觉和触觉训练,培养新生儿对周围环境的定向和反应能力,促进手眼协调动作。母亲通过哺喂、怀抱、抚摩、说话、唱歌、微笑等行为建立和培养母子依恋感情,促进婴儿智力发育,是早期教育的开始。

良好的亲子依恋关系可使新生儿得到安全感,更好地熟悉、认识和适应新的环境,为今后语言、运动和理解等能力的发展打下良好的基础。否则就可能影响儿童的身心发育,导致儿童情绪和行为障碍的发生。

因此,母亲产后尽快给孩子哺乳,在为新生儿提供了营养丰富初乳的同时,也使新生儿得到了温暖和安全感,这种身体和视觉上的接触,是日后良好依恋关系建立的基础。同时要为产妇提供心理支持,帮助产妇克服遇到的困难。

(七)正常新生儿家庭访视

为了防止交叉感染,正常新生儿自医院返家后很少再到有关机构进行保健检查。而新生儿家庭访视是降低新生儿发病率、死亡率的一个重要保健措施。

新生儿自生后或出院后1个月内家庭访视应不少于3次,即生后1~2天或出院后1~2天的初访,生后5~7天的周访,生后10~14天的半月访和生后27~28天的满月访。若发生异常情况,应增加访视次数。

1.初访

在新生儿出院后1~2天内进行。访视内容主要为以下几种。

(1)新生儿居室的室温、湿度、通风状况等情况,孩子用具是否清洁,新生儿的衣被及尿布是否合乎卫生要求等。

(2)新生儿出生时体重和身长值,顺产或难产、有无窒息,以及新生儿吸吮、睡眠、哭声、大小便性状等,是否接种乙肝疫苗和卡介苗。

(3)测量新生儿的身长和体重,进行全身检查。检查时要注意身体各部位有无畸形、皮肤有无糜烂、有无红臀、脐部有无分泌物或感染,观察新生儿面部及全身皮肤的颜色和四肢活动情况等。

(4)宣传指导母乳喂养的好处,指导喂养方法和乳房护理及预防感染等方法。

2.周访

在出院后5~7天进行。观察新生儿一般健康状况,如黄疸是否消退,脐带是否脱落。测量体重。了解新生儿吮奶、哭声、大小便情况及护理中是否存在问题。初访及周访是家庭访视的重点,如发现异常问题应增加访视次数。

3.半月访

在出院后10~14天进行。记录新生儿在安静状态下每分钟呼吸次数。测量体重,了解体重是否恢复到出生时体重,若未恢复应分析原因,给予指导。了解喂养和护理的情况,并针对存在的问题给予指导。此外,对在北方冬季出生的新生儿要指导补充维生素D制剂的方法和剂量,以预防佝偻病的发生。

4.满月访

在出院后27~28天进行。除了解喂养、护理等情况外,对孩子测量体重和进行全面的体格检查。满月访视结束后,填写儿童健康档案,撰写访视小结,并指导家长进行生长发育监测和定期体格检查,并转入婴幼儿系统保健管理。

妇幼保健机构专业工作者每次访视应有重点,根据新生儿、孕母和家庭的具体情况进行有针对性的指导。在家庭访视中若发现新生儿和孕妇有异常情况要早诊断、早治疗,并做详细记录。如发现新生儿疾病的常见表现和危重信号(发热或体温不升、喂奶量减少甚至不吃等),应及时转院。在新生儿转院过程中随时观察病情变化,以确保安全。

(张　枫)

第三节　婴儿期的特点与保健

婴儿期指出生至未满1周岁的时期。这一年是生后体格发育最快的一年,也是动作和语言的发展、智力和个性发展的关键时期。

一、婴儿期特点

(一)身长和体重

出生后增长速度开始减慢,但第一年中身长仍增长20~25 cm,为出生时的40%~50%。体重增长6~7 kg,约为出生时的2倍,是出生后生长最快的一年。

(二)皮肤、肌肉、骨骼

婴儿皮肤层薄嫩,皮下血管丰富。而汗腺功能差,体温调节不佳易使婴儿着凉或受热,也易使皮肤遭受损伤和发生感染。

婴儿肌纤维较细,间质组织较多。出生1~2个月的婴儿,屈肌紧张性较高,四肢总是蜷曲的。随着月龄的增长,躯干和下肢的肌肉会逐渐发达起来。

婴儿骨骼水分较多,而固体物质和无机盐成分很少。富有弹性,不易折断,但压迫时较易变形。随着小儿抬头、会坐和行走时,分别形成颈曲、胸曲和腰曲。如此期母亲营养不良,婴儿户外活动的时间少,又没及时地添加辅食,极容易患佝偻病。

(三)乳牙生长特点

乳牙早者 4 个月、晚者 9~10 个月,一般 6~7 个月萌出。最先长出的是下切牙,然后是上切牙。周岁左右长出 6~8 个切牙。出牙的时候,一般没有不良反应,如个别出现发热、腹泻、流口水等症状时,应当就医诊治。

(四)消化系统特点

婴儿在最初的 3 个月,唾液分泌极少。4~5 个月,唾液分泌增多。因不能完全吞入胃内,出现流涎现象。6 个月后逐渐添加辅食,唾液起到分解淀粉和帮助吞咽的作用。

婴儿在头 3 个月时,吸饱奶后常有溢奶现象,这对婴儿的营养和生长并无影响。3 个月以后,随着胃神经调节功能的加强,胃由出生时横置逐渐变为直立,溢奶现象也就自行消失。

婴儿肠的长度超过了身长 6 倍。由于婴儿肠神经支配尚未完善,消化力差,如辅食添加过多,很容易引起腹泻。又由于婴儿肠道黏膜层发达而肌肉层薄,易发生腹胀。加之肠肌壁的渗透性高,因而消化不完全的产物或肠毒素,易被吸收入血液,引起中毒。

婴儿肝脏占体重的 4%~5%。肝脏将血液中营养物加工与合成,为身体所利用,同时将带毒物质进行解毒,经肾随尿排出或随胆汁一起从粪便中排出。

婴儿期生长速度快,对能量和蛋白质的需求特别高。若能量和蛋白质供给不足,又由于消化功能尚未发育成熟,易患消化紊乱、腹泻、营养不良等疾病或发育落后。而婴儿铁贮备在生后 4~6 个月常常耗竭,最易缺乏的营养素是铁。缺铁性贫血不仅影响婴儿大脑发育和认知能力,同时还会降低机体免疫功能,造成反复感染。

(五)呼吸系统特点

婴儿鼻腔短小,鼻道窄,黏膜柔嫩,富于血管。发炎时由于黏膜充血肿胀,常使鼻腔发生闭塞,出现呼吸困难。耳咽管宽而短,呈水平位,如感染后很容易从咽部侵入中耳,并发中耳炎。喉腔也较窄,富于淋巴组织和血管,当有炎症时,容易引起呼吸困难。右侧支气管较易吸入异物或病原体,易发生炎症,并导致呼吸困难。

婴儿由于呼吸道的管腔狭小,肺泡数目又较少,常用增加呼吸次数来补偿气体交换不充分。当小儿患有呼吸道疾病时,由于组织缺氧,而呼出二氧化碳不足,常表现为呼吸困难、口周发青,在口唇及指端等末梢出现明显的青紫。

(六)免疫系统特点

6 个月后从母体获得的被动免疫抗体逐渐消失,而主动免疫功能尚未成熟,易患感染性疾病。儿童计划免疫的实施使一些传染病通过预防接种得到有效预防。但许多疾病尚缺乏有效的预防措施,所以婴幼儿期的感染性疾病的发病率和死亡率仍较高。

(七)神经系统发育

婴儿神经系统的发育还不成熟,大脑皮质的功能是随着小儿的发育而逐渐完善的。随着月龄的增加,应从视、听、嗅、味、触等方面给婴儿以适当的训练,使大脑对外界刺激的反应逐渐提高,也可促进了大脑的发育。

随着神经系统的发育和智力的发展,小儿清醒的时间越来越长,认识的东西越来越多,大脑的分析和综合能力也越来越完善。此期不能过长时间和小儿谈话或活动,但周围太不安静对小儿也是有害的。

(八)感知觉的发育

视觉在婴儿 6 个月前发展非常迅速,是视力发育的敏感期,12 个月时视觉调节能力基本完成。4~12周的婴儿两眼能追随物体移动180°,3个月能主动搜寻视觉刺激物,3~4个月对明亮、鲜艳的色彩,尤其是红色感兴趣。10~12个月的婴儿可以根据成人的表情作出不同的行为反应。

婴儿对语言声音反应敏感,2个月的婴儿已能辨别不同人说话的声音。6个月龄时能区分父母的声音。8个月时眼和头能同时转向声源。而12个月时对声音的反应可以控制。

人类的味觉系统在婴幼儿期最发达,3~4个月龄时能区别愉快和不愉快的气味,4~5个月龄婴儿对食物的任何改变会表现出非常敏锐的反应,7~8个月龄时开始分辨出芳香的刺激。

(九)动作的发育

运动的发育与大脑的发育、肌肉的功能有密切的关系,并遵循一定的规律。1个月的婴儿俯卧时稍能抬头。3个月时可以控制头部和抬胸。4个月时能够翻身,并能抓住玩具。5个月时能从仰卧翻成俯卧,而6个月时能从仰卧翻到俯卧,此时能独自玩弄小玩具,并可从一只手换到另一只手。8个月时可以坐得很稳,开始用上肢向前爬。9个月时可以灵活地使用拇指和示指捡拿物品或撕纸。10个月可拉着双手向前走。12个月时可以独自站立行走。此时的婴儿在开始抓握物体之前可以对物体进行准确的定位。

(十)语言的发展

婴儿期是语言的准备期,主要是通过哭、表情变化和身体接触与大人交流。婴儿在1个月以内哭是与人交流的主要手段。5个月左右开始出现咿呀学语,9个月时达到了高峰。8~9个月已能听懂大人的一些语言,并作出反应。9~12个月能够辨别母语中的各种音素,经常模仿成人的语音。11个月才真正理解词的意义。大多数12个月的小儿开始会说第一个与特定对象相联系的词。

(十一)情绪和气质的特点

情绪是人们对事情或观念所引起的主观体现和客观表达,并通过内在或外在的活动及行动表现出来。婴幼儿良好的情绪表现为依恋、高兴、喜悦、愉快。不良的情绪主要有恐惧、焦虑、愤怒、嫉妒等。小儿7~8周出现第一次社会微笑。2~3个月对人的接近和语音产生了兴趣,2~7个月婴儿可能会出现快乐、惊奇、愤怒、悲伤和恐惧情绪,但看见熟悉的面孔会发出有意识的微笑。婴儿在6个月时,可区分母亲和陌生人,对母亲有一种特殊的亲热感,7个月左右对家庭成员亲密感也增加。但6~8个月时见陌生人可能出现焦虑的情绪。8~10个月的婴儿在不确定的情况下,能开始根据他人的情绪线索作出相应的反应。

气质是婴儿出生后最早表现出来的一种较为明显而稳定的个人特征,是人格发展的基础。一般将婴儿气质类型划分为容易型、困难型、迟缓型和混合型。易于抚养型婴儿情绪愉快,作息制度规律,能很快地接受新的事物,参加活动的愿望高。抚养困难型的婴儿表现为情绪消极,作息制度不规律,适应新环境慢,哭闹无常、烦躁易怒。迟缓型表现为情绪消极,对新环境适应较慢,活动水平低,反应强度弱。

二、婴儿期保健要点和保健措施

促进儿童早期健康发展是婴儿期保健的重点,包括婴儿的营养、体格锻炼、卫生保健、情感关爱、生活技能培养及智力早期开发。家庭是婴儿期保健的主要场所,提高家长的科学育儿知识水平和技能是婴儿期保健的主要内容之一。

(一)合理喂养

婴儿期合理喂养应根据婴儿的生长发育特点和营养需要,在足量的基础上保证质的营养供给,其中特别要满足热能和蛋白质的需要。通过宣传使家长了解婴儿喂养知识和技术,自觉地实行母乳喂养。通过生长发育监测和体格检查,早期发现营养不良、肥胖症、佝偻病等,及时进行干预和纠正。

婴儿喂养分母乳喂养、混合喂养与人工喂养3种,母乳喂养是最合理的喂养方式。

1.母乳喂养

人乳含乳蛋白多、脂肪颗粒小,易于消化吸收,并含有各种必需脂肪酸,对脑和神经的发育极为重要。人乳的乳糖含量比牛乳含量高。人乳中钾、钠、镁、钙、磷等的含量比牛奶少,可减轻婴儿肾脏负担。人乳温度适宜、新鲜,污染机会少。并可增强婴儿对某些疾病的抵抗能力。哺喂可以密切母子关系,可能使母亲再次受孕有某种程度的推迟等。

一般母乳从产后15天到9个月,分泌量逐渐增多,质量也不断提高。9个月以后奶汁的质和量都有所下降。当奶量不足时,婴儿常常睡眠不安,哭闹,体重减轻,皮下脂肪减少。在出现上述中任何一种症状时,应查找原因,如母亲奶量不足,应用奶粉或牛奶补充,或适当地添加辅食。

周岁左右断奶最为适宜。断奶太早,由于婴儿的消化功能不强,会引起消化不良、腹泻,甚至营养不良等。断奶太晚,又不添辅食或添加不合理,婴儿就会消瘦、体弱多病,也会影响母亲的健康。断奶应在春秋季逐步进行,逐渐以辅食代替母奶,一岁左右用辅食做主食。断奶后,每天仍要给牛奶和其他富于营养、容易消化的食物。

2.混合喂养和人工喂养

当母乳不足或缺乏时,用牛、羊乳或用其他代乳品喂养婴儿,称人工喂养。用部分兽奶以补充母乳不足称为混合喂养。

当母乳不足或其他原因不能纯母乳喂养时,可以根据婴儿的月龄和奶量缺少的情况,添加代乳品或辅食,但必须喂完母乳后再补充。

人工喂养是一种不得已的办法。只有母亲确实缺奶,或有结核病、急慢性传染病或严重贫血等疾病而不能喂养时才采取的方法。最常用的食品是牛奶、羊奶、奶粉或大豆制品。

人工喂养时需注意以下问题:奶的质量。奶头、奶瓶等用具每天都要清洗消毒。人工奶头孔不宜过大。时常观察婴儿大便是否正常,这与奶的调配关系很大。如奶中脂肪过多,婴儿不仅大便增多,而且出现不消化的奶瓣。如蛋白质过多,糖量过少,大便容易干燥。如糖过多,大便会发酵而稀,而且有泡沫和气体。一天所需奶量,2～4个月,约等于体重的1/6。6个月时,约为体重的1/7。7～12个月,约为体重的1/8。

3.辅食

周岁以内的婴儿是以奶为主食,除奶以外添加的食品都叫辅食。4个月以内的婴儿可进行纯母乳喂养,以后逐渐开始添加辅食。

1～3个月龄的婴儿,主要添加含维生素类食品。喂鲜桔、橙等水果汁和菜汁。开始每天添加鱼肝油(尤其北方冬季出生的孩子)。人工喂养的婴儿最好满月后即开始补充鱼肝油、维生素C等。4～6个月,应及时添加蛋黄,以补充铁质。先将1/4煮熟的蛋黄压碎,混在米汤或牛奶中哺喂,以后再增加到半个至整个蛋黄。5～6个月后,每天可喂稀粥、米糊、营养米粉、面片、豆腐、菜泥、水果泥等。7～8个月,可喂馒头片或饼干,促进牙的生长。8个月后,可喂肉末、肝泥、鱼肉,1～

2次软稠的食品。10~12个月,每天可喂软饭、馒头、面条、面包及碎菜和碎肉等食品。

辅食的添加必须与婴儿的月龄相适应。过早添加不适合婴儿消化的辅食,会造成消化紊乱。添加过晚,会出现营养不佳。在添加辅食时,必须遵循由少量到多量、由细到粗、由稀到稠的原则,一种食物接受后再添加另一种食物,并注意观察婴儿的大便,以了解食物的消化情况。

(二)婴儿的卫生及衣着

每天早晨,在哺喂之前先用温水给婴儿洗脸,而后用软毛巾擦干。不要涂化妆品。鼻腔、口腔一般不宜洗,耳朵防止灌水。大小便后要清洗大腿根部和臀部,最好每天洗澡,不要用肥皂,可用刺激性弱的婴儿皂。婴儿住处要清洁,阳光充足,空气新鲜。

婴儿的衣服要用浅色的棉布、法兰绒、厚绒布来缝制,衣服接缝要平展,纽扣、系带尽量少用,便于穿脱。婴儿的鞋不要紧小,也不要太大。尿布要用浅色、易吸水的棉布或一次性的尿布。衣服和尿布要经常换洗,尤其要用专用盆洗涤,不残留洗涤液,日光下晒干。

(三)婴儿的睡眠

周岁以内的小儿一定要保证有充足的睡眠,这样才能有利于婴儿大脑和身体的发育。月龄越小,需要睡眠的时间也越长。新生儿一昼夜要睡20小时。到2个月时,每天除饥饿、大小便后觉醒外,大部分时间也在睡觉。3~6个月时昼夜睡眠总量17小时。6~10个月时16小时。10个月后时15小时。因此,从2个月开始,就要养成定时睡眠的良好习惯。

(四)体格锻炼

婴儿的体格锻炼主要是通过日常生活来进行,如晒太阳、呼吸新鲜空气、户外活动、接受一些不同温度的冷热刺激。锻炼要循序渐进,坚持经常,并同合理的生活制度、正确护理和教养相结合。这样不仅能使小儿身体健壮,减少疾病,而且能够锻炼意志。

1.婴儿体操

婴儿在出生2个月后就可开始做体操。婴儿体操共分16节,其中8节完全在成人的帮助下进行,称为被动操,适用于6个月以内的婴儿。另外8节需成人稍加帮助,婴儿自己就能完成,叫作主动操,适用于6个月以上的婴儿。体操主要是促进基本动作的发展,增强骨骼、肌肉的发育,增强心肺功能,促进新陈代谢。同时,促进婴儿的语言、意志、情绪和注意力的发展。

被动体操主要做胸部、上肢、肘关节、肩关节、下肢、膝关节、髋关节和举腿运动。主动操主要做牵双臂坐起、牵单臂坐起、脊椎后屈及顿足运动。扶腰部站立,做跳跃运动。

做操的房间室温为18~20℃,空气要新鲜。高于20℃可在户外进行。时间一般安排在喂奶前、后30分钟到1小时为宜,每天做1~2次。婴儿衣服要宽大、轻便。做操前应先和小儿说话,使之情绪愉快。做完后让小儿躺在床上休息一会。

2.户外活动

户外活动可以让小儿更早地认识外界环境。接受阳光和空气的刺激,增强身体对环境的适应力和机体的新陈代谢,并可促进生长发育、预防佝偻病的发生。

户外活动要根据小儿的月龄、身体健康状况及当地气候条件而定。一般每天2次,小于6个月的孩子每次10~15分钟,逐渐增加到2小时。6个月以上可3小时。

3.开窗睡眠和户外睡眠

开窗睡眠可使孩子吸收新鲜的空气,皮肤和呼吸道受到凉气流的刺激,可以增强呼吸系统的抵抗力和新陈代谢。

开窗睡眠要从夏季开始,逐渐过渡到冬季(室温不低于15 ℃),常年坚持。但在寒冷的北方开窗换气要在孩子不在屋时进行。遇到孩子有病、大风和大雨时不要进行。如发现孩子发抖、口唇发青时要停止。

户外睡眠是在开窗睡眠基础上的进一步锻炼,一般在午睡时进行,但要避免阳光直射,仔细观察孩子的反应。

另外,还可用冷水给小儿洗脸和洗手,增强体质,预防呼吸道疾病的发生。

(五)预防疾病和意外伤害、做好口腔保健

预防感染首先提倡母乳喂养,培养婴儿良好的卫生习惯,并按计划进行卡介苗、脊髓灰质炎、百白破、麻疹、乙型肝炎等疫苗的免疫接种。必须积极预防影响婴儿生长发育和健康的常见病、多发病,如呼吸道感染、腹泻等感染性疾病,以及贫血、佝偻病等营养性疾病。

婴儿期常见的意外伤害有从床上跌落、吞进异物、婴儿窒息等。预防主要是加强家长的安全意识教育,减少婴儿周围环境中存在的危险因素。

婴儿在长牙前就应进行口腔保健。餐后或吃甜点心后,给婴儿喝一些温开水。乳牙萌出后,每晚睡觉前要用柔软的婴儿用指套牙刷清理牙上的附着物。婴儿不要含乳头入睡,以免影响乳牙发育,避免婴儿不良吸吮习惯的形成。

(六)婴儿期的早期教育

婴儿的早期教育以感知觉和动作训练为主,及早进行语言训练,并通过生活环节提高认知能力、培养良好的亲子关系及与小朋友之间的关系。

1.建立合理的生活制度,养成良好习惯

可根据小儿自身的特点,通过有规律的作息时间,养成按时睡眠、吃饭、定时大小便,以及爱清洁、讲卫生的良好习惯。这些习惯的培养有利于小儿独立能力、控制情绪能力和适应社会能力的发展,是婴儿期最早和最重要的教育内容。

2.视听能力训练

(1)出生至3个月:最初的3个月中,主要是通过看和听从外界向大脑输入信号,发展婴儿心理。此期可以在儿童床上方悬挂颜色鲜艳的物品或能发声的鲜艳玩具,训练小儿两眼视物的习惯,并刺激脑部功能。父母要经常面对面地与小儿亲切交谈、唱歌或念儿歌。每天定时放悦耳的音乐等。

(2)4~6个月:玩具宜挂低些,使婴儿伸手就能碰到,开始可能是偶然碰一下,以后就会有意识地去玩。还可选择体积稍大、色泽鲜艳、不同形状(如各种动物)、带声响的吹塑玩具和可以摇响的玩具,逗引小儿看、摸和倾听,继续训练视听觉能力。也可以选择手摇铃或能捏响的小玩具,放在婴儿能拿到的地方,以训练手的抓握能力。

(3)7~12个月:小儿仍为无意注意,要引导他们观察周围事物,培养注意力,并逐渐认识周围的事物。随着听觉及运动能力加强,开始学爬行,此时可选塑料、绒毛、皮球及能敲打的玩具。10~12个月时婴儿手的动作逐渐加强,并开始学走路,可选择小推车、滚动玩具及手拉玩具等,以训练小儿行走及手的活动能力。12个月后,要注意培养小儿爱护玩具和爱好整洁的习惯。

3.促进婴儿的动作发育

动作的发育与神经系统日臻成熟有着密切关系,它可促进小儿心理发展和体格发育,也可培养小儿观察力、与人交往的能力和活泼、勇敢、坚毅等优良品质。婴儿期是动作发育的重要阶段,重点发展粗大动作和手及手指的精细动作。

(1)粗大动作:小儿满月后开始训练抬头,可在喂奶前让他俯卧,此时小儿会主动抬头。2个月开始训练翻身,可用一个鲜艳、带响的玩具,从小儿的一侧向另一侧移动,帮助小儿由仰卧转为侧卧再到俯卧,完成翻身动作。4个月开始训练拉坐,每次时间不要太长。5个月开始训练爬,可用玩具在前方吸引他向前爬,但要注意安全。8个月开始训练扶站。10个月开始练习牵走,并逐步过渡到独立行走。

(2)精细动作:3个月时,用颜色鲜艳、有响声、带柄的玩具吸引小儿伸手,或放在孩子的手里,训练用手抓物。6~10个月可训练用手指捏取小的物体,促进精细动作的发展。

4.促进婴儿的语言发育

小儿的语言能力是其智力水平的主要标志。促进小儿语言发育最简便方法是成人多与小儿说话、唱歌、讲故事,对婴儿自发的"baba""mama"之类语言,应及时给予应答或微笑。在日常生活中把语言与人物、事物、动作等联系起来,为语言发展打好基础。

5.交往能力的培养

良好的亲子关系是未来与他人进行交往的基础。家长应通过生活上细心的照顾、亲切的语言交流、愉快的共同玩耍和游戏与小儿建立良好的依恋感情,帮助他们逐渐认识周围世界。

(七)预防接种

预防接种是预防传染病的有效手段之一。我国计划免疫程序要求在1岁内接种乙型肝炎疫苗、卡介苗、脊髓灰质炎疫苗、白喉、百日咳、破伤风疫苗、麻疹疫苗、流脑疫苗和乙脑疫苗。家长要按时带孩子到所属机构进行预防免疫接种。

(八)生长监测和定期体检

定期对婴儿身高、体重等指标进行生长监测,通过评价发育曲线的走势,早期发现生长发育缓慢现象,及时分析原因,采取相应的措施干预,保证小儿健康的生长。

每3个月对儿童进行一次健康检查,包括:问诊、体格测量、全身检查及必要的实验室检查。检查小儿体格心理发育和神经精神发育状况,了解在护理、喂养、教养中存在的问题,及时进行治疗和指导。

此外,大多数的婴儿是散居在家,不仅人数众多、居住分散,而且家长的文化水平和家庭环境条件各不相同。因此,需要儿童保健工作者为他们提供必要的服务。为了使小儿从初生到7周岁都能得到连续的、系统的保健服务,在城市应完善地段儿童保健医师负责制,在农村建立完善的乡村妇幼医师负责制度。认真开展儿童保健系统管理。加强对早产和低出生体重儿的管理;对高危儿进行智力监测。采取综合措施防治常见病和传染病。及时为适龄婴儿进行各种疫苗的预防接种。对家长进行必要的健康教育。

(张　枫)

第四节　幼儿期的特点与保健

幼儿是指1~3岁的小儿,其体格生长速度较婴儿期缓慢,但语言和动作能力快速发展。由于活动范围扩大而没有安全感,其意外伤害开始多发。又由于接触感染的机会增多,必须注意预防传染病的发生。

一、幼儿期的特点

(一)身高和体重发育特点
生后第2年,身长约增10 cm,体重增2~3 kg,2岁后生长速度急剧下降,并保持相对稳定,平均每年身长增加4~5 cm,体重增加1.5~2 kg。

(二)牙的生长和视觉发育
周岁时,已有6~8个切牙,1.5岁已有12个牙,2岁时已有16个牙,2.5岁20个乳牙都出齐了。

由于婴幼儿时期的眼轴较短,物体成像于视网膜后,多表现为生理性的远视,随着年龄的增加而逐渐改善。6~7岁时多数小儿从远视逐渐发展为正视,少数仍可能为远视。也有小儿不注意用眼卫生,可能形成近视。

(三)神经系统发育
幼儿期仍是脑发育的快速增长时期。2~3岁幼儿的脑重已增加到1 000 g左右,相当于成人脑重的2/3。2岁时,主要的运动神经已经髓鞘化,3岁时细胞分化基本完成。神经细胞突触数量增多,长度增加,向皮质各层深入。2岁前,神经纤维的延伸呈水平方向,2岁以后则有斜行和垂直纤维向皮质深入,3岁时已完成80%。此外,儿童认知能力和动作协调性不断增加,情绪反应越来越稳定等。

(四)动作和语言发育
幼儿脑功能发育已较成熟,四肢活动更加灵活,能双脚交替上下楼梯、奔跑、双脚跳,能不扶东西迈过矮的障碍物。会用勺子吃饭,并做简单的游戏。3岁时,能独立玩耍,自己会洗脸,在大人帮助下脱穿简单的衣服等。但此时小儿要注意营养均衡、睡眠充足,既防止出现营养不良,也要预防单纯肥胖。同时,要防止意外事故的发生。

2~3岁是口头语言发育的快速期,从简单发声到会讲完整语句,语言能力得到迅速发展。1~5岁时,能听懂成人告诉他生活中的一些事情。2岁时能说出自己的姓名和年龄,能用简单的语言来表达自己的意思。3岁时已能说出较长的句子,会唱歌、会跳舞。

(五)感知觉和认知发育
幼儿期的感知觉和认知能力发育迅速,智力发展也很快,是智力开发的最佳时期。1.5岁的幼儿能注视3 m远的小玩具。2~3岁能分辨物体的大小、方向、距离和位置,能辨别各种物体的属性(如冷、热、硬等),能认识日常生活中的物品,识别几种基本颜色,分辨男女。

1岁左右的幼儿出现随意注意的萌芽,但不稳定易被分散或转移,对感兴趣的事情注意力能集中较长时间。1岁左右随意注意不超过15分钟,2~3岁能集中注意10~20分钟。幼儿期的记忆多为自然记忆,不持久,容易遗忘。1岁以内小儿只有再认而无再现,1岁再认潜伏期是几天,2岁可达几个星期,3岁可保持几个月。而2岁时再现潜伏期只有几天,3岁时可延至几个星期。1岁以后小儿才出现具有一定形象性思维活动,2~3岁时的思维具有直观性。1~2岁是仅有想象的萌芽,3岁后想象进一步发展,有意想象已初步形成,如喜欢做象征性游戏。

(六)情绪和社会行为发育
幼儿期的情绪是一种原始的简单感情,如喜、怒、哀、乐、悲、恐、惊。随着年龄的增长,情绪进一步分化,社会感情增多,得到表扬和称赞就高兴,受到责备就会伤心或愤怒。如12个月的婴儿已具备兴奋、愉快、苦恼、喜爱、得意、厌恶、愤怒等各种情绪体验,1岁半至2岁又分化为嫉妒和喜悦。3岁时儿童对物体、动物、黑暗等客观环境容易产生恐惧。在2～3岁时幼儿产生了自我意识，自主性逐渐增强，进入"第一反抗期"。

幼儿的游戏以平行性游戏为主要特征。幼儿游戏有5种主要形式：感觉性游戏、运动性游戏、模仿性游戏、受容性游戏和构建性游戏。他们喜欢触摸振动的物体。喜欢摇铃、丢球、推玩具车、滑滑梯、骑三轮车。玩过家家，扮演医师护士，模仿歌星唱歌的游戏。爱看电视和电影、听故事、看图画书，以及搭积木、堆沙、玩黏土、折纸等游戏。

二、幼儿期保健要点和保健措施

幼儿良好的发育是婴儿良好发育的继续，也为学龄前期儿童的良好发育奠定了基础。其保健内容与婴儿期大体相同。

(一)合理安排膳食

幼儿的膳食要注意合理营养、膳食平衡，提供足量的热量和各种必需营养素，以满足身体发育和活动增多的需要。

安排此期膳食的原则如下：膳食必须要保证足够的热能和营养素。一般认为，蛋白质供给热能应占总热能的12%～15%、脂肪应占20%～30%、糖类应占50%～60%。食品要易消化、多样化、感官性状良好，以增加孩子食欲。1～2岁孩子采取三餐二点制，3岁以上应三餐一点制。严格保证食品卫生，防止食物中毒。经常更换食谱，定期监测儿童生长发育水平，以便不断改进和提高小儿营养水平。

此外，小儿不要摄入过多的食盐、脂肪等，也不宜多吃糖果、巧克力、糕点等零食。吃零食习惯是造成食欲缺乏的主要原因之一。偏食同样也会对小儿的营养和健康产生不良的影响。

(二)口腔保健

目前我国乳牙龋齿十分普遍，而且充填率很低，这必须引起家长的足够重视。乳牙龋齿影响幼儿的咀嚼功能、食物的消化吸收，还易形成恒牙咬合畸形。因此，父母可以用指套牙刷或小牙刷帮助幼儿刷牙，每晚一次。父母要督促幼儿做到饭后或吃甜点心后及时漱口或刷牙。孩子要少吃过于精细且糖分高的食品，如糕点。1岁半以后，每半年检查口腔1次，早期发现牙齿及口腔发育的异常情况，及时进行矫治和治疗。

(三)生长发育监测及疾病筛查

1～2岁幼儿每3个月体检1次，2～3岁每半年体检1次，体检后应对幼儿的生长发育情况进行评定，及时发现生长偏离。

每年做1～2次有关缺铁性贫血及佝偻病的健康检查，进行一次视力筛查，做一次尿、大便常规检查。另外，检查2岁后的男童外生殖器发育有无包茎、小阴茎等。

(四)预防接种及预防意外事故的发生

要根据每种菌苗或疫苗接种后的免疫持续时间，定期进行加强免疫。根据传染病流行病学、卫生资源、经济水平、家长的自我保健需求接种乙脑、流脑、风疹、腮腺炎、水痘等疫苗。

意外伤害已成为我国1～4岁儿童的第一位死因。由于幼儿判断能力差、缺乏识别危险能力、缺乏安全意识和生活经验，无自我保护能力，以及家长安全意识淡薄，使幼儿成为意外伤害的高危人群之一。因此，采取积极的预防措施非常重要。

父母应提供给幼儿安全的环境，注意避免幼儿活动环境与设施中有致幼儿发生危险的因素，如烫伤、跌伤、溺水、触电等。

(五)早期教育

1~2岁幼儿教育的重点是接触周围的实际生活,了解周围环境,发展认知能力、提高运动功能和语言表达能力。2岁以上的小儿与外界的交往增多,神经心理得到进一步发展,教养要进一步加强。

1.建立合理的生活制度和培养必要的生活技能

建立合理的生活制度,培养幼儿独立生活能力和养成良好的生活习惯,为适应幼儿园的生活做好准备。规律的生活一旦形成,要严格遵守,不要轻易改变。

1~3岁前是儿童各种习惯形成的重要时期,是在成人的训练和影响下,通过日常生活逐渐养成的,是保证孩子健康的关键。如每天洗脸、洗手、饭后漱口或刷牙、不随地吐痰的卫生习惯、不挑食、不偏食的饮食习惯,良好睡眠、排泄习惯的培养等。

鼓励小儿做其力所能及的事,训练穿脱衣服、鞋袜,解纽扣和系鞋带,学会自我进食等。15~18个月是学习进食的关键期,父母不要怕麻烦,要让幼儿自己吃饭。此期也是训练大小便的关键时期,通常大便训练在1~1.5岁、小便训练约在2岁进行。要鼓励小儿树立克服困难的信心,当其遇到困难时,教育者不要马上伸手相助,应鼓励其进行尝试。小儿经尝试获得成功后,对将来智能发展和意志力的培养有积极的促进作用。

2.促进语言发展

出生后的第2~3年是口头语言形成的关键时期,及时训练小儿说话能力是此期的重要任务。1~2岁主要培养和加深其对语言的理解和简单的表达能力。多让小儿观看图片、实物,教小儿认识周围的人和物。成人多与孩子做游戏、多进行语言交流,要鼓励孩子多说话,并及时纠正错误发音,但切忌讥笑他,否则会造成小儿心理紧张,易引起口吃。随着语言理解能力的不断提高,可教小儿念儿歌。复述简单的故事等。

2~3岁的小儿生活内容逐渐丰富,与外界交流的机会也日益增多。此时一定要教小儿说普通话,发音要正确,语句要连贯完整,不断丰富小儿的词汇量等。

3.进行动作训练

1~2岁小儿,主要应加强独立行走、稳定性、运动协调性和躯体平衡能力的训练,克服怕跌跤的恐惧心理。1岁半后,在走稳的基础上,训练小儿跑、跳、跳跃和攀登的能力,促进大动作的发育。鼓励小儿用匙自己吃饭,也可通过学搭积木、用塑料绳穿有孔玩具等,训练小儿手部精细动作的灵活性和准确性。还可通过游戏、做手工等促进手的稳定性和协调性的发育。

2~3岁小儿通过活动性游戏、体育活动、自由活动,在发展基本动作的基础上,训练随意跑、跳的能力。鼓励小儿独自上、下楼梯,练习两脚交替独站、双足离地蹦跳、从台阶跳下或跳远。教小儿骑三轮童车,既培养胆大心细、集中注意力的良好习惯,又可训练小儿动作的协调性、敏捷性和良好的反应能力,并帮助小儿了解交通常识。利用玩具和教具,如串塑料珠、拣豆豆、画画、折纸等发展精细动作。通过玩球、堆积木等游戏促进小肌肉动作协调发育,也可发展幼儿的想象力、创造力、思维能力。

4.认识能力的培养

在发展感知觉的基础上,逐步培养小儿注意、记忆、观察、思维等能力。1~2岁时主动引导小儿观察动物、植物及周围的一切事物,通过实物进行记忆练习和强化训练,或教小儿念儿歌,由简到难,促进记忆力的提高。训练小儿较长时间注意于一个物体或做游戏。通过看书、看图片、手影表演等来培养其想象力。有意识、有计划地培养小儿绘画,欣赏音乐,培养鉴赏艺术美、自然美和社会生活美的能力。

2~3岁时继续培养观察能力,培养小儿注意的持久性和集中性。让小儿复述成人讲的小故事、说过的话,来强化其机械记忆能力。根据故事或童话的情节和内容,让小儿模仿表演,发展想象力和创造能力。通过绘画可以提高小儿手眼动作的协调性,通过听歌和唱歌训练听觉和欣赏音乐的能力,并激发幼儿的想象力。

5. 交往能力的培养

对1~2岁小儿来说,亲子交往非常重要,父母会向小儿传授道德准则、行为规范和社会交往的技能。家为小儿提供练习有关社交行为和技能的场所。亲子交往对小儿与同伴交往有很大影响,甚至影响成年后人际交往的能力。2~3岁时可让小儿与其他伙伴一起做游戏,教育他们懂得遵守一定规则,并通过游戏建立与同龄伙伴的关系,培养小儿良好的道德品质和情感。

6. 玩具和图书在早期教育中的作用

在婴幼儿的早期教育中玩具和图书是必不可少的工具。利用适合的玩具可发展小儿的感官、动作和语言,也可以帮助小儿认识周围事物。此期的小儿可选择球类、拖拉车、积木、木马、滑梯、球类、形象玩具(积木、娃娃等)、能拆能装的玩具、三轮车、攀登架等做各种游戏,促进动作发育,提高注意、想象、思维等能力。玩具要符合小儿心理和年龄特点,并被喜爱,具有教育性及符合卫生、安全的要求。

图书可使儿童增长知识,促进其语言发育,培养高尚情操,还有利于小儿和父母的交流。选择图书一定要根据孩子的年龄特点,具有教育性和启发性,故事生动有趣、语言简短。

(六)预防心理卫生问题

断奶对儿童来说是件大事,应在断奶之前2~3个月里就有计划地添加辅食,使断奶"水到渠成"。如处理不当可能会对小孩的心理造成重大的精神刺激。

此期易出现分离焦虑,表现为幼儿在父母或养育者不在身边时出现的一种恐惧、悲伤等情绪反应。出现的原因是幼儿与父母已建立了良好的依恋关系。养育不良往往会使幼儿出现反应性依恋障碍或脱抑制性依恋障碍。此期也易出现反抗,它是幼儿自主性和独立性的表现。此时父母既要让幼儿有自主和独立选择做事或做决定的机会,又给予适当的限制,防止幼儿从小养成霸道行为。

(张 枫)

第五节 学龄前期的特点与保健

学龄前儿童是指3~6岁的儿童,这一时期大部分儿童进入幼儿园过集体生活,也有部分散居儿童。此期体格生长较以前缓慢,但儿童智力、语言、动作等发育较快。游戏是他们的中心活动,在游戏活动中思维能力、想象能力、观察能力等都得到了发展。并在与社会的不断适应过程中形成初步的道德意识。同时,此期要非常重视学前教育,使他们能在学龄期很好地适应学校生活。

一、学龄前期特点

(一)身高和体重的发育

学龄前儿童的身高、体重发育速度比较平稳,每年身高平均增长 4~5 cm,体重增加 1.5~2 kg。

(二)牙的发育

小儿到 5~6 岁时,乳牙开始松动脱落,新的恒牙开始长出,一般要到 12 岁全部乳牙更换为恒牙。先在乳牙的第二磨牙的后面长出第一恒牙,以后按乳牙先后生长的顺序脱落换牙。

孩子体内缺乏钙、磷和维生素 A、维生素 D 等,都可使牙发育不良。乳牙过早或过晚的脱落,也会影响恒牙的生长。如乳牙过早脱落而恒牙又没及时长出,会影响幼儿的咀嚼。乳牙过晚脱落,恒牙就从旁边长出,会影响牙的正常位置。另外,学龄前儿童乳牙患龋率较高。龋齿不仅使儿童疼痛难忍,而且影响食欲、咀嚼和消化功能。因此,学龄前儿童防治龋齿很重要。

(三)动作和语言发育

由于肌肉组织进一步发育和肌肉神经调节系统的形成,小儿能完成各种需高度协调的体育动作,学会快跑和跳跃、能自如地上下楼梯、玩乐器、能绘画、做手工及参加一些轻微的劳动。儿童参加各种体育与游戏性的活动增多,促进了社会行为的发展和思维与想象能力的发育。

1~2 岁的幼儿掌握的词汇开始迅速增加,3 岁时增加更快,5~6 岁时增加速度开始减慢。3 岁时约能听懂 8 000 个单词,会使用 300~500 个词,说出 3~4 个词的句子。4 岁时能简单叙述不久前发生的事,说出许多实物的用途,读 100 以内的数。6 岁时说话已流利,句法正确。

学龄前儿童是口吃的高发年龄。父母对幼儿的口吃不要刻意矫正或批评,应分散儿童的注意力,一般绝大多数儿童的口吃可以逐渐自行消除。

(四)情绪发育

3~6 岁儿童的情绪体验已经非常丰富,如恐惧、抑郁、焦虑、愤怒、嫉妒、爱等,也出现高级情感如信任、同情、道德等。此时儿童的冲动性行为和发脾气仍然很明显,但逐渐学会了忍耐、自制、坚持等品质。父母要为儿童提供良好的情感环境,积极引导儿童减少焦虑和抑郁等负性情绪的发生,培养积极向上的乐观情绪。

(五)性别社会化与性别认同

一个婴儿降生到世界上来,根据外生殖器官而辨认为"男孩"或"女孩",这就是"性别标识"。男女具有不同的性腺、性激素、性生殖器官和第二性征,这都属于生物学上的差异,是生物遗传所致,谁都无法选择。但性别心理、性别智力、性别行为、性别角色分工及两性能力和地位的差异,则主要是后天的性别社会化内容所致。如父母的抚养方式就已经有性别差异,给男童选择玩具时往往是汽车、手枪、刀剑,而女童是洋娃娃、炊具等。父母更是为女童选择鲜艳的服装,男童衣服要素些。对淘气的男孩持赞同的态度、对男孩优柔寡断持反对态度,对女孩要求是温柔、文静的性格,而反对女孩具有攻击性行为。社会和父母的教养方式塑造和强化了男童和女童不同的性别角色。

学龄前儿童对性别概念的理解和性角色的认同得到发展,3 岁儿童可通过衣着、发型等外部特征判定男女。3~4 岁儿童出现行为上的性别倾向,在衣着、玩具选择和游戏内容及活动特点上都明显表现出不同性别特点倾向。4~5 岁能够准确理解性别概念。6~7 岁知道性别是天生的、不可改变的,必须遵循对不同性别的要求去行事。但学龄前儿童多数喜欢与同性伙伴在一起玩耍。学龄前儿童的活动除幼儿园组织的做操、跑步等运动外就是游戏,也就是说学龄前儿童把大部分时间花在游戏上。对儿童来说游戏不仅具有娱乐功能,还有学习的功能。

学龄前儿童开始喜欢与其他人玩合作性游戏,如3~4岁儿童在一起玩过家家,玩医师与患者、警察与小偷的模仿游戏,使他们的想象力和模仿力得到很大的发挥和提高。4~5岁儿童喜欢听情节精彩的故事,也能复述并自己编故事。自己搭积木、做手工等,既促进了手部精细运动和手眼协调能力的发展,又发展了语言、思维和想象能力。这时的儿童还非常喜欢在室外骑车、玩沙、滑滑梯、奔跑、翻滚、玩水等。5~6岁儿童喜欢合作性游戏,喜欢表演、听故事、讲故事、朗诵儿歌、背唐诗、唱歌等。

二、学龄前期保健要点和保健措施

保健措施与婴儿期和幼儿期的保健措施大致相同。

(一)合理营养

学龄前儿童活动量大,要保证热能和蛋白质的摄入。做到每天"三餐一点心",主食以普通米饭、面食为主,菜肴同成人一样,但要避免过于油腻和过于酸辣的食品。膳食结构合理、多样化,荤素搭配,营养丰富。学龄前儿童的饮食行为和对食物的态度会持续终生。因此,父母要以身作则,培养小儿良好的饮食习惯,不挑食、不偏食、不贪食。减少饮用碳酸性饮料和糖分含量高的饮料,鼓励喝牛奶、果汁,尽量少摄入含糖分太高的点心、糖果等。同时,父母要为儿童创造宽松的就餐环境。

(二)体格锻炼

学龄前儿童的体格锻炼可结合户外活动、游戏和日常生活进行,充分利用自然因素,因地制宜地进行。如进行三浴锻炼、做操、跳皮筋、做游戏、玩篮球、踢足球、打乒乓球等体育活动。活动持续时间,3~5岁儿童为20~25分钟,6~7岁为30~35分钟。在温暖的季节,应发展运动技能的训练,多在户外进行。活动时所穿的服装应宽松轻便,便于动作的伸展。在冬季,条件许可的话,北方的孩子可开展冰上、雪上运动。最初孩子滑雪或滑冰的时间不得超过10分钟,以后,4~5岁儿童时间可延长至15~20分钟,6~7岁可延至30分钟,每周滑冰不宜超过3次。

三浴锻炼是利用空气、水、日光等自然因素进行锻炼的方法。进行三浴锻炼,应注意循序渐进、坚持经常、综合性地进行,并照顾儿童个体特点,同时与合理的生活制度结合起来。

1.空气浴

新鲜的、凉的空气对呼吸系统、皮肤感受器有良好的刺激作用,可以加快物质代谢,增强神经系统反应和心血管系统的活力。方法有户外活动、游戏、体操,一年四季开窗睡觉等。时间最好从夏季开始,过渡到冬天。一般先从室内锻炼,习惯后再到室外进行。空气浴开始时产生冷的感觉,但以反应良好,不引起"鸡皮疙瘩"发生为适宜温度,要注意结合游戏或体育活动进行,使机体产生热量。如有寒战感觉就应停止。患急性呼吸道疾病、各种急性传染病、急慢性肾炎、化脓和炎症过程及代偿不全的心瓣膜病等患儿应禁止锻炼。

2.水浴

利用身体表面和水的温差刺激全身或局部皮肤,促进血液循环和新陈代谢,增强体温的调节功能。方法是用冷水擦身或冷水淋浴。先习惯冷水擦身后,再改为冷水淋浴,也可游泳。健康的孩子,一年四季都可以利用冷水锻炼身体。锻炼过程中,如孩子出现皮肤苍白,同时感受寒冷为第一期。但不应出现"第二次寒战",表现为脸色苍白,出现"鸡皮疙瘩"、口唇发青、全身发冷等。冷水锻炼一般安排在午睡以后或晚上睡觉以前。患心脏病、肾脏病、贫血、神经兴奋性亢进及风湿病等疾病的孩子,要禁止冷水锻炼。

3.日光浴

进行适当的日光照射,对儿童少年的生长发育具有促进作用,可提高基础代谢,刺激造血功能,提高皮肤的防御能力和人体的免疫功能。实施日光浴之前,应先做健康检查,并进行5~7天的空气浴。日光浴场所最好选择清洁、平坦、干燥、绿化较好、空气流畅但又避开强风的地方。儿童尽量在裸露状态下进行,躺在床上或席子上,头上方应有遮阴的凉帽或设备。在日光浴现场,如儿童出现虚弱感、头晕头痛、睡眠障碍、食欲减退、神经兴奋、心跳加速等症状,应限制日光浴量或停止进行。活动性肺结核、心脏病、重症贫血、消化系统功能紊乱、体温调节功能不完善、身体特别虚弱或神经极易兴奋的儿童应禁止。

(三)生长发育监测及疾病防治

每年进行1~2次体格发育测量,以评价身高、体重的发育等级和营养状况,分析生长曲线的变化趋势。每次做定期健康检查时,托幼机构要对贫血、肠道寄生虫病进行普查普治。重点防治缺铁性贫血、龋齿、沙眼、肠道寄生虫病(蛔虫病、蛲虫病)、甲型肝炎、营养不良等。对某些传染病如腮腺炎、水痘、风疹、痢疾等要加强流行季节的防范措施,做到早发现、早隔离、早治疗。

(四)预防意外伤害的发生

学龄前儿童活泼淘气,是意外伤害的高发年龄。防止车祸、溺水、电击等意外伤害的发生,主要是加强宣传教育。家长不要将学龄前儿童单独留在家中。家庭和幼儿园要将刀剪、火柴、电器插座、药品等远离儿童的视线,不让孩子轻易拿到。教育儿童不单独上街,不在公路上骑三轮车,不在公路旁玩球。教育儿童不单独下河塘戏水、不玩火和电器、不玩尖锐物品、不吃不清洁的东西。另外,农村家庭不要将农药放在屋内,防止儿童接触农药而中毒。

(五)健康教育

学龄前儿童的健康教育对象包括儿童和家长两方面。大多数学龄前儿童教育主要在幼儿园进行,而家长的教育可通过家长学校和社会媒体宣传、专业机构的培训等方式进行。儿童教育内容主要包括个人卫生、饮食卫生和习惯的培养,预防意外伤害和意外事故的知识,道德品质、意志毅力的教育,记忆、思维等能力的培养等,尽量结合游戏和日常活动进行。家长主要了解孩子生长发育的规律,掌握良好的教养方式及教育方法,不娇纵、不溺爱,摒弃打骂粗暴的不良方法。同时,要求家长学习一些简单实用的儿童保健知识和技术,提高健康意识,做好儿童的家庭保健,促进孩子身心健康发展。

(六)入学前准备

从学龄前儿童到小学生是人生中的一个重要转折,使儿童生活的许多方面发生了变化。学龄前儿童每天游戏占了大部分时间,学习时间很少。生活主要由成人来照料,孩子的依赖性强、独立性差。成为小学生后,学习成为他们的主要活动,与幼儿园的游戏有本质的区别。他们要自己上学、回家,独自完成作业。另外,入学前儿童只学习和使用口头语言,而入学后开始学习和使用书面语言,并逐渐由具体形象思维向抽象逻辑思维过渡,并开始参加集体生活,要求他们懂得遵守学校纪律,处理好与老师、同学的关系等。因此,在学龄前期对孩子进行入学前教育是非常必要的。

为了帮助儿童在入学后能尽快适应小学生活,家长和幼儿园老师要对儿童进行入学前教育,做好各种入学前准备。

1.培养基本的生活能力和环境适应的能力

建立与学校作息制度相互协调统一的生活制度,培养儿童自己照顾自己的能力,如洗脸、刷牙、穿脱衣服鞋袜、收拾书包和文具等能力。提前领他们认识去学校的路,帮助儿童熟悉和适应学校环境。同时,学习遵守交通规则的知识。

2.学习能力的准备

培养儿童学习和阅读的习惯,激发他们的读书、写字的热情。训练儿童上课时认真听讲的能力,还要培养他们用语言表达自己思想的能力,培养儿童放学回家后自觉做作业的习惯等。

3.人际关系的培养

通过游戏、体育活动不仅可以增强体质,还可以在活动中学习遵守规则和与人交往的技能。教育儿童主动和新伙伴打招呼、鼓励他们与小朋友之间的合作,共同做游戏。教导他们尊重老师,和教师建立友好的关系,为今后建立良好人际关系打下基础。

4.学习用具的准备

各种文具要适用,不要功能太多、过于艳丽新奇,以免上课时分散注意力。书包要双背带的,有利于双肩平衡发展等。

(张　枫)

第六节　学龄期的特点与保健

6～12岁相当于小学年龄段。学龄期的儿童大脑皮质功能更加发达,儿童的认知能力有了质的变化,理解能力更强。同时,此期沙眼、龋齿等学生常见病患病率很高,卫生保健需求大,是接受健康教育最为迫切的时期。此期儿童的主要活动是学习,学习的成功会使儿童获得自信。而学习的失误,有可能使他们自卑。因此,学校环境、老师的态度和教育方式是儿童心理健康成长的重要影响因素。

一、学龄期特点

(一)身体发育

未进入青春期的学龄期儿童体格生长稳定增长,平均每年身高增长4～5 cm,体重增长1.5～2 kg。部分女生在学龄期的中后期、少部分男生在学龄期的后期进入了青春期,对这部分学生应给予关注,提供必要知识和帮助。

儿童骨骼含有机成分多,无机成分少,因此骨骼弹性大,不易骨折,但易变形。呼吸系统已发育成熟,肺活量不断增大。心率、脉搏随年龄增大而下降,血压随年龄增大而上升。恒牙在6岁左右开始萌出,13岁左右除第三恒磨牙外,全部恒牙萌出完毕。儿童的肝脏对病毒和其他化学毒物比较敏感,解毒能力差,但再生能力强。儿童年龄越小,不成熟和不起作用的肾单位愈多,如儿童时期患肾脏病时,不仅肾功能受损,且影响肾的发育。6岁儿童脑的重量1 200 g,为成人脑重的80%,7～8岁儿童的脑重已接近正常成人,9岁后大脑皮质内部结构和功能进步复杂化。此外,儿童如不讲究用眼卫生,易发生近视。

（二）心理发育

童年期是心理发育的重要转折时期。随着儿童进入小学，学习取代游戏，成为主导活动形式。小学低年龄时期，注意力、观察力、记忆力等能力全面发展。记忆也从无意识向有意识快速发展，10岁时机械记忆能力达到一生的最高峰。小学生仍然喜做集体游戏，但他们的伙伴关系不稳定。情绪易波动。低年级小学生的模仿能力很强，想象力的发展也以模仿性想象为主。因此，成人的言行及其行为有楷模作用。

高年级小学生随着口头语言向书面语言的发展，从具体思维形象向抽象逻辑思维发展。在情绪发育深化的同时，责任感、义务感、社会道德等高级情感开始落实在行为表现上。情绪的稳定性和调控能力逐渐增强，冲动行为减少。但如受到不良因素的影响，也可能同时滋长一些消极的、不健康的情绪和情感。

二、学龄期保健要点和保健措施

（一）保证营养，加强体育锻炼

学龄期学生膳食要在营养的质和量方面给予保证，每天提供足够量的各种食物、营养种类齐全、比例合适，遵守合理营养、平衡膳食的原则。此期的学生一定要吃好高质量的早餐，重视营养午餐。要培养良好的饮食卫生习惯，纠正偏食、吃零食、暴饮暴食等不良习惯。

小学生的体育锻炼主要是依靠体育课，课外体育活动，有系统地学习体育锻炼方法和技巧，改善身体素质，增强体质。

（二）生长发育监测及疾病防治

小学生每年要进行一次体格检查，监测生长发育情况，及时发现体格生长偏离及异常，以便及早进行干预。

通过定期的、全面的体格检查，及时发现各种急、慢性疾病，并采取相应的防治措施。积极地做好传染病的预防工作。做好近视、龋齿、脊柱弯曲、扁平足等常见病的预防和矫治，同时有计划地开展视、听和口腔保健的宣传教育工作。在儿童时期积极对成年时期的常见病进行早期预防和干预工作。

（三）健康教育

要充分利用学校板报、刊物、电视、广播、电影和健康教育课等形式向儿童少年进行法制教育，增加儿童法律知识。积极宣传卫生知识，培养他们良好的卫生习惯。要适当进行性卫生知识教育，抵制不良因素的影响。同时，专业工作者要对学校卫生工作进行预防性和经常性卫生监督，保障广大学生的身体健康，也保证学校各项卫生工作的顺利进行。

（四）提供适宜的学习条件

要为学生提供适宜的学习条件和良好的学校环境。对学校网点规划，对新建、改建、扩建的普通学校的选址，建筑设计的审查和建筑用房的验收等实行预防性卫生监督。对学校内影响学生健康的学习、生活、劳动、环境、食品等方面的卫生和传染病防治工作，对学生使用的文具、娱乐器具、保健用品等实行经常性卫生监督，以适合儿童少年的学习和生长发育的需要。

要防止学习负担过重，反对只强调文化课而忽视体育锻炼的倾向，注意学习、休息、课外活动、劳动、文娱的合理安排，营造一个适合年龄特点的、科学的、有规律、有节奏的生活学习环境，以达到培养现代化人才的需要。

(五)学校适应能力

儿童从幼儿园或家庭进入学校,以游戏为主导活动转变为以学习为主导活动需要一个过渡,所以尽快让儿童适应学校生活,对儿童顺利完成学业、身心的健康发展具有重要作用。因此,此期是儿童生活中的一个重大转折。

要让学生做好生理、心理及物质准备。首先,孩子要身体健康,调整好生活规律,尽可能与学校日程同步。提前向儿童介绍学校的环境,以及学校和幼儿园的区别。增加儿童的交通安全知识,遇到紧急情况知道如何寻求帮助。其次,要培养儿童热爱学校生活,提高他们对学习的兴趣和积极性,养成良好的学习习惯。采用正确的方法训练儿童听、说、读、写、算的能力,培养儿童的语言表达能力、注意力和思维能力等各种能力。同时,培养儿童与老师、同学的交往能力。

如果在学龄前期没有做好入学的准备,学生会在学龄期出现害怕去学校,不愿与老师和同学交往,或出现交往障碍等问题。因此,要积极引导和提供帮助,使儿童能够迅速适应学校生活。

(张　枫)

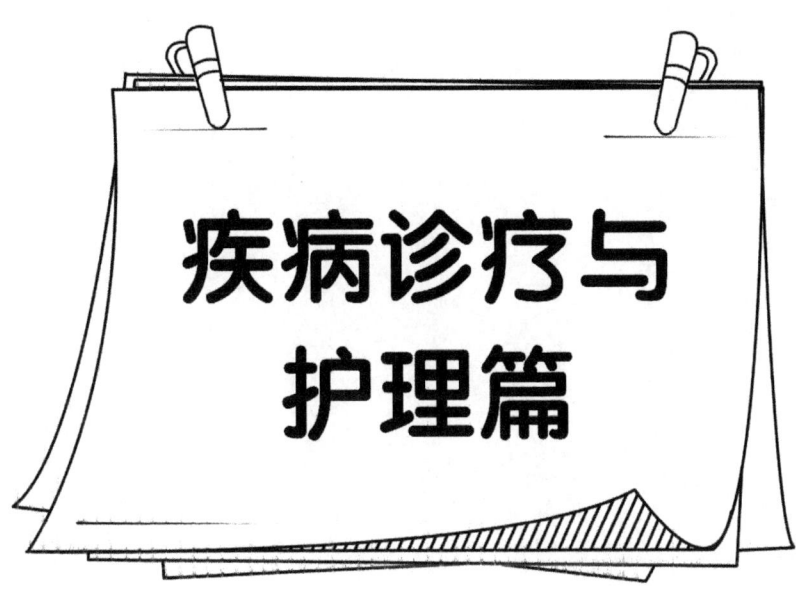

疾病诊疗与护理篇

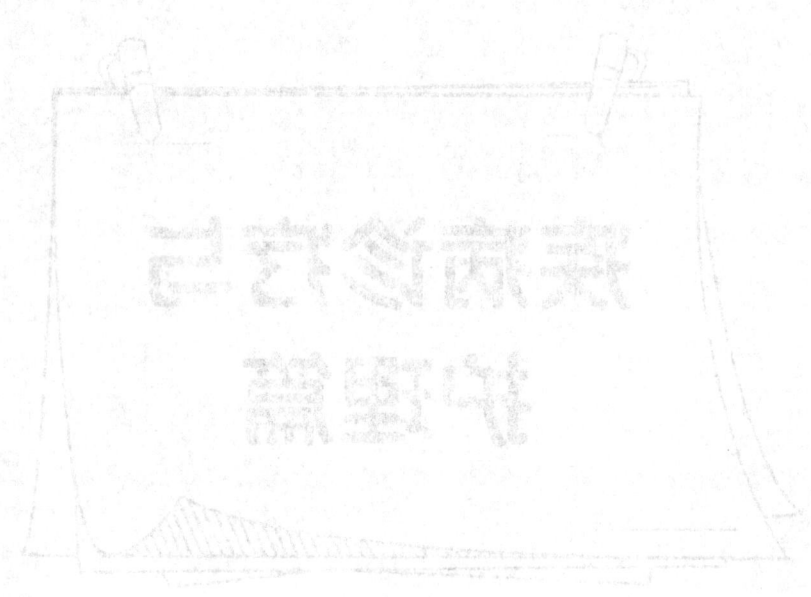

第五章 呼吸系统疾病

第一节 急性上呼吸道感染

急性上呼吸道感染（AURI）简称上感，俗称"感冒"，是小儿最常见的疾病。是由各种病原体引起的上呼吸道炎症，主要侵犯鼻、咽、扁桃体及喉部。一年四季均可发病。若炎症局限在某一组织，即按该部炎症命名，如急性鼻炎、急性咽炎、急性扁桃体炎、急性喉炎等。急性上呼吸道感染主要用于上呼吸道局部感染定位不确切者。

一、病因

各种病毒和细菌均可引起，以病毒感染为主，可占原发性上呼吸道感染的90%以上，主要有鼻病毒、呼吸道合胞病毒、流感病毒、副流感病毒、腺病毒、单纯疱疹病毒、柯萨奇病毒、埃可病毒、冠状病毒、EB病毒等。少数可由细菌引起。由于病毒感染，上呼吸道黏膜失去抵抗力而继发细菌感染，最常见致病菌为A组溶血性链球菌、肺炎链球菌、流感嗜血杆菌、葡萄球菌等。近年来肺炎支原体亦不少见。

婴幼儿时期由于上呼吸道的解剖生理特点及免疫特点易患本病。营养障碍性疾病，如维生素D缺乏性佝偻病、锌或铁缺乏症，以及护理不当、过度疲劳、气候改变和不良环境因素等，给病毒、细菌的入侵造成了有利条件，则易致反复上呼吸道感染或使病程迁延。

二、临床表现

本病多发于冬春季节，潜伏期1～3天，起病多较急。由于年龄大小、体质强弱及病变部位的不同，病情的缓急、轻重程度也不同。年长儿症状较轻，而婴幼儿症状较重。

（一）一般类型上感

1.症状

（1）局部症状：流清鼻涕、鼻塞、打喷嚏，也可有流泪、微咳或咽部不适。患儿多于3～4天不治自愈。

（2）全身症状：发热、烦躁不安、头痛、全身不适、乏力等。部分患儿有食欲缺乏、呕吐、腹泻、腹痛等消化系统的症状。有些患儿病初可出现脐部附近阵发性疼痛，多为暂时性，无压痛。可能是发热引起反射性肠痉挛或蛔虫骚动所致。如腹痛持续存在，多为并发急性肠系膜淋巴结炎应注意与急腹症鉴别。

婴幼儿起病急,全身症状为主,局部症状较轻。多有发热,有时体温可达39~40℃,热程2~7天不等,起病1~2天由于突发高热可引起惊厥,但很少连续多次,退热后,惊厥及其他神经症状消失,一般情况良好。

年长儿以局部症状为主,全身症状较轻,无热或轻度发热,自诉头痛、全身不适、乏力。极轻者仅鼻塞、流稀涕、喷嚏、微咳、咽部不适等,多于3~4天内自愈。

2.体征

检查可见咽部充血,咽后壁滤泡肿大,如感染蔓延至鼻咽部邻近器官,可见相应的体征,如扁桃体充血肿大,可有脓性分泌物,下颌淋巴结肿大,压痛。肺部听诊多数正常,少数呼吸音粗糙或闻及痰鸣音。肠病毒感染者可见不同形态的皮疹。

(二)两种特殊类型上感

1.疱疹性咽峡炎

由柯萨奇A组病毒引起,多发于夏秋季节,可散发或流行。临床表现为骤起高热,咽痛,流涎,有时呕吐、腹痛等。体查可见咽部充血,在咽腭弓、腭垂、软腭或扁桃体上可见数个至十数个2~4mm大小灰白色的疱疹,周围有红晕,1天后疱疹破溃形成小溃疡。病程一周左右。

2.咽-结合膜热

由腺病毒3、7型引起,多发生于春夏季,可在集体儿童机构中流行。以发热、咽炎和结膜炎为特征。临床表现为多呈高热、咽痛、眼部刺痛、结膜炎,有时伴有消化系统的症状。体查可见咽部充血、有白色点块状分泌物,周边无红晕,易于剥离,一侧或两侧滤泡性眼结膜炎,颈部、耳后淋巴结肿大。病程1~2周。

三、并发症

婴幼儿上呼吸道感染波及邻近器官,引起中耳炎、鼻窦炎、咽后壁脓肿、颈部淋巴结炎,或炎症向下蔓延,引起气管炎、支气管炎、肺炎等。年长儿若患A组溶血性链球菌性咽峡炎可引起急性肾小球肾炎、风湿热等。

四、实验室检查

病毒感染者血白细胞计数在正常范围内或偏低,中性粒细胞减少,淋巴细胞计数相对增高。病毒分离、血清反应、免疫荧光、酶联免疫等方法,有利于病毒病原体的早期诊断。细菌感染者血白细胞计数可增高,中性粒细胞数增高,在使用抗菌药物前进行咽拭子培养可发现致病菌。链球菌引起者可于感染2周后血中ASO滴度增高。

五、诊断和鉴别诊断

根据临床表现不难诊断,但应与以下疾病相鉴别。

(一)流行性感冒

流行性感冒由流感病毒、副流感病毒所致,有明显的流行病史。局部症状轻,全身症状重,常有发热、头痛、咽痛、四肢肌肉酸痛等,病程较长。

(二)急性传染病早期

上呼吸道感染常为急性传染病的前驱症状,如麻疹、流行性脑脊髓膜炎、脊髓灰质炎、猩红热、百日咳、伤寒等,应结合流行病史、临床表现及实验室资料等综合分析,并观察病情演变加以鉴别。

(三)急性阑尾炎

上呼吸道感染同时伴有腹痛应与急性阑尾炎鉴别,本病腹痛常先于发热,腹痛部位以右下腹为主,呈持续性,有肌紧张和固定压痛点,白细胞及中性粒细胞计数增高。

六、治疗

(一)一般治疗

(1)注意适当休息,多饮水,发热期间宜给流质或易消化食物。

(2)保持室内空气新鲜及适当的温度、湿度。

(3)加强护理,注意呼吸道隔离,预防并发症。

(二)抗感染治疗

1.抗病毒药物应用

病毒感染时不宜滥用抗生素。常用抗病毒药物以下几种。

(1)利巴韦林(病毒唑):具有广谱抗病毒作用,10~15 mg/(kg·d),口服或静脉滴注,或2 mg含服,1次/2小时,6次/天,疗程为3~5天。

(2)双嘧达莫(潘生丁):有抑制 RNA 病毒及某些 DNA 病毒的作用,3~5 mg/(kg·d),疗程为3天。

(3)双黄连针剂:60 mg/(kg·d),加入5%或10%的葡萄糖液中静脉滴注,采用其口服液治疗也可取得良好的效果。

局部可用1%的利巴韦林滴鼻液,4次/天;病毒性结膜炎可用0.1%的阿昔洛韦滴眼,1~2小时1次。

2.抗生素类药物

如果细菌性上呼吸道感染、病情较重、有继发细菌感染,或有并发症者可选用抗生素治疗,常用者有青霉素、复方新诺明和大环内酯类抗生素,疗程3~5天。如证实为溶血性链球菌感染或既往有风湿热、肾炎病史者,青霉素疗程应为10~14天。

(三)对症治疗

(1)退热:高热应积极采取降温措施,通常可用物理降温如冷敷、冷生理盐水灌肠、温湿敷或35%~50%的酒精(乙醇)溶液擦浴等方法,或给予阿司匹林、对乙酰氨基酚、布洛芬制剂口服,小儿退热栓(吲哚美辛栓)肛门塞入,均可取得较好的降温效果。非超高热最好不用糖皮质激素类药物治疗。

(2)高热惊厥者可给予镇静、止惊等处理。

(3)咽痛者可含服咽喉片。

(4)鼻塞者可在进食前或睡前用0.5%的麻黄素液滴鼻。用药前应先清除鼻腔分泌物,每次每侧鼻孔滴入1~2滴,可减轻鼻黏膜充血肿胀,使呼吸道通畅,便于呼吸和吮乳。

七、预防

(1)加强锻炼,以增强机体抵抗力和防止病原体入侵。

(2)提倡母乳喂养,经常到户外活动,多晒阳光,防治营养不良及佝偻病。

(3) 患者应尽量不与健康小儿接触,在呼吸道发病率高的季节,避免去人多拥挤的公共场所。

(4) 避免发病诱因,注意卫生,保持居室空气新鲜,在气候变化时注意增减衣服,避免交叉感染。

(5) 对反复呼吸道感染的小儿可用左旋咪唑每天 2.5 mg/kg,每周服 2 天,3 个月 1 个疗程。或用转移因子,每周注射 1 次,每次 4 U,连用 3~4 月。中药黄芪每天 6~9 g,连服 2~3 个月,对减少复发次数也有一定效果。

(苏建梅)

第二节 反复呼吸道感染

一、定义和诊断标准

呼吸道感染是儿童尤其婴幼儿最常见的疾病,据统计发展中国家每年每个儿童患 4.2~8.7 次的呼吸道感染,其中多数是上呼吸道感染,肺炎的发生率则为每年每 100 个儿童 10 次。反复呼吸道感染是指一年内发生呼吸道感染次数过于频繁,超过一定范围。根据反复感染的部位可分为反复上呼吸道感染和反复下呼吸道感染(支气管炎和肺炎),对于反复上呼吸道感染或反复支气管炎国外文献未见有明确的定义或标准,反复肺炎国内外较为一致的标准是 1 年内患 2 次或 2 次以上肺炎或在任一时间框架内患 3 次或 3 次以上肺炎,每次肺炎的诊断需要有胸部 X 线的证据。我国儿科学会呼吸学组于 1987 年制订了反复呼吸道感染的诊断标准,并于 2007 年进行了修订,如表 5-1。

表 5-1 反复呼吸道感染判断条件

年龄(岁)	反复上呼吸道感染(次/年)	反复下呼吸道感染(次/年)	
		反复气管支气管炎	反复肺炎
0~2	7	3	2
3~5	6	2	2
6~14	5	2	2

注:①两次感染间隔时间至少 7 天以上。②若上呼吸道感染次数不够,可以将上、下呼吸道感染次数相加,反之则不能。但若反复感染是以下呼吸道为主,则应定义为反复下呼吸道感染。③确定次数须连续观察 1 年。④反复肺炎指 1 年内反复患肺炎≥2 次,肺炎须由肺部体征和影像学证实,两次肺炎诊断期间肺炎体征和影像学改变应完全消失。

二、病因和基础疾病

小儿反复呼吸道感染病因复杂,除了与小儿时期本身的呼吸系统解剖生理特点及免疫功能尚不成熟有关外,微量元素和维生素缺乏、环境因素、慢性上气道病灶等是反复上呼吸道感染常见原因。对于反复下呼吸道感染尤其是反复肺炎患儿,多数存在基础疾病,我们对北京儿童医院 106 例反复肺炎患儿回顾性分析发现其中 88.7% 存在基础病变,先天性或获得性呼吸系统解剖异常是最常见的原因,其次为呼吸道吸入、先天性心脏病、哮喘、免疫缺陷病和原发纤毛不动综合征等。

(一)小儿呼吸系统解剖生理特点

小儿鼻腔短,后鼻道狭窄,没有鼻毛,对空气中吸入的尘埃及微生物过滤作用差,同时鼻黏膜嫩弱又富于血管,极易受到损伤或感染,由于鼻道狭窄经常引起鼻塞而张口呼吸。鼻窦黏膜与鼻腔黏膜相连续,鼻窦口相对比较大,鼻炎常累及鼻窦。小儿鼻咽部较狭小,喉狭窄而且垂直,其周围的淋巴组织发育不完善,防御功能较弱。婴幼儿的气管、支气管较狭小,软骨柔软,缺乏弹力组织,支撑作用薄弱,黏膜血管丰富,纤毛运动较差,清除能力薄弱,易引起感染,并引起充血、水肿、分泌物增加,易导致呼吸道阻塞。小儿肺的弹力纤维发育较差,血管丰富,间质发育旺盛,肺泡数量较少,造成肺含血量丰富而含气量相对较少,故易感染,并易引起间质性炎症或肺不张等。同时,小儿胸廓较短,前后径相对较大呈桶状,肋骨呈水平位,膈肌位置较高,使心脏呈横位,胸腔较小而肺相对较大,呼吸肌发育不完善,呼吸时胸廓活动范围小,肺不能充分地扩张、通气和换气,易因缺氧和二氧化碳潴留而出现面色青紫。以上特点容易引起小儿呼吸道感染,分泌物容易堵塞且感染容易扩散。

(二)小儿反复呼吸道感染的基础病变

1.免疫功能低下或免疫缺陷病

小儿免疫系统在出生时发育尚未完善,随着年龄增长逐渐达到成人水平,故小儿特别是婴幼儿处于生理性免疫低下状态,是易患呼吸道感染的重要因素。新生儿外周血 T 细胞数量已达成人水平,其中 CD4 细胞数较多,但 CD4 辅助功能较低且具有较高的抑制活性,一般 6 个月时 CD4 的辅助功能趋于正常。与细胞免疫相比,体液免疫的发育较为迟缓,新生儿 B 细胞能分化产生 IgM 的浆细胞,但不能分化为产生 IgG 和 IgA 的浆细胞,有效的 IgG 类抗体应答需在生后 3 个月后才出现,2 岁时分泌 IgG 的 B 细胞才达成人水平,而分泌 IgA 的 B 细胞 5 岁时才达成人水平。婴儿自身产生的 IgG 从 3 个月开始增多,1 岁时达成人的 60%,6~7 岁时接近成人水平。IgG 有 IgG1、IgG2、IgG3 和 IgG4 四个亚类,在正常成人血清中比率为 70%、20%、6% 和 4%,其中 IgG1、IgG3 为针对蛋白质抗原的主要抗体,而 IgG2、IgG4 为抗多糖抗原的重要抗体成分,IgG1 在 5~6 岁,IgG3 在 10 岁左右,IgG2 和 IgG4 在 14 岁达成人水平。新生儿 IgA 量极微,1 岁时仅为成人的 20%,12 岁达成人水平。另外,婴儿期非特异免疫如吞噬细胞功能不足,铁蛋白、溶菌酶、干扰素、补体等的数量和活性不足。

除了小儿时期本身特异性和非特异性免疫功能较差外,许多研究表明反复呼吸道感染患儿(复感儿)与健康对照组相比多存在细胞免疫、体液免疫或补体某种程度的降低,尤其是细胞免疫功能异常在小儿反复呼吸道感染中起重要作用,复感儿外周血 $CD3^+$ 细胞、$CD4^+$ 细胞百分率及 $CD4^+/CD8^+$ 比值降低,这种异常标志着辅助性 T 细胞功能相对不足,不利于对病毒等细胞内微生物的清除,也不利于抗体产生,因只有在抗原和辅助性 T 细胞信号的协同作用下,B 细胞才得以进入增殖周期。在 B 细胞应答过程中,辅助性 T 细胞(Th)除提供膜接触信号外,还分泌多种细胞因子,影响 B 细胞的分化和应答特征。活化的 Th_1 细胞可通过分泌白细胞介素-2(IL-2),使 B 细胞分化为以分泌 IgG 抗体为主的浆细胞;而活化的 Th_2 细胞则通过分泌白细胞介素-4(IL-4),使 B 细胞分化为以分泌 IgE 抗体为主的浆细胞。活化的抑制性 T 细胞(Ts)可通过分泌白细胞介素-10(IL-10)而抑制 B 细胞应答,就功能分类而言,CD8 T 细胞属于抑制性 T 细胞。反复呼吸道感染患儿 CD8 细胞百分率相对升高必然会对体液免疫反应产生不利影响,有报道复感儿对肺炎链球菌多糖抗原产生抗体的能力不足。分泌型 IgA(SIgA)是呼吸道的第一道免疫屏障,能抑制细菌在气道上皮的黏附及定植,直接刺激杀伤细胞的活性,可特异性或非特异性地防御呼吸道细菌及病毒的侵袭,因此对反复呼吸道感染患儿注意 SIgA 的检测。IgM 在早期感染中发挥重要的免疫防御作用,且 IgM 是通过激活补体来杀死微生物的。补体系统活化后可通过溶解细胞、细菌和病毒发挥抗感染免疫作用,补体成分降低或缺陷时,机体的吞噬和杀菌作用明显减弱。

呼吸系统是免疫缺陷病最易累及的器官,因此需要特别注意部分反复呼吸道感染患儿不是免疫功能低下或紊乱,而是存在各种类型的原发免疫缺陷病,最常见的是 B 淋巴细胞功能异常导致体液免疫缺陷病,如 X 连锁无丙种球蛋白血症(XLA),常见变异型免疫缺陷病(CVID)、IgG 亚类缺乏症和选择性 IgA 缺乏症等。106 例反复肺炎患儿发现 6 例原发免疫缺陷病,其中 5 例为体液免疫缺陷病,年龄均在 8 岁以上,反复肺炎病程在 2～9 年,均在 2 岁后发病,表现间断发热、咳嗽和咳痰,肝脾大 3 例,胸部 X 线合并支气管扩张 3 例,诊断根据血清免疫球蛋白的检查,2 例常见变异性免疫缺陷病反复检查血 IgG、IgM 和 IgA 测不出或明显降低。1 例 X 链锁无丙种球蛋白血症为 11 岁男孩,2 岁起每年肺炎 4～5 次,其兄 3 岁时死于多发性骨结核;查体扁桃体未发育,多次测血 IgG、IgM 和 IgA 含量极低,外周血 B 淋巴细胞明显减少,细胞免疫功能正常。1 例选择性 IgA 缺乏和 1 例 IgG 亚类缺陷年龄分别为 10 岁和 15 岁,经检测免疫球蛋白和 IgG 亚类诊断,这例 IgG 亚类缺陷患儿反复发热、咳嗽 6 年半,每年患肺炎住院 7～8 次。查体:双肺可闻及大量中等水泡音,杵状指(趾)。免疫功能检查 IgG 略低于正常低限,IgG2,IgG4 未测出。肺 CT 提示两下肺广泛支气管扩张。慢性肉芽肿病是一种原发吞噬细胞功能缺陷病,由于遗传缺陷导致吞噬细胞杀菌能力低下,临床表现婴幼儿期反复细菌或真菌感染(以肺炎为主)及感染部位肉芽肿形成,四唑氮蓝(NBT)试验可协助诊断,近年来我们发现多例反复肺炎和曲霉菌肺炎患儿存在吞噬细胞功能缺陷。

继发性免疫缺陷多考虑恶性肿瘤、免疫抑制剂治疗和营养不良,目前 HIV 感染已成为获得性免疫缺陷的常见原因,2 例艾滋病患儿年龄分别为 4 岁和 6 岁,病程分别为 3 月和 2 年,均表现间断发热、咳嗽,1 例伴腹泻和营养不良,2 例均有输血史,X 线表现为两肺间质性肺炎,经查血清 HIV 抗体阳性确诊。

2. 先天气道和肺发育畸形

气道发育异常包括喉气管支气管软化、气管性支气管、支气管狭窄和支气管扩张,其中以喉气管支气管软化症最为常见,软化可发生于局部或整个气道,气道内径正常,但由于缺乏足够的软骨支撑这些患儿在呼气时气道发生内陷,气道阻力增加,气道分泌物排出不畅,易于感染,41 例反复肺炎患儿中 16 例经纤维支气管镜诊断为气管支气管软化症,其中 1 例 2 岁男孩,1 年内患"肺炎"5 次,纤支镜检查提示左总支气管软化症。气管性支气管是指气管内额外的或异常的支气管分支,通常来自气管右侧壁,这种异常损害了右上肺叶分泌物的排出或造成气管的严重狭窄。先天性支气管狭窄导致的肺部感染可发生于主干支气管或中叶支气管,而肺炎和肺不张后的支气管扩张发生于受累支气管狭窄部位的远端。

支气管扩张是先天或获得性损害。获得性支气管扩张多是由于肺的严重细菌感染后导致的局部气道损害,麻疹病毒、腺病毒、百日咳杆菌、结核分枝杆菌是最常见的病原,近年发现支原体感染也是支气管扩张的常见病原。支气管扩张分为柱状和囊状扩张,早期柱状扩张损害仅涉及弹性和气道肌肉支撑组织,积极治疗可部分或完全恢复。晚期囊状扩张损害涉及气道软骨,这时支气管形成圆形的盲囊,不再与肺泡组织交流。抗菌药物不能渗入到扩张区域的脓汁和潴留的黏液中,囊状支气管扩张属于不可逆性,易形成反复或持续的肺部感染。

肺发育异常包括左或右肺发育不良、肺隔离症、肺囊肿和先天性囊性腺瘤畸形均可引起反复肺炎。肺隔离症是一块囊实性成分组成的非功能性肺组织团块异常连接到正常肺,其血供来自主动脉而不是肺血管,通常表现为学龄儿童反复肺炎。支气管源性肺囊肿常位于气管周围或隆突下,囊肿被覆纤毛柱状上皮、平滑肌、黏液腺和软骨,感染可发生于囊肿本身或被囊肿压迫的周围肺。很多患者在婴儿期表现呼吸困难,这些患儿肺炎的发生往往是邻近正常肺蔓延而来,而一旦感染发生由于与正常的支气管树缺乏连接使感染难于清除。先天性囊性腺瘤畸形约80%出生前的经超声诊断,表现为生后不久出现的呼吸窘迫,一小部分表现为由于支气管压迫和分泌物清除障碍引起的反复肺炎。

3.原发纤毛不动综合征

本病是由于纤毛先天结构异常导致纤毛运动不良,气道黏液纤毛清除功能障碍,表现反复呼吸道感染和支气管扩张,可同时合并鼻窦炎、中耳炎。部分病例有右位心或内脏转位称为Kartagener综合征。

4.囊性纤维化

囊性纤维化属遗传性疾病,遗传缺陷引起跨膜传导调节蛋白功能障碍,气道和外分泌腺液体和电解质转运失衡,呼吸道分泌稠厚的黏液并清除障碍,在儿童典型表现为反复肺炎、慢性鼻窦炎、脂肪痢和生长落后。囊性纤维化是欧洲和美洲白人儿童反复肺炎的常见原因,在我国则很少见。

5.先天性心脏病

先心病的患儿易患反复肺炎有几个原因:心脏扩大的血管或房室压迫气管,引起支气管阻塞和肺段分泌物的排出受损,导致肺不张和继发感染;左向右分流和肺血流增加,增加了反复呼吸道感染的易感性,其机制尚不清楚;长期肺水肿伴肺静脉充血使小气道直径变小,肺泡通气减少和分泌物排出减少易于继发感染等。

(三)反复呼吸道感染的原因

1.反复呼吸道吸入

许多原因可以造成反复呼吸道吸入,可能是由于结构或功能的原因不能保护气道,或由于不能把口腔分泌物(食物、液体和口腔分泌物)传送到胃,或由于不能防止胃内容物反流。肺浸润的部位取决于吸入发生时患儿的体位,立位时多发生于中叶或肺底,而仰卧位时则易累及上叶。

吞咽功能障碍可由中枢神经系统疾病、神经-肌肉疾病或环咽部的解剖异常引起。闭合性脑损伤或缺氧性脑损伤形成的完全性中枢神经系统功能障碍经常发生口咽分泌物控制不良,通常伴有严重的智能落后和脑性瘫痪。慢性反复发作的癫痫也可导致反复吸入发生。外伤、肿瘤、血管炎、神经变性等引起的脑神经损伤或功能障碍也与吞咽功能受损有关。某些婴儿吞咽反射成熟延迟可以引起环咽肌肉不协调导致反复吸入。神经肌肉疾病如肌营养不良可以有吞咽功能异常,气道保护反射如咳嗽呕吐反射减弱或缺乏,易于反复的微量吸入和感染。上气道的先天性或获得性的解剖损害如腭裂、喉裂和黏膜下裂引起吸入与吞咽反射不协调、气道清除能力下降和喂养困难有关。

食管阻塞或动力障碍也可引起呼吸道反复的微量吸入,血管环是外源性的食管阻塞最常见的原因,经胸增强CT和血管重建可确诊。其他较少见原因有肠源性的重复畸形、纵隔囊肿、畸胎瘤、心包囊肿、淋巴瘤和神经母细胞瘤等。食管异物是内源性食管阻塞的最常见原因,最重要的主诉是吞咽困难、吞咽痛和口腔分泌物潴留,部分患儿表现为反复喘鸣和胸部感染。食管蹼和食管狭窄也可引起食管内容物的吸入,表现为反复下呼吸道感染。

气管食管瘘与修复前和修复后的食管运动障碍有关,多数的气管食管瘘在出生后不久诊断,但小的H型的瘘可引起慢性吸入导致儿童期反复下呼吸道感染。许多儿童在气管食管瘘修复后仍有吸入是由于残留的问题如食管狭窄、食管动力障碍、胃食管反流和气管食管软化持续存在。胃食管反流的儿童可表现出慢性反应性气道疾病或反复肺炎。

2.支气管腔内阻塞或腔外压迫

(1)腔内阻塞:异物吸入是儿科患者腔内气道阻塞最常见的原因。常发生于6个月至3岁,窒息史或异物吸入史仅见于40%的患者,肺炎可发生于异物吸入数天或数周,延迟诊断或异物长期滞留于气道是肺炎反复或持续的原因。例如1例2岁女孩,临床表现反复发热、咳嗽4个月,家长否认异物吸入史,外院反复诊断左下肺炎。查体左肺背部可闻及管状呼吸音及细湿啰音,杵状指(趾)。胸片:左肺广泛蜂窝肺改变,右肺大叶气肿,纤维支气管镜检查为左下异物(瓜子壳)。造成腔内阻塞的其他原因有支气管结核、支气管腺瘤和支气管内脂肪瘤等。

(2)腔外压迫:肿大的淋巴结是腔外气道压迫最常见的原因。感染发生是由于管外压迫导致局部气道狭窄引起黏液纤毛清除下降,气道分泌物在气道远端至阻塞部位的潴留,这些分泌物充当了感染的根源,同时反复抗生素治疗可引起耐药病原菌的感染。

气道压迫最常见原因是结核分枝杆菌感染引起的淋巴结肿大,肿大淋巴结可以发生在支气管旁、隆突下和肺门周围区域。在某些地区真菌感染如组织胞浆菌病或球孢子菌病也可引起气道压迫和继发细菌性肺炎。

非感染原因引起的肺淋巴结肿大也可导致外源性气道压迫。结节病可引起淋巴组织慢性非干酪性肉芽肿样损害,往往涉及纵隔淋巴结。纵隔的恶性疾病如淋巴瘤偶然引起腔外气道压迫,但以反复肺炎为主要表现并不常见。

心脏和大血管的先天异常也可导致大气道的管外压迫,压迫导致气道狭窄或引起局部的支气管软化,感染的部位取决于血管压迫的区域。这些异常包括双主动脉弓、由右主动脉弓组成的血管环、左锁骨下动脉来源异常、动脉韧带、无名动脉压迫和肺动脉索,其中最常见的是双主动脉弓包围气管和食管,症状通常始于婴儿早期,除了感染并发症外,可能包括喘息、咳嗽和吞咽困难。肺动脉索为一实体,左肺动脉缺如,供应左肺的异常血管来自右肺动脉,这一血管压迫了右支气管。

3.支气管哮喘

支气管肺炎是哮喘的一个常见并发症,同时也有部分反复肺炎患儿实际上是未诊断的哮喘,这在临床并不少见。造成哮喘误诊为肺炎原因是部分哮喘患儿急性发作时,临床表现不典型,如以咳嗽为主要表现,无明显的喘息症状,由于黏液栓阻塞胸部X线表现为肺不张,也有部分原因是对哮喘的认识不够。

4.营养不良、微量元素及维生素缺乏

营养不良能引起广泛免疫功能损伤,由于蛋白质合成减少,胸腺、淋巴结萎缩,各种免疫激活剂缺乏,免疫功能全面降低,尤其是细胞免疫异常,营养不良引起免疫功能低下容易导致感染;反复感染又可引起营养吸收障碍而加重营养不良,造成恶性循环。

钙剂能增强气管、支气管纤毛运动,使呼吸道清除功能增强,同时又可提高肺巨噬细胞的吞噬能力,加强呼吸道防御功能。因此血钙降低必然会影响机体免疫状态导致机体抵抗力下降以及易致呼吸道感染。当患维生素 D 缺乏性佝偻病时，患儿可出现肋骨串珠样改变、赫氏沟、肋骨外翻、鸡胸等骨骼的改变，能使胸廓的生理活动受到限制而影响小儿呼吸，并加重呼吸肌的负担。

微量元素锌、铁缺乏可影响机体的免疫功能与反复呼吸道感染有关。锌对免疫系统的发育和免疫功能的正常会产生一定的影响。锌参与体内 40 多种酶的合成，并与 200 多种酶活性有关。缺锌可引起体内相关酶的活性下降，导致核酸、蛋白、糖、脂肪等多种代谢障碍。同时缺锌可使机体的免疫器官胸腺、脾脏和全身淋巴器官重量减轻、甚至萎缩，致使 T 细胞功能下降，体液免疫功能受损而削弱机体免疫力而导致反复呼吸道感染。

铁是人体中最丰富的微量元素，婴幼儿正处在生长发育的黄金时期，对铁的需要相对增多，如体内储蓄铁减少，不及时补充，可导致铁缺乏。铁也与多种酶的活性有关，如过氧化氢酶、过氧化物酶、单氨氧化酶等。缺铁时这些酶的活性降低，影响机体的代谢过程及肝内 DNA 的合成，儿茶酚胺的代谢受抑制，并且铁能直接影响淋巴组织的发育和对感染的抵抗力。缺铁性贫血或铁缺乏症儿童的特异性免疫功能（包括细胞和体液免疫功能）和非特异性免疫功能均有一定程度的损害，故易发生反复呼吸道感染。有研究表明反复呼吸道感染患儿急性期血清铁水平明显低于正常，感染发生频度与血清铁下降程度有关，补充铁剂后感染次数明显减少，再感染症状也明显减轻。

铅暴露对儿童及青少年健康可产生多方面危害，除了对神经系统、精神记忆功能、智商及行为能力等方面的影响外，铅暴露对幼儿免疫系统功能也有影响，且随着血铅水平的增高，这种影响越显著；有研究表明铅能抑制某些免疫细胞的生长和分化，削弱机体的抵抗力，使机体对细菌、病毒感染的易感性增加；血铅含量与血 IgA、IgG 水平存在较明显的负相关，因此血铅升高也是反复呼吸道感染的一个原因。

维生素 A 对维持呼吸道上皮细胞的分化及保持上皮细胞的完整性具有重要的作用。正常水平的维生素 A 对维持小儿的免疫功能具有重要的作用。而当维生素 A 缺乏时，呼吸道黏膜上皮细胞的生长和组织修复发生障碍，带纤毛的柱状上皮细胞的纤毛消失，上皮细胞出现角化，脱落阻塞气道管腔，而且腺体细胞功能丧失，分泌减少，呼吸道局部的防御功能下降。此时病毒和细菌等微生物易于侵入造成感染。有研究表明反复呼吸道感染患儿血维生素 A 的水平降低，且降低水平与疾病严重程度呈正相关，回升情况与疾病的恢复水平平行，补充维生素 A 可降低呼吸道感染的发生率。

5.环境因素

环境的变化与呼吸道的防卫有密切关系，尤其是小儿对较大的气候变化的调节能力较差，在北方多见于冬春时，南方多见于夏秋两季气温波动较大时。当白天与夜间温差加大、气温多变、忽冷忽热时，小儿机体内环境不稳定，对外界适应力差，很易患呼吸道感染。此外空气污染程度与小儿的呼吸道感染密切相关，居住在城镇比在农村儿童发病率高，与城镇内汽车尾气、工业污水、废气等对空气污染有关，家庭内化纤地毯、室内装修、油漆和被动吸烟等，有害气体吸入呼吸道，直接破坏支气管黏膜的纤毛上皮，降低呼吸道黏膜抵抗力，易患呼吸道感染。居住人口密集，人员流动多，空气流动差，也会增加发病率。

家庭中有呼吸系统病患者、入托、家里饲养宠物也是易患反复呼吸道感染的环境因素，原因是这些情况下儿童易受生活环境中病原体的传染、变应原刺激以及脱离家庭进入陌生的环境（托儿所）发生心理、生理、免疫方面的改变和缺少了家里父母的悉心照顾。

6.上呼吸道慢性病灶

小儿上呼吸道感染如治疗不及时,可形成慢性病灶如慢性扁桃体炎、鼻炎和鼻窦炎,细菌长期处于隐伏状态,一旦受凉、过劳或抵抗力下降时,就会引起反复发病。小儿鼻窦炎症状表现不典型,常因鼻涕倒流入咽以致流涕症状不明显,而以咳嗽为主要症状。脓性分泌物流入咽部或吸入支气管导致咽炎、腺样体炎、支气管炎等疾病。因此慢性扁桃体炎,慢性鼻-鼻窦炎和过敏性鼻炎是部分患儿反复呼吸道感染的原因。

三、诊断思路

对于反复呼吸道感染患儿首先是根据我国儿科呼吸组制订的标准确定诊断,然后区分该患儿是反复上呼吸道感染,还是反复下呼吸道感染(支气管炎,肺炎),或者是二者皆有。

对于反复上呼吸道感染患儿,多与免疫功能不成熟或低下、护理不当、入托幼机构的起始阶段、环境因素(居室污染和被动吸烟)、营养因素(微量元素缺乏,营养不良)有关,部分儿童与慢性病灶有关,如慢性扁桃体炎、慢性鼻窦炎和过敏性鼻炎等,进一步检查包括血常规、微量元素和免疫功能检查,摄鼻窦片,请五官科会诊等。

对于反复支气管炎的学前儿童,多由于反复上呼吸道感染治疗不当,使病情向下蔓延,少数有潜在基础疾病,如先天性喉气管支气管软化症,伴有反复喘息的患儿尤其应与婴幼儿哮喘、支气管异物相鉴别。反复支气管炎的学龄儿童,多与反复上呼吸道感染治疗不当、鼻咽部慢性病灶、咳嗽变应性哮喘和免疫功能低下引起一些病原体反复感染有关;进一步的检查包括血常规、免疫功能、变应原筛查、病原学检查(咽培养,支原体抗体等)、肺功能、五官科检查(纤维喉镜),必要时行支气管镜检查。

对于反复肺炎患儿多数存在基础疾病,应进行详细检查,首先根据胸部 X 线平片表现区分是反复或持续的单一部位肺炎还是多部位肺炎,在此基础上结合病史和体征选择必要的辅助检查。对于反复单一部位的肺炎,诊断第一步应进行支气管镜检查,对于支气管异物可达到诊断和治疗目的。也可发现其他的腔内阻塞如结核性肉芽肿、支气管腺瘤或某些支气管先天异常如支气管软化、狭窄,开口异常或变异。如果支气管镜正常或不能显示,胸部 CT 增强和气管血管重建可以明确腔外压迫造成支气管阻塞(纵隔肿物、淋巴结或血管环),支气管扩张和支气管镜不能发现的远端支气管腔阻塞以及先天性肺发育异常如肺发育不良、肺隔离症、先天性肺囊肿和先天囊腺瘤样畸形等。

对于反复或持续的多部位的肺炎,如果患儿为婴幼儿,以呛奶、溢奶或呕吐为主要表现,考虑呼吸道吸入为反复肺炎的基础原因,应进行消化道造影、24 小时食管 pH 检测。心脏彩超检查可以排除有无先天性心脏病。免疫功能检查除了常规的 CD 系列和 Ig 系列外,应进行 IgG 亚类、SIgA、补体及 NBT 试验检查。年长儿自幼反复肺炎伴慢性鼻窦炎或中耳炎,应考虑免疫缺陷病、原发纤毛不动综合征或囊性纤维化,应进行免疫功能检查、纤毛活检电镜超微结构检查或汗液试验。反复肺炎伴右肺中叶不张,应考虑哮喘,应进行变应原筛查、气道可逆性试验或支气管激发试验有助于诊断。有输血史,反复间质性肺炎应考虑 HIV 感染进行血 HIV 抗体检测。反复肺炎伴贫血应怀疑特发性肺含铁血黄素沉着症,应进行胃液或支气管肺泡灌洗液含铁血黄素细胞检查。

四、鉴别诊断

(一)支气管哮喘

哮喘常因呼吸道感染诱发,因此常被误诊为反复支气管炎或肺炎。鉴别主要是哮喘往往有家族史、患儿多为特应性体质如易患湿疹、过敏性鼻炎,肺部可多次闻及喘鸣音,变应原筛查阳性,肺功能检查可协助诊断。

(二)特发性肺含铁血黄素沉着症

急性出血等易误诊为反复肺炎,特点为反复发作的小量咯血,往往为痰中带血,同时伴有小细胞低色素性贫血,咯血和贫血不成比例,胸片双肺浸润病灶短期内消失。慢性反复发作后胸片呈网点状或粟粒状阴影,易误诊为粟粒型肺结核。

(三)闭塞性毛细支气管炎并(或)机化性肺炎

闭塞性毛细支气管炎(BO)、闭塞性毛细支气管炎并机化性肺炎(BOOP)多为特发性,感染、有毒气体或化学物质吸入等也可诱发,临床表现为反复咳嗽、喘息、肺部听诊可闻及喘鸣音和固定的中小水泡音。肺功能提示严重阻塞和限制性通气障碍。肺片和高分辨CT表现为过度充气,细支气管阻塞及支气管扩张。BOOP并发肺实变,有时呈游走性。

(四)肺结核

小儿肺结核临床多以咳嗽和发热为主要表现,如纵隔淋巴结明显肿大可压迫气管、支气管出现喘息症状,易于误诊为反复肺炎和肺不张。鉴别主要通过结核接触史、卡介苗接种史和结核菌素试验及肺CT上有无纵隔和肺门淋巴结肿大等。

五、治疗

小儿反复呼吸道感染病因复杂,因此积极寻找病因,进行针对性的病因治疗是这类患儿的基本的治疗原则。

(一)免疫调节治疗

当免疫功能检查,发现患儿存在免疫功能低下时,可使用免疫调节剂进行免疫调节治疗。所谓免疫调节剂泛指调节、增强和恢复机体免疫功能的药物。此类药物能激活一种或多种免疫活性细胞,增强机体的非特异性和特异性免疫功能,包括增强淋巴细胞对抗原的免疫应答能力,提高机体内IgA、IgG水平,从而使患儿低下的免疫功能好转或恢复正常,以达到减少呼吸道感染的次数。目前常用的免疫调节剂有以下几种,在临床中可以根据经验和患儿具体情况选用。

1.细菌提取物

(1) 必思添:含有两个从克雷伯肺炎杆菌中提取的糖蛋白,能增强巨噬细胞的趋化作用和使白细胞介素-1(IL-1)分泌增加,从而提高特异性和非特异性细胞免疫及体液免疫,增加T、B淋巴细胞活性,提高NK细胞、多核细胞、单核细胞的吞噬功能。用法为每月服用8天,停22天,第1个月为1 mg,2次/天;第2、3个月为1 mg,1次/天,空腹口服,连续3个月为1个疗程。这种疗法是通过反复刺激机体免疫系统,使淋巴细胞活化,并产生免疫回忆反应,达到增强免疫功能的作用。

(2)泛福舒:自8种呼吸道常见致病菌(流感嗜血杆菌、肺炎链球菌、肺炎和臭鼻克雷伯杆菌、金黄色葡萄球菌、化脓性和绿色链球菌、脑膜炎奈瑟菌)提取,具有特异和非特异免疫刺激作用,能提高反复呼吸道感染患儿T淋巴细胞反应性及抗病毒活性,能激活黏膜源性淋巴细胞,刺激补体及细胞活素生成及促进气管黏膜分泌分泌型免疫球蛋白。试验表明,口服泛福舒后能提高

IgA 在小鼠血清中的浓度及肠、肺中的分泌。用法为每天早晨空腹口服 1 粒胶囊(3.5 mg/cap)，连服 10 天，停 20 天，3 个月为 1 个疗程。

(3)兰菌净(lantigen B)：为呼吸道常见的 6 种致病菌(肺炎链球菌、流感嗜血杆菌 b 型、卡他布兰汉姆菌、金黄色葡萄球菌、A 组化脓性链球菌和肺炎克雷伯杆菌)经特殊处理而制成的含有细菌溶解物和核糖体提取物的混悬液，抗原可透过口腔黏膜，进入白细胞丰富的黏膜下层，通过刺激巨噬细胞，释放淋巴因子，激活 T 淋巴细胞和促进 B 淋巴细胞成熟，并向浆细胞转化产生 IgA。研究证实，舌下滴入兰菌净可提高唾液分泌型 IgA(SIgA)水平，尤适用于婴幼儿 RRI。用法为将药液滴于舌下或唇与牙龈之间，<10 岁 7 滴/次，早晚各 1 次，直至用完 1 瓶(18 mL)，≥10 岁 15 滴/次，早晚各 1 次，直至用完 2 瓶(36 mL)。用完上述剂量后停药 2 周，不限年龄再用 1 瓶。

(4)卡介苗：系减毒的卡介苗及其膜成分的提取物，能调节体内细胞免疫、体液免疫、刺激单核-吞噬细胞系统，激活单核-巨噬细胞功能，增强 NK 细胞活性，诱生白细胞介素、干扰素来增强机体抗病毒能力，可用于 RRI 治疗。2～3 次/周，每次 0.5 mL(每支 0.5 mg)，肌内注射，3 个月为 1 个疗程。

2.生物制剂

(1)丙种球蛋白(IVIG)：其成分 95％为 IgG 及微量 IgA、IgM。IgG 除能防止某些细菌(金黄色葡萄球菌、白喉杆菌、链球菌)感染外，对呼吸道合胞病毒(RSV)、腺病毒(ADV)、埃可病毒引起的感染也有效。IVIG 的生物功能主要是识别、清除抗原和参与免疫反应的调节。用于替代治疗性连锁低丙种球蛋白血症或 IgG 亚类缺陷症，血清 IgG<2.5 g/L 者，常用剂量为每次 0.2～0.4 g/kg，1 次/月，静脉滴注。也可短期应用于继发性免疫缺陷患儿，补充多种抗体，防治感染或控制已发生的感染。但选择性 IgA 缺乏者禁用。另外需注意掌握适应证，避免滥用。

(2)干扰素(IFN)：能诱导靶器官的细胞转录出翻译抑制蛋白(TIP)-mRNA 蛋白，它能指导合成 TIP，TIP 与核蛋白体结合使病毒的 mRNA 与宿主细胞核蛋白体的结合受到抑制，因而妨碍病毒蛋白、病毒核酸及复制病毒所需的酶合成，使病毒的繁殖受到抑制。其还具有明显的免疫调节活性及增强巨噬细胞功能。1 次/天，每次 10 万～50 万 U，肌内注射，3～5 天为 1 个疗程。也可用干扰素雾化吸入防治呼吸道感染。

(3)转移因子：是从健康人白细胞、脾、扁桃体提取的小分子肽类物质，作用机制可能是诱导原有无活性的淋巴细胞合成细胞膜上的特异性受体，使之成为活性淋巴细胞，这种致敏淋巴细胞遇到相应抗原后能识别自己，排斥异己而引起一系列细胞反应，致敏的小淋巴细胞变为淋巴母细胞，并进一步增殖、分裂，并释放出多种免疫活性介质，以提高和触发机体的免疫防御功能，改善机体免疫状态。用法为 1～2 次/周，每次 2 mL，肌内注射或皮下注射，3 个月为 1 个疗程。转移因子口服液含有多种免疫调节因子，与注射制剂有相似作用，且无明显不良反应，更易被患儿接受。

(4)胸腺素：从动物(小牛或猪)或人胚胸腺提取纯化而得。可使由骨髓产生的干细胞转变成 T 淋巴细胞，它可诱导 T 淋巴细胞分化发育，使之成为效应 T 细胞，也能调节 T 细胞各亚群的平衡，并对白细胞介素、干扰素、集落刺激因子等生物合成起调节作用，从而增强人体细胞免疫功能，用于原发或继发细胞免疫缺陷病的辅助治疗。

(5)分泌型 IgA(SIgA)：对侵入黏膜中的多种微生物有局部防御作用，当不足时，可补充 SIgA 制剂。临床应用的 SIgA 制剂如乳清液，为人乳初乳所制成，富含 SIgA。SIgA 可防止细菌、病毒吸附、繁殖，对侵入黏膜中的细菌、病毒、真菌、毒素等具有抗侵袭的局部防御作用。每次

5 mL,2 次/天口服,连服 2～3 周。

3.其他免疫调节剂

(1)西咪替丁:为 H_2 受体阻断剂,近年发现其有抗病毒及免疫增强作用。15～20 mg/(kg·d),分 2～3 次口服,每 2 周连服 5 天,3 个月为 1 个疗程。

(2)左旋咪唑:为小分子免疫调节剂,可激活免疫活性细胞,促进 T 细胞有丝分裂,长期服用可使 IgA 分泌增加,增强网状内皮系统的吞噬能力,因此能预防 RRI。2～3 mg/(kg·d),分 1～2 次口服,每周连服 2～3 天,3 个月为 1 个疗程。

(3)卡慢舒:又名羧甲基淀粉,可使胸腺增大,胸腺细胞增多,选择性刺激 T 细胞,提高细胞免疫功能,增加血清 IgG、IgA 浓度。3 岁以下每次 5 mL;3～6 岁每次 10 mL;7 岁以上每次 15 mL,口服,3 次/天,3 个月为 1 个疗程。

(4)匹多莫德:是一种人工合成的高纯度二肽,能促进非特异性和特异性免疫反应,可作用于免疫反应的不同阶段,在快反应期,它刺激非特异性自然免疫,增强自然杀伤细胞的细胞毒作用,增强多形性中性粒细胞和巨噬细胞的趋化作用、吞噬作用及杀伤作用;在免疫反应中期,它可调节细胞免疫,促进白介素-2 和 γ-干扰素的产生;诱导 T 淋巴细胞母细胞化,调节 TH/TS 的比例使之正常化;在慢反应期,可调节体液免疫,刺激 B 淋巴细胞增殖和抗体产生。该药本身不具有抗菌活性,但与抗生素治疗相结合,可有效地改善感染的症状和体征,缩短住院日,因此该药不仅可用于预防感染,也可用于急性感染发作的控制。

(二)补充微量元素和各种维生素

铁、锌、钙,以及维生素 A、B 族维生素、维生素 C、维生素 D 等,可促进体内各种酶及蛋白的合成,促进淋巴组织发育,维持体内正常营养状态和生理功能,增强机体的抗病能力。

(三)去除环境因素,注意加强营养

合理饮食;避免被动吸烟及异味刺激,保持室内空气新鲜,适当安排户外活动及身体锻炼;治疗慢性鼻窦炎和过敏性鼻炎,手术治疗先天性肺囊性病和先心病等。

(四)合理使用抗病毒药以及抗菌药物

应严格掌握各种抗菌和抗病毒药的适应证、应用剂量和方法,防止产生耐药性或混合感染。避免滥用激素导致患儿免疫功能下降继发新的感染。

(苏建梅)

第三节 哮喘持续状态

哮喘持续状态是指哮喘发作时出现严重呼吸困难,持续 24 小时以上,合理应用拟交感神经药及茶碱类药物仍不见缓解者。其主要病理改变为广泛而持续的气道平滑肌痉挛、黏膜水肿和黏液栓塞,而导致明显的通气功能障碍,如不及时治疗可发展成呼吸衰竭至死亡。

一、病因

(一)持续的变应原刺激

变态反应为支气管哮喘的主要原因。具有过敏体质者接触特异性抗原后,体内即产生特异性反应素抗体(IgE),IgE 与支气管黏膜和黏膜下层的肥大细胞及血液中嗜碱性粒细胞等靶细胞表面的 Fc 段受体结合,即产生致敏作用。当机体再次接触抗原时,抗原即与 IgE 分子的 Fab 段结合,通过一系列反应而激活磷酸二酯酶,水解环磷酸腺苷(cAMP)。由于 cAMP 浓度下降,导致肥大细胞脱颗粒而释放其内的活性物质,如组胺、5-羟色胺、慢反应物质、缓激肽和嗜酸性粒细胞趋化因子等。这些物质可直接或间接通过刺激迷走神经引起支气管平滑肌收缩,组织水肿及分泌增加。当有持续的变应原刺激时,上述过程不断发生,而致哮喘不能被控制或自然缓解。

(二)感染

病毒感染为内源性哮喘的发病原因,有外源性变应原所致的哮喘患儿,亦常因呼吸道感染而诱发哮喘。且在儿科其他感染所致的喘息性疾病如毛细支气管炎、喘息性支气管炎与哮喘关系密切,三者都表现为气道高反应性,有不少患儿以后发展成哮喘。感染因素中以病毒为主,细菌感染无论在哮喘发作还是在支气管哮喘的继发感染中均不占重要地位。有学者通过检测呼吸道合胞病毒(RSV)和副流感病毒感染患儿鼻咽分泌物中的特异性 IgE 发现,感染 RSV 和副流感病毒后发生喘鸣的患儿,其鼻咽分泌物中 IgE 滴度明显高于只患肺炎或上呼吸道感染而无喘鸣者,且前者在 3 个月的观察中 IgE 滴度持续上升。以上结果表明,病毒感染可引起与外源性哮喘类似的 I 型变态反应。病毒感染还可使气道反应性增高,可能通过以下几种途径。

(1)引起支气管黏膜上皮损伤,抗原物质易渗入上皮间隙与致敏的靶细胞结合;同时上皮损伤暴露了气道上皮下的激惹受体或胆碱能受体,当其与刺激物接触时被活化,可引起气道的广泛收缩。

(2)某些病毒能部分抑制 β 受体,还可使循环血中的嗜碱性粒细胞容易释放组胺和免疫活性介质。

(3)病毒感染可刺激神经末梢受体,引起自主神经功能紊乱,副交感神经兴奋,支气管收缩。

(4)RSV 与抗 RSV 抗体复合物可引起白细胞释放花生四烯酸代谢产物,引起支气管平滑肌收缩。

病毒感染引起哮喘发作原因可能是多方面的,一方面引起炎症反应和气管高反应性,另一方面可引起机体免疫功能紊乱伴 IgE 合成过多。因此当感染持续存在时,哮喘发作常难以控制。

(三)脱水及酸碱平衡失调

哮喘持续状态时,由于张口呼吸、出汗及茶碱类的利尿作用等使体液大量丢失,易造成脱水。失水可致痰黏稠形成痰栓阻塞小支气管,同时脱水状态下,对肾上腺素常呈无反应状态。肺通气障碍造成缺氧和高碳酸血症可致呼吸性酸中毒及代谢性酸中毒,均可使支气管扩张剂失效。因此当哮喘发作合并脱水及酸中毒时常常不易控制。

(四)呼吸道热量和/或水分的丢失

急性哮喘初发阶段常呈过度通气状态,造成气道局部温度下降及失水,成为对呼吸道的持续刺激,引起支气管反应性收缩,使呼吸困难进一步加重。

(五)其他因素

如精神因素、合并心力衰竭、肾上腺皮质功能不全或长期应用皮质激素而耐药时,发作常不易控制而呈持续状态。

二、诊断要点

哮喘持续状态时临床表现为严重呼吸困难,端坐呼吸,呼吸表浅,呼吸节律变慢,哮鸣音减低甚至消失，发绀，面色苍白，表情惊恐，大汗淋漓。当发作持续时间较长时，患儿可呈极度衰竭状态，发绀严重，持续吸氧不能改善，肢端发冷，脉搏细速，咳嗽无力，不能说话，甚至昏迷。如不及时治疗或治疗不当则可发生呼吸衰竭或因支气管持续痉挛或痰栓阻塞窒息死亡。

当患儿出现上述表现，并且经合理应用拟交感神经药及茶碱类药物治疗 12～24 小时仍不缓解，再结合以往反复发作史及过敏史，排除其他可造成呼吸困难的疾病如毛细支气管炎、喘息性支气管炎、气管异物等即可做出哮喘持续状态的诊断。

三、病情判断

虽然近年来对哮喘的治疗有了一系列改进，但病死率并没有下降，在某些国家反而有所上升。原因可能在于对哮喘持续状态患者的严重性认识不足，对哮喘患儿的监测不够，没有对患儿的病情做出明确判断或没有给予进一步的治疗，亦没有充分重视发作间期的预防，以及哮喘急性发作时支气管扩张剂及皮质激素用量不足。重症哮喘持续状态可发生呼吸衰竭、心力衰竭、严重水电解质及酸碱平衡紊乱，易窒息而导致死亡。哮喘持续状态预后不佳，应予充分重视。

四、治疗

（一）吸氧

氧气吸入可改善低氧血症，防止并纠正代谢性酸中毒。一般以 4～5 L/min 流量为宜，氧浓度以 40% 为宜，相当于氧流量 6～8 L/min，使 PaO_2 保持在 9.3～12.0 kPa（70～90 mmHg），如用面罩将雾化吸入剂与氧气同时吸入，更为理想。

（二）纠正脱水及酸碱平衡失调

脱水及酸中毒常常是造成哮喘持续难以控制的重要原因，因此补液及纠正酸中毒是控制哮喘的有效方法。补液量可根据年龄及失水程度计算。开始以 1/3～1/2 张含钠液体，最初 2 小时内给 5～10 mL/(kg·h)，以后用 1/4～1/3 张含钠液维持，有尿后补钾。呼吸性酸中毒应该靠加强通气来改善，轻度代谢性酸中毒可通过给氧及补液纠正，只有在明显的代谢性酸中毒时才使用碱性液。计算公式：碱性液用量（mmol）=0.15×体重（kg）×(−BE)（碱缺乏）。稀释至等张：碳酸氢钠为 1.4%，乳酸钠为 1.87%，三羟甲基氨基甲烷（THAM）为 3.6%。当应用碳酸氢钠来纠正代谢性酸中毒时，机体内必将产生大量碳酸，加重了呼吸性酸中毒，因此加强通气才是防止和治疗酸中毒的根本措施。从此考虑，碱性液应先选用乳酸钠及 THAM，可避免体内产生大量的碳酸。

（三）支气管扩张剂的应用

1. β受体兴奋剂

β受体兴奋剂通过直接兴奋支气管平滑肌上的β受体，而使支气管扩张。可雾化吸入，也可全身用药。

（1）沙丁胺醇（舒喘灵）：溶液雾化吸入，舒喘灵几乎为纯 $β_2$ 受体兴奋剂，对心血管不良反应小，雾化吸入为治疗急性哮喘的首选方法，常用的气雾剂因微粒不够细，不易进入气道深处而效果不满意。可将 0.5% 舒喘灵溶液根据年龄按下表 5-2 剂量加入超声雾化器中，面罩吸入。

表 5-2　不同年龄患者吸入舒喘灵雾化浓度的配制

年龄（岁）	0.5%舒喘灵（mL）	蒸馏水（mL）
1～4	0.25	1.75
4～8	0.5	1.5
8～12	0.75	1.25

如病情严重，开始时每隔 1～2 小时吸入 1 次，并注意心率和呼吸情况的监护，好转后 6～8 小时吸入 1 次。亦可用克仑特罗（氨哮素）雾化吸入，4 mg/100 mL，每次吸入 10～15 mL，一般每天 2～3 次。

（2）舒喘灵静脉注射：应用本药雾化吸入及静脉滴注氨茶碱无效时，可考虑静脉注射舒喘灵。学龄儿剂量为每次 5 μg/kg，病情严重时，亦可将舒喘灵 2 mg 加入 10%葡萄糖溶液 250 mL 中静脉滴注，速度为 8 μg/min（即 1 mL/min）左右，静脉滴注 20～30 分钟。严密观察病情，注意心率变化，若病情好转应减慢滴速。6 小时后可重复用药，学龄前儿童舒喘灵剂量应减半。

（3）异丙肾上腺素：经用茶碱类、皮质激素及其他支气管扩张剂无效时，可考虑异丙肾上腺素静脉滴注。将本药 0.5 mg 加入 10%葡萄糖液 100 mL 中，最初以每分 0.1 μg/kg 的速度缓慢滴注，在心电和血气监护下，可每 10～15 分钟增加 0.1 μg/(kg·min)，直至 PaO_2 及通气功能改善，或心率达到 180～200 次/分时停用。症状好转后可维持用药 24 小时。

（4）抗胆碱药：异丙托溴铵（爱喘乐）与 $β_2$ 受体激动剂联合吸入，可增加后者的疗效，该药主要通过降低迷走神经张力而舒张支气管，哮喘持续状态时与舒喘灵溶液混合一起吸入，不大于 2 岁者，每次 125 μg（0.5 mL）；2 岁以上者，每次 250 μg（1 mL），其他用法同舒喘灵。

（5）硫酸镁：主要通过干扰支气管平滑肌细胞内钙内流起到松弛气道平滑肌的作用，在用上述药物效果不佳时，往往能收到较好疗效。其用法为 0.025 g/kg（即 25%硫酸镁 0.1 mL/kg）加入 10%葡萄糖液 30 mL 内，20～30 分钟内静脉滴注，每天 1～2 次。给药期间应注意呼吸、血压变化，如有过量表现可用 10%葡萄糖酸钙拮抗。

（6）特布他林（博利康尼）：每片 2.5 mg，儿童每次 1/4～1/2 片，每天 2 次，亦有人用作雾化吸入治疗，对喘息患者取得一定疗效。

2.茶碱

茶碱类扩张支气管平滑肌的作用机制尚未完全明了，过去普遍认为是通过抑制磷酸二酯酶，减少 cAMP 的水解，使细胞内 cAMP 浓度升高，而产生平滑肌松弛作用。近年来研究表明，茶碱的作用是多方面的：支气管平滑肌上存在腺苷受体，腺苷受体兴奋可使平滑肌收缩，茶碱类可与腺苷竞争支气管平滑肌上的腺苷受体，使支气管扩张；茶碱还可抑制变态反应中介质的释放并增加 cAMP 与 cAMP 结合蛋白的亲和力，使 cAMP 作用加强；还可刺激肾上腺髓质释放肾上腺素及去甲肾上腺素。茶碱的最适治疗血药浓度为 10～20 μg/mL，血药浓度超过 20 μg/mL 时将随着血药浓度的增加出现各种不良反应。茶碱的有效血药浓度范围窄，因此有条件最好做血药浓度监测。哮喘持续状态时氨茶碱负荷量为 4 岁以下 6 mg/kg，5～10 岁 5.5 mg/kg，10 岁以上 4.5 mg/kg，稀释后在 20 分钟内缓慢静脉注入。如 6 小时内已用过茶碱类药物，应酌情减量（如用 1/3～1/2），然后再以维持量持续静脉滴注，速度为 1～9 岁 1 mg/(kg·h)，9 岁以上 0.8 mg/(kg·h)。因茶碱清除率个体差异大，最好有血药浓度监测，以调整剂量，使血药浓度维持在 10～20 μg/mL。

3.其他支气管扩张药

(1)普鲁卡因:曾有报道应用普鲁卡因静脉滴注进行治疗,有效率为100%。其作用机制尚不明确,可能是通过提高腺苷酸环化酶的活性使细胞内 cAMP 浓度升高或是直接对平滑肌有抑制作用。剂量为每次 3~5 mg/kg,最大不超过每次 10 mg/kg,加入 10%葡萄糖液 50~100 mL 内静脉滴注,每天 1 次,严重者 6 小时后可重复 1 次。

(2)维生素 K_1:作用机制不明,实验证明有解除平滑肌痉挛的作用。剂量为 2 岁以内每次 2~4 mg,2 岁以上每次 5~10 mg,肌内注射,每天 2~3 次。

(四)肾上腺皮质激素

肾上腺皮质激素无论对慢性哮喘还是哮喘急性发作都有很好的疗效。皮质激素可能通过以下几种途径发挥作用:①通过抗炎及抗过敏作用,降低毛细血管通透性减轻水肿,稳定溶酶体膜和肥大细胞膜,防止释出水解酶及肥大细胞脱颗粒。②增加 β 肾上腺素能受体的活性。在哮喘持续状态时应早期大剂量应用本药,可选用氢化可的松每次 4~8 mg/kg 或甲泼尼龙每次 1~2 mg/kg 静脉滴注,每 6 小时 1 次,病情缓解后改口服泼尼松 1~2 mg/(kg·d),症状控制后力争在 1 周内停药,对慢性哮喘尽量在 1~2 月内停药或逐渐用皮质激素吸入剂替代。

(五)机械通气

机械通气的指征为:①持续严重的呼吸困难。②呼吸音减低到几乎听不到哮鸣音及呼吸音。③因过度通气和呼吸肌疲劳而使胸廓运动受阻。④意识障碍;烦躁或抑制甚至昏迷。⑤吸入 40%氧后发绀仍无改善。⑥$PaCO_2 \geq 8.6$ kPa(65 mmHg)。有学者建议有 3 项或 3 项以上上述指征时用机械呼吸。呼吸器以定容型为好。

机械通气时应注意以下几点:①潮气量应较一般标准偏大而频率偏慢。②改变常规应用的吸/呼时比 1:1.5 为 1:2 或 1:3,以保证有较长的呼气时间。③可并用肌肉松弛剂,同时应用支气管扩张剂雾化吸入并经常吸出呼吸道黏液以降低气道的高阻力。有学者报道采用持续气道正压(CPAP)治疗急性哮喘,当 CPAP 为 0.52 ± 0.27 kPa(M±SD)(5.3 ± 2.8 cmH$_2$O)时患者感觉最为舒适。吸气时间(T_1)减少 8.65%($P<0.01$),T_1 缩短反映了吸气肌工作负荷减少,从而改善了气体交换。急性哮喘应用低至中度的 CPAP 可改善气促症状。

(六)祛痰剂

祛痰剂可清除呼吸道痰液,改善通气,防止发生痰栓阻塞,常用祛痰药有以下几种。

1.乙酰半胱氨酸(痰易净)

乙酰半胱氨酸使痰液中黏蛋白的二硫键断裂,黏蛋白分解,痰液黏稠度下降,易于咳出。常用 10%溶液 1~3 mL 雾化吸入,每天 2~3 次。

2.溴己新(必嗽平)

溴己新使痰液中黏多糖纤维分解和断裂,以降低痰液黏稠度,使之易于咳出,剂量为每次 0.2~0.3 mg,3~4 次/天,口服;或用 0.1%溶液 2 mL 雾化吸入,每天 1~2 次。

3.糜蛋白酶

糜蛋白酶使痰液内蛋白分解黏度降低易于咳出,按每次 5 mg,肌内注射,1~2 次/天;或每次 5 mg 加生理盐水 10 mL 雾化吸入,1~2 次/天。

(七)镇静剂

一般不主张应用。患儿烦躁不安时可用水合氯醛,在有呼吸监护的情况下可用地西泮,其他镇静剂应禁用。

(八)强心剂
有心力衰竭时可给予洋地黄强心治疗。

(九)抗生素
合并细菌感染时应选用有效抗生素。

(十)呼吸衰竭的治疗
哮喘是否发生呼吸衰竭,可根据动脉血气分析加以判断。急性哮喘时血气改变见表5-3。

表5-3 哮喘持续状态的血气判断

气道阻塞程度	PaO_2 (正常为12.0~13.3 kPa)	$PaCO_2$ 4.7~6.0 kPa	pH 7.35~7.45
↑	正常	↓	>7.45 呼吸性碱中毒
↑↑	↓	↓↓	>7.45 呼吸性碱中毒
↑↑↑	↓↓	正常	正常
↑↑↑	↓↓↓	↑↑↑	<7.35 呼吸性酸中毒

注:↑表示加重或增高;↓表示降低。

如无条件做血气分析,亦可参考 Wood 等提出的哮喘临床评分法做出诊断,见下表5-4。

表5-4 Wood 哮喘临床评分法

观察项目	0分	1分	2分
PaO_2(kPa)	9.33~13.3(吸入空气时)	≤9.33(吸入空气时)	≤9.33(吸 40%氧时)
发绀	无	有	有
吸气性呼吸音	正常	变化不等	减低→消失
辅助呼吸肌的使用	无	中等	最大
吸气性喘鸣	无	中等	显著
脑功能	正常	抑制或烦躁	昏迷

当得分不低于5分时提示将要发生呼吸衰竭;当得分不低于7分或 $PaCO_2 \geq 8.6$ kPa (64.5 mmHg),则为呼吸衰竭的指征。

(十一)缓解期的治疗
为了进一步减轻症状和预防再次严重发作,长期应用皮质激素及维持茶碱的有效血浓度的作用是肯定的,但其不良反应以及茶碱类药物较短的半衰期使其临床应用受到限制。应避免接触变应原,并给予脱敏治疗;避免或减少呼吸道感染;应用中医中药治疗等。

1.丙酸培氯松气雾剂(BDA)

BDA 是人工合成的皮质激素,局部作用异常强大而全身作用轻微。有人认为较监测血浓度的氨茶碱疗法更为有效,更安全。由于用药后7~10天才能发挥作用,故仅适用于缓解期的治疗。对于长期应用大量皮质激素或对其产生依赖的患儿,吸入本药可减少皮质激素的用量乃至停用。吸入本药的主要不良反应为引起口及咽部真菌感染,同时辅用酮康唑气雾剂可阻止真菌生长。

2.免疫疗法

机制尚不清楚,可能与下列因素有关:①小剂量抗原进入机体后使体内产生相应的抗体(主要为 IgG),从而减少或阻断了抗原与 IgE 结合的机会。②使 IgE 生成受抑制。③使释放介质的细胞反应性减低。应用方法为选择引起临床症状,且皮试呈阳性反应,又无法避免的变应原,按浓度逐渐递增的方法分 10 次经皮下注入体内,每周 1~2 次,直至不引起明显的局部和全身反应的最大浓度为止,然后维持此剂量并逐渐延长用药间隔至 4 周,这样再继续用药 3~5 年,待哮喘症状消失后即可停用。

还有人报道用人脾转移因子 1 mL 或猪脾转移因子 4 mL 皮下注射,每周 1 次,共 9~12 次,有效率为 78%~98%。

3.长效支气管扩张药

(1)Bambuterol Sandstrom:据报道每天下午 6~7 时按 0.27 mg/kg 服用一次本药,可明显减少白天及夜间的喘息症状。此药为间羟舒喘宁的双二甲基氨基甲酸酯,吸收后经肝脏水解和氧化为间羟喘舒宁,通过内源性慢释放,可维持持久而稳定的血浓度。

(2)茶碱控释片:此药口服后在肠道内缓慢释放出茶碱,可维持较长时间的有效血浓度,用法为 16 mg/(kg·d),分 2 次口服。

(苏建梅)

第四节 急性毛细支气管炎

急性毛细支气管炎是 2 岁以下婴幼儿特有的一种呼吸道感染性疾病,尤其以 6 个月内的婴儿最为多见,是此年龄最常见的一种严重的急性下呼吸道感染。以呼吸急促、三凹征和喘鸣为主要临床表现。主要为病毒感染,50% 以上为呼吸道合胞病毒(RSV),其他副流感病毒、腺病毒亦可引起,RSV 是本病流行时唯一的病原。寒冷季节发病率较高,多为散发性,也可成为流行性。发病率男女相似,但男婴重症较多。早产儿、慢性肺疾病及先天性心脏病患儿为高危人群。

一、诊断

(一)表现

1.症状

(1)2 岁以内婴幼儿,急性发病。

(2)上呼吸道感染后 2~3 天出现持续性干咳和发作性喘憋,咳嗽和喘憋同时发生,症状轻重不等。

(3)无热、低热、中度发热,少见高热。

2.体征

(1)呼吸浅快,60~80 次/分,甚至 100 次/分以上;脉搏快而细,常达 160~200 次/分。

(2)鼻煽明显,有三凹征;重症面色苍白或发绀。

(3)胸廓饱满呈桶状胸,叩诊过清音,听诊呼气相呼吸音延长,呼气性喘鸣。毛细支气管梗阻严重时,呼吸音明显减低或消失,喘憋稍缓解时,可闻及弥漫性中、细湿啰音。

(4)因肺气肿的存在,肝脾被推向下方,肋缘下可触及,合并心力衰竭时肝脏可进行性增大。

(5)因不显性失水量增加和液体摄入量不足,部分患儿可出现脱水症状。

(二)辅助检查

1.胸部 X 线检查

可见不同程度的梗阻性肺气肿(肺野清晰,透亮度增加),约1/3的患儿有肺纹理增粗及散在的小点片状实变影(肺不张或肺泡炎症)。

2.病原学检查

可取鼻咽部洗液做病毒分离检查,呼吸道病毒抗原的特异性快速诊断,呼吸道合胞病毒感染的血清学诊断,都可对临床诊断提供有力佐证。

二、鉴别诊断

患儿年龄偏小,在发病初期即出现明显的发作性喘憋,体检及 X 线检查在初期即出现明显肺气肿,故与其他急性肺炎较易区别。但本病还需与以下疾病鉴别。

(一)婴幼儿哮喘

婴儿的第一次感染性喘息发作,多数是毛细支气管炎。毛细支气管炎当喘憋严重时,毛细支气管接近于完全梗阻,呼吸音明显降低,此时湿啰音也不易听到,不应误认为是婴幼儿哮喘发作。如有反复多次喘息发作,亲属有变态反应史,则有婴幼儿哮喘的可能。婴幼儿哮喘一般不发热,表现为突发突止的喘憋,可闻及大量哮鸣音,对支气管扩张药及皮下注射小剂量肾上腺素效果明显。

(二)喘息性支气管炎

发病年龄多见于1~3岁幼儿,常继发于上感之后,多为低至中等度发热,肺部可闻及较多不固定的中等湿啰音、喘鸣音。病情多不重,呼吸困难、缺氧不明显。

(三)粟粒性肺结核

有时呈发作性喘憋,发绀明显,多无啰音。有结核接触史或家庭病史,结核中毒症状,PPD试验阳性,可与急性毛细支气管炎鉴别。

(四)可发生喘憋的其他疾病

如百日咳、充血性心力衰竭、心内膜弹力纤维增生症、吸入异物等。

(1)因肺脏过度充气,肝脏被推向下方,可在肋缘下触及,且患儿的心率与呼吸频率均较快,应与充血性心力衰竭鉴别。

(2)急性毛细支气管炎一般多以上呼吸道感染症状开始,此点可与充血性心力衰竭、心内膜弹力纤维增生症、吸入异物等鉴别。

(3)百日咳为百日咳鲍特杆菌引起的急性呼吸道传染病,人群对百日咳普遍易感。目前我国百日咳疫苗为计划免疫接种,发病率明显下降。百日咳典型表现为阵发、痉挛性咳嗽,痉咳后伴1次深长吸气,发出特殊的高调鸡鸣样吸气性吼声,俗称"回勾"。咳嗽一般持续2~6周。发病早期外周血白细胞计数增高,以淋巴细胞为主。采用鼻咽拭子法培养阳性率较高,第1周可达90%。百日咳发生喘憋时需与急性毛细支气管炎鉴别,典型的痉咳、鸡鸣样吸气性吼声、白细胞计数增高以淋巴细胞为主、细菌培养百日咳鲍特杆菌阳性可鉴别。

三、治疗

该病最危险的时期是咳嗽及呼吸困难发生后的48~72小时。主要死因是过长的呼吸暂停、严重的失代偿性呼吸性酸中毒、严重脱水。病死率为1‰~3‰。

(一)对症治疗

吸氧、补液、湿化气道、镇静、控制喘憋。

(二)抗生素

考虑有继发细菌感染时,应想到金黄色葡萄球菌、大肠埃希菌或其他院内感染病菌的可能。对继发细菌感染的重症患儿,应根据细菌培养结果选用敏感抗生素。

(三)并发症的治疗

及时发现和处理代谢性酸中毒、呼吸性酸中毒、心力衰竭及呼吸衰竭。并发心力衰竭时应及时采用快速洋地黄药物,如毛花苷 C。对疑似心力衰竭的患儿,也可及早试用洋地黄药物观察病情变化。

(1)监测心电图、呼吸和血氧饱和度,通过监测及时发现低氧血症、呼吸暂停及呼吸衰竭的发生。一般吸入氧气浓度在 40% 以上即可纠正大多数低氧血症。当患儿出现吸气时呼吸音消失,严重三凹征,吸入氧气浓度在 40% 仍有发绀,对刺激反应减弱或消失,血二氧化碳分压升高,应考虑做辅助通气治疗。病情较重的小婴儿可有代谢性酸中毒,需做血气分析。约 1/10 的患者有呼吸性酸中毒。

(2)毛细支气管炎患儿因缺氧、烦躁而导致呼吸、心跳增快,需特别注意观察肝脏有无在短期内进行性增大,从而判断有无心力衰竭的发生。小婴儿和有先天性心脏病的患儿发生心力衰竭的机会较多。

(3)过度换气及液体摄入量不足的患儿要考虑脱水的可能。观察患儿哭时有无眼泪,皮肤及口唇黏膜是否干燥,皮肤弹性及尿量多少等,以判断脱水程度。

(四)抗病毒治疗

利巴韦林、中药双黄连。

1. 利巴韦林

常用剂量为每天 10~15 mg/kg,分 3~4 次。利巴韦林是于 1972 年首次合成的核苷类广谱抗病毒药,最初的研究认为,它在体外有抗 RSV 作用,但进一步的试验却未能得到证实。目前美国儿科协会不再推荐常规应用这种药物,但强调对某些高危、病情严重患儿可以用利巴韦林治疗。

2. 中药双黄连

北京儿童医院采用双盲随机对照方法的研究表明,双黄连雾化吸入治疗 RSV 引起的下呼吸道感染是安全有效的方法。

(五)呼吸道合胞病毒(RSV)特异治疗

1. 静脉用呼吸道合胞病毒免疫球蛋白(RSV-IVIG)

在治疗 RSV 感染时,RSV-IVIG 有两种用法:①一次性静脉滴注 RSV-IVIG 1 500 mg/kg;②吸入疗法,只在住院第 1 天给予 RSV-IVIG 制剂吸入,共 2 次,每次 50 mg/kg,约 20 分钟,间隔 30~60 分钟。两种用法均能有效改善临床症状,明显降低鼻咽分泌物中的病毒含量。

2. RSV 单克隆抗体

用法为每月肌内注射 1 次,每次 15 mg/kg,用于整个 RSV 感染季节,在 RSV 感染开始的季节提前应用效果更佳。

(六)支气管扩张药及肾上腺糖皮质激素

1. 支气管扩张药

过去认为支气管扩张药对毛细支气管炎无效,目前多数学者认为,用 β 受体兴奋药治疗毛细支气管炎有一定的效果。综合多个研究表明,肾上腺素为支气管扩张药中的首选药。

2.肾上腺糖皮质激素

长期以来对糖皮质激素治疗急性毛细支气管炎的争议仍然存在,目前尚无定论。但有研究表明,糖皮质激素对毛细支气管炎的复发有一定的抑制作用。

四、疗效分析

(一)病程

一般为5～15天。恰当的治疗可缩短病程。

(二)病情加重

如果经过合理治疗病情无明显缓解,应考虑以下方面:①有无并发症出现,如合并心力衰竭者病程可延长;②有无先天性免疫缺陷或使用免疫抑制剂;③小婴儿是否输液过多,加重喘憋症状。

五、预后

预后大多良好。婴儿期患毛细支气管炎的患儿易于在病后半年内反复咳喘,随访2～7年有20%～50%发生哮喘。其危险因素为过敏体质、哮喘家族史、先天小气道等。

(苏建梅)

第五节 特发性间质性肺炎

特发性间质性肺炎是一组原因不明的间质性疾病,主要病变为弥漫性的肺泡炎,最终可导致肺的纤维化,临床主要表现为进行性的呼吸困难、干咳,肺内可闻及 Velcro 啰音,常有杵状指(趾),胸部 X 线示双肺弥漫性的网点状阴影,肺功能为限制性的通气功能障碍。曾称为弥漫性间质性肺炎、弥漫性肺间质纤维化、特发性肺纤维化和隐原性致纤维化性肺泡炎(cryptogenic fibrosing alveolitis,CFA)。在欧洲,称为隐原性致纤维化性肺泡炎,但通常还包括结缔组织疾病导致的肺纤维化,不含结缔组织疾病导致的肺纤维化则称为孤立性 CFA(lone CFA)。特发性间质性肺炎过去均称为特发性肺纤维化(IPF),但随着人们认识的提高,发现特发性肺纤维化仅指普通间质性肺炎,不包括其他分型,因此,病理学家建议用特发性间质性肺炎作为称谓更为贴切。

一、病因

病因不明,可能与病毒和细菌感染、吸入的粉尘或气体、药物过敏、自身免疫性疾病有关。但均未得到证实。近年认为系自身免疫性疾病,可能与遗传因素有关,因有些病例有明显的家族史。

二、发病机制

特发性间质性肺炎的病理基础为肺泡壁的慢性炎症。肺损伤起因于肺组织对未知的创伤和刺激因素的一种炎症反应。首先肺泡上皮的损伤,随后大量的血浆蛋白成分的渗出,通过纤维化的方式愈合。最后导致了肺组织的重建,即完全被纤维组织取代。

在肺纤维化的发病过程中,肺泡上皮的损伤为启动因素。损伤发生后,肺脏可出现炎症、组织成型和组织重塑,为正常的修复过程。如果损伤严重且慢性化,则组织炎症和成型的时间延长,导致肺纤维化和肺功能的丧失。单核巨噬细胞在疾病的发生中起重要作用,可分泌中性粒细胞趋化因子,趋化中性粒细胞至肺泡壁,并释放细胞因子破坏细胞壁,引起肺泡炎的形成起重要的作用。目前研究认为肿瘤坏死因子、白细胞介素-1在启动炎症的反应过程中起重要作用。单核巨噬细胞还能分泌血小板源性生长因子,而后者可刺激成纤维细胞增生和胶原产生。

三、病理及分型

1972年Liebow基于特定的组织病理所见,将间质性肺炎分为5种不同的类型:①普通性间质性肺炎(UIP)。②脱屑性间质性肺炎(DIP)。③闭塞性细支气管炎伴间质性肺炎(BIP)。④淋巴细胞样间质性肺炎(LIP)。⑤巨细胞间质性肺炎(GIP)。

随着开胸肺活检和电视胸腔镜手术肺活检的开展,1998年Katzenstein提出病理学的新分类。新的分类方法将间质性肺炎分为4类:①普通性间质性肺炎(UIP)。②脱屑性间质性肺炎(DIP)。③急性间质性肺炎(AIP)。④非特异性间质性肺炎(NSIP)。

因为淋巴细胞间质性肺炎多与反应性或肿瘤性的淋巴细胞增殖性疾病有关。因此将其剔除。闭塞性细支气管炎伴间质性肺炎(BIP)或BOOP因为原因不明,一部分与感染、结缔组织疾病、移植相关,并且对激素治疗反应好、预后好,因此不包括在内。

ATS/ERS新的病理分型将IIP分为七型,包括了LIP和BOOP,并且提出了所有的最后诊断由病理医师和呼吸医师、放射科医师共同完成,即临床-影像-病理诊断(CRP诊断)(表5-5)。

表5-5 ATS/ERS特发性间质性肺炎分型

过去	现在	CRP诊断
组织学诊断	组织学诊断	临床、放射、病理的诊断
普通间质性肺炎	普通间质性肺炎	特发性肺纤维化,也称为致纤维化性肺泡炎
非特性异间质性肺炎	非特性异间质性肺炎	非特性异间质性肺炎
闭塞性细支气管炎伴机化性肺炎	机化性肺炎	隐原性机化性肺炎
急性间质性肺炎	弥漫性肺损害	急性间质性肺炎
呼吸性细支气管炎伴间质性肺炎	呼吸性细支气管炎	呼吸性细支气管炎伴间质性肺炎
脱屑性间质性肺炎	脱屑性间质性肺炎	脱屑性间质性肺炎
淋巴细胞间质性肺炎	淋巴细胞间质性肺炎	淋巴细胞间质性肺炎

四、临床表现

间质性肺炎往往起病不易被发现,自有症状到明确诊断往往需数月到数年。临床表现主要为呼吸困难、呼吸快及咳嗽。呼吸快很常见,尤其是婴儿,可表现为三凹征、喂养困难。而年长儿主要表现为不能耐受运动。咳嗽多为干咳,也是常见的症状,有时可以是小儿间质性肺疾病的唯一表现。其他症状包括咯血、喘息,年长儿可诉胸痛。还有全身的表现如生长发育停止、食欲缺乏、乏力、体重减少。感染者可有发热、咳嗽、咳痰的表现。急性间质性肺炎起病可快,很快出现呼吸衰竭。

深吸气时肺底部和肩胛区部可闻细小清脆的捻发音,又称Velcro啰音。很快出现杵状指

(趾)。合并肺动脉高压的病例可有右心肥厚的表现如第二心音亢进和分裂。

五、实验室检查

(1)血气分析示低氧血症。

(2)肺功能：呈限制性通气功能障碍，部分患者为混合性通气功能障碍。

(3)KL-6：KL-6的功能为成纤维细胞的趋化因子，KL-6的增高反映间质纤维化的存在。KL-6是具有较高敏感性和特异性的反映成人间质性肺疾病的指标，并能反应疾病的严重性。

(4)支气管肺泡灌洗液：特发性间质性肺炎时，支气管肺泡灌洗液(BALF)的细胞分析可帮助判断预后。淋巴细胞高可能对糖皮质激素反应好，中性粒细胞、嗜酸性粒细胞高可能对细胞毒性药比激素效果好。支气管肺泡灌洗液的肺泡巨噬细胞的数目也与预后有关。如前所述，<63%的患者预示高死亡率。

(5)肺活检多采用开胸或经胸腔镜肺活检，有足够的标本有利于诊断。肺活检不仅可排除其他间质性肺疾病，还可对特发性间质性肺炎进行病理分型。

六、影像学检查

(一)胸片

主要为弥漫性网点状的阴影，或磨玻璃样影。

(二)肺高分辨 CT(HRCT)或薄层 CT

CT可发现诊断ILD的一些特征性的表现，可决定病变的范围。高分辨CT(HRCT)可显示肺的次小叶水平。主要表现为磨玻璃样影、网状影、实变影。可显示肺间隔的增厚。晚期可出现蜂窝肺，主要见于UIP。含气腔的实变影主要见于BOOP和AIP，很少见于其他间质性肺炎。结节影主要见于BOOP，很少见于其他间质性肺炎。不同类型的间质性肺炎其影像学的表现不同。

七、诊断

间质性肺炎的临床无特异的表现，主要靠呼吸困难、呼吸快、运动不耐受引起注视，影像学的检查提供诊断线索。可结合病原学检查排除感染因素，如HIV、CMV、EBV的感染。可结合血清学的检查排除结缔组织病、血管炎、免疫缺陷病。确诊主要靠肺活检。

辅助检查(非侵入性)血沉、细菌培养、病毒抗体检查等病原检查、自身抗体、24小时食管pH监测，以排除其他原因引起的弥漫性肺疾病。

侵入性的检查如纤维支气管镜的肺泡灌洗液的获取、肺组织病理检查。侵入性检查可分为非外科性(如BALF、TBLB、经皮肺活检)和外科性的肺活检(如VATS和开胸肺活检)。

肺活检为确诊的依据，肺活检可提供病理分型。根据病变的部位、分布范围，选取活检的方法。最后得到病理诊断。根据ATS/ERS的要求，所有的病例诊断由病理医师和呼吸医师、放射科医师共同完成，其临床-影像-病理诊断(CRP诊断)。

八、鉴别诊断

(一)继发性的间质性肺疾病

病毒感染如CMV、EBV、腺病毒感染均可导致间质性肺炎，但病毒感染均有感染的症状和体征,如发热、肝脾淋巴结的肿大,以及血清病毒学的证据。结缔组织疾病也可导致间质性肺炎的表现,但多根据其全身表现如多个脏器受累、关节的症状,以及自身抗体和 ANCA 阳性可协助鉴别诊断。

(二)组织细胞增生症

组织细胞增生症可有咳嗽、呼吸困难、肺部湿性啰音的表现,影像学肺内有弥漫的结节影和囊泡影。但同时多有发热、肝脾大及皮疹。多根据皮肤活检见大量的朗汉斯巨细胞确诊。

(三)闭塞性细支气管炎

闭塞性细支气管炎为小儿时期较常见的小气道阻塞性疾病。多有急性肺损伤的病史如严重的肺炎、重症的渗出性多形红斑等,之后持续咳嗽、喘息为主要表现,肺内可闻及喘鸣音。肺高分辨 CT 可见马赛克灌注、过度通气、支气管扩张等表现。肺功能为阻塞性的通气功能障碍。

九、治疗

无特异治疗。

(1)常用肾上腺糖皮质激素,在早期病例疗效较好,晚期病例则疗效较差。①一般泼尼松开始每天用 1~2 mg/kg,症状缓解后可逐渐减量,小量维持,可治疗 1~2 年。如疗效不佳,可加用免疫抑制剂。②也有应用甲泼尼龙每天 10~30 mg/kg,连用 3 天,每月 1 次,连用 3 次。

(2)其他免疫抑制剂:对激素治疗效果不好的病例,可考虑选用免疫抑制剂如羟氯喹、硫唑嘌呤、环孢素、环磷酰胺等。①羟氯喹 10 mg/(kg·d)口服;硫酸盐羟氯喹不要超过 400 mg/d。②硫唑嘌呤按 2~3 mg/(kg·d)给药,起始量 1 mg/(kg·d),每周增加 0.5 mg,直至 2.5 mg/(kg·d)出现治疗反应,成人最大量 150 mg。③环磷酰胺 5~10 mg/kg 静脉注射,每 2~3 周 1 次;不超过成人用量范围每次 500~1 800 mg。

(3)N-乙酰半胱氨酸(NAC):IPF 的上皮损伤可能是氧自由基介导,因此推测抗氧化剂可能有效。欧洲多中心、大样本、随机的研究发现 NAC 可延缓特发性肺纤维化患者的肺功能下降的速度。

其他还有干扰素、细胞因子抑制剂治疗特发性肺纤维化取得满意的报道。

其他对症及支持疗法,可适当给氧治疗。有呼吸道感染时,可给抗生素。

十、不同类型 IIP 的特点

(一)急性间质性肺炎

急性间质性肺炎是一种不明原因的暴发性的疾病,常发生于既往健康的人,组织学为弥漫性的肺泡损害。AIP 病理改变为急性期(亦称渗出期)和机化期(亦称增殖期)。急性期的病理特点为肺泡上皮乃至上皮基底膜的损伤,炎性细胞进入肺泡腔内,在受损的肺泡壁上可见 II 型上皮细胞再生并替代 I 型上皮细胞,可见灶状分布的由脱落的上皮细胞和纤维蛋白所构成的透明膜充填在肺泡腔内。另可见肺泡隔的水肿和肺泡腔内出血。此期在肺泡腔内逐渐可见成纤维细胞成分,进而导致肺泡腔内纤维化。机化期的病理特点是肺泡腔内及肺泡隔内呈现纤维化并有显著的肺泡壁增厚。其特点为纤维化是活动的,主要由增生的成纤维细胞和肌成纤维细胞组成,伴有轻度胶原沉积。此外还有细支气管鳞状上皮化生(图 5-1)。

AIP 发病无明显性别差异,平均发病年龄 49 岁,7~77 岁病例均有报道。无明显性别差异。起病急剧,表现为咳嗽、呼吸困难,随之很快进入呼吸衰竭,类似 ARDS。多数病例 AIP 发病前有"感冒"样表现,半数患者有发热。常规实验室检查无特异性。AIP病死率极高(>60%),多数在1~2个月内死亡。

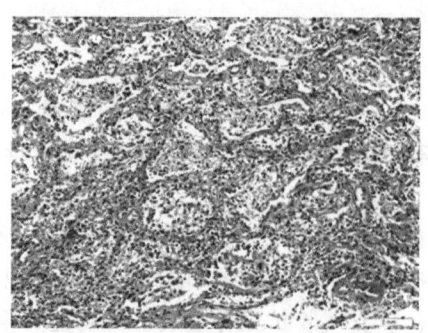

图5-1 急性间质性肺炎机化期

男性,10岁,主因咳嗽伴气促乏力入院,入院后患儿呼吸困难,出现Ⅱ型呼吸衰竭。图中可见弥漫性肺泡损伤,肺泡腔内有泡沫细胞渗出

急性间质性肺炎CT表现主要为弥漫的磨玻璃影和含气腔的实变影(图5-2)。Johkoh T等的报道中,36例患者中均有区域性的磨玻璃样改变,见牵拉性的支气管扩张。33例(92%)有含气腔的实变,并且区域性的磨玻璃改变和牵拉性的支气管扩张与疾病的病程有关。其他的表现包括支气管血管束的增厚和小叶间隔的增厚,分别占86%和89%。

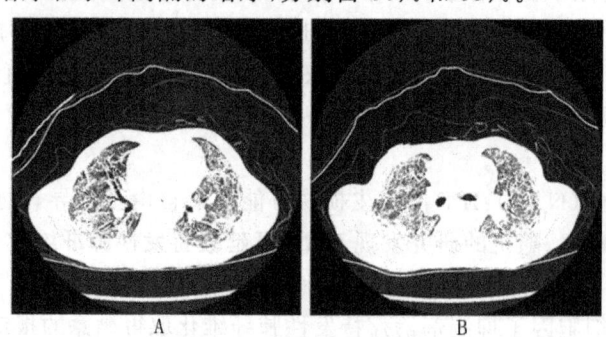

图5-2 急性间质性肺炎

男性,10岁,病理诊断为急性间质性肺炎。入院后4天,肺CT可见两肺弥漫的磨玻璃改变、实变影、牵拉性支气管扩张

AIP治疗上无特殊方法,死亡率极高,如果除外尸检诊断的AIP病例,死亡率可达50%~88%(平均62%),平均生存期限短,多在1~2个月死亡。近年应用大剂量的糖皮质激素冲击治疗有成功的报道。我们也有2例诊断为急性间质性肺炎的患者应用激素治疗成功。

(二)特发性肺纤维化

特发性肺纤维化即普通间质性肺炎(usual interstitial pneumonia,UIP)。其病理特点为出现片状、不均一、分布多变的间质改变。每个低倍镜下都不一致,包括间质纤维化、间质炎症及蜂窝变与正常肺组织间呈灶状分布、交替出现。可见成纤维细胞灶分布于炎症区、纤维变区和蜂窝变区,为UIP诊断所必需的条件,但并不具有特异病理意义。成纤维细胞灶代表纤维化正在进行,并非既往已发生损害的结局。由此可见成纤维细胞灶、伴胶原沉积的瘢痕化和蜂窝变组成的不同时相病变共存构成诊断UIP的重要特征。

主要发生在成年人,男女比例约为2∶1。起病过程隐袭,主要表现为干咳气短,活动时更明显。全身症状有发热、倦怠、关节痛及体重下降。50%患者体检发现杵状指(趾),大多数可闻及细小爆裂音(velcro 啰音)。儿科少见。

实验室检查常出现异常,如血沉的增快,抗核抗体阳性,冷球蛋白阳性,类风湿因子阳性等。

UIP 的胸片和 CT 可发现肺容积缩小、线状、网状阴影、磨玻璃样改变及不同程度蜂窝状变。上述病变在肺底明显。1999 年 Johkoh T 报道,UIP 患者中,46%有磨玻璃样的改变,33%有网点状的影,20%有蜂窝状的改变,1%有片状实变。并且病变主要累及外周肺野和下肺区域。

肺功能呈中至重度的限制性通气障碍及弥散障碍。BALF 见中性粒细胞比例升高,轻度嗜酸性粒细胞增多。

治疗:尽管只有 10%~20%的患者可见到临床效果,应用糖皮质激素仍是主要手段;有证据表明环磷酰胺/硫唑嘌呤也有一定效果,最近有报道秋水仙碱效果与激素相近。对治疗无反应的终末期患者可以考虑肺移植。

UIP 预后不良,死亡率为 59%~70%,平均生存期为 2.8~6 年。极少数患者自然缓解或稳定,多需治疗。而在儿童报道的 100 多例的 IPF 中,并无成纤维细胞灶的存在,因此,多数学者认为,小儿并无 UIP/IPF 的报道。并且在小儿诊断为 UIP 的患儿中,多数预后较好,也与成人的 UIP/IPF 不符合。

(三)脱屑性间质性肺炎

组织学特点为肺泡腔内肺泡巨噬细胞均匀分布,见散在的多核巨细胞。同时有轻中度肺泡间隔增厚,主要为胶原沉积而少有细胞浸润。在低倍镜下各视野外观呈单一均匀性分布,而与 UIP 分布的多样性形成鲜明对比。在成人多见于吸烟的人群。在小儿诊断的 DIP,与成人不同,与吸烟无关,并且比成人的 DIP 预后差。

DIP 男性发病是女性的 2 倍。主要症状为干咳和呼吸困难,通常隐匿起病。半数患者出现杵状指(趾)。实验室通常无特殊发现。肺功能表现为限制性通气功能障碍,弥散功能障碍,但不如 UIP 明显。

DIP 的主要影像学的改变在中、下肺区域,有时呈外周分布。主要为磨玻璃样改变,有时可见不规则的线状影和网状结节影。以广泛性磨玻璃状改变和轻度纤维化的改变多提示脱屑性间质性肺炎。与 UIP 不同,DIP 通常不出现蜂窝变,即使高分辨 CT(HRCT)上也不出现。

儿童治疗主要多采用糖皮质激素治疗,成人首先要戒烟和激素治疗。对糖皮质激素治疗反应较好。10 年生存率在 70%以上。在 Carrington 较大样本的研究中,27.5%在平均生存 12 年后死亡,更有趣的是 22%患者未经治疗而改善;在接受治疗的患者中 60%对糖皮质激素治疗有良好反应。在小儿 DIP 较成人预后差。

(四)呼吸性细支气管相关的间质性肺炎

呼吸性细支气管相关的间质性肺炎与 DIP 极为相似。病理为呼吸性细支气管炎伴发周围的气腔内大量含色素的巨噬细胞聚积,与 DIP 的病理不同之处是肺泡巨噬细胞聚集只局限于这些区域而远端气腔不受累,而有明显的呼吸性细支气管炎。间质肥厚与 DIP 相似,所伴气腔改变只限于细支气管周围肺实质。近年来认为 DIP/RBILD 可能为同一疾病的不同结果,因为这两种改变并没有明确的组织学上的区别,而且表现和病程相似。

RBILD 发病平均年龄 36 岁,男性略多于女性,所有患者均是吸烟者,主要症状是咳嗽气短。杵状指(趾)相对少见。影像学上 2/3 出现网状-结节影,未见磨玻璃影;胸部影像学也可以正常。BALF 见含色素沉着的肺泡巨噬细胞。成人病例戒烟后病情通常可以改变或稳定;经糖皮质激素治疗的少数病例收到明显效果。可以长期稳定生存。

(五)非特异性的间质性肺炎

非特异性的间质性肺炎是近年提出的新概念,起初包括那些难以分类的间质性肺炎,随后不断加以摒除,逐渐演变为独立的临床病理概念。虽然 NSIP 的病因不清,但可能与下列情况相关:某些潜在的结缔组织疾病、药物反应、有机粉尘的吸入、急性肺损伤的缓解期等,也可见于 BOOP 的不典型的活检区域。这种情形类似于 BOOP,既可能是很多病因的继发表现,又可以是特发性的。所以十分强调结合临床影像和病理资料来诊断 NSIP。NSIP 的特点是肺泡壁内出现不同程度的炎症及纤维化,但缺乏诊断 UIP、DIP 或 AIP 的特异表现,或表现炎症伴轻度纤维化,或表现为炎症及纤维化的混合。病变可以呈灶状,间隔未受波及的肺组织,但病变在时相上是均一的,这一点与 UIP 形成强烈的对比。肺泡间隔内由淋巴细胞和浆细胞混合构成的慢性炎性细胞浸润是 NSIP 的特点。浆细胞通常很多,这种病变在细支气管周围的间质更明显(图 5-3)。

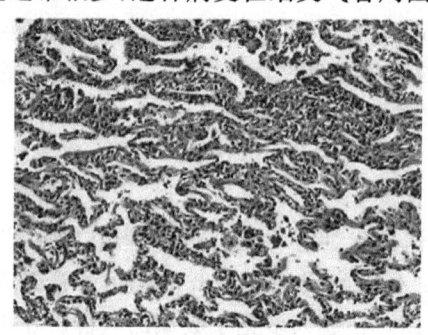

图 5-3 非特异性的间质性肺炎
可见肺泡间隔的增厚和淋巴细胞的浸润

在 NSIP,近 50% 病例可见腔内机化病灶,显示 BOOP 的特征表现,但通常病灶小而显著,仅占整个病变的 10% 以下;30% 病例有片状分布的肺泡腔内炎性细胞聚积,这一点容易与 DIP 相区别,因为 NSIP 有其灶性分布和明显的间质纤维化;1/4 的 NSIP 可出现淋巴样聚合体伴发中心(所谓淋巴样增生),这些病变散在分布,为数不多;罕见的还有形成不良灶性分布的非坏死性肉芽肿。

NSIP 主要发生于中年人,平均年龄 49 岁,NSIP 也可发生于儿童,男:女=1:1.4。起病隐匿或呈亚急性经过。主要临床表现为咳嗽气短,渐进性呼吸困难。10% 有发热。肺功能为限制性通气功能障碍。

NSIP 的影像学的改变主要为广泛的磨玻璃样改变和网状影,少数可见实变影。磨玻璃改变为主要的 CT 改变。其网点改变较 UIP 为细小。NSIP 和 UIP 之间的影像学有相当的重叠。BALF 见淋巴细胞增多。

NSIP 治疗用皮质激素效果好,复发时仍可以继续使用。与 UIP 相比,大部分 NSIP 患者对皮质激素有较好的反应和相对较好的预后,5 年内病死率为 15%~20%。Katzenstein 和 Fiorelli 研究中,11% 死于本病,然而有 45% 完全恢复,42% 保持稳定或改善。预后取决于病变范围。

(六)隐原性机化性肺炎(COP)

病理为以闭塞性细支气管炎和机化性肺炎为主要特点的病理改变,两者在肺内均呈弥漫性分布。主要表现为终末细支气管、呼吸性细支气管、肺泡管及肺泡内均可见到疏松的结缔组织渗出物,其中可见到单核细胞、巨噬细胞、淋巴细胞及少量的嗜酸性粒细胞、中性粒细胞、肥大细胞、此外尚可见到成纤维细胞浸润。在细支气管、肺泡管及肺泡内可形成肉芽组织，导致管腔阻塞，可见肺泡间隔的增厚，组织纤维化机化后，并不破坏原来的肺组织结构，因而无肺泡壁的塌陷及蜂窝状的改变。

COP 多见于 50 岁以上的成年人，男女均可发病，大多病史在 3 个月内，近期多有上感的病史。病初有流感样的症状如发热、咳嗽、乏力、周身不适和体重降低等，常可闻及吸气末的爆裂音。肺功能为限制性通气功能障碍。

COP 患者胸片最常见、最特征性的表现为游走性、斑片状肺泡浸润影，呈磨玻璃样，边缘不清。典型患者在斑片状阴影的部位可见支气管充气征，阴影在早期多为孤立性，随着病程而呈多发性，在两肺上、中、下肺野均可见到，但以中、下肺野多见。CT 扫描显示阴影大部分分布在胸膜下或支气管周围，斑片状阴影的大小一般不超过小叶范围。COP 患者的 CT 可见结节影。同时有含气腔的实变、结节影和外周的分布为 COP 患者的 CT 特点。BALF 见淋巴细胞的比例升高。

COP 对激素治疗反应好，预后较好。

（七）淋巴间质性肺炎

病理为肉眼上间质内肺静脉和细支气管周围有大小不等黄棕色的结节，坚实如橡皮。结节有融合趋势。镜下：肺叶间隔、肺泡壁、支气管、细支气管和血管周围可见块状混合性细胞浸润，以成熟淋巴细胞为主，有时可见生发中心，未见核分裂，此外还有浆细胞、组织细胞和大单核细胞等。浆细胞为多克隆，可有 B 细胞和 T 细胞，但是以一种为优势（图 5-4）。

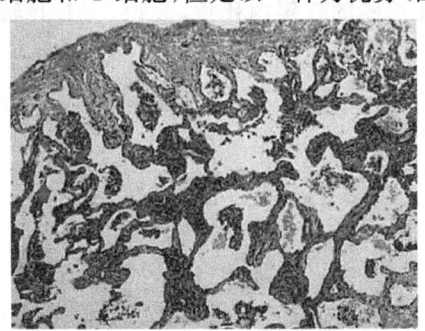

图 5-4 淋巴细胞间质性肺炎
男性，5 岁 8 个月，主因咳嗽、气促 1 年余，加重 3 个月入院，肺组织示肺泡间隔增厚，有大量的淋巴细胞浸润，纤维组织增生

诊断的平均年龄为 50~60 岁，在婴儿和老人也可见到。在儿童，多与 HIV、EBV 感染有关。LIP 的临床表现为非特异性，包括咳嗽和进行性的呼吸困难。肺外表现为体重减轻、乏力。发热、胸痛和咯血少见。从就诊到确诊往往需要 1 年左右的时间。一些症状如咳嗽可在 X 线异常出现发生前出现。

肺部听诊可闻及肺底湿啰音，杵状指（趾），肺外淋巴结肿大、脾大少见。

最常见的实验室异常为异常丙种球蛋白血症，其发生率可达 80%。通常包括多克隆的高丙种球蛋白病。单克隆的高丙种球蛋白病和低丙种球蛋白血症虽少见但也有描述。肺功能示限制性的肺功能障碍。一氧化碳弥散能力下降，氧分压下降。

淋巴间质性肺炎的影像学为网状结节状的渗出，边缘不整齐的小结。有时可见片状实变，大的多发结节。在小儿，可见双侧间质或网点状的渗出，通常有纵隔增宽，和肺门增大显示淋巴组织的过度发育。蜂窝肺在 1/3 的成人病例中出现。胸腔渗出不常见。肺 CT 多示 2～4 mm 结节或磨玻璃样阴影。CT 可用于疾病的随访,长期的随访可显示纤维化的发展、支气管扩张的出现、微小结节、肺大疱、囊性变(图 5-5)。

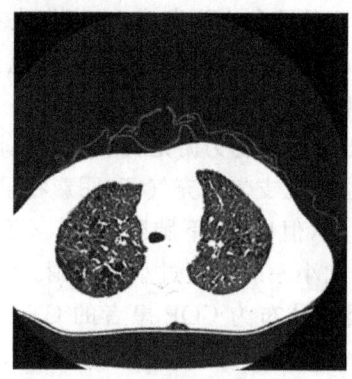

图 5-5 淋巴细胞间质性肺炎

男性,5 岁 8 个月,病理诊断为淋巴细胞间质性肺炎,2 年后肺内可见磨玻璃影和小囊泡影

治疗:目前尚无特效的疗法,主要为糖皮质激素治疗,有时可用细胞毒性药物。激素治疗有的病例症状改善,有的病例示肺部浸润进展,不久后恶化。用环磷酰胺和长春新碱等抗肿瘤治疗,效果不确实。

预后:33%～50%的患者在诊断的 5 年内死亡,大约 5%LIP 转化为淋巴瘤。

(苏建梅)

第六节 肺　　炎

肺炎为小儿时期的常见病。引起肺炎的病因是细菌和病毒感染,病毒以呼吸道合胞病毒、腺病毒、流感病毒、副流感病毒为常见,细菌以肺炎链球菌、金黄色葡萄球菌、溶血链球菌、B 型流感杆菌为常见。此外,真菌、肺炎支原体、原虫、误吸异物及机体变态反应也是引起肺炎的病因。

目前临床上尚无统一的肺炎分类方法,按病理分类可分为大叶性肺炎、支气管肺炎、间质性肺炎;按病原分类分为细菌性、病毒性、霉菌性、肺炎支原体性肺炎等。实际应用中若病原确定,即按确诊的病原分类,不能肯定病原时按病理形态分类。对上述两种分类方法诊断的肺炎还可按病程分类,病程在 1～3 个月为迁延性肺炎,3 个月以上为慢性肺炎。

不同病因引起的肺炎,其临床表现的共同点为发热、咳嗽、呼吸急促或呼吸困难、肺部啰音,而其病程、病理特点、病变部位及体征、X 线检查表现各有特点,现分述如下。

一、支气管肺炎

支气管肺炎是婴幼儿期最常见的肺炎,全年均可发病,以冬春寒冷季节多发,华南地区夏季发病为数亦不少。先天性心脏病、营养不良、佝偻病患儿及居住条件差、缺少户外活动或空气污染较严重地区的小儿均较易发生支气管肺炎。

(一)病因

支气管肺炎的病原微生物为细菌和病毒。细菌感染中大部分为肺炎链球菌感染,其他如葡萄球菌、溶血性链球菌、流感嗜血杆菌、大肠埃希菌、铜绿假单胞菌亦可致病,但杆菌类较为少见;病毒感染主要为腺病毒、呼吸道合胞病毒、流感病毒、副流感病毒的感染。此外,亦可继发于麻疹、百日咳等急性传染病。

(二)病理

支气管肺炎的病理改变因病原微生物不同可表现为两种类型。

1. 细菌性肺炎

细菌性肺炎以肺泡炎症为主要表现。肺泡毛细血管充血,肺泡壁水肿,炎性渗出物中含有中性粒细胞、红细胞、细菌。病变侵袭邻近的肺泡呈小点片状灶性炎症,故又称为小叶性肺炎,此时间质病变往往不明显。

2. 病毒性肺炎

病毒性肺炎以支气管壁、细支气管壁及肺泡间隔的炎症和水肿为主,局部可见单核细胞浸润。细支气管上皮细胞坏死,管腔被黏液和脱落的细胞、纤维渗出物堵塞,形成病变部位的肺泡气肿或不张。

上述两类病变可同时存在,见于细菌和病毒混合感染的肺炎。

(三)病理生理

由于病原体产生的毒素为机体所吸收,因而存在全身性毒血症。

(1)肺泡间质炎症使通气和换气功能均受到影响,导致缺氧和二氧化碳潴留。若肺部炎症广泛,机体的代偿功能不能缓解缺氧和二氧化碳潴留,则病情加重,血氧分压及氧饱和度下降,二氧化碳潴留加剧,出现呼吸功能衰竭。

(2)心肌对缺氧敏感,缺氧及病原体毒素两者作用可导致心肌劳损及中毒性心肌炎,使心肌收缩力减弱,又因缺氧、二氧化碳潴留引起肺小动脉收缩、右心排出阻力增加,可导致心力衰竭。

(3)中枢神经系统对缺氧十分敏感,缺氧和二氧化碳潴留致脑血管扩张、血管通透性增高,脑组织水肿、颅内压增高,表现有神态改变和精神症状,重症者可出现中枢性呼吸衰竭。

(4)缺氧可使胃肠道血管通透性增加,病原体毒素又可影响胃肠道功能,出现消化道症状,重症者可有消化道出血。

(5)肺炎早期由于缺氧,反射性地增加通气,可出现呼吸性碱中毒。机体有氧代谢障碍,酸性代谢产物堆积,加之高热,摄入水分和食物不足,均可导致代谢性酸中毒。二氧化碳潴留、血中H^+浓度不断增加,pH降低,产生呼吸性酸中毒。在酸中毒纠正时二氧化碳潴留改善,pH上升,钾离子进入细胞内,血清钾下降,可出现低钾血症。

(四)临床表现

肺炎为全身性疾病,各系统均有症状。病情轻重不一,病初均有急性上呼吸道感染症状。主要表现为发热、咳嗽、气急。发热多数为不规则型,热程短者数天,长者可持续1~2周;咳嗽频繁,婴幼儿常咳不出痰液,每在吃乳时呛咳,易引起乳汁误吸而加重病情;气急、呼吸频率增加至每分钟40次以上,鼻翼扇动,呻吟并有三凹征,口唇、鼻唇周围及指、趾端发绀,新生儿常口吐泡沫。肺部听诊早期仅为呼吸音粗糙,继而可闻及中、细湿啰音,哭闹时及吸气末期较为明显。病灶融合、肺实变时出现管状呼吸音。若一侧呼吸音降低伴有叩诊浊音时应考虑胸腔积液。体弱婴儿及新生儿的临床表现不典型,可无发热、咳嗽,早期肺部体征亦不明显,但常有呛乳及呼吸频率增快，鼻唇区轻度发绀。重症患儿可表现呼吸浅速，继而呼吸节律不齐，潮式呼吸或叹息样、抽泣样呼吸，呼吸暂停，发绀加剧等呼吸衰竭的症状。

1. 循环系统

轻症出现心率增快，重症者心率增快可达140次/分以上，心音低钝，面色苍白且发灰，呼吸困难和发绀加剧。若患儿明显烦躁不安，肝脏短期内进行性增大，上述症状不能以体温升高或肺部病变进展解释，应考虑心功能不全。此外，重症肺炎尚有中毒性心肌炎、心肌损害的表现，或由于微循环障碍引起弥散性血管内凝血（DIC）的症状。

2. 中枢神经系统

轻者可表现烦躁不安或精神萎靡，重者由于存在脑水肿及中毒性脑病，可发生痉挛、嗜睡、昏迷，重度缺氧和二氧化碳潴留可导致眼球结膜及视盘水肿、呼吸不规则、呼吸暂停等中枢性呼吸衰竭的表现。

3. 消化系统

轻者胃纳减退、轻微呕吐和腹泻，重症者出现中毒性肠麻痹、腹胀，听诊肠鸣音消失，伴有消化道出血症状（呕吐咖啡样物并有黑便）。

（五）辅助检查

血白细胞总数及中性粒细胞百分比增高提示细菌性肺炎，病毒性肺炎时白细胞计数大多正常。

1. 病原学检查

疑为细菌性肺炎，早期可做血培养，同时吸取鼻咽腔分泌物做细菌培养，若有胸腔积液可做穿刺液培养，这有助于细菌病原体的确定。疑病毒性肺炎可取鼻咽腔洗液做免疫荧光检查、免疫酶检测、病毒分离或双份血清抗体测定以确定病原体。

2. 血气分析

对气急显著伴有轻度中毒症状的患儿，均应做血气分析。病程中还需进行监测，有助于及时给予适当处理，并及早发现呼吸衰竭的患儿。肺炎患儿常见的变化为低氧血症、呼吸性酸中毒或混合性酸中毒。

3. X线检查

多见于双肺内带及心膈角区、脊柱两旁小斑片状密度增深影，其边缘模糊，中间密度较深，病灶互相融合成片，其中可见透亮、规则的支气管充气影，伴有广泛或局限性肺气肿。间质改变则表现两肺各叶纤细条状密度增深影，行径僵直，线条可互相交错或呈两条平行而中间透亮影称为双轨征；肺门区可见厚壁透亮的环状影为袖口征，并有间质气肿，在病变区内可见分布不均的小圆形薄壁透亮区。

（六）诊断与鉴别诊断

根据临床表现有发热、咳嗽、气急，体格检查肺部闻及中、细水泡音即可做出诊断，还可根据病程、热程、全身症状以及有无心功能不全、呼吸衰竭、神经系统的症状来判别病情轻重，结合X线摄片结果及辅助检查资料初步做出病因诊断。免疫荧光抗体快速诊断法可及时做出腺病毒、呼吸道合胞病毒等病原学诊断。

支气管肺炎应与肺结核及支气管异物相鉴别。肺结核及肺炎临床表现有相似之处，均有发热、咳嗽，粟粒性肺结核患者尚有气促、轻微发绀，但一般起病不如肺炎急，且肺部啰音不明显，X线摄片有结核的特征性表现，结核菌素试验及结核接触史亦有助于鉴别。气道异物患儿有呛咳史,有继发感染或病程迁延时亦可有发热及气促,X线摄片在异物堵塞部位出现肺不张及肺气肿,若有不透光异物影则可明确诊断。此外,尚需与较少见的肺含铁血黄素沉着症等相鉴别。

(七)并发症

以脓胸、脓气胸、心包炎及败血症(包括葡萄球菌脑膜炎、肝脓疡)为多见,常由金黄色葡萄球菌引起,肺炎链球菌、大肠埃希菌亦可引起化脓性并发症。患儿体温持续不降,呼吸急促且伴中毒症状,应摄胸片及做其他相应检查以了解并发症存在情况。

(八)治疗

1.护理

患儿应置于温暖舒适的环境中,室温保持在20℃左右,相对湿度以60%为佳,并保持室内空气流通。做好呼吸道护理,清除鼻腔分泌物、吸出痰液,每天2次做超声雾化使痰液稀释便于吸出,以防气道堵塞影响通气。配置营养适当的饮食并补充足够的维生素和液体,经常给患儿翻身、拍背、变换体位或抱起活动以利分泌物排出及炎症吸收。

2.抗生素治疗

根据临床诊断考虑引起肺炎的可能病原体,选择敏感的抗菌药物进行治疗。抗生素主要用于细菌性肺炎或疑为病毒性肺炎但难以排除细菌感染者。根据病情轻重和患儿的年龄决定给药途径,对病情较轻的肺炎链球菌性肺炎和溶血性链球菌性肺炎、病原体未明的肺炎可选用青霉素肌内注射,对年龄小而病情较重的婴幼儿应选用两种抗生素静脉用药。疑为金黄色葡萄球菌感染的患儿选用青霉素 P_{12}、头孢菌素、红霉素,革兰阴性杆菌感染选用第三代头孢菌素或庆大霉素、阿米卡星(丁胺卡那霉素)、氨苄西林,铜绿假单胞菌肺炎选用羧苄西林(羧苄青霉素)、丁胺卡那霉素或头孢类抗生素,支原体肺炎选用大环内酯类抗生素。一般宜在热降、症状好转、肺炎体征基本消失或X线摄片、胸透病变明显好转后2~7天才能停药。病毒性肺炎应用抗生素治疗无效,但合并或继发细菌感染需应用抗生素治疗。

3.对症处理

(1)氧疗:无明显气促和发绀的轻症患儿可不予氧疗,但需保持安静。烦躁不安、气促明显伴有口唇发绀的患儿应给予氧气吸入,经鼻导管或面罩、头罩给氧,一般氧浓度不宜超过40%,氧流量1~2 L/min。

(2)心力衰竭的治疗:对重症肺炎出现心力衰竭时,除即给吸氧、镇静剂及适当应用利尿剂外,应给快速洋地黄制剂。可选用:①地高辛口服饱和量<2岁为0.04~0.05 mg/kg,>2岁为0.03~0.04 mg/kg,新生儿、早产儿为0.02~0.03 mg/kg;静脉注射量为口服量的2/3~3/4。首次用饱和量的1/3~1/2量,余量分2~3次给予,每4~8小时1次。对先天性心脏病及心力衰竭严重者,在末次给药后12小时可使用维持量,为饱和量的1/5~1/4,分2次用,每12小时1次。应用洋地黄制剂时应慎用钙剂。②毛花苷C(西地兰),剂量为每次0.01~0.015 mg/kg,加入10%葡萄糖液5~10 mL中静脉推注,必要时间隔2~3小时可重复使用,一般用1~2次后改用地高辛静脉饱和量法,24小时饱和。此外,亦可选用毒毛花苷K,饱和量0.007~0.01 mg/kg,加入10%葡萄糖10~20 mL中缓慢静脉注射。

(3)降温与镇静:对高热患儿应用物理降温,头部冷敷,冰袋或酒精擦浴。对乙酰氨基酚10~15 mg/kg或布洛芬5~10 mg/kg口服,烦躁不安者应用镇静剂,氯丙嗪(冬眠灵)和异丙嗪(非那根)各0.5~1.0 mg/kg,或用苯巴比妥(鲁米那)5 mg/kg,肌内注射,亦可用地西泮(安定)每次0.2~0.3 mg/kg(呼吸衰竭者应慎用)。

(4)祛痰平喘：婴幼儿咳嗽及排痰能力较差，除及时清除鼻腔分泌物及吸出痰液外，可用祛痰剂稀释痰液，用沐舒坦口服或痰易净雾化吸入，亦可选用中药。对咳嗽伴气喘者应用氨茶碱、复方氯喘、爱纳灵等解除支气管痉挛。

(5)对因低钾血症引起腹胀患儿应纠正低钾，必要时可应用胃肠减压。

4.肾上腺皮质激素的应用

一般肺炎不需应用肾上腺皮质激素，尤其疑为金黄色葡萄球菌感染时不应使用，以防止感染播散。重症肺炎、有明显中毒症状或喘憋较甚者，可短期使用，选用地塞米松或氢化可的松，疗程不超过3～5天。

5.维持液体和电解质平衡

肺炎患儿应适当补液，按每天60～80 mL/kg计算，发热、气促或入液量少的患儿应适当增加入液量，采用生理维持液(1∶4)均匀静脉滴注，适当限制钠盐。肺炎伴腹泻有重度脱水者应按纠正脱水计算量的3/4补液，速度宜稍慢。对电解质失衡的患儿亦应适当补充。

6.脑水肿的治疗

纠正缺氧，使用脱水剂减轻脑水肿，减低颅内压。可采用20%甘露醇每次1.0～1.5 g/kg，每4～6小时静脉注射，或短程使用地塞米松每天5～10 mg，一般疗程不超过3天。

7.支持治疗

对重症肺炎、营养不良、体弱患儿应用少量血或血浆做支持疗法。

8.物理疗法

病程迁延不愈者使用理疗，帮助炎症吸收。局部使用微波、超短波或红外线照射，每天1次，7～10天为1个疗程，或根据肺部炎症部位不同采用不同的体位拍击背部亦有利于痰液引流和分泌物排出。

9.并发症的治疗

并发脓胸及脓气胸时应给予适当抗生素，供给足够的营养，加强支持治疗，胸腔穿刺排脓，脓液多或稠厚时应作闭合引流。并发气胸时应做闭合引流，发生高压气胸情况紧急时可在第二肋间乳线处直接用空针抽出气体以免危及生命。

(九)预后

轻症肺炎经治疗都能较快痊愈。重症肺炎处理及时，大部分患儿可获痊愈。体弱、营养不良、先天性心脏病、麻疹、百日咳等急性传染病合并肺炎或腺病毒及葡萄球菌肺炎者病情往往危重。肺炎病死者大部分为重症肺炎。

(十)预防

首先应加强护理和体格锻炼，增强小儿的体质，防止呼吸道感染，按时进行计划免疫接种，预防呼吸道传染病，均可减少肺炎的发病。

二、腺病毒肺炎

腺病毒肺炎是小儿发病率较高的病毒性肺炎之一，其特点为重症患者多，病程长，部分患儿可留有后遗症。腺病毒上呼吸道感染及肺炎可在集体儿童机构中流行，出生6个月～2岁易发本病，我国北方发病率高于南方，病情亦较南方为重。

(一)病因

病原体为腺病毒，我国流行的腺病毒肺炎多数由3型及7型引起，但11、5、9、10、21型亦有报道。临床上7型重于3型。

(二)病理

腺病毒肺炎病变广泛,表现为灶性或融合性、坏死性肺浸润和支气管炎,两肺均可有大片实变坏死,以两下叶为主,实变以外的肺组织可有明显气肿。支气管、毛细支气管及肺泡有单核细胞及淋巴细胞浸润,上皮细胞损伤,管壁有坏死、出血,肺泡上皮细胞显著增生,细胞核内有包涵体。

(三)临床表现

潜伏期为3~8天,起病急骤,体温在1~2天内升高至39~40℃,呈稽留不规则高热,轻症者7~10天退热,重者持续2~3周。咳嗽频繁,多为干咳;同时出现不同程度的呼吸困难及阵发性喘憋。疾病早期即可呈现面色灰白、精神萎靡、嗜睡,伴有纳呆、恶心、呕吐、腹泻等症状,疾病到第1~2周可并发心力衰竭,重症者晚期可出现昏迷及惊厥。

肺部体征常在高热4天后才出现,病变部位出现湿啰音,有肺实变者出现呼吸音减低,叩诊呈浊音,明显实变期闻及管状呼吸音。肺部体征一般在病程第3~4周渐渐减少或消失,重症者至第4~6周才消失,少数病例可有胸膜炎表现,出现胸膜摩擦音。

部分患儿皮肤出现淡红色斑丘疹,肝、脾大,DIC时表现皮肤、黏膜、消化道出血症状。

(四)辅助检查

早期胸部X线摄片无变化,一般在2~6天出现,轻者为肺纹理增粗或斑片状炎症影,重症可见大片状融合影,累及节段或整个肺叶,以两下肺为多见,轻者3~6周,重者4~12周病变才逐渐消失。部分患儿可留有支气管扩张、肺不张、肺气肿、肺纤维化等后遗症。

周围血象在病变初期白细胞总数大多减少或正常,以淋巴细胞为主,后期有继发感染时白细胞及中性粒细胞可增多。

(五)诊断

主要根据典型的临床表现、抗生素治疗无效、肺部X线摄片显示典型病变来诊断。病原学确诊要依据鼻咽洗液病毒检测、双份血清抗体测定,目前采用免疫荧光法及免疫酶技术作快速诊断有助于及时确诊。

(六)治疗

对腺病毒肺炎尚无特效治疗方法,以综合治疗为主。对症治疗、支持疗法有镇静、退热、吸氧、雾化吸入,纠正心力衰竭,维持水、电解质平衡。若发生呼吸衰竭应及早进行气管插管,并使用人工呼吸机。有继发感染时应适当使用抗生素,早期患者可使用利巴韦林(三氮唑核苷)。

腺病毒肺炎病死率为5%~15%,部分患者易遗留迁延性肺炎、肺不张、支气管扩张等后遗症。

三、金黄色葡萄球菌肺炎

金黄色葡萄球菌肺炎是儿科临床常见的细菌性肺炎之一,病情重,易发生并发症。由于耐药菌株的出现,治疗亦较为困难。全年均可发病,以冬春季为多。近年来发病率有下降。

(一)病因与发病机制

病原菌为金黄色葡萄球菌,具有很强的毒力,能产生溶血毒素、血浆凝固酶、去氧核糖核酸分解酶、杀白细胞素。病原菌由人体体表或黏膜进入体内,由于上述毒素和酶的作用,使其不易被杀灭,并随血液循环播散至全身,肺脏极易被累及。尚可有其他迁徙病灶,亦可由呼吸道感染后直接累及肺脏导致肺部炎症。

(二)病理

金黄色葡萄球菌肺炎好发于胸膜下组织,以广泛的出血坏死及多个脓肿形成特点。细支气管及其周围肺泡发生的坏死使气道内气体进入坏死区周围肺间质和肺泡,由于脓性分泌物充塞细支气管,成为活瓣样堵塞,使张力渐增加而形成肺大泡(肺气囊肿)。邻近胸膜的脓肿破裂出现脓胸、气胸或脓气胸。

(三)临床表现

本病多见于婴幼儿,病初有急性上呼吸道感染的症状,或有皮肤化脓性感染。数天后突然高热,呈弛张型,新生儿或体弱婴儿可低热或无热。病情发展迅速,有较明显的中毒症状,面色苍白,烦躁不安或嗜睡,呼吸急促,咳嗽频繁伴气喘,伴有消化道症状如纳呆、腹泻、腹胀,重者可发生惊厥或休克。

患儿有发绀、心率增快。肺部体征出现较早,早期有呼吸音减低或散在湿啰音,并发脓胸、脓气胸时表现呼吸音减低,叩诊浊音,语颤减弱。伴有全身感染时因播散的部位不同而出现相应的体征。部分患者皮肤有红色斑丘疹或猩红热样皮疹。

(四)辅助检查

实验室检查白细胞总数及中性粒细胞计数均增高,部分婴幼儿白细胞总数可偏低,但中性粒细胞百分比仍高。痰液、气管吸出物及脓液细菌培养获得阳性结果,有助于诊断。

X线摄片早期仅为肺纹理增多,一侧或两侧出现大小不等、斑片状密度增深影,边缘模糊。随着病情进展可迅速出现肺大泡、肺脓肿、胸腔积脓、气胸、脓气胸。重者可有纵隔积气、皮下积气、支气管胸膜瘘。病变持续时间较支气管肺炎为长。

(五)诊断与鉴别诊断

根据病史起病急骤、有中毒症状及肺部X线检查显示,一般均可作出诊断,脓液培养阳性可确诊病原菌。临床上需与肺炎链球菌、溶血性链球菌及其他革兰阴性杆菌引起的肺部化脓性病变相鉴别,主要依据病情和病程及病原菌培养阳性结果。

(六)治疗

金黄色葡萄球菌肺炎一般的治疗原则与支气管肺炎相同,但由于病情均较重,耐药菌株增多,应选用适当的抗生素积极控制感染并辅以支持疗法。及早、足量使用敏感的抗生素,采用静脉滴注以维持适当的血浓度,选用青霉素P_{12}或头孢菌素如头孢唑啉加用氨基糖苷类药物,用药后应观察3~5天,无效再改用其他药物。对耐甲氧西林或耐其他药物的菌株(MRSA)宜选用万古霉素。经治疗症状改善者,需在热降、胸片显示病变吸收后再巩固治疗1~2周才能停药。

并发脓胸需进行胸腔闭合引流,并发气胸当积气量少者可严密观察,积气量多或发生高压气胸应即进行穿刺排出气体或闭合引流。肺大泡常随病情好转而吸收,一般不需外科治疗。

(七)预后

由于近年来新的抗生素在临床应用,病死率已有所下降,但仍是儿科严重的疾病,体弱儿及新生儿预后较差。

四、衣原体肺炎

衣原体是一类专一细胞内寄生的微生物,能在细胞中繁殖,有独特的发育周期及独特的酶系统,是迄今为止最小的细菌,包括沙眼衣原体、鹦鹉热衣原体、肺炎衣原体和猪衣原体四个种。其中,肺炎衣原体和沙眼衣原体是主要的人类致病源。鹦鹉热衣原体偶可从动物传给人,而猪衣原体仅能使动物致病。衣原体肺炎主要是指由沙眼衣原体和肺炎衣原体引起的肺炎,目前也有鹦鹉热衣原体引起肺炎的报道,但较为少见。

衣原体都能通过细菌滤器,均含有 DNA、RNA 两种核酸,具有细胞壁,含有核糖体,有独特的酶系统,许多抗生素能抑制其繁殖。衣原体的细胞壁结构与其他的革兰阴性杆菌相同,有内膜和外膜,但都缺乏肽聚糖或胞壁酸。衣原体种都有共同抗原成分脂多糖(LPS)和独特的发育周期,包括具有感染性、细胞外无代谢活性的原体(elementary body,EB)和无感染性、细胞内有代谢活性的网状体(reticular body,RB)。具有感染性的原体可通过静电吸引特异性的受体蛋白黏附于宿主易感细胞表面,被宿主细胞通过吞噬作用摄入胞质。宿主细胞膜通过空泡将 EB 包裹,接受环境信号转化为 RB。EB 经摄入 9~12 小时后,即分化为 RB,后者进行二分裂,形成特征性的包涵体,约 36 小时后,RB 又分化为 EB,整个生活周期为 48~72 小时。释放过程可通过细胞溶解或细胞排粒作用或挤出整个包涵体而离开完整的细胞。RB 在营养不足、抗生素抑制等不良条件下并不转化为 EB,从而不易感染细胞,这可能与衣原体感染不易清除有关。这一过程在不同衣原体种间存在着差异,是衣原体长期感染及亚临床感染的生物学基础。

衣原体在人类致病是与免疫相关的病理过程。人类感染衣原体后,诱发机体产生细胞和体液免疫应答,但这些免疫应答的保护作用不强,因此常造成持续感染、隐性感染及反复感染。衣原体在人类致病是与迟发型超敏反应相关的病理过程。有关衣原体感染所造成的免疫病理损伤,现认为至少存在两种情况:①衣原体繁殖的同时合并反复感染,对免疫应答持续刺激,最终表现为迟发型超敏反应(DTH);②衣原体进入一种特殊的持续体(PB),PB 形态变大,其内病原体的应激反应基因表达增加,产生应激反应蛋白,而应激蛋白可参与迟发型超敏反应,且在这些病原体中可持续检测到多种基因组。当应激条件去除,PB 可转换为正常的生长周期,如 EB。现发现宿主细胞感染愈合后,可像正常未感染细胞一样,当给予适当的环境条件,EB 可再度生长。有关这一衣原体感染的隐匿过程,尚待阐明。

(一)沙眼衣原体肺炎

沙眼衣原体(Chlamydia trachomatis,CT)用免疫荧光法可分为 12 个血清型,即 A~K 加 B_a 型,A、B、B_a、C 型称眼型,主要引起沙眼,D~K 型称眼-泌尿生殖型,可引起成人及新生儿包涵体结膜炎(副沙眼)、男性及女性生殖器官炎症、非细菌性膀胱炎、胃肠炎、心肌炎及新生儿肺炎、中耳炎、鼻咽炎和女婴阴道炎。

1.发病机制

所有沙眼衣原体感染均可趋向于持续性、慢性和不显性的形式。CT 主要是人类沙眼和生殖系统感染的病原,偶可引起新生儿、小婴儿和成人免疫抑制者的肺部感染。分娩时胎儿通过 CT 感染的宫颈可出现新生儿包涵体性结膜炎和新生儿肺炎。CT 主要经直接接触感染,使易感的无纤毛立方柱状或移行的上皮细胞(如结膜、后鼻咽部、尿道、子宫内膜和直肠黏膜)发生感染。常引起上皮细胞的淋巴细胞浸润性急性炎症反应。一次感染不能产生防止再感染的免疫力。

2.临床表现

活动性 CT 感染妇女分娩的婴儿有 10%~20% 出现肺炎。出生时 CT 可直接感染鼻咽部,以后下行至肺引起肺炎,也可由感染结膜的 CT 经鼻泪管下行到鼻咽部,再到下呼吸道。大多数 CT 感染表现为轻度上呼吸道症状,而症状类似流行性感冒,而肺炎症状相对较轻,某些患者表现为急性起病伴一过性的肺炎症状和体征,但大多数起病缓慢。上呼吸道症状可自行消退,咳嗽伴下呼吸道症状感染体征可在首发症状后数天或数周出现,使本病有一个双病程的表现。CT肺炎有非常特征性的表现,常见于6个月以内的婴儿,往往发生在1~3个月龄,通常在生后2~4周发病。但目前已经发现有生后2周即发病者。常起病隐匿,大多数无发热,起始症状通常是鼻炎,伴鼻腔黏液分泌物和鼻塞。随后发展为断续的咳嗽、也可表现为持续性咳嗽、呼吸急促,听诊可闻及湿啰音,喘息较少见。一些CT肺炎病例主要表现为呼吸增快和阵发性单声咳嗽。有时呼吸增快为唯一线索,约半数患儿可有急性包涵体结膜炎,可同时有中耳炎、心肌炎和胸腔积液。

与成熟儿比较,极低出生体重儿的CT肺炎更严重,甚至是致死性的,需要长期辅以机械通气,易产生慢性肺部疾病,从免疫力低下的CT下呼吸道感染患者体内,可在感染后相当一段时间仍能分离到CT,现发现毛细支气管炎患者CT感染比例较多,CT是启动抑或加重了毛细支气管炎症状尚待研究。已发现新生儿CT感染后,在学龄期发展为哮喘。对婴幼儿CT感染7~8年再进行肺功能测试,发现大多数表现为阻塞性肺功能异常。CT与慢性肺部疾病间的关系有待阐明。

3.实验室检查

CT肺炎患儿外周血的白细胞总数正常或升高,嗜酸性粒细胞计数增多,超过$400/\mu L$。

CT感染的诊断为从结膜或鼻咽部等病损部位取材涂片或刮片(取材要带柱状上皮细胞,而不是分泌物)发现CT或通过血清学检查确诊。新生儿沙眼衣原体肺炎可同时取眼结膜刮屑物培养和/或涂片直接荧光法检测沙眼衣原体。经吉姆萨染色能确定患者有否特殊的胞质内包涵体,其阳性率分别为:婴儿中可高达90%,成人包涵体结膜炎为50%,但在活动性沙眼患者中仅有10%~30%。对轻症患者做细胞检查无帮助。

早在20世纪60年代已经开展了CT的组织细胞培养,采用组织培养进行病原分离是衣原体感染诊断的金标准。一般都是将传代细胞悬液接种在底部放有玻片的培养瓶中,待细胞长成单层后,将待分离的标本种入。经在二氧化碳温箱中孵育并进行适当干预后再用异硫氰酸荧光素标记的CT特异性单克隆抗体进行鉴定。常用来观察细胞内形成特异的包涵体及其数目、CT感染细胞占细胞总数的百分率或折算成使50%的组织细胞出现感染病变的CT量(TCID50)等指标。研究发现,因为取材木杆中的可溶性物质可能对细胞培养有毒性作用。用以取样的拭子应该是塑料或金属杆,如果在24小时内不可能将标本接种在细胞上,应保存在4℃或置-70℃储存待用。用有抗生素的培养基作为衣原体转运培养基能最大限度地提高衣原体的阳性率和减少其他细菌过度生长。培养CT最常用的细胞为用亚胺环己酮处理的McCoy或Hela细胞。离心法能促进衣原体吸附到细胞上。培养48~72小时用CT种特异性免疫荧光单克隆抗体和姬姆萨或碘染色可查到胞浆内包涵体。

血清抗体水平的测定是目前应用最广泛的诊断衣原体感染的依据。

(1)衣原体微量免疫荧光法(micro-immunofluoresxence,MIF):是衣原体最敏感的血清学检测方法,最常作为回顾性诊断。该试验先用鸡胚或组织细胞培养衣原体,并进一步纯化抗原,将浓缩的抗原悬液加在一块载玻片上,按特定模式用抗原进行微量滴样。将患者的血清进行系列倍比稀释后加在抗原上,然后用间接免疫荧光方法测定每一种衣原体的特异抗原抗体反应。通用的诊断标准:①急性期和恢复期的两次血清抗体滴度相差4倍,或单次血清标本的IgM抗体滴度≥1:16和/或单次血清标本的IgG抗体滴度>1:512为急性衣原体感染。②IgM滴度>1:16且1:16<IgG<1:512为既往有衣原体感染。③单次或双次血清抗体滴度<1:16

为从未感染过衣原体。

(2)补体结合试验:可检测患者血清中的衣原体补体结合抗体,恢复期血清抗体效价较急性期增高4倍以上有确诊意义。

(3)酶联免疫吸附法(ELISA):可用于血清中CT抗体的检测,由于衣原体种间有交叉反应,不主张单独应用该方法检测血清标本。

微量免疫荧光法(micro-immunofluoresxence,MIF)检查衣原体类抗体是目前国际上标准的且最常用的衣原体血清学诊断方法,由于可检测出患儿血清中存在的高水平的非母体IgM抗体,尤其适用于新生儿和婴儿沙眼衣原体肺炎的诊断。由于不同的衣原体种间可能存在着血清学交叉反应,血清标本应同时检测三种衣原体的抗体并比较抗体滴度,以滴度最高的作为感染的衣原体种,但是不能广泛采用这种检查法。新生儿肺炎患者IgM增高,而结膜炎患儿则无IgM抗体增高。

分子生物学方法正成为诊断CT感染的主要技术手段之一,采用荧光定量聚合酶链反应技术(real time PCR)和巢式聚合酶链反应技术(nested PCR)是诊断CT感染的新途径,可早期快速、特异地检测出标本中的CT核酸。

4.影像学表现

胸片和肺CT表现为肺气肿伴间质或肺泡浸润影,多为间质浸润和肺过度充气,也可见支气管肺炎或网状、结节样阴影,偶见肺不张(图5-6)。

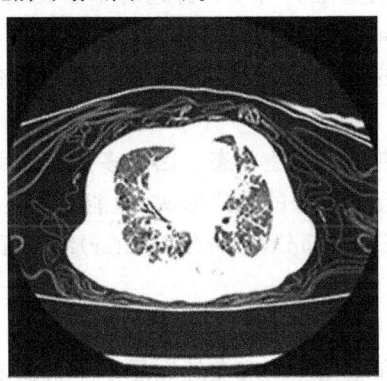

图5-6 双肺广泛间、实质浸润

5.诊断

根据患儿的年龄、相对特异的临床症状及X线非特异性征象,并有赖于从结膜或鼻咽部等分离到CT或通过血清学检查等实验室手段确定诊断。

6.鉴别诊断

(1)RSV肺炎:多见于婴幼儿,大多数病例伴有中高热,持续4~10天,初期咳嗽、鼻塞,常出现气促、呼吸困难和喘憋,肺部听诊多有细小或粗、中啰音。少数重症病例可并发心力衰竭。胸片多数有小点片状阴影,可有不同程度的肺气肿。

(2)粟粒性肺结核:多见于婴幼儿初染后6个月内,特别是3个月内,起病可急可缓,缓者只有低热和结核中毒症状,多数急性起病,症状以高热和严重中毒症状为主,常无明显的呼吸道症状,肺部缺乏阳性体征,但X线检查变化明显,可见在浓密的网状阴影上密度均匀一致的粟粒结节,婴幼儿病灶周围反应显著及易于融合,点状阴影边缘模糊,大小不一而呈雪花状,病变急剧进展可形成空洞。

(3)白色念珠菌肺炎:多发生在早产儿、新生儿、营养不良儿童、先天性免疫功能缺陷及长期应用抗生素、激素以及静脉高营养患者,常表现为低热、咳嗽、气促、发绀、精神萎靡或烦躁不安,胸部体征包括叩诊浊音和听诊呼吸音增强,可有管音和中小水泡音。X线检查有点状阴影、大片实变,少数有胸腔积液和心包积液,同时有口腔鹅口疮,皮肤或消化道等部位的真菌病。可同时与大肠埃希菌、葡萄球菌等共同致病。

7.治疗

治疗药物主要为红霉素,新生儿和婴儿的用量为红霉素每天 40 mg/kg,疗程 2～3 周,或琥乙红霉素每天 40～50 mg/kg,分 4 次口服,连续 14 天;如果对红霉素不能耐受,度过新生儿期的小婴儿应立即口服磺胺类药物,可用磺胺异噁唑每天 100 mg/kg,疗程 2～3 周;有报道应用阿莫西林、多西环素治疗,疗程1～2 周,或有报道用氧氟沙星,疗程 1 周。但国内目前不主张此类药物用于小儿。

现发现,红霉素疗程太短或剂量太小,常使全身不适、咳嗽等症状持续数天。单用红霉素治疗的失败率是 10%～20%,一些婴儿需要第 2 个疗程的治疗。有研究发现阿奇霉素短疗程 20 mg/(kg·d),每天顿服连续 3 天与红霉素连续应用 14 天的疗效是相同的。

此外,要强调呼吸道管理和对症支持治疗也很重要。

由于局部治疗不能消灭鼻咽部的衣原体,不主张对包涵体结膜炎进行局部治疗,这种婴儿仍有发生肺炎或反复发生结膜炎的危险。对 CT 引起的小婴儿结膜炎或肺炎均可用红霉素治疗 10～14 天,红霉素用量为每天 50 mg/kg,分 4 次口服。

对确诊为衣原体感染患儿的母亲(及其性伴)也应进行确定诊断和治疗。

8.并发症和后遗症

衣原体能在宿主细胞内长期处于静止状态。因此多数患者无症状,如果未治疗或治疗不恰当,衣原体结膜炎能持续数月,且发生轻的瘢痕形成,但能完全吸收。慢性结膜炎可以单独发生,也可作为赖特尔(Reiter)综合征的一部分,赖特尔(Reiter)综合征包括尿道炎、结膜炎、黏膜病和反应性关节炎。

9.预防

为了防止孕妇产后并发症和胎儿感染应在妊娠后 3 个月做衣原体感染筛查,以便在分娩前完成治疗。对孕妇 CT 生殖道感染应进行治疗。产前进行治疗是预防新生儿感染的最佳方法。红霉素对胎儿无毒性,可用于治疗。新生儿出生后,立即涂红霉素眼膏,可有效预防结膜炎。

美国 CDC 推荐对于 CT 感染孕妇可阿奇霉素 1 次 1 g 或阿莫西林 500 mg Po 每天 3 次连续 7 天作为一线用药,也可红霉素 250 mg 每天 4 次连续 14 天,或乙酰红霉素 800 mg 每天 4 次连续 14 天是一种可行的治疗手段。

(二)肺炎衣原体肺炎

肺炎衣原体(Chlamydia pneumoniae,CP)仅有一个血清型,称 TWAR 型,是 1986 年从患急性呼吸道疾病的大学生呼吸道中分离到的。目前认为 CP 是一个主要的呼吸道病原,CP 感染与哮喘及冠心病的发生存在着一定的关系。CP 在体内的代谢与 CT 相同,在微生物学特征上与 CT 不同的是,其原体为梨形,原体内没有糖原,主要外膜蛋白上没有种特异抗原。

CP 可感染各年龄组人群,不同地区 CP 感染 CAP 的比例是不同的,在 2%～19%波动,与不同人群和选用的检测方法不同有关。大多数研究选用的是血清学方法,儿童下呼吸道感染率的报道波动在0～18%,一个对 3～12 岁采用培养方法的 CAP 多中心研究发现的 CP 感染率为

14%,而 MP 感染率是 22%,其中小于 6 岁组 CP 感染率是 15%。大于 6 岁组 CP 感染率是 18%,有 20%的儿童同时存在 CP 和 MP 感染,有报道 CP 感染镰状细胞贫血患者 10%～20%出现急性胸部综合征,10%支气管炎症和 5%～10%儿童出现咽炎。

1.发病机制

CP 广泛存在于自然界,但迄今感染仅见于人类。这种微生物能在外界环境生存 20～30 小时,动物实验证明:要直接植入才能传播,空气飞沫传播不是 CP 有效的传播方式。临床研究报道发现,呼吸道分泌物传播是其主要的感染途径,无症状携带者和长期排菌状态可能促进这种传播。其潜伏期较长,传播比较缓慢,平均潜伏期为 30 天,最长可达 3 个月。感染没有明显的季节性,儿童时期其感染的性别差异不明显。现已发现,在军队、养老院等同一居住环境中出现人之间的 CP 传播和 CP 感染暴发流行。在某些家庭内 CP 的暴发流行中,婴幼儿往往首先发病,并占发患者数中的多数,甚至有时感染仅在幼儿间传播。初次感染多见于 5～12 岁小儿,但从抗体检查证明整个青少年期和成人期可以又有新的或反复感染,老年期达到顶峰,其中 70%～80% 血清为阳性反应。血清学流行病学调查显示学龄儿童抗体阳性率开始增加,青少年达 30%～45%,提示存在无症状感染。大约在 15 岁前感染率无性别差异。15 岁以后男性多于女性。流行周期为 6 个月到 2～3 年,有少数地方性流行报道。大概成年期感染多数是再感染,同时可能有多种感染。也有研究发现:多数家庭或集体成员中仅有一人出现 CP 感染,这说明不易发生传播。

在 CP 感染的症状期及无症状期均可由呼吸道检出 CP。已经证明在症状性感染后培养阳性的时间可长达 1 年,无症状性感染时常见抗体反应阳性。尚不清楚症状的存在是否会影响病原的传播。

与 CT 仅侵犯黏膜上皮细胞不同,CP 可感染包括巨噬细胞、外周血细胞、动脉血管壁内皮细胞及平滑肌在内的几种不同的细胞。CP 可在外周血细胞中存活并可通过血液循环及淋巴循环到达全身各部位。CP 感染后,细胞中有关炎细胞因子 IL-1、IL-8、IFN-a 等及黏附因子 ICAM-1 表达增多,并可诱导白细胞向炎症部位趋化,既可有利于炎症反应的局部清除,同时也会造成组织的损伤。

2.临床表现

青少年和年轻成人 CP 感染可以为流行性,也可为散发性,CP 以肺炎最常见。青少年中约 10%的肺炎、5%的支气管炎、5%的鼻窦炎和 1%的喉炎和 CP 感染有关。Saikku 等在菲律宾 318 名 5 岁以下的急性下呼吸道感染患者中,发现 6.4%为急性 CP 感染,3.2%为既往感染。Hammerschlag 等对下呼吸道感染的患者,经培养确定 5 岁以下小儿 CP 感染率为 24%,5～18 岁为 41%,最小的培养阳性者仅为 14 个月大。CP 感染起病较缓慢,早期多为上呼吸道感染症状,类似流行性感冒,常合并咽喉炎、声音嘶哑和鼻窦炎,无特异性临床表现。1～2 周后上感症状逐渐减轻而咳嗽逐渐加重,并出现下呼吸道感染征象,肺炎患者症状轻到中等,包括发热、不适、头痛、咳嗽,常有咽炎,多数表现为咽痛、发热、咳嗽,以干咳为主,可出现胸痛、头痛、不适和疲劳。听诊可闻及湿啰音并常有喘鸣音。CP 肺炎临床表现相差悬殊,可从无症状到致死性肺炎。儿童和青少年感染大部分为轻型病例,多表现为上呼吸道感染和支气管炎,肺炎患者较少。而成人则肺炎较多,尤其是在已有慢性疾病或 CP(TWAR)重复感染的老年患者。CP 在免疫力低下的人群可引起重症感染,甚至呼吸衰竭。

CP 感染的潜伏期为 15～23 天,再感染的患者呼吸道症状往往较轻,且较少发展为肺炎。

与支原体感染一样，CP 感染也可引起肺外的表现，如结节性红斑、甲状腺炎、脑炎和 Gullain-Barre 综合征等。

CP 可激发哮喘患者喘息发作，囊性纤维化患者病情加重，有报道从急性中耳炎患者的渗液中分离出 CP，CP 往往与细菌同时致病。有 2%～5%的儿童和成人可表现为无症状呼吸道感染，持续 1 年或 1 年以上。

3.实验室检查

诊断 CP 感染的特异性诊断依据组织培养的病原分离和血清学检查。CP 在经亚胺环已酮处理的 HEP-2 和 HL 细胞培养基上生长最佳。标本的最佳取材部位为鼻咽后部，如检查 CT 那样用金属丝从胸腔积液中也分离到该病原。有报道经胰酶和/或乙二胺四乙酸钠（EDTA）处理后的标本 CP 培养的阳性率高。已有从胸腔积液中分离到 CP 的报道。

用荧光抗体染色可能直接查出临床标本中的衣原体，但不是非常敏感和特异。用 EIA 法可检测一些临床标本中的衣原体抗原，因 EIAs 采用的是多克隆抗体或属特异单克隆抗体，可同时检测 CP 和 CT。而微量免疫荧光法（MIF），可使用 CP 单一抗原，而不出现同时检测其他衣原体种。急性 CP 感染的血清学诊断标准如下。

患者 MIF 法双份血清 IgG 滴度 4 倍或 4 倍以上升高或单份血清 IgG 滴度≥1∶512；和/或 IgM 滴度≥1∶16 或以上，在排除类风湿因子所致的假阳性后可诊断为近期感染；如果 IgG≥1∶16 但≤1∶512 提示曾经感染。这一标准主要根据成人资料而定。肺炎和哮喘患者的 CP 感染研究显示有 50%测不到 MIF 抗体。不主张单独应用 IgG 进行诊断。IgG 滴度 1∶16 或以上仅提示既往感染。IgA 或其他抗体水平需双份血清进行回顾分析才能进行诊断，不能提示既往持续感染。

MIF 和补体结合试验方法敏感性在各种方法不一致，CDC 建议应严格掌握诊断标准。

由于与培养的结果不一致，不主张血清酶联免疫方法进行 CP 感染诊断，有关 CP 儿童肺炎和哮喘儿童 CP 感染的研究发现，有 50%儿童培养证实为 CP 感染，而并无血清学抗体发现。而且，单纯应用血清学方法不能进行临床微生物评价。

采用各种聚合酶链反应技术（PCR）如荧光定量 PCR 和 Nested PCR 等可早期快速并特异地进行 CP 感染的诊断，已有不少关于其应用并与培养和血清学方法进行对比的研究，有研究报道以 16SrRNA 特异靶序列为目的基因的荧光定量 PCR 方法诊断 CP 感染具有较好的特异性，操作较为简单，且能将标本中的病原体核酸量化，但目前尚无此 PCR 商品药盒。

4.影像学表现

开始主要表现为单侧肺泡浸润，位于肺段和亚段，可见于两肺的任何部位，下叶及肺的周边部多见。以后可进展为双侧间质和肺泡浸润。胸部 X 线表现多较临床症状重。胸片示肺叶浸润影，并可有胸腔积液。

5.诊断及鉴别诊断

临床表现上不能与 MP 等引起的非典型肺炎区分开来，听诊可发现啰音和喘鸣音，胸部影像常较患儿的临床表现重，可表现为轻度、广泛的或小叶浸润，可出现胸腔积液，可出现白细胞稍高和核左移，也可无明显的变化。培养是诊断 CP 感染的特异方法，最佳的取材部位是咽后壁标本，也可从痰、咽拭子、支气管灌洗液、胸腔积液等标本中取材进行培养。

CP 感染的表现与 MP 不好区分，CP 肺炎患者常表现为轻到中度的全身症状，如发热、乏力、头痛、咳嗽、持续咽炎，也可出现胸腔积液和肺气肿，重症患者常出现肺气肿。

MP肺炎：多见于学龄儿童及青少年，婴幼儿也不少见，潜伏期2~3周，症状轻重不等，主要特点是持续剧烈咳嗽，婴幼儿可出现喘息，全身中毒症状相对较轻，可伴发多系统、多器官损害，X线所见远较体征显著，外周血白细胞数大多数正常或增高，血沉增快，血清特异性抗体测定有诊断价值。

6.治疗

与肺炎支原体肺炎相似，但不同之处在于治疗的时间要长，以防止复发和清除存在于呼吸道的病原体。体外药物敏感试验显示四环素、红霉素及一些新的大环丙酯类(阿奇霉素和克拉红霉素)和喹诺酮类(氟嗪酸)抗生素有活性。对磺胺类耐药。首选治疗为红霉素，新生儿和婴儿的用量为红霉素每天40 mg/kg，疗程2~3周，一般用药24~48小时体温下降，症状开始缓解。有报道单纯应用1个疗程，部分病例仍可复发，如果无禁忌，可进行第二疗程治疗。也可采用克拉霉素和阿奇霉素治疗，其中阿奇霉素的疗效要优于克拉霉素，用法为克拉霉素疗程21天，阿奇霉素疗程5天，也可应用利福平、罗红霉素、多西环素进行治疗。

有研究发现，选用红霉素治疗2周，甚至四环素或多西环素治疗30天者仍有复发病例。可能需要2周以上长期的治疗，初步资料显示CP肺炎患儿服用红霉素悬液每天40~50 mg/kg，连续10~14天，可清除鼻咽部病原的有效率达80%以上。克拉霉素每天10 mg/kg，分2次口服，连续10天，或阿奇霉素每天10 mg/kg，口服1天，第2~5天阿奇霉素每天5 mg/kg，对肺炎患者的鼻咽部病原的清除率达80%以上。

7.预后

(1)CP感染的复发较为常见，尤其抗生素治疗不充分时，但较少累及呼吸系统以外的器官。

(2)有再次治疗出现持续咳嗽的患者。

8.预防

CP肺炎按一般呼吸道感染预防即可。

(三)鹦鹉热衣原体肺炎

鹦鹉热衣原体(Chlamydia psittaci，CPs)，CPs和CT沙眼衣原体仅有10%的DNA同源。可通过CPs包涵体不含糖原、包涵体形态和对磺胺类药物的敏感性与CT沙眼衣原体相鉴别。CPs有多个不同的种，可感染大多数的鸟类和包括人在内的哺乳动物，目前认为CPs菌株至少有5个生物变种，单克隆抗体测定显示鸟生物变种至少有4个血清型，其中鹦鹉和火鸡血清型是美国鸟类感染的最重要血清型。

1.发病机制

虽然原先命名为鹦鹉热，实际上所有的鸟类，包括家鸟和野鸟均是CPs的天然宿主。对人类威胁最大的是家禽加工厂(特别是火鸡加工厂)、饲养鸽子和笼中宠鸟。近几年在美国通过对家禽喂含四环素的饲料和对进口鸟在检疫期用四环素治疗，这种感染率已经降低。这种病原体可存在于鸟排泄物、血、腹腔脏器和羽毛内。引起人类感染的主要机制大概是由于吸入干的排泄物；吸入粪便气溶胶、粪尘和含病原的动物分泌物是感染的主要途径。作为感染源的鸟类可无症状或表现拒食、羽毛竖立、无精打采和排绿水样便。受染的鸟类可以是无症状或仅有轻微症状，但在感染后仍能排菌数月。易患鹦鹉热的高危人群包括养鸟者、鸟的爱好者、宠物店的工作人员。人类感染常见于长期或密切接触者，但据报道约20%的鹦鹉热患者无鸟类接触史。但是在家禽饲养场发生鹦鹉热流行时，也有仅接触死家禽、切除死禽内脏者发病。已有报道人类发生反复感染者可持续携带病原体达10年之久。

鹦鹉热几乎只是成人的疾病，可能因为小儿接触鸟类或加工厂或在家庭内接触的可能性较少。

病原体吸入呼吸道，经血液循环侵入肝、脾等单核-吞噬细胞系统，在单核吞噬细胞内繁殖后，再血行播散至肺和其他器官。肺内病变常开始于肺门区域，血管周围有炎症反应，并向周围扩散小叶性和间质性肺炎，以肺叶或肺段的下垂部位最为明显，细支气管及支气管上皮引起脱屑和坏死。早期肺泡内充满中性粒细胞及水肿渗出液，不久即被多核细胞所代替，病变部位可产生实变及少量出血，肺实变有淋巴细胞浸润，可出现肺门淋巴结肿大。有时产生胸膜炎症反应。肝脏可出现局部坏死，脾常肿大，心、肾、神经系统及消化道均可受累产生病变。

有猜测存在人与人之间的传播，但尚未证实。

2.临床表现

鹦鹉热既可以是呼吸道感染，也可以是以呼吸系统为主的全身性感染。儿童鹦鹉热的临床表现可从无症状感染到出现肺炎、多脏器感染不等。潜伏期平均为 15 天，一般为 5～21 天，也可长达 4 周。起病多隐匿，病情轻时如流感样，也可突然发病，出现发热、寒战、头痛、出汗和其他许多常见的全身和呼吸道症状，如不适无力、关节痛、肌痛、咯血和咽炎。发热第一周可达 40 ℃ 以上，伴寒战和相对缓脉，常有乏力、肌肉关节痛，畏光，鼻出血，可出现类似伤寒的玫瑰疹，常于病程 1 周左右出现咳嗽，咳嗽多为干咳，咳少量黏痰或痰中带血等。肺部很少有阳性体征，偶可闻及细湿啰音和胸膜摩擦音，双肺广泛受累者可有呼吸困难和发绀。躯干部皮肤可见一过性玫瑰疹。严重肺炎可发展为谵妄、低氧血症甚至死亡。头痛剧烈，可伴有呕吐，常被疑诊为脑膜炎。

3.实验室检查

白细胞常不增多，可出现轻度白细胞增多，同时可有门冬氨酸氨基转移酶（谷丙转氨酶）、碱性磷酸酶和胆红素增高。

有报道 25% 鹦鹉热患者存在脑膜炎，其中半数脑脊液蛋白增高（400～1 135 mg/L），未见脑脊液中白细胞增加。

4.影像学表现

CPs 肺炎胸片常有异常发现，肺部主要表现为不同程度的肺部浸润，如弥漫性支气管肺炎或间质性肺炎，可见由肺门向外周放射的网状或斑片状浸润影，多累及下叶，但无特异性。单侧病变多见，也可双侧受累，肺内病变吸收缓慢，偶见大叶实变或粟粒样结节影及胸膜渗出。可出现胸腔积液。肺内病变吸收缓慢，有报道治疗 7 周后有 50% 的患者病灶不能完全吸收。

5.诊断

由于临床表现各异，鹦鹉热的诊断困难。与鸟类的接触史非常重要，但 20% 的鹦鹉热患者接触史不详。尚无人与人之间传播的证据。出现高热、严重头痛和肌痛症状的肺炎患者，结合患者有鸟接触史等阳性流行病学资料和血清学检查确定诊断。

从胸腔积液和痰中可培养出病原体，CPs 与 CP、CT 的培养条件是相同的，由于其潜在的危险，鹦鹉热衣原体除研究性实验室外一般不能培养。

实验室检查诊断多数是靠特异性补体结合性抗体检测。特异性补体结合试验或微量免疫荧光试验阳性，恢复期（发病第 2～3 周）血清抗体效价比急性期增高 4 倍或单次效价为 1∶32 或以上即可确定诊断。诊断的主要方法是血清补体结合试验，是种特异性的。补体结合（complement fixation, CF）抗体试验不能区别是 CP 还是 CPs，如小儿抗体效价增高，更多可能是 CP 感染的血清学反应。

CDC 认为鹦鹉热确诊病例需要符合临床疾病过程、鸟类接触病史,采用以下三种方法之一进行确定:呼吸道分泌物病原学培养阳性;相隔 2 周血 CF 抗体 4 倍上升或 MIF 抗体 4 倍以上升高;MIF 单份血清 IgM 抗体滴度大于或等于 16。可疑病例必须在流行病学上与确诊病例密切相关,或症状出现后单份 CF 或 MIF 抗体在 1∶32 以上。由于 MIF 也用于诊断 CP 感染,用 MIF 检测可能存在与其他衣原体种或细菌感染间的交叉反应,早期针对鹦鹉热采用四环素进行治疗,可减少抗体反应。

6.鉴别诊断

(1)MP 肺炎:多见于学龄儿童及青少年,婴幼儿也不少见,潜伏期 2～3 周,症状轻重不等,主要特点是持续剧烈咳嗽,婴幼儿可出现喘息,全身中毒症状相对较轻,可伴发多系统、多器官损害,X 线所见远较体征显著,外周血白细胞数大多数正常或增高,血沉增快,血清特异性抗体测定有诊断价值。

(2)结核病:小儿多有结核病接触史,起病隐匿或呈现慢性病程,有结核中毒症状,肺部体征相对较少,X 线所见远较体征显著,不同类型结核有不同特征性影像学特点,结核菌素试验阳性、结核菌检查阳性,可较早出现全身结核播散病灶等明确诊断。

(3)真菌感染:不同的真菌感染的临床表现多样,根据患者有无免疫缺陷等基础疾病、长期应用抗生素、激素等病史、肺部影像学特征、病原学组织培养、病理等检查,经试验和诊断性治疗明确诊断。

7.治疗

CPs 对四环素、氯霉素和红霉素敏感,但不主张四环素在 8 岁以下小儿应用。新生儿和婴儿的用量为红霉素每天 40 mg/kg,疗程 2～3 周。也有采用新型大环内酯类抗生素,应注意鹦鹉热的治疗显效较慢,发热等临床症状一般要在 48～72 小时方可控制,有报道红霉素和四环素这两种抗生素对青少年的用量为每天 2 g,用 7～10 天或热退后继续服用 10 天。复发者可进行第二个疗程,发生呼吸衰竭者,需氧疗和进一步机械呼吸治疗。

多西环素 100 mg 每天 2 次或四环素 500 mg 每天 4 次在体温正常后再继续服用 10～14 天,对危重患者可用多西环素 4.4 mg/(kg·d)每 12 小时口服 1 次,每天最大量是 100 mg。对 9 岁以下不能用四环素的小儿,可选用红霉素 500 mg Po 每天 4 次。由于初次感染往往并不能产生长久的免疫力,有治疗 2 个月后病情仍复发的报道。

8.预后

鹦鹉热患者应予隔离,痰液应进行消毒;应避免接触感染的鹦鹉等鸟类或禽类可预防感染;加强国际进口检疫和玩赏鸟类的管理。未经治疗的死亡率是 15%～20%,若经适当治疗的死亡率可降至 1% 以下,严重感染病例可出现呼吸衰竭,有报道孕妇感染后可出现胎死宫内。

9.预防

病原体对人多数消毒剂、热等敏感,对酸和碱抵抗。严格鸟类管理,应用鸟笼,并避免与病鸟接触;对可疑鸟类分泌物应进行消毒处理,并对可疑鸟隔离观察 30～45 天;对眼部分泌物多、排绿色水样便或体重减轻的鸟类应隔离;避免与其他鸟类接触,不能买卖。接触的人应严格防护,穿隔离衣,并戴 N95 型口罩。

五、支原体肺炎

(一)病因

支原体是细胞外寄生菌,属暗细菌门、柔膜纲、支原体目、支原体科(Ⅰ、Ⅱ)、支原体属(Ⅰ、

Ⅱ)。支原体广泛寄居于自然界,迄今已发现支原体有60余种,可引起动物、人、植物等感染。支原体的大小介于细菌与病毒之间,是能独立生活的病原微生物中最小者,能通过细菌滤器,需要含胆固醇的特殊培养基,在接种10天后才能出现菌落,菌落很小,病原直径为125～150 nm,与黏液病毒的大小相仿,含DNA和RNA,缺乏细胞壁,呈球状、杆状、丝状等多种形态,革兰染色阴性。目前肯定对人致病的支原体有3种,即肺炎支原体(mycoplasma pneumoniae,MP)、解脲支原体及人型支原体。其中肺炎支原体是人类原发性非典型肺炎的病原体。

(二)流行病学

MP是儿童时期肺炎或其他呼吸道感染的重要病原之一。本病主要通过呼吸道飞沫传染。全年都有散发感染,秋末和冬初为发病高峰季节,每2～6年可在世界范围内同时发生流行。MP感染的发病率各地报道差异较大,一般认为MP感染所致的肺炎在肺炎总数中所占的比例可因年龄、地区、年份以及是否为流行年而有所不同。

(三)发病机制

直接损害:肺炎支原体缺乏细胞壁,且没有其他与黏附有关的附属物,故其依赖自身的细胞膜与宿主靶细胞膜紧密结合。当肺炎支原体侵入呼吸道后,借滑行运动定位于纤毛毡的隐窝内,以其尖端特殊结构(即顶器)牢固的黏附于呼吸道黏膜上皮细胞的神经氨酸受体上,抵抗黏膜纤毛的清除和吞噬细胞的吞噬。与此同时,MP会释放有毒代谢产物,如氨、过氧化氢、蛋白酶及神经毒素等,从而造成呼吸道黏膜上皮的破坏,并引起相应部位的病变,这是MP的主要致病方式。P1被认为是肺炎支原体的主要黏附素。

免疫学发病机制:人体感染MP后体内先产生IgM,后产生IgG、SIgA。由于MP膜上的甘油磷脂与宿主细胞有共同抗原成分,感染后可产生相应的自身抗体,形成免疫复合物,如在出现心脏、神经系统等并发症的患者血中,可测到针对心肌、脑组织的抗体。另外,人体感染MP后炎性介质、酸性水解酶、中性蛋白水解酶和溶酶体酶、氧化氢等产生增加,导致多系统免疫损伤,出现肺及肺外多器官损害的临床症状。

肺炎支原体多克隆激活B淋巴细胞,产生非特异的与支原体无直接关联的抗原和抗体,如冷凝集素的产生。比较而言,肺炎支原体引起非特异性免疫反应比特异的免疫反应明显。

由于肺炎支原体与宿主细胞有共同抗原成分,可能会被误认为是自身成分而允许寄生,逃避了宿主的免疫监视,不易被吞噬细胞摄取,从而得以长时间寄居。

肺炎支原体肺炎的发病机制尚未完全阐明,目前认为肺炎支原体的直接侵犯和免疫损伤均存在,是二者共同作用的结果,但损害的严重程度及作用时间长短不清。

(四)病理表现

支原体肺炎主要病理表现为间质性肺炎和细支气管炎,有些病例病变累及肺泡。局部黏膜充血、水肿、增厚,细胞膜损伤,上皮细胞纤毛脱落,有淋巴细胞、嗜酸性粒细胞、中性粒细胞、巨噬细胞浸润。

(五)临床表现

潜伏期2～3周,高发年龄为5岁以上,婴幼儿也可感染,目前认为肺炎支原体感染有低龄化趋势。起病一般缓慢,主要症状为发热、咽痛和咳嗽。热度不一,可呈高热、中等度热或低热。咳嗽有特征性,病程早期以干咳为主,呈阵发性,较剧烈,类似百日咳,影响睡眠和活动。后期有痰,黏稠,偶含小量血丝。支原体感染可诱发哮喘发作,一些患儿伴有喘息。若合并中等量以上胸腔积液,或病变广泛尤其以双肺间质性浸润为主时,可出现呼吸困难。婴幼儿的临床表现可不典型,多伴有喘鸣和呼吸困难,病情多较严重,可发生多系统损害。肺部体征少,可有呼吸音减低,病程后期可出现湿啰音,肺部体征与症状及影像学表现不一致,为支原体肺炎的特征。我们在临床上发现,肺炎支原体可与细菌、病毒混合感染,尤其是与肺炎链球菌、流感嗜血杆菌、EB病毒等混合感染,使病情加重。

(六)影像学表现

胸部X线表现如下。①间质病变为主:局限性或普遍性肺纹理增浓,边界模糊有时伴有网结状阴影或较淡的斑点阴影,或表现单侧或双侧肺门阴影增大,结构模糊,边界不清,可伴有肺门周围斑片阴影(图5-7)。②肺泡浸润为主:病变的大小形态差别较大,以节段性浸润常见,其内可夹杂着小透光区,形如支气管肺炎。也可呈肺段或大叶实变,发生于单叶或多叶,可伴有胸膜积液(图5-8、图5-9)。③混合病变:同时有上两型表现。

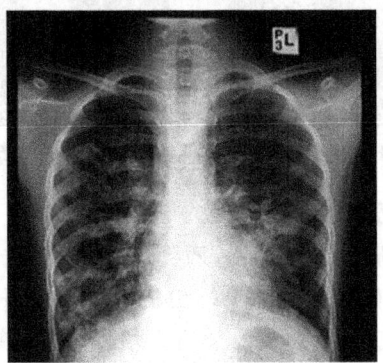

图5-7　支原体肺炎(间质病变为主)

双肺纹理增浓,边界模糊,伴有网结状阴影和左肺门周围片状阴影

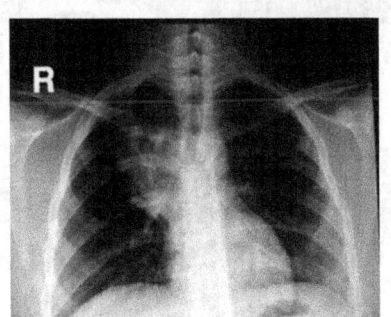

图5-8　支原体肺炎(肺泡浸润为主)

右上肺浸润,其内夹杂着小透光区

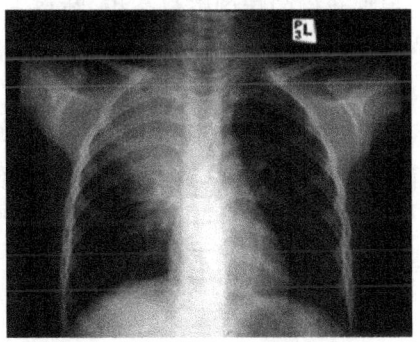

图5-9　右上肺实变

由于支原体肺炎的组织学特征是急性细支气管炎,胸部 CT 除上述表现外,可见网格线影、小叶中心性结节、树芽征及支气管管壁增厚、管腔扩张(图 5-10)。树芽征表现反映了有扩大的小叶中心的细支气管,它们的管腔为黏液、液体所嵌顿。在 HRCT 上除这些征象外,还可见马赛克灌注、呼气时空气潴留的气道阻塞。

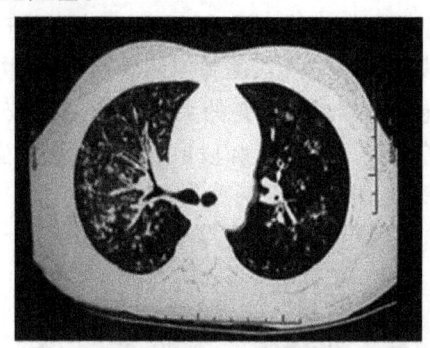

图 5-10　小叶中心性结节、树芽征、支气管管壁增厚、管腔扩张

重症支原体肺炎可发生坏死性肺炎,胸部 CT 强化扫描后可显示坏死性肺炎。影像学完全恢复的时间长短不一,有的肺部病变恢复较慢,病程较长,甚至发生永久性损害。国外文献报道及临床发现,在相当一部分既往有支原体肺炎病史的儿童中,HRCT 上有提示为小气道阻塞的异常表现,包括马赛克灌注、支气管扩张、支气管管壁增厚、血管减少,呼气时空气潴留,病变多累及两叶或两叶以上(图 5-11),即遗留 BO 或单纯支气管扩张征象,其部位与全部急性期时胸片所示的浸润区位置一致,这些异常更可能发生于支原体抗体滴度较高病例。

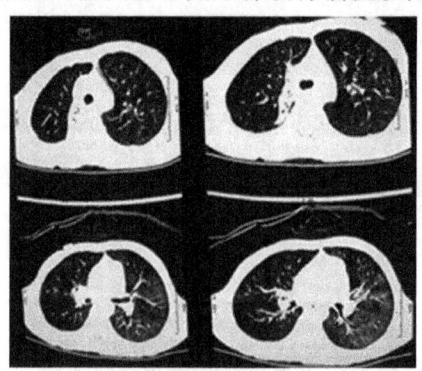

图 5-11　CT 显示马赛克灌注、右肺中叶支气管扩张

难治性或重症支原体肺炎:根据我们的病例资料分析,肺炎支原体肺炎的临床表现、病情轻重、治疗反应及胸部 X 线片表现不一。一些病例发病即使早期应用大环内酯类抗生素治疗,体温持续升高,剧烈咳嗽,胸部 X 线片示一个或多个肺叶高密度实变、不张或双肺广泛间质性浸润(图 5-12,图 5-13),常合并中量胸腔积液,支气管镜检查发现支气管内黏稠分泌物壅塞,或伴有坏死黏膜,病程后期亚段支气管部分或完全闭塞,致实变、肺不张难于好转,甚至出现肺坏死,易遗留闭塞性细支气管炎和局限性支气管扩张。双肺间质性改变严重者可发生肺损伤和呼吸窘迫,并可继发间质性肺炎。这些病例为难治性或重症支原体肺炎。

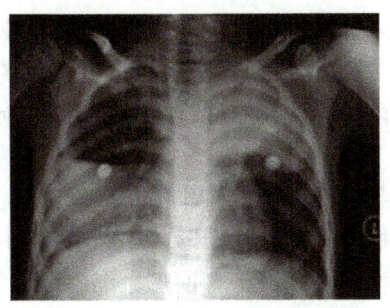

图 5-12 双肺实变

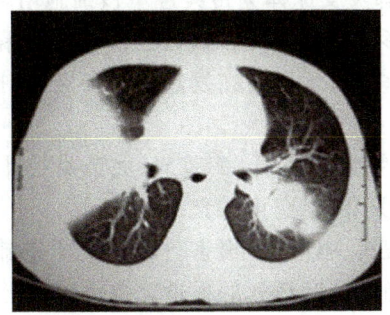

图 5-13 双肺实变

肺外并发症有如下几种。

神经系统疾病：在肺炎支原体感染的肺外并发症中，无论国内国外，报道最多的为神经系统疾病。发生率不明。与肺炎支原体感染相关的神经系统疾病可累及大脑、小脑、脑膜、脑血管、脑干、脑神经、脊髓、神经根、周围神经等，表现有脑膜脑炎、急性播散性脑脊髓膜炎、横断性脊髓炎、无菌性脑膜炎、周围神经炎、吉兰-巴雷综合征、脑梗死、Reye综合征等。我们在临床发现，肺炎支原体感染引起的脑炎最常见。近期我们收治1例肺炎支原体肺炎合并胸腔积液患儿，发生右颈内动脉栓塞，导致右半侧脑组织全部梗死，国外有类似的病例报道。神经系统疾病可发生于肺炎支原体呼吸道感染之前、之中、之后，少数不伴有呼吸道感染而单独发生。多数病例先有呼吸道症状，相隔1～3周出现神经系统症状。临床表现因病变部位和程度不同而异，主要表现为发热、惊厥、头痛、呕吐、神志改变、精神症状、脑神经障碍、共济失调、瘫痪、舞蹈-手足徐动等。脑脊液检查多数正常，异常者表现为白细胞升高、蛋白升高、糖和氯化物正常，类似病毒性脑炎。脑电图可出现异常。CT和MRI多数无明显异常。病情轻重不一，轻者很快缓解，重者可遗留后遗症。

泌尿系统疾病：在与肺炎支原体感染相关的泌尿系统疾病中，最常见的为急性肾小球肾炎综合征，类似链球菌感染后急性肾小球肾炎，表现为血尿、蛋白尿、水肿、少尿、高血压，血清补体可降低。与链球菌感染后急性肾小球肾炎相比，潜伏期一般较短，血尿恢复快。文献认为与肺炎支原体感染相关的肾小球肾炎的发生率有升高趋势，预后与其病理损害有关，病理损害重，肾功能损害也重，病程迁延，最终可进展为终末期肾衰竭。病理类型可多种多样，有膜增生型、系膜增生型、微小病变型等。肺炎支原体感染也可引起IgA肾病，小管性-间质性肾炎，少数患者可引起急性肾衰竭。

心血管系统疾病：肺炎支原体感染可引起心肌炎和心包炎，甚至心功能衰竭。常见的表现为心肌酶谱升高、心律失常(如传导阻滞、室性期前收缩等)。肺炎支原体肺炎可合并川崎病或肺炎支原体感染单独引起川崎病,近年来有关肺炎支原体感染与川崎病的关系已引起国内的关注。此外,肺炎支原体肺炎可引起心内膜炎,我们曾收治肺炎支原体肺炎合并心内膜炎的患儿,心内膜出现赘生物。

血液系统:以溶血性贫血多见。另外,也可引起血小板数减少、粒细胞减少、再生障碍性贫血、凝血异常,出现脑、肢体动脉栓塞以及DIC。国外文献有多例报道肺炎支原体感染合并噬血细胞综合征、类传染性单核细胞增多征。由于目前噬血细胞综合征、传染性单核细胞增多征的发病率有增多趋势,除与病毒感染相关外,肺炎支原体感染的致病作用不容忽视。由于肺炎支原体可与EB病毒混合感染,当考虑肺炎支原体为传染性单核细胞增多征的病因时,应慎重。

皮肤黏膜表现:皮疹多见,形态多样,有红斑、斑丘疹、水疱、麻疹样或猩红热样丘疹、荨麻疹及紫癜等,但以斑丘疹和疱疹为多见,常发生在发热期和肺炎期,持续1~2周。最严重的为Stevens-Johnson综合征。

关节和肌肉病变:表现为非特异性肌痛、关节痛、关节炎。非特异性肌痛多为腓肠肌疼痛。有时关节痛明显,关节炎以大中关节多见,可游走。

胃肠道系统:可出现腹痛、腹泻、呕吐、肝损害。肺炎支原体肺炎引起的肝功能损害较常见,经保肝治疗,一般能恢复,目前尚未见肝坏死的报道。也可引起上消化道出血、胰腺炎、脾大。

(七)实验室检查

目前国内外采用的MP诊断方法主要包括经典的培养法、血清学抗体检测和核酸检测方法。

MP的分离培养和鉴定可客观反映MP感染的存在,作为传统的检测手段,至今仍是支原体鉴定的金标准。其缺点是费时耗力,由于MP对培养条件要求苛刻,生长缓慢,做出判定需3~4周。当标本中MP数量极少、培养基营养标准不够或操作方法不当时,均会出现假阴性。由于MP培养困难、花费时间长,多数实验室诊断均采用血清学方法,如补体结合试验(complement fixation test,CFT或CF)、颗粒凝集试验(particle agglutination test,PAT或PA)、间接血凝试验(indirect hemagglutination test,IHT)和不同的ELISA法等。近年多采用颗粒凝集法(PA)测定MP抗体,值得注意其所测得的抗体90%为MP IgM,但也包含了10%左右的MP IgG,PA法阳性为滴度>1:80。除MP IgM外还可检测MP IgA抗体,其出现较IgM稍晚,但持续时间长,特异性强,测定MP IgA可提高MP感染诊断的敏感性和特异性。

PCR的优点在于可检测经过处理用于组织学检测的组织,或已污染不能进行分离培养的组织。只需一份标本,1天内可完成检测,与血清学方法比较,可检测更早期的感染,并具有高敏感性的优势,检测标本中的支原体无须是活体。已有报道将实时PCR(real time PCR)技术应用于MP感染诊断,该技术将PCR的灵敏性和探针杂交的特异性合二为一,是目前公认的准确性和重现性最好的核酸分子技术。Matezou等应用此方法在痰液中检测MP,发现22%MP IgM阴性的MP感染病例。有学者认为如果将实时PCR和EIA检测MP IgM相结合,则在MP感染急性期可达到83%阳性检出率。Daxboeck等对29例MP感染致CAP患者的血清用实时PCR技术与常规PCR技术作对比研究显示:所有标本常规PCR均阴性,但实时PCR检出15例MP感染(52%阳性率),该研究不仅证明实时PCR的敏感性,更对传统观念做了修正,即MP感染存在支原体血症。

(八)诊断

血清IgG抗体呈4倍以上升高或降低,同时MP分离阳性者,有绝对诊断意义。血清IgM

抗体阳性伴 MP 分离阳性者,也可明确 MP 感染诊断。如仅有 4 倍以上抗体改变或下降至原来的 1/4,或 IgM 阳性(滴度持续＞1∶160),推测有近期感染,应结合临床表现进行诊断。目前国内在阳性标准上并不统一,这直接影响到对 MP 流行病学的评估和资料间比较。

(九)鉴别诊断

1.细菌性肺炎

重症支原体肺炎患儿影像学表现为大叶实变伴胸腔积液,外周血中性粒细胞升高,CRP 明显升高,与细菌性肺炎难于鉴别。支原体肺炎的肺泡炎症与间质炎症常混合存在,即在大片实变影周围或对侧有网点状、网结节状阴影,常有小叶间隔增厚、支气管血管束增粗和树芽征等间质性改变,这在细菌性肺炎少见。另外,支原体肺炎的胸腔积液检查常提示白细胞轻度升高,以淋巴细胞为主。病原学检查如支原体抗体阳性,痰液和胸腔积液细胞培养是可靠的鉴别诊断依据。

2.肺结核

浸润性肺结核见于年长儿,临床表现为发热、咳嗽,肺部体征不多,重者可出现肺部空洞和支气管播散。支气管播散表现为小叶中心结节、树芽征、支气管壁增厚、肺不张等征象。由于浸润性肺结核和支原体肺炎的发病年龄、临床和影像表现相似,二者易混淆。鉴别点如下:浸润性肺结核出现支气管播散表现病程相对较长,起病缓慢,浸润阴影有空洞形成。支原体肺炎支原体抗体阳性,而浸润性肺结核 PPD 皮试阳性、痰液结核分枝杆菌检查阳性。支原体肺炎经大环内酯类抗生素有效。另外,因支原体肺炎可引起肺门淋巴结肿大,易误诊为原发性肺结核,但原发性肺结核除肺门淋巴结肿大外,往往伴有气管或支气管旁淋巴结肿大,并彼此融合、PPD 皮试阳性。支原体肺炎也可引起双肺类似粟粒样阴影,易误诊为急性血行播散性肺结核,但支原体肺炎粟粒阴影的大小、密度、分布不均匀,肺纹理粗乱、增多或伴网状阴影,重要的鉴别依据仍是 PPD 皮试、支原体抗体检测以及对大环内酯类抗生素的治疗反应。

(十)后遗症

国外文献报道,支原体肺炎后可以导致长期的肺部后遗症,如支气管扩张、肺不张、闭塞性细支气管炎、闭塞性细支气管炎伴机化性肺炎、单侧透明肺、肺间质性纤维化。

(十一)治疗

小儿 MPP 的治疗与一般肺炎的治疗原则基本相同,宜采用综合治疗措施。包括一般治疗、对症治疗、抗生素、糖皮质激素等。

1.抗生素

大环内酯类抗生素、四环素类抗生素、氟喹诺酮类等,均对支原体有效,但儿童主要使用的是大环内酯类抗生素。

大环内酯类药物中的红霉素仍是治疗 MP 感染的主要药物,红霉素对消除支原体肺炎的症状和体征明显,但消除 MP 效果不理想,不能消除肺炎支原体的寄居。常用为 50 mg/(kg·d),轻者可分次口服,重症可考虑静脉给药,疗程一般主张不少于 3 周,停药过早易于复发。红霉素对胃肠道刺激大,并可引起血胆红素及转氨酶升高,以及有耐药株产生的报道。

近年来使用最多的不是红霉素而是阿奇霉素,阿奇霉素在人的细胞内浓度高而在细胞外浓度低。阿奇霉素口服后 2~3 小时达血药峰质量浓度,生物利用率为 37%,具有极好的组织渗透性,组织水平高于血药浓度 50~100 倍,而血药浓度只有细胞内水平的 1/10,服药 24 小时后巨噬细胞内阿奇霉素水平是红霉素的 26 倍,在中性粒细胞内为红霉素的 10 倍。其剂量为 10 mg/(kg·d),1 次/天。

文献中有许多关于治疗 MPP 的疗效观察文章,有学者认为红霉素优于阿奇霉素;有学者认为希舒美(阿奇霉素)可代替红霉素静脉滴注;有学者认为克拉霉素在疗程、依从性、不良反应上均优于阿奇霉素;也有学者认为与红霉素比较,阿奇霉素可作为治疗 MPP 的首选药物,但目前这些观察都不是随机、双盲、对照研究,疗效标准几乎都是临床症状的消失,无病原清除率的研究。

2.肾上腺糖皮质激素的应用

目前认为在支原体肺炎的发病过程中,有支原体介导的免疫损伤参与,因此,对重症 MP 肺炎或肺部病变迁延而出现肺不张、支气管扩张、BO 或有肺外并发症者,可应用肾上腺皮质激素治疗。根据国外文献以及临床总结,糖皮质激素在退热、促进肺部实变吸收,减少后遗症方面有一定作用。可根据病情,应用甲泼尼龙、氢化可的松、地塞米松或泼尼松。

3.支气管镜治疗

根据临床观察,支原体肺炎病程中呼吸道分泌物黏稠,支气管镜下见黏稠分泌物阻塞支气管,常合并肺不张。因此,有条件者,可及时进行支气管镜灌洗。

4.肺外并发症的治疗

目前认为并发症的发生与免疫机制有关。因此,除积极治疗肺炎、控制 MP 感染外,可根据病情使用激素,针对不同并发症采用不同的对症处理办法。

(郭艳玲)

第七节 肺 水 肿

肺水肿是一种肺血管外液体增多的病理状态,浆液从肺循环中漏出或渗出,当超过淋巴引流时,多余的液体即进入肺间质或肺泡腔内,形成肺水肿。

一、临床表现

起病或急或缓。胸部不适,或有局部痛感。呼吸困难和咳嗽为主要症状。常见苍白、青紫及惶恐神情,咳嗽时往往吐出泡沫性痰液,并可见少量血液。初起时,胸部物理征主要见于后下胸,如轻度浊音及多数粗大水泡音,逐渐发展到全肺。心音一般微弱,脉搏速而微弱,当病变进展可出现倒气样呼吸,呼吸暂停,周围血管收缩,心搏过缓。

二、病理生理

基本原因是肺毛细血管及间质的静水压力差(跨壁压力差)和胶体渗透压差间的平衡遭到破坏所致。肺水肿常见病因如下。

(1)肺毛细血管静水压升高:即血液动力性肺水肿。①血容量过多。②左室功能不全、排血不足,致左房舒张压增高。③肺毛细管跨壁压力梯度增加。

(2)血浆蛋白渗透压降低。

(3)肺毛细血管通透性增加,亦称中毒性肺水肿或非心源性肺水肿。

(4)淋巴管阻塞,淋巴回流障碍也是肺水肿的原因之一。

(5)肺泡毛细血管膜气液界面表面张力增高。

(6)其他原因形成肺水肿:①神经源性肺水肿。②高原性肺水肿。③革兰阴性菌败血症。④呼吸道梗阻,如毛细支气管炎和哮喘。

间质性肺水肿及肺角新月状积液时,多不影响气体交换,但可能引起轻度肺顺应性下降。肺泡大量积液时可出现下列变化:①肺容量包括肺总量、肺活量及残气量减少。②肺顺应性下降,气道阻力及呼吸功能增加。③弥散功能障碍。④气体交换障碍导致动静脉分流,结果动脉血氧分压减低。气道出现泡沫状液体时,上述通气障碍及换气障碍更进一步加重,大量肺内分流出现,低氧血症加剧。当通气严重不足时,动脉血二氧化碳分压升高,血液氢离子浓度增加,出现呼吸性酸中毒。若缺氧严重,心排血量减低,组织血灌注不足,无氧代谢造成乳酸蓄积,可并发代谢性酸中毒。

三、诊断

间质肺水肿多无临床症状及体征。肺泡水肿时,肺顺应性减低,首先出现症状为呼吸增快,动脉血氧降低,PCO_2 由于通气过度可下降,表现为呼吸性碱中毒。肺泡水肿极期时,上述症状及体征进展,缺氧加重,如抢救不及时可因呼吸循环衰竭而死亡。

X线检查间质肺水肿可见索条阴影;淋巴管扩张和小叶间隔积液各表现为肺门区斜直线条和肺底水平条状的 Kerby A 和 B 线影。肺泡水肿则可见小斑片状阴影。随病程进展,阴影多融合在肺门附近及肺底部,形成典型的蝴蝶状阴影或双侧弥散片絮状阴影,致心影模糊不清。可伴叶间及胸腔积液。

四、鉴别诊断

肺水肿需与急性肺炎、肺不张及成人呼吸窘迫综合征等相鉴别。

五、治疗

治疗的目的是改善气体交换,迅速减少液体蓄积和去除病因。

(一)改善肺脏通气及换气功能、缓解缺氧

首先抽吸痰液保持气道通畅,对轻度肺水肿缺氧不严重者可给鼻导管低流量氧。如肺水肿严重,缺氧显著,可相应提高吸氧浓度,甚至开始时用100%氧吸入。在下列情况用机械通气治疗:①有大量泡沫痰、呼吸窘迫。②动静脉分流增多时,当吸氧浓度虽增至50%~60%而动脉血氧分压仍低于6.7~8.0 kPa(50~60 mmHg)时,表示肺内动静脉分流量超过30%。③动脉血二氧化碳分压升高。应用人工通气前,应尽量将泡沫吸干净。如间歇正压通气用50%氧吸入而动脉氧分压仍低于8.0 kPa(60 mmHg)时,则应用呼气末正压呼吸。

(二)采取措施,将水肿液驱回血循环

(1)快速作用的利尿剂如呋塞米对肺水肿有良效,在利尿前症状即可有好转,这是由于肾外效应,血重新分布,血从肺循环到体循环去。注射呋塞米5分钟后,肺毛细血管楔压可降低,然后较慢出现肾效应:利尿及排出钠、钾,大量利尿后,肺血量减少。

(2)终末正压通气,提高了平均肺泡压,使肺毛细血管跨壁压力差减少,使水肿液回流入毛细血管。

(3)肢体缚止血带及头高位以减少静脉回心血量,可将增多的肺血量重新分布到周身。

(4)吗啡引起周围血管扩张,减少静脉回心血量,降低前负荷。又可减少焦虑,降低基础代谢。

(三)针对病因治疗

如针对高血容量采取脱水疗法;针对左心衰竭应用强心剂,用 α 受体阻滞剂如酚妥拉明(苄胺唑啉)5 mg 静脉注射,使血管扩张,减少周围循环阻力及肺血容量,效果很好。近年来有用静脉滴注硝普钠以减轻心脏前后负荷,加强心肌收缩能力,降低高血压。

(四)降低肺毛细血管通透性

激素对毛细血管通透性增加所致的非心源性肺水肿,如吸入化学气体、呼吸窘迫综合征及感染性休克的肺水肿有良效。可用氢化可的松 5~10 mg/(kg·d)静脉滴注。病情好转后及早停用。使用抗生素对因感染中毒引起的肺毛细血管通透性增高所致肺水肿有效。

(五)其他治疗

严重酸中毒若适当给予碳酸氢钠或三羟甲基氨基甲烷(THAM)等碱性药物,酸中毒纠正后收缩的肺血管可舒张,肺毛细血管静水压降低,肺水肿减轻。

当肺损伤可能因有毒性的氧自由基引起时可用抗氧化剂治疗,以清除氧自由基,减轻肺水肿。

(郭艳玲)

第八节 肺 气 肿

肺气肿是指终末细支气管远端(呼吸细支气管、肺泡管、肺泡囊和肺泡)的气道弹性减退,过度膨胀、充气和肺容积增大或同时伴有气道壁破坏的病理状态。按其发病原因肺气肿有老年性肺气肿、代偿性肺气肿、间质性肺气肿、灶性肺气肿、旁间隔性肺气肿、阻塞性肺气肿等几种类型。

一、病因

肺气肿病因极为复杂,简述如下。

(一)吸烟

纸烟含有多种有害成分,如焦油、尼古丁和一氧化碳等。吸烟者黏液腺者藻糖及神经氨酸含量增多,可抑制支气管黏膜纤毛活动,反射性引起支气管痉挛,减弱肺泡巨噬细胞的作用。

(二)大气污染

尸检材料证明,气候和经济条件相似情况下,大气污染严重地区肺气肿发病率比污染较轻地区为高。

(三)感染

呼吸道病毒和细菌感染与肺气肿的发生有一定关系。反复感染可引起支气管黏膜充血、水肿,腺体增生、肥大,分泌功能亢进,管壁增厚狭窄,引起气道阻塞。

(四)蛋白酶-抗蛋白酶平衡失调

体内的一些蛋白水解酶对肺组织有消化作用,而抗蛋白酶对于弹力蛋白酶等多种蛋白酶有抑制作用。

二、症状

慢性支气管炎并发肺气肿时,在原有咳嗽、咳痰等症状的基础上出现了逐渐加重的呼吸困难。最初仅在劳动、上楼或登山、爬坡时有气急;随着病变的发展,在平地活动时,甚至在静息时也感气急。当慢性支气管炎急性发作时,支气管分泌物增多,进一步加重通气功能障碍,胸闷、气急加剧,严重时可出现呼吸功能衰竭的症状,如发绀、头痛、嗜睡、神志恍惚等。

三、检查

(一)X 线检查
胸廓扩张,肋间隙增宽,肋骨平行,活动减弱,膈降低且变平,两肺野的透亮度增加。

(二)心电图检查
一般无异常,有时可呈低电压。

(三)呼吸功能检查
对诊断阻塞性肺气肿有重要意义。

(四)血液气体分析
如出现明显缺氧、二氧化碳潴留时,则 PaO_2 降低,$PaCO_2$ 升高,并可出现失代偿性呼吸性酸中毒,pH 降低。

(五)血液和痰液检查
一般无异常,继发感染时似慢性支气管炎急性发作表现。

四、治疗

(1)适当应用舒张支气管药物,如氨茶碱,β_2 受体兴奋剂。如有过敏因素存在,可适当选用皮质激素。

(2)根据病原菌或经验应用有效抗生素,如青霉素、庆大霉素、环丙沙星、头孢菌素等。

(3)呼吸功能锻炼作腹式呼吸,缩唇深慢呼气,以加强呼吸肌的活动。增加膈的活动能力。

(4)家庭氧疗,每天 12～15 小时的给氧能延长寿命,若能达到每天 24 小时的持续氧疗,效果更好。

(5)物理治疗视病情制订方案,如气功、太极拳、呼吸操、定量行走或登梯练习。

(6)预防:首先是戒烟。注意保暖,避免受凉,预防感冒。改善环境卫生,做好个人劳动保护,消除及避免烟雾、粉尘和刺激性气体对呼吸道的影响。

(刘晏如)

第九节 肺 脓 肿

肺脓肿是肺实质由于炎性病变坏死,液化形成脓肿之谓。可见于任何年龄。

一、临床表现

起病多隐匿,发热无定型,有持续或弛张型高热,可伴寒战。咳嗽可为阵发性。有时出现呼吸增快或喘憋,胸痛或腹痛,常见盗汗、乏力、体重下降,婴幼儿多伴呕吐与腹泻。如脓肿与呼吸道相通,咳出臭味脓痰,则与厌氧菌感染有关,可咯血痰,甚至大咯血。如脓肿破溃,与胸腔相通,则成脓胸及支气管胸膜瘘。痰量多时,收集起来静置后可分3层:上层为黏液或泡沫,中层为浆液,下层为脓块或坏死组织。个别可伴有血痰或咯血。婴儿不会吐痰,常导致呕吐、腹泻,症状可随大量脓痰排出而减轻。肺部体征因病变部位、范围和周围炎症程度而异,一般局部叩诊浊音,呼吸音减低。如脓腔较大,并与支气管相通,咳出较多痰液后,局部叩诊可呈空瓮音,并可闻管状呼吸音或干湿啰音,语音传导增强。严重者可有呼吸困难及发绀,数周后有的还可出现杵状指(趾)。

二、分型

临床上常分为吸入性肺脓肿、血源性肺脓肿与继发性肺脓肿三类。

三、病理生理

主要继发于肺炎,其次并发脓毒血症或败血症引起的血源性肺脓肿。偶自邻近组织化脓病灶,如肝脓肿、膈下脓肿或脓胸蔓延到肺部。此外,异物吸入(包括神志不清时吸入上呼吸道分泌物或呕吐物)、肿瘤或异物压迫可使支气管阻塞而继发化脓性感染,肺吸虫、蛔虫及阿米巴原虫等也可引起肺脓肿。病原菌以金黄色葡萄球菌、厌氧菌为多见,其次为肺炎链球菌、各型链球菌、流感嗜血杆菌及大肠埃希菌、克雷伯杆菌和铜绿假单胞菌等。原发性或继发性免疫功能低下和免疫抑制剂应用均可促其发生。

早期肺组织炎症和细支气管阻塞,继之有血管栓塞、肺组织坏死和液化形成脓腔,最后可破溃到支气管内,致脓痰和坏死组织排出,脓腔消失后病灶愈合。如脓肿靠近胸膜,可发生局限性纤维素性胸膜炎。周围健全的肺组织显示代偿性膨胀。若治疗不充分或支气管引流不畅,坏死组织留在脓腔内,炎症持续存在则转为慢性,脓腔周围肉芽组织和纤维组织增生,腔壁变厚,引流支气管上皮向内增生,覆盖于脓腔壁上,周围的细支气管受累变形或发生程度不等的扩张。少数患者脓毒栓子可经体循环或椎前静脉丛逆行至脑,引起脑脓肿。

四、诊断

(1)有原发病病史。

(2)发病急剧,寒战、高热、胸痛、咳嗽,伴全身乏力、食欲减退,1周后当脓肿破溃与支气管相通后痰量突然增多,为脓痰或脓血痰。若为厌氧菌感染,则痰有恶臭味。

(3)如病变范围小且位于肺的深处,离胸部表面较远,体检时可无异常体征。如病变范围较大且距胸部表面较近,相应局部叩诊浊音,语颤增强,呼吸音减低,或可闻及湿啰音。

(4)血白细胞计数增多,中性粒细胞增高。病程较长可出现贫血,脓痰可多至数百毫升。镜检时见弹力纤维,证明肺组织有破坏,脓痰或气管吸取分泌物培养可得病原菌。

(5)胸部X线检查:早期可见大片浓密模糊的炎性浸润阴影,脓腔形成后出现圆形透亮区,内有液平面,其周围有浓密的炎性浸润阴影,脓肿可单发或多发。病变好发于上叶后段,下叶背段及后基底段,右肺多于左肺。异物吸入引起者,以两肺下叶多见。金黄色葡萄球菌败血症引起者,常见两肺多发性小脓肿及泡性肺气肿。治疗后可残留少许纤维索条阴影。慢性肺脓肿腔壁增厚,周围有纤维组织增生,可伴支气管扩张、胸膜增厚。

(6)痰涂片或痰培养可检出致病菌。

(7)纤维支气管镜检查:对病因诊断不能肯定的肺脓肿,纤维支气管镜检查是鉴别单纯肺脓肿和肺结核的重要方法。可获取与病因诊断有关的细菌学和细胞学证据,又可对吸出痰液,帮助引流起一定的治疗作用。

五、鉴别诊断

(一)肺大泡
在X线胸片上肺大泡壁薄,形成迅速,并可在短时间内自然消失。

(二)支气管扩张继发感染
根据既往严重肺炎或结核病等病史,典型的清晨起床后大量咳痰,以及X线胸片、CT检查及支气管造影所见,可以鉴别。

(三)肺结核
肺脓肿可与结核瘤、空洞型肺结核和干酪性肺炎相混。应做结核菌素试验、痰液涂片或培养寻找结核菌。在X线胸片上,肺结核空洞周围有浸润影,一般无液平面,常有同侧或对侧结核播散病灶。

(四)先天性肺囊肿
其周围肺组织无浸润,液性囊肿呈界限清晰的圆形或椭圆形阴影。

(五)肺隔离症
叶内型与支气管相通的囊肿型肺隔离症继发感染时,X线胸片上可显示带有液平面的类似肺脓肿征象。病灶常位于左下叶后段,胸部CT、纤维支气管镜检查、主动脉造影可证实。

(六)肺包虫囊肿
肺棘球蚴病多见于牧区,患者常有犬、牛、羊密切接触史,临床症状较轻。X线胸片上可见单个或多个圆形囊肿,边缘清楚、密度均匀,多位于肺下部,典型者可呈现双弓征、半月征、水上浮莲征等。

(七)肺吸虫病
肺吸虫病是以肺部病变为主要改变的全身性疾病,早期表现为低热、乏力、盗汗、消瘦。肺型患者咳黏稠腥臭痰,反复咯血,伴胸痛或沉重感。X线胸片开始表现为边缘模糊的云雾状浸润影,内部密度不均,形成脓肿时呈圆形、椭圆形阴影,密度较高,多位于中下肺野。囊肿成熟期表现为大小不等的片状、结节状阴影,边缘清楚,内部有多发性蜂窝状透光区,痰中可查到虫卵。此外,还可进行皮肤试验和补体结合试验。

(八)阿米巴肺脓肿
可有肠道、肝脏阿米巴病病史。本病主要表现为发热、乏力、盗汗、食欲缺乏、胸痛,咳少量黏液痰或脓性痰、血痰、脓血痰。肝原性阿米巴肺脓肿患者典型痰为巧克力样脓痰。X线胸片上显示右肺中、下野中心区密度浓厚,而周围呈云雾状浸润阴影。如与支气管相通,内容物被排出则会出现液平面。

六、治疗

(一)抗生素治疗
在一般抗细菌感染经验用药基础上,根据痰液细菌培养及敏感试验选用抗生素。对革兰阳性菌选用半合成青霉素、一或二代头孢素类、大环内酯类及万古霉素等;对阴性杆菌则选用氨基糖甙类及广谱青霉素、第二或第三代头孢素。甲硝唑对各种专性厌氧菌有强大的杀菌作用，但对需氧菌、兼性厌氧菌及微量需氧菌无作用。甲硝唑常用剂量为 20～50 mg (kg·d)，分 3～4 次口服。对重症或不能口服者，应静脉滴注，10～15 mg/(kg·d)，分 2 次静脉滴注。一般疗程较长，4～6 周。停药要根据临床症状、体温、胸部 X 线检查，待脓腔关闭、周围炎症吸收好转，应逐渐减药至停药。

(二) 痰液引流

保证引流通畅，是治疗成败的关键。常用：①体位引流。根据脓肿部位和支气管位置采用不同体位，每次 20 分钟，每天 2～3 次。引流前可先作雾化吸入，再协助叩背，使痰液易于排出。但对脓痰量极多，而体格衰弱的患儿宜慎重，以免大量脓痰涌出，窒息气道。②抗生素治疗。效果不佳或引流不畅者，可进行支气管镜检查，吸出痰液和腔内注入药物。③脓腔较大，与胸腔壁有粘连，亦可经胸壁穿刺排脓。④通过支气管肺泡灌洗法排脓，术前充分给氧。可在内镜下将吸引管插入支气管镜，直达需灌洗的支气管或脓腔。也可直接将吸引管经气管插管插入，将吸引管前端缓缓推进到目的支气管。⑤鼓励咳嗽和加用祛痰剂。

(三) 镇静剂和镇咳剂

原则上不使用镇静剂和镇咳剂，以免妨碍痰液的排出。对咯血者应酌情给予镇静剂，如苯巴比妥钠或水合氯醛等，并给予止血药物。此外，给予支气管扩张剂、气道湿化、肺部理疗等均有利于痰液排出。

(四) 支持疗法

注意高蛋白、高维生素饮食，少量多次输血及氨基酸或脂肪乳等。

(五) 外科手术治疗

在经内科治疗 2 个月以上无效者，可考虑外科手术治疗。但术前后仍需用抗生素治疗。

(六) 局部治疗

对急性肺脓肿，采用气管穿刺或留置肺导管滴入抗生素进行局部治疗，可望脓腔愈合而避免手术治疗。一般采用环甲膜穿刺法，穿刺部位在环状软骨与甲状软骨之间，常规消毒及局麻后，用 7 号血浆抽取针以垂直方向刺入气管，先滴入 4% 普鲁卡因 1～2 mL 麻醉气管黏膜，在 X 线透视下将聚乙烯塑料导管经针孔插至病变部位，其外端口部用消毒纱布包好，胶布固定，滴药前先取适当体位排出脓液，然后缓慢滴入药液，再静卧 1～2 小时。通过留置导管，每天可注药 3～4 次。除婴儿外，2 岁以上小儿均可作为治疗对象。

七、预后

一般预后良好。吸入异物所致者，在取出异物后迅速痊愈。有时脓肿经支气管排脓，偶可自愈。并发支气管扩张症、迁徙性脓肿或脓胸时预后较差。

八、临床护理及预防

对急性肺炎和败血症应及时彻底治疗。有呼吸道异物吸入时，需迅速取出异物。在扁桃体切除及其他口腔手术过程中，应避免组织吸入肺部。病菌有葡萄球菌、链球菌、肺炎双球菌等。病菌可由呼吸道侵入，也可由血行播散，偶由邻近组织化脓后向肺组织浸润所致。病变与支气管沟通或损伤毛细血管，则引起咳脓痰、咯血。

患儿最好住单间病室，室内要空气新鲜、舒适、安静。定期消毒病室。急性期卧床休息，恢复期可以适当活动。给高蛋白、高热量、高维生素半流食或软饭,鼓励患儿多进食,以补充疾病的消耗。记出入量,必要时按医嘱由静脉输液补充入量。痰液排出不畅,可作体位引流,每天 1~2 次,每次 15~20 分钟,饭前、睡前进行。根据病变部位选择引流的体位。口腔护理:早晚刷牙漱口,饭前、饭后漱口。高热患儿按高热护理常规护理,汗多者用温水擦浴,更换内衣。指导家长为患儿安排好锻炼、休息和治疗。定期返院复查。

(刘晏如)

第十节 呼吸衰竭

由于直接或间接原因导致的呼吸功能异常,使肺脏不能满足机体代谢的气体交换需要,造成动脉血氧下降和/或二氧化碳潴留称为呼吸衰竭。呼吸衰竭有着明确的病理生理含义,单靠临床难以确诊,要根据血气分析做诊断。正常人动脉氧分压(PaO_2)为 11.3~14.0 kPa(85~105 mmHg),二氧化碳分压($PaCO_2$)为 4.7~6.0 kPa(35~45 mmHg),pH 7.35~7.45。若 PaO_2 低于 10.6 kPa(80 mmHg);$PaCO_2$ 高于 6.0 kPa(45 mmHg),可认为呼吸功能不全。如 PaO_2 低于 8.0 kPa(60 mmHg),$PaCO_2$ 高于 6.7 kPa(50 mmHg),即可诊断呼吸衰竭。应指出这是成人和儿童的标准,婴幼儿 PaO_2 及 $PaCO_2$ 均较年长儿低,诊断标准也应有所不同。在婴幼儿大致可以 PaO_2 小于 6.7 kPa(50 mmHg),$PaCO_2$ 大于 6.0 kPa(45 mmHg)作为诊断呼吸衰竭的标准。在不同类型呼吸衰竭和不同具体情况也不能一概套用上述标准。如低氧血症型呼吸衰竭 $PaCO_2$ 可不增高,呼吸衰竭患儿吸氧后 PaO_2 可不减低。

小儿呼吸衰竭主要发生在婴幼儿,尤其是新生儿时期。它是新生儿和婴幼儿第一位死亡原因。由于对小儿呼吸生理的深入了解和医疗技术的进步,小儿呼吸衰竭的治疗效果已较过去明显提高,本节重点介绍新生儿和婴幼儿呼吸衰竭有关问题。

一、病因

呼吸衰竭的病因可分三大类,即呼吸道梗阻、肺实质性病变和呼吸泵异常。

(一)呼吸道梗阻

上呼吸道梗阻在婴幼儿多见。喉是上呼吸道的狭部,是发生梗阻的主要部位,可因感染、神经体液因素(喉痉挛)、异物、先天因素(喉软骨软化)引起。下呼吸道梗阻包括哮喘、毛细支气管炎等引起的梗阻。重症肺部感染时的分泌物、病毒性肺炎的坏死物,均可阻塞细支气管,造成下呼吸道梗阻。

(二)肺实质疾病

1.一般肺实质疾病

一般肺实质疾病包括各种肺部感染,如肺炎、毛细支气管炎、间质性肺疾病、肺水肿等。

2.新生儿呼吸窘迫综合征(RDS)

新生儿呼吸窘迫综合征(RDS)主要由于早产儿肺发育不成熟,肺表面活性物质缺乏引起广泛肺不张所致。

3.急性呼吸窘迫综合征(ARDS)

急性呼吸窘迫综合征(ARDS)常在严重感染、外伤、大手术或其他严重疾病时出现,以严重肺损伤为特征。两肺间质和肺泡弥散的浸润和水肿为其病理特点。

(三)呼吸泵异常

呼吸泵异常包括从呼吸中枢、脊髓到呼吸肌和胸廓各部位的病变。共同特点是引起通气不足。各种原因引起的脑水肿和颅内高压均可影响呼吸中枢。神经系统的病变可以是软性麻痹,如急性感染性多发性神经根炎,也可以是强直性痉挛,如破伤风。呼吸泵异常还可导致排痰无力,造成呼吸道梗阻、肺不张和感染,使原有的呼吸衰竭加重。胸部手术后引起的呼吸衰竭也常属此类。

二、类型

(一)低氧血症型呼吸衰竭

低氧血症型呼吸衰竭又称Ⅰ型呼吸衰竭或换气障碍型呼吸衰竭。主要因肺实质病变引起。血气主要改变是动脉氧分压下降,这类患儿在疾病早期常伴有过度通气,故动脉 $PaCO_2$ 常降低或正常。若合并呼吸道梗阻因素,或疾病后期,$PaCO_2$ 也可增高。由于肺部病变,肺顺应性都下降,换气功能障碍是主要的病理生理改变,通气/血流比例失调是引起血氧下降的主要原因,也大多有不同程度的肺内分流增加。

(二)通气功能衰竭

通气功能衰竭又称Ⅱ型呼吸衰竭。动脉血气改变特点是 $PaCO_2$ 增高,同时 PaO_2 下降,可由肺内原因(呼吸道梗阻,生理无效腔增大)或肺外原因(呼吸中枢、呼吸肌或胸廓异常)引起。基本病理生理改变是肺泡通气量不足。这类患儿若无肺内病变,则主要问题是 CO_2 潴留及呼吸性酸中毒。单纯通气不足所致的低氧血症不会很重,而且治疗较易。因通气不足致动脉氧分压低到危险程度以前,$PaCO_2$ 的增高已足以致命。

三、临床表现

(一)呼吸的表现

因肺部疾病所致呼吸衰竭,常有不同程度呼吸困难、三凹征、鼻翼翕动等。呼吸次数多增快,到晚期可减慢。中枢性呼吸衰竭主要为呼吸节律的改变,严重者可有呼吸暂停。应特别指出,呼吸衰竭患儿呼吸方面表现可不明显,而类似呼吸困难的表现也可由非呼吸方面的原因引起,如严重代谢性酸中毒。单从临床表现难以对呼吸衰竭做出准确诊断。

(二)缺氧与二氧化碳潴留的影响

早期缺氧的重要表现是心率增快,缺氧开始时血压可升高,继则下降。此外,尚可有面色发青或苍白。急性严重缺氧开始时烦躁不安,进一步发展可出现神志不清、惊厥。当 $PaCO_2$ 在 5.3 kPa(40 mmHg)以下时,脑、心、肾等重要器官供氧不足,严重威胁生命。

二氧化碳潴留的常见症状有出汗、烦躁不安、意识障碍等。由于体表毛细血管扩张,可有皮肤潮红、嘴唇暗红,眼结膜充血。早期或轻症心率快,血压升高,严重时血压下降,年长儿可伴有肌肉震颤等,但小婴儿并不多见。二氧化碳潴留的确切诊断要靠血液气体检查。以上临床表现仅供参考,并不经常可见。一般认为 $PaCO_2$ 升高到 10.6 kPa(80 mmHg)左右,临床可有嗜睡或谵妄,重者出现昏迷,其影响意识的程度与 $PaCO_2$ 升高的速度有关。若 $PaCO_2$ 在数天内逐渐增加,则机体有一定的代偿和适应,血 pH 可只稍低或在正常范围,对患儿影响较小。若通气量锐减,$PaCO_2$ 突然增高,则血 pH 可明显下降,当降至 7.2 以下时,严重影响循环功能及细胞代谢,危险性极大。二氧化碳潴留的严重后果与动脉 pH 的下降有重要关系。缺氧和二氧化碳潴留往往同时存在,临床所见常是二者综合的影响。

(三)呼吸衰竭时其他系统的变化

1. 神经系统

烦躁不安是缺氧的早期表现,年长儿可有头痛。动脉 pH 下降,二氧化碳潴留和低氧血症严重者均可影响意识,甚至昏迷、抽搐,症状轻重与呼吸衰竭发生速度有关。因肺部疾病引起的呼吸衰竭可导致脑水肿,发生中枢性呼吸衰竭。

2. 循环系统

早期缺氧心率加快,血压也可升高,严重者血压下降,也可有心律不齐。有报告婴幼儿肺炎极期肺动脉压增高,可能与缺氧所致血浆内皮素增加有关。唇和甲床明显发绀是低氧血症的体征,但贫血时可不明显。

3. 消化系统

严重呼吸衰竭可出现肠麻痹,个别病例可有消化道溃疡、出血,甚至因肝功能受损,谷丙转氨酶增高。

4. 水和电解质平衡

呼吸衰竭时血钾多偏高,血钠改变不大,部分病例可有低钠血症。呼吸衰竭时有些病例有水潴留倾向,有时发生水肿,呼吸衰竭持续数天者,为代偿呼吸性酸中毒,血浆氯多降低。长时间重度缺氧可影响肾功能,严重者少尿或无尿,甚至造成急性肾衰竭。

四、诊断

虽然血气分析是诊断呼吸衰竭的主要手段,但对患儿病情的全面诊断和评价,不能只靠血气,还要根据病史、临床表现和其他检查手段做出全面的诊断分析。

(一)病史

在有众多仪器检查手段的当前,仍应详细了解病史,对呼吸衰竭诊断的重要性在于它仍是其他诊断手段所不能代替的,不但有助于我们了解病情发生的基础,还便于有针对性地治疗。以下是需要注意询问了解的内容。

(1)目前患何种疾病,有无感染或大手术,这都是容易发生 ARDS 的高危因素;有无肺、心、神经系统疾病,这些疾病有可能导致呼吸衰竭;有无代谢疾病,尿毒症或糖尿病酸中毒的呼吸表现可酷似呼吸衰竭,要注意鉴别。

(2)有无突然导致呼吸困难的意外情况,如呕吐误吸或异物吸入,这在婴幼儿尤易发生,是否误服了可抑制呼吸的药物。

(3)有无外伤史,颅脑外伤、胸部外伤均可影响呼吸,有无溺水或呼吸道烧伤。

(4)患儿曾接受何种治疗处理,是否用过抑制呼吸的药物,是否进行了气管插管或气管切开,有无因此导致气胸。

(5)有无发生呼吸困难的既往史,有无哮喘或呼吸道过敏史。

(6)新生儿要注意围产期病史,如母亲用药情况,分娩是否顺利,有无早产,是否有宫内窒息,有无引起呼吸窘迫的先天畸形(如横膈疝、食管闭锁)。

(二)可疑呼吸衰竭的临床表现

呼吸困难和气短的感觉、鼻翼煽动、呼吸费力和吸气时胸骨上、下与肋间凹陷都反映呼吸阻力增大,患儿在竭力维持通气量,但并不都表明已发生呼吸衰竭,而呼吸衰竭患儿也不一定都有上述表现。呼吸衰竭时呼吸频率改变不一,严重者减慢,但在肺炎和 ARDS 早期,可以呼吸增快。胸部起伏情况对判断通气量有参考价值,呼吸衰竭时呼吸多较浅,呼吸音减弱,有经验者从呼吸音大致能粗略估计进气量的多少。

(三)血气分析

婴幼儿时期 PaO_2、$PaCO_2$ 和剩余碱(BE)的数值均较儿童低,不同年龄患儿呼吸衰竭的诊断应根据该年龄组血气正常值判断;忽略婴幼儿与儿童的不同,应用同一标准诊断呼吸衰竭是不妥当的。

通常 $PaCO_2$ 反映通气功能,PaO_2 反映换气功能,若 PaO_2 下降而 $PaCO_2$ 不增高表示为单纯换气障碍;$PaCO_2$ 增高表示通气不足,同时可伴有一定程度 PaO_2 下降,但是否合并有换气障碍,应计算肺泡动脉氧分压差。比较简便的方法是计算 PaO_2 与 $PaCO_2$ 之和,此值小于 14.6 kPa(110 mmHg)(包括吸氧患儿),提示换气功能障碍。

对于通气不足引起的呼吸衰竭,要根据病史和临床区别为中枢性还是外周性。中枢性通气不足常表现呼吸节律改变,或呼吸减弱;外周通气不足,常有呼吸道阻塞,气体分布不均匀或呼吸幅度受限制等因素,大多有呼吸困难。对于换气障碍引起的呼吸衰竭,可根据吸入不同浓度氧后血氧分压的改变,判断换气障碍的性质和程度。吸入低浓度(30%)氧时,因弥散功能障碍引起的 PaO_2 下降可明显改善;因通气/血流比例失调引起者可有一定程度改善;因病理的肺内分流增加引起者,吸氧后 PaO_2 升高不明显。根据吸入高浓度(60%以上)氧后动脉 PaO_2 的改变,可从有关的图中查知肺内分流量的大小。

(四)对呼吸衰竭患儿病情的全面评价

除肺功能外,要结合循环情况和血红蛋白数值对氧运输做出评价。患儿是否缺氧,不能只看 PaO_2,而要看组织氧供应能否满足代谢需要。组织缺氧时乳酸堆积。根据北京儿童医院对肺炎患儿乳酸测定结果,Ⅱ型呼吸衰竭乳酸增高者在婴幼儿占 54.2%,新生儿占 64.2%。临床诊断可参考剩余碱(BE)的改变判断有无组织缺氧。

要在病情演变过程中根据动态观察做出诊断。对呼吸性酸中毒患儿要注意代偿情况,未代偿者血液 pH 下降,对患儿影响大。代偿能力受肾功能、循环情况和液体平衡各方面影响。急性呼吸衰竭的代偿需 5~7 天。因此,若患儿发病已数天,要注意患儿既往呼吸和血气改变,才能对目前病情做出准确判断。如发病 2 天未代偿的急性呼吸衰竭与发病 8 天已代偿的呼吸衰竭合并代谢性酸中毒可有同样的血气改变($PaCO_2$ 增高,BE 正常)。

五、呼吸衰竭病程及预后

急性呼吸衰竭的病程视原发病而定,严重者可于数小时内导致死亡,亦可持续数天到数周,演变成慢性呼吸衰竭。原发病能治愈或自行恢复,现代呼吸衰竭抢救技术能使大多数患儿获救,关键在于防止抢救过程中的一系列并发症和医源性损伤,尤其是呼吸道感染。患儿年龄可影响病程,婴儿呼吸衰竭常在短时间内即可恢复或导致死亡,年长儿通常不致发展到呼吸衰竭地步,一旦发生,则治疗较难,且所需时间常比婴儿长。开始抢救的时间对病程长短也有重要影响,并直接影响预后。错过时机的过晚抢救,会造成被动局面,大大延长治疗时间,甚至造成脑、肾、心等重要生命器官的不可逆损害。

呼吸衰竭的预后与血气和酸碱平衡的改变有密切关系。有研究曾对28例血氧分压<4.7 kPa(36 mmHg)和202例pH<7.2的危重患儿进行分析。结果表明:危重低氧血症多见于新生儿(52.6%)和婴儿(44.9%),1岁以上小儿仅占2.5%。危重低氧血症的病死率高达41%,危重低氧血症发生后24小时内死亡的病例占死亡总人数的53%,可见其严重威胁患儿生命。

危重酸中毒的总病死率为51%,其中单纯呼吸性酸中毒为32%,危重呼吸衰竭患儿常有混合性酸中毒,其病死率高达84%,危重酸中毒的严重性还表现在从发病到死亡的时间上,血液pH越低,病死率越高,存活时间也越短。如以死亡患儿测定pH后平均存活时间计,pH 7.100~7.199患儿平均为31.7小时,pH 7.000~7.099者21.4小时,pH 6.900~6.999者18.5小时,pH在6.9以下仅11.2小时。虽然危重酸中毒有很高的病死率,但pH在7.1以下的71例患儿中仍有21例存活,其关键在于能否得到及时合理治疗。

六、治疗

呼吸衰竭治疗的目的在于改善呼吸功能,维持血液气体正常或近于正常,争取时间渡过危机,更好地对原发病进行治疗。近代呼吸衰竭的治疗是建立在对病理生理规律深刻了解的基础上,并利用一系列精密的监测和治疗器械,需要专业知识涉及呼吸生理、麻醉科、耳鼻喉科、胸内科各方面,其发展日趋专业化,治疗效果也较过去有明显提高。处理急性呼吸衰竭,首先要对病情做出准确判断,根据原发病的病史及体检分析引起呼吸衰竭的原因及程度,对病情做出初步估计,看其主要是通气还是换气障碍(二者处理原则不同),然后决定治疗步骤和方法。要对早期呼吸衰竭进行积极处理,这样常可预防发生严重呼衰,减少并发症。严重濒危者则需进行紧急抢救,不要因等待检查结果而耽误时间。呼吸衰竭的治疗只是原发病综合治疗中的一部分,因此要强调同时进行针对原发病的治疗,有时原发病虽无特效疗法,但可自行恢复,则呼吸衰竭的治疗对患儿预后起决定性作用。

改善血气的对症治疗有重要作用,呼吸功能障碍不同,侧重点亦异。呼吸道梗阻患者重点在改善通气,帮助二氧化碳排出;ARDS患者重点在换气功能,须提高血氧水平;而对肺炎患儿则要兼顾两方面,根据不同病例特点区别对待。本节重点讨论呼吸衰竭的一般内科治疗,呼吸急救技术和呼吸衰竭治疗的新方法。

要重视一般内科治疗,包括呼吸管理,应用得当,可使多数早期呼吸功能不全患儿,不致发展到呼吸衰竭。一旦发生呼吸衰竭,须应用呼吸急救技术时,要尽量从各方面减少对患儿的损伤,尽可能选用无创方法,充分发挥患儿自身恢复的能力。通过气管插管应用呼吸机是现代呼吸急救的重要手段,但可带来一系列不良影响。应用呼吸机时为减少肺损伤,近年特别强调"肺保护通气",值得重视。不同病情患儿,选用不同治疗呼吸衰竭的新方法,可解决一些过去不能解决的问题,减少或避免对患儿应用损伤更大的治疗,但临床上多数严重呼吸衰竭患儿,还是主要靠常规呼吸机治疗。

七、一般内科治疗

(一)呼吸管理
1.保持呼吸道通畅

呼吸道通畅对改善通气功能有重要作用。由积痰引起的呼吸道梗阻常是造成或加重呼吸衰竭的重要原因,因此在采用其他治疗方法前首先要清除呼吸道分泌物及其他可能引起呼吸道梗阻的因素,以保持呼吸道通畅。口、鼻、咽部的黏痰可用吸痰管吸出,气管深部黏痰常需配合湿化吸入,翻身拍背,甚至气管插管吸痰。昏迷患儿头部应尽量后仰,以免舌根后倒,阻碍呼吸。容易呕吐的患儿应侧卧,以免发生误吸和窒息。昏迷患儿为使舌根向前,唇齿张开,可用口咽通气道保持呼吸道通畅。要选择合适大小的通气道,以防管道太长堵塞会厌部,还要防止因管道刺激引起呕吐误吸。

2.给氧

(1)给氧对新生儿的作用:给氧可提高动脉氧分压,减少缺氧对机体的不良影响。此外,给氧对新生儿尚有下列作用:①吸入高浓度氧可使动脉导管关闭。②低氧血症时肺血管收缩导致肺动脉高压,给氧后肺动脉压下降,可减轻右心负担。③早产儿周期性呼吸和呼吸暂停可因给氧而减少或消失。④有利于肺表面活性物质的合成。⑤防止核黄疸。⑥防止体温不升。新生儿在32～34 ℃环境下氧消耗量最小,低于此温度,为了维持体温,氧消耗量增加,若同时氧供应不足,则氧消耗量难以增加,不能产生足够热量维持体温,因而体温下降,给氧后可避免发生此种改变。

(2)给氧的指征与方法:严重呼吸窘迫患儿决定给氧多无困难,中等严重程度患儿是否需要给氧最好进行血氧分压测定。发绀和呼吸困难都是给氧的临床指征。心率快和烦躁不安是早期缺氧的重要表现,在排除缺氧以外的其他原因后,可作为给氧的指征。由于医用氧含水分很少,不论任何方法给氧,都需对吸入氧进行充分湿化。常用给氧方法:①鼻导管给氧。氧流量儿童1～2 L/min,婴幼儿0.5～1 L/min,新生儿0.3～0.5 L/min,吸入氧浓度30%～40%。②开式口罩给氧。氧流量在儿童3.5 L/min,婴幼儿2～4 L/min,新生儿1～2 L/min,氧浓度45%～60%左右。③氧气头罩。氧浓度可根据需要调节,通常3～6 L/min,氧浓度40%～50%。

(3)持续气道正压给氧:经鼻持续气道正压(CPAP)是20世纪70年代初开始用于新生儿的一种给氧方法,其特点是设备简单,操作容易,通常对患儿无损伤,效果明显优于普通给氧方法。最初CPAP通过气管插管进行,由于新生儿安静时用鼻呼吸,这是在新生儿可用经鼻CPAP的基础。经验表明,婴幼儿用经鼻CPAP也可取得良好效果。近十年来国外在CPAP仪器的改进和临床应用方面都有不少新进展。国内许多单位正规应用CPAP都取得满意效果,但还不够普遍,远未发挥CPAP应有的作用。①基本原理和作用。CAPA的主要作用:当肺实变、肺不张、肺泡内液体聚集时,肺泡不能进行气体交换,形成肺内分流。进行CPAP时,由于持续气流产生的气道正压,可使病变肺泡保持开放,使减少的功能残气增加,其增加量可达正常值的1/3～2/3,并减少肺泡内液体渗出,从而使肺内分流得到改善,血氧上升。CPAP对血气的影响:CPAP的作用与单纯提高吸入氧浓度的普通给氧方法有本质的不同,它是通过改善换气功能而提高血氧的,而不必使用过高的吸入氧浓度。CPAP时PaO_2的增高与CPAP的压力值并非直线关系,而是与肺泡开放压有关,当CPAP压力增加到一定程度,大量肺泡开放时,PaO_2可有明显升高。应用CPAP对$PaCO_2$影响与肺部病变性质和压力大小有关,有些气道梗阻患儿由于应用CPAP后气道扩张,$PaCO_2$可下降;若气道梗阻严重或CPAP压力过高,可影响呼气,使$PaCO_2$增高。CPAP对肺功能影响。应用CPAP时由于肺泡扩张,可使肺顺应性增加,呼吸省力,减少呼吸功,由于鼻塞增加气道阻力,也可使呼吸功增加。在正常新生儿0.1～0.5 kPa(1～5 cmH_2O)的CPAP可使声门上吸气和呼气阻力均减低,这是CPAP用于治疗上呼吸道梗阻所致呼吸暂停的基础。近年研究还表明,CPAP有稳定胸壁活动、减少早产儿常见的胸腹呼吸活动不协调的作用,这有利于小婴儿呼吸衰竭的恢复。早期应用CPAP的作用。CPAP早期应用,可及时稳定病情,避免气管插管带来不良影响,还可减少高浓度氧吸入的肺损伤,并减少呼吸机的应用,使感染、气胸等合并症减少。CPAP还可作为撤离呼吸机时向自主呼吸过度的手段,使患儿较早脱离呼吸机。②应用CPAP的适应证。新生儿及婴幼儿肺部疾病、肺炎、肺不张、胎粪吸入综合征、肺水肿等所致低氧血症用普通给氧效果不好者,是应用CPAP最主要的适应证。新生儿呼吸窘迫综合征(RDS)是应用CPAP最合适的适应证。在20世纪70年代,由于CPAP的应用,使RDS病死率有较明显下降,但在危重RDS患儿,效果仍不理想,而需应用呼吸机。80年代后期以来肺表面活性物质气管内滴入是治疗RDS的一大进步,肺表面活性物质与经鼻CPAP联合早期应用,为在基层医院治疗中等病情的RDS提供了有效的新疗法。③仪器装置和用法。装置:用简单的自制装置进行CPAP氧疗,虽然也可起一定作用,但效果较差。为取得良好效果,要应用专业的CPAP装置。CPAP氧疗器包括适用于新生儿到儿童的不同型号鼻塞、呼气阀、连接管道、水柱压差计、加温湿化器和支架等部分,应用时需要电源和瓶装氧气,该装置的主要不足是目前缺乏氧浓度控制。鼻塞由硅胶制成,外形乳头样,应用时选择适合鼻孔大小鼻塞,保证鼻孔密封不漏气。加温湿化器可向患儿提供温暖潮湿的吸入气,水柱压差计有利于监测气道压力,同时在压力过高时使气体逸出,起到安全阀作用。应用方法:CPAP的应用方法简易,但要在理解基本原理和仪器性能基础上再应用,以免发生误差。应用前将管道连接妥当,清除患儿鼻孔分泌物,开启氧气3~4 L/min,将鼻塞置于鼻孔内。开始时压力可保持在0.3~0.4 kPa(3~4 cmH_2O),最大可达0.8 kPa(8 cmH_2O)。原则上用能保持血氧分压至8.0 kPa(60 mmHg)以上的最低压力。压力大小由氧流量(最大可达8~10 L/min)和呼气阀开口控制,也与患儿口腔和鼻塞密闭程度有关。④不良影响与并发症。正确应用CPAP对患儿大都没有不良影响,发生不良影响主要与持续气道正压有关,压力过大可导致气压伤、气胸,但在经鼻CPAP时,由于口腔经常开放,压力不至过高,故很少造成气压伤。由于大量气体进入胃内,在胃肠动力功能不良的小婴儿,易有腹胀(可通过胃管排气),在先天性胃壁肌层不全患儿,曾有胃穿孔的个例报告。由于长期应用鼻塞,可造成鼻前庭溃疡。国外报告在病情危重的早产儿可损伤鼻翼和鼻小柱,严重者坏死,形成狭窄,日后需整形手术。鼻损伤发生率不高,其发生与鼻塞应用时间长短和护理有密切关系。CPAP可增加气道阻力,从而增加呼吸功,使患儿呼吸费力,可成为导致治疗失败的原因。

(4)氧中毒:长期应用氧气治疗,要注意氧中毒。新生儿尤其是早产儿对高浓度氧特别敏感,吸入氧浓度大于60%,超过24小时肺内即有渗出、充血、水肿等改变,更长时间吸入高浓度氧,用呼吸机进行正压呼吸的患儿,肺部含气量逐渐减少,可出现增生性改变,严重者表现为广泛的间质性纤维化和肺组织破坏,即所谓"支气管肺结构不良",肺氧中毒直接受吸入氧浓度影响,而与动脉氧分压无直接关系。新生儿,特别是早产儿长时间吸入高浓度氧,导致高于正常的动脉氧分压,主要影响视网膜血管,开始为血管收缩,继则血管内皮损害,引起堵塞,日后发生增生性变化,血管进入玻璃体,引起出血、纤维化,即晶体后纤维增生症,约30%可致盲。早产儿视网膜病与用氧时间长短和出生体重密切相关,吸入氧浓度也是一个重要因素。在小婴儿应用CPAP时氧浓度不应超过60%,过高的吸入氧浓度不宜超过24小时。

3.雾化与湿化吸入

呼吸道干燥时,气管黏膜纤毛清除功能减弱。通过向呼吸道输送适当水分,保持呼吸道正常生理功能,已成为呼吸衰竭综合治疗中必不可少的内容。湿化的方式有加温和雾化两种。加温湿化是利用电热棒将水加热到60 ℃左右,使吸入气接近体温并含有将近饱和水蒸气的温热、潮湿气体。此法比较适合于生理要求,对患儿不良反应少。应用时要注意水温不可过高,以防呼吸道烧伤。雾化的方法是将水变为直径1～10 μm大小的雾粒,以利进入呼吸道深部。通常应用的是以高压气体为动力的喷射式雾化器,可在给氧同时应用。雾化器内还可加入药物,最常用的是支气管扩张剂,进行呼吸道局部治疗。但同时可能增加将感染带入呼吸道深部的机会,故必须注意雾化液的无菌和雾化器的消毒。以对呼吸道局部进行药物治疗为目的之雾化吸入只需短时间间断应用,以湿化呼吸道为目的时持续应用加湿器较好。超声波雾化器雾量大,有较好的促进排痰作用,由于治疗时水雾的刺激,发生咳喘机会较多,不宜长时间应用,每次应用0.5小时,每天数次即可。为了有效地引流黏痰,湿化吸入必须与翻身、拍背、鼓励咳嗽或吸痰密切配合,才能充分发挥作用。

胸部物理治疗包括体位引流,勤翻身,拍击胸背,吸痰等内容。翻身、拍背对防止肺不张,促进肺循环,改善肺功能有重要作用,方法简单而有效,但常被忽视。重症患儿活动少,尤应注意进行,通常3～4小时即应进行一次。湿化呼吸道只有与胸部物理治疗密切配合,才能确实起到保证呼吸道通畅的作用。

(二)控制感染

呼吸道感染常是引起呼吸衰竭的原发病或诱因,也是呼吸衰竭治疗过程中的重要并发症,其治疗成败是决定患儿预后的重要因素。应用呼吸机的患儿,呼吸道感染的病原以革兰阴性杆菌多见。抗生素治疗目前仍是控制呼吸道感染的主要手段。除抗生素治疗外,要采用各种方法增加机体免疫力。近年静脉输注丙种球蛋白取得较好效果。营养支持对机体战胜感染和组织修复都有极重要的作用。此外,还要尽量减少患儿重复受感染的机会,吸痰时工作人员的无菌操作和呼吸机管道的消毒(最好每天进行)必须认真做好,并在条件许可时尽早拔除气管插管。

(三)营养支持

营养支持对呼吸衰竭患儿的预后起重要作用。合理的营养支持有利于肺组织的修复,可增强机体免疫能力,减少呼吸肌疲劳。合理的营养成分还可减少排出二氧化碳的呼吸负担。首先要争取经口进食保证充足的营养,这对保持消化道正常功能有重要作用。呼吸衰竭患儿可因呼吸困难、腹胀、呕吐、消化功能减弱等原因,减少或不能经口进食,对此需通过静脉补充部分或全部营养。可通过外周静脉输入,必要时可经锁骨下静脉向中央静脉输入。

(四)药物治疗

1.呼吸兴奋剂

呼吸兴奋剂的主要作用是兴奋呼吸中枢,增加通气量,对呼吸中枢抑制引起的呼吸衰竭有一定效果,对呼吸道阻塞,肺实质病变或神经-肌肉病变引起的呼吸衰竭效果不大。在重症或晚期呼吸衰竭,呼吸兴奋剂是在没有进行机械呼吸条件时起辅助作用,因其疗效不确实,在急性呼吸衰竭的现代治疗中已不占重要地位。常用的呼吸兴奋剂有尼可刹米(可拉明)和山梗菜碱(洛贝林),二甲弗林也有较好兴奋呼吸中枢的效果,可以皮下、肌肉或静脉注射,应用时若无效则应停止,不可无限制地加大剂量。多沙普仑为较新的呼吸兴奋剂,大剂量时直接兴奋延髓呼吸中枢与血管运动中枢,安全范围宽,不良反应少,可取代尼可刹米。用于镇静,催眠药中毒,0.5～1.5 mg/kg,静脉滴注,不宜用于新生儿。

2.纠正酸中毒药物的应用

呼吸性酸中毒的纠正,主要应从改善通气功能入手,但当合并代谢性酸中毒,血液pH低于7.20时,应适当应用碱性液纠正酸中毒,常用5%碳酸氢钠溶液,用量为每次2～5 mL/kg,必要时可重复1次,通常稀释为1.4%等渗溶液静脉滴注,只在少数情况下才直接应用。需注意碳酸氢钠只在有相当的通气功能时才能发挥其纠正酸中毒的作用，否则输入碳酸氢钠将使 $PaCO_2$ 更高。使用碱性液纠正代谢性酸中毒时计算药物剂量的公式如下。

所需碱性液(mmol)=0.3×BE(mmol)×体重(kg)

5%碳酸氢钠溶液 1.68 mL=1 mmol，要密切结合临床病情掌握用量，而不能完全照公式计算。最好在开始只用计划总量的 1/2 左右，在治疗过程中再根据血液酸碱平衡检查结果随时调整，以免治疗过度。

(五)呼吸肌疲劳的防治

目前儿科临床确诊呼吸肌疲劳还不易做到，难以进行针对性的特异治疗，但要在呼吸衰竭治疗的全程中把减少呼吸肌疲劳的发生和增强呼吸肌的能力作为一项重要工作，为此需注意以下几点。

(1)补充足够营养，以利呼吸肌组织的恢复和能源供应。

(2)注意呼吸肌的休息，也要适当锻炼。应用呼吸机也要尽可能发挥自主呼吸的作用。

(3)改善肺的力学特性(减少气道阻力，增加肺顺应性)，减少呼吸功，减轻呼吸肌的负担。

(4)改善循环，让呼吸肌能有充足血液供应能源和养料。

(5)增加呼吸肌收缩能力，目前尚无理想药物能有效治疗呼吸肌疲劳，现有药物效果都不确切。氨茶碱和咖啡因类药物作用于骨骼肌细胞，抑制磷酸二酯酶，从而改变 cAMP 代谢，可使膈肌收缩力加强，预防和治疗膈肌疲劳。

八、建立人工呼吸道

当呼吸衰竭时，若一般内科处理难以维持呼吸道通畅时，就要建立人工呼吸道，这是保证正常气体交换的基本措施。根据病情和需要时间的长短，可有不同选择。共同的适应证：①解除上呼吸道梗阻；②引流下呼吸道分泌物；③咽麻痹或深昏迷时防止误吸；④应用呼吸机。常用的人工呼吸道是气管插管或气管切开；应用人工呼吸道时气管直接与外界交通，对患儿不良影响包括吸入气失去上呼吸道的生理保护作用，易于造成下呼吸道感染，不能有效咳嗽，不能讲话。

(一)气管插管

气管插管操作简单，便于急救时应用，对患儿创伤较气管切开小。但因对咽喉刺激强，清醒患儿不易接受，且吸痰和管理不如气管切开方便。插管后要尽量避免碰导管，减少对咽喉的刺激。导管管腔易被分泌物堵塞，须注意定时吸痰，保护管腔和呼吸道的通畅。要将气管插管和牙垫固定好，保持插管的正确位置，防止其滑入一侧总支气管(插管常滑入右侧总支气管，使左侧呼吸音减弱或消失)或自气管脱出。气管插管可经口或经鼻进行。经口插管操作较简单，但插管较易活动，进食不便。经鼻插管容易固定，脱管机会少，便于口腔护理，但是插管操作和吸痰不如经口插管方便，插管可压迫鼻腔造成损伤，并将鼻部感染带入下呼吸道。决定插管留置时间主要应考虑的是喉损伤，影响因素包括患者一般状况，插管操作是否轻柔，插管的活动及插管质量。应用刺激性小的聚氯乙烯插管可留置 1 周左右或更长时间。婴儿喉部软骨细胞成分多而间质少，较柔软，而年长儿则纤维性间质多，喉软骨较硬，故婴儿耐受气管插管时间较长。近年我们对新生儿和婴幼儿呼吸衰竭抢救都是进行气管插管，不做气管切开。年长儿呼吸衰竭的抢救，也可用气管插管代替气管切开，但长时间插管发生永久性喉损伤的严重性不容忽视。对于插管时间，由于病情不同，以及呼吸管理技术水平的差异，很难做出统一的、可允许的插管时限，在年长儿以不超过 1～2 周为宜。

凡呼吸衰竭病情危重、内科保守治疗无效需进行呼吸机治疗者，气管插管是建立人工呼吸道的首选方法。气管插管材料常用聚氯乙烯（一次性制品），硅橡胶管则可重复应用，过去的橡胶制品因刺激性大已不再用。各年龄选用气管插管大小见表5-6。实际上每个患儿用的号码可略有差别，总的原则是不要管径过大，以免压迫声门，但又不要太细，以防漏气太多。带气囊的气管插管多用于成人，小儿很少应用。经鼻气管插管比经口者略长，其长度大致可按耳屏到鼻孔的2倍计算。为保证气管插管发挥作用和治疗成功，根据多年经验，必须认真、细致地做好日常护理工作，包括呼吸道湿化，吸痰操作轻柔，注意无菌，防止脱管、堵管、插管滑入右侧和喉损伤。

表5-6 不同年龄患儿气管插管的内径及长度

年龄	气管插管内经	最短长度
新生儿	3.0	110
6月	3.5	120
1岁半	4.0	130
3岁	4.5	140
5岁	5.0	150
6岁	5.5	160
8岁	6.0	180
12岁	6.5	200
16岁	7.0	210

注：法制号＝3.14（Ⅱ）×气管内径。

（二）气管切开

由于成功应用气管插管，气管切开在呼吸急救中的应用较过去减少。与气管插管比较，切开可减少呼吸道解剖无效腔，便于吸痰，可长时间应用，不妨碍经口进食，但是手术创伤较大，肺部感染和气管损伤等并发症机会增多，更不能多次使用。气管切开适应证随年龄和病种不同而异。小婴儿气管切开并发症较多，且易使病程拖延，目前已很少应用。在儿童可望1～2周内病情有明显好转者，也大多用气管插管。若病情虽有好转，仍需继续用呼吸机治疗时，则应考虑气管切开。病情难以在短时间恢复的神经-肌肉系统疾病患儿由于气管切开对保持呼吸道通畅和患儿安全有重要作用，切开不宜过迟，以免贻误治疗时机。严重呼吸衰竭患儿最好在气管插管和加压给氧下进行手术，气管切开后即应用呼吸机辅助呼吸，以确保安全。

目前国内大医院较多应用塑料气管切开套管，进口的塑料套管与套囊合而为一，没有内管，质地较柔软，对患儿较舒适，但要防止痰痂堵管。婴儿应用也有不带套囊的塑料套管。包括内、外管的银制套管已很少用。在年长儿机械通气应用时要外加套囊充气，以防漏气。气管切开的并发症较气管插管明显多，包括感染、出血、气胸等，气管黏膜可因套管长期压迫而水肿、缺血、坏死。

九、呼吸衰竭治疗新进展

（一）肺表面活性物质（PS）治疗

1.成分、作用、制剂

PS是一个极为复杂的系统，它是肺脏本身维持其正常功能而产生的代谢产物，主要成分是饱和卵磷脂，还有少量蛋白，其主要作用是降低肺泡气液界面表面张力，但其作用远不止于此，其他方面的作用还包括防止肺水肿、保持气道通畅和防御感染等。

PS的应用可以从力学结构改善肺功能,使因PS缺乏而萎陷的肺容易扩张,这比现有的方法用呼吸机使肺在正压下吹张,更接近生理要求,从而减少或缩短呼吸机应用时间及并发症。肺表面活性物质治疗还可阻断因其缺乏引起的恶性循环,提供体内合成的原料,为PS缺乏引起的呼吸衰竭提供了全新的治疗途径。

2.临床应用

RDS早期气管内滴入已成为西方先进国家治疗常规,它能改善氧合,缩短应用呼吸机时间,减少并发症,降低病死率。注入的PS能被肺组织吸收再利用,通常只需给药1~2次,最多3次。给药后由于肺泡扩张,换气功能改善,血氧分压迅速升高,肺的静态顺应性也有所改善,$PaCO_2$下降,胸片肺充气改善是普遍现象;应用呼吸机所需通气压力和吸入氧浓度也因肺部情况好转而下降,使肺损伤机会减少。

由于气道持续正压(CPAP)对RDS肯定的治疗作用,且所需设备简单,已有多篇报告肯定了PS和CPAP联合应用的治疗效果,它可成为减少或不用呼吸机治疗RDS的新方法,这对体重较大,中等病情早期患儿更适用。有对照的研究表明,PS+CPAP与PS+IMV的治疗方法比较,气胸和颅内出血在前者均较少,需治疗时间也较短。

PS在其他疾病所致呼吸衰竭患儿的应用效果不如RDS。肺表面活性物质减少在ARDS或其他肺损伤时的改变是继发的,肺Ⅱ型细胞受损害影响PS的合成与分泌,肺内渗出成分(血浆蛋白、纤维蛋白原等)和炎性产物对PS的抑制也是一个重要原因。

(二)吸入NO

1.临床应用

通常与呼吸机联合应用,目前的趋势是应用偏低的浓度,为10~20 ppm。甚至1~5 ppm也有效果;治疗反应与吸入浓度是否平行,文献报告结果不一,重要的是根据具体患者的反应调整浓度。

在呼吸衰竭患儿吸入NO改善氧合的效果与患儿肺部情况和呼吸机的应用方法有关。通常在早期应用或致病因素较单一者,效果较好。ARDS致病因素复杂,低氧血症不是影响预后的唯一因素,其应用效果较差。但吸入NO是否有良好反应可作为判断患儿预后的参考指标。肺的通气情况影响治疗效果。在有病变的肺,用高频通气或肺表面活性剂使肺泡扩张,有利于NO的进入,能达到较好治疗效果。在有肺病变时,吸入NO可有改善通气作用。因NO使肺血管扩张,可改善有通气、无血流肺泡的呼吸功能,使无效腔减少。

2.吸入NO的不良影响

吸入NO的浓度必须严格控制,因为浓度过高会对患儿造成危害。

(1)高铁血红蛋白增加。NO吸入后,进入体循环与血红蛋白结合而失活,不再有扩张血管作用,同时形成没有携氧能力的高铁血红蛋白。因此,在NO吸入时要注意监测高铁血红蛋白的变化。临床应用的NO浓度20~40 ppm或更低,高铁血红蛋白的生成通常不会超过1%~2%。

(2)对肺的毒性。NO与O_2结合生成NO_2红色气体,对肺有明显刺激,可产生肺水肿。NO_2生成速度与吸入NO浓度、氧浓度及氧与NO接触时间有关,也受呼吸机类型的影响。根据美国职业安全和卫生管理局规定,工作环境中NO的安全浓度应小于6 ppm。

(3)其他毒副作用。进入体循环的NO与血红蛋白结合产生高铁血红蛋白,或NO与氧结合产生NO_2,对肺有损伤作用,由于应用技术的改进,目前已大都不成问题,但吸入NO可延长出血时间。新生儿肺动脉高压(PPHN)吸入 40 ppm,NO 15 分钟,出血时间延长 1 倍(血小板计数与血小板聚集正常),停用 NO 后可于短时间内恢复。长时间吸入 NO 产生脂类过氧化反应及 NO 浓度过高对肺表面活性物质失活的影响值得重视。

十、并发症及其防治

呼吸衰竭的并发症包括呼吸衰竭时对机体各系统正常功能的影响以及各种治疗措施(主要是呼吸机治疗)带来的危害,以下列举常见并发症。

(1)呼吸道感染。

(2)肺不张。

(3)呼吸肌与肺损伤。

(4)气管插管及气管切开的并发症。

(5)肺水肿与水潴留。

(6)循环系统并发症。

(7)肾脏和酸碱平衡。

十一、婴幼儿呼吸衰竭

本部分介绍发病最多,有代表性的是重症婴幼儿肺炎呼吸衰竭。肺炎是婴幼儿时期重要的常见病,也是住院患儿最重要的死因;主要死于感染不能控制而导致的呼吸衰竭及其并发症。对婴幼儿肺炎呼吸衰竭病理生理的深入认识和以此为基础的合理治疗,是儿科日常急救中的一项重要工作。

(一)通气功能障碍

肺炎患儿呼吸改变的特点首先是潮气量小,呼吸增快、表浅(与肺顺应性下降有关)。病情发展较重时,潮气量进一步减小。因用力加快呼吸,每分通气量虽高于正常,由于生理无效腔增大,实际肺泡通气量却无增加,仅保持在正常水平或略低;动脉血氧饱和度下降,二氧化碳分压稍有增高。病情危重时,患儿极度衰竭,无力呼吸,呼吸次数反减少,潮气量尚不及正常的 1/2,生理无效腔更加增大,通气效果更加低下,结果肺泡通气量大幅度下降(仅为正常的 1/4),以致严重缺氧,二氧化碳的排出也严重受阻,动脉血二氧化碳分压明显增高,呈非代偿性呼吸性酸中毒,pH 降到危及生命的水平,平均在 7.2 以下。缺氧与呼吸性酸中毒是重症肺炎的主要死因。在危重肺炎的抢救中,关键是改善通气功能,纠正缺氧和呼吸性酸中毒。

(二)动脉血气检查

婴幼儿肺炎急性期动脉血氧下降程度依肺炎种类而不同,以毛细支气管炎最轻,有广泛实变的肺炎最重,4 个月以下小婴儿肺炎由于代偿能力弱、气道狭窄等因素,PaO_2 下降较明显。换气功能障碍是引起 PaO_2 下降最重要的原因,肺内分流引起的缺氧最严重,合并先天性心脏病则 PaO_2 下降更低。肺炎患儿动脉 $PaCO_2$ 改变与 PaO_2 并不都一致,$PaCO_2$ 增加可有肺和中枢两方面原因。

(三)顺应性与肺表面活性物质

肺炎时肺顺应性大多有不同程度下降,病情越重,下降越明显,其原因是多方面的,炎症渗出、水肿、组织破坏均可使弹性阻力增加。另外,炎症破坏肺Ⅱ型细胞,使肺表面活性物质减少和其功能在炎性渗出物中的失活,均可使肺泡气液界面的表面张力增加,降低肺顺应性。我们观察到肺病变的轻重与顺应性及气管吸出物磷脂的改变是一致的,肺病变越重,饱和卵磷脂(肺表面活性物质主要成分)越低,顺应性也越差。顺应性下降是产生肺不张,引起换气障碍和血氧下降,以及肺扩张困难,通气量不足的一个基本原因。肺顺应性明显下降的肺炎患儿提示肺病变严重预后不良。上述改变为这类患儿用肺表面活性物质治疗提供了依据。

(四)两种不同类型的呼吸衰竭

1.呼吸道梗阻为主

这类患儿肺部病变并不一定严重,由于分泌物堵塞和炎症水肿造成细支气管广泛阻塞,呼吸费力导致呼吸肌疲劳,通气量不能满足机体需要。缺氧的同时都合并有较重的呼吸性酸中毒,引起脑水肿,较早就出现中枢性呼吸衰竭,主要表现为呼吸节律的改变或暂停,这种类型多见于小婴儿。

2.肺部广泛病变为主

此类患儿虽然也可能合并严重的呼吸道梗阻,但缺氧比二氧化碳潴留更为突出。因这类患儿肺内病变广泛、严重,一旦应用呼吸机,常需要较长时间维持。

以上是较典型的情况,临床常见的是混合型,难以确切区分,但不论何种类型,若得不到及时治疗,不能维持足够通气量将是最终导致死亡的共同原因。

(五)几个有关治疗的问题

1.针对病情特点的治疗原则

近年来重症肺炎患儿的呼吸衰竭,因广泛严重病变引起者已较少见,而主要是呼吸道梗阻、呼吸肌疲劳引起的通气功能障碍,如果及时恰当处理,大多能经一般内科保守治疗解决,少数需做气管插管进行机械呼吸。对后者应掌握"早插快拔"的原则,即气管插管时机的选择不要过于保守(要根据临床全面情况综合判断,而不能只靠血气分析),这样可及时纠正呼吸功能障碍,保存患儿体力,避免严重病情对患儿的进一步危害。由于通气和氧合有了保证,病情会很快好转,而病情改善后又要尽早拔管,这样可最大限度地减少并发症。

2.应用呼吸机特点

由于重症肺炎患儿肺顺应性差,气道阻力大,应用呼吸机的通气压力偏高,通常在 $2.0\sim 2.5$ kPa($20\sim 25$ cmH$_2$O),不宜超过 3.0 kPa(30 cmH$_2$O)。为避免肺损伤,潮气量不应过大,为避免气体分布不均匀,机械呼吸频率不宜太快,一般在 $25\sim 30$ 次/分。为发挥自主呼吸能力,开始即可应用间歇强制通气(IMV 或 SIMV),并加用适当的 PEEP,吸入氧的浓度要根据血氧分压调节,以在 $30\%\sim 60\%$ 为好。由于呼吸机的应用保证了必要的通气量,不需再用呼吸兴奋剂,如患儿烦躁,自主呼吸与机械呼吸不协调,可适当应用镇静剂(地西泮、水合氯醛),很少需用肌肉松弛剂。

3.肺水肿

肺炎患儿多数有肺水肿,轻者仅见于间质,难以临床诊断,重者液体渗出至肺泡。肺水肿与炎症和缺氧引起的肺毛细血管渗透性改变有关。肺水肿还可发生于输液过多、气胸复张后或支气管梗阻解除后;胸腔积液短时间大量引流也可发生严重肺水肿。应用快速利尿剂(呋塞米 1 mg/kg,肌内注射或静脉注射),可明显减轻症状。严重肺水肿应及时应用呼吸机进行间歇正压呼吸,并加用 PEEP,以利肺泡内水分回吸收。为防止肺水肿,液体摄入量应偏少,尤其静脉入量不宜多,婴幼儿通常以每天总入量在 $60\sim 80$ mL/kg 为好。

4.难治的肺炎

目前难治的肺炎主要是那些有严重并发症的肺炎,其治疗重点应针对病情有所不同。合并先天性心脏病的患儿由于肺血多，伴肺动脉高压，心功能差，感染反复不愈，应积极改善心功能，对肺动脉高压可应用酚妥拉明，必要时试用吸入一氧化氮，其根本问题的解决在于手术矫正畸形。合并营养不良的患儿，由于呼吸肌力弱，呼吸肌疲劳更易发生，同时免疫能力低下，影响机体战胜感染，应特别注意营养支持和增强免疫力。严重感染合并脓气胸者在成功的胸腔引流情况下，必要时仍可应用呼吸机，但压力宜偏低或应用高频通气，以利气胸愈合。强有力的抗生素和一般支持疗法必不可少。病变广泛严重，低氧血症难以纠正的可试用肺表面活性物质，也可试用吸入NO，但这方面尚缺乏足够经验。

（刘晏如）

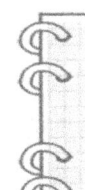

第六章 循环系统疾病

第一节 高 血 压

小儿血压超过该年龄组平均血压的 2 个标准差以上，即在安静情况下，若动脉血压高于以下限值并确定无人为因素所致，应视为高血压（表 6-1）。

表 6-1 各年龄组血压正常值

年龄组	正常值(kPa)	限值(kPa)
新生儿	10.7/6.7(80/50 mmHg)	13.4/8(100/60 mmHg)
婴儿	12.1/8(90/60 mmHg)	14.7/9.4(110/70 mmHg)
≤8 岁	(12.1～13.4)/(8～9.4)[(90～100)/(60～70)mmHg]	16.1/10.2(120/70 mmHg)
>8 岁	(13.4～14.7)/(9.4～10.2)[(100～110)/(70～80)mmHg]	17.4/12.1(130/90 mmHg)

小儿高血压主要为继发性，肾脏实质病变最常见。其中尤以各种类型的急慢性肾小球肾炎多见，其次为慢性肾盂肾炎、肾脏血管疾病。此外，皮质醇增多症、嗜铬细胞瘤、神经母细胞瘤及肾动脉狭窄等亦是小儿高血压常见的病因。高血压急症指血压（特别是舒张压）急速升高引起的心、脑、肾等器官严重功能障碍甚至衰竭，又称高血压危象。高血压危象发生的决定因素与血压增高的程度、血压上升的速度及是否存在并发症有关，而与高血压的病因无关。危象多发生于急进性高血压和血压控制不好的慢性高血压患儿。如既往血压正常者出现高血压危象往往提示有急性肾小球肾炎，而且血压无须上升太高水平即可发生。如高血压合并急性左心衰，颅内出血时即使血压只有中度升高，也会严重威胁患儿生命。

一、病因

根据高血压的病因，分为原发性高血压和继发性高血压。小儿高血压 80% 以上为继发性高血压。

（一）继发性高血压

小儿高血压继发于其他病因者为继发性高血压。继发性高血压中 80% 可能与肾脏疾病有关，如急性和慢性肾功能不全、肾小球肾炎、肾病综合征、肾盂肾炎。其他涉及心血管疾病，如主动脉缩窄、大动脉炎；内分泌疾病，如原发性醛固酮增多症、库欣综合征、嗜铬细胞瘤、神经母细胞瘤等；中枢神经系统疾病及铅、汞中毒等。

(二)原发性高血压

病因不明者为原发性高血压，与下列因素有关。

1. 遗传

根据国内外有关资料统计，高血压的遗传度在60%~80%，随着年龄增长，遗传效果更明显。检测双亲均患原发性高血压的正常血压子女的去甲肾上腺素、多巴胺浓度明显高于无高血压家族史的相应对照组，表明原发性高血压可能存在有遗传性交感功能亢进。

2. 性格

具有A型性格(A型性格行为的主要表现是具有极端竞争性、时间紧迫性、易被激怒或易对他人怀有进攻倾向)行为类型的青少年心血管系统疾病的发生率高于其他类型者。

3. 饮食

钠离子具有一定的升压作用，而食鱼多者较少患高血压病。因此，对高危人群应限制高钠盐饮食，鼓励多食鱼。

4. 肥胖

肥胖者由于脂肪组织的堆积，使毛细血管床增加，引起循环血量和心排血量增加，心脏负担加重，日久易引起高血压和心脏肥大。另外高血压的肥胖儿童，通过减少体重可使血压下降，亦证明肥胖对血压升高有明显影响。

5. 运动

对少儿运动员的研究表明，体育锻炼使心排血量增加、心率减慢、消耗多余的热量，从而有效地控制肥胖、高血脂、心血管适应能力低下等与心脑血管疾病有关的危险因素的形成与发展，为成人期心脑血管疾病的早期预防提供良好的基础。

二、临床表现

轻度高血压患儿常无明显症状，仅于体格检查时发现。血压明显增高时可有头晕、头痛、恶心、呕吐等，随着病情发展可出现脑、心脏、肾脏、眼底血管改变的症状。脑部表现以头痛、头晕常见，血压急剧升高常发生脑血管痉挛而导致脑缺血，出现头痛、失语、肢体瘫痪；严重时引起脑水肿、颅内压增高，此时头痛剧烈，并有呕吐、抽搐或昏迷，这种情况称为高血压脑病。心脏表现有左心室增大，心尖部可闻及收缩期杂音，出现心力衰竭时可听到舒张期奔马律。肾脏表现有夜尿增多、蛋白尿、管型尿，晚期可出现氮质血症及尿毒症。眼底变化，早期见视网膜动脉痉挛、变细，以后发展为狭窄，甚至眼底出血和视盘水肿。某些疾病有特殊症状：主动脉缩窄，发病较早，婴儿期即可出现充血性心力衰竭，股动脉搏动明显减弱或消失，下肢血压低于上肢血压；大动脉炎多见于年长儿，有发热、乏力、消瘦等全身表现，体检时腹部可闻及血管性杂音；嗜铬细胞瘤有多汗、心悸、血糖升高、体重减轻、发作性严重高血压等症状。

三、实验室检查

(1)尿常规、尿培养、尿儿茶酚胺定性。

(2)血常规和心电图、胸部正侧位照片。

(3)血清电解质测定，特别是钾、钠、钙、磷。

(4)血脂测定。总胆固醇、三酰甘油、高密度脂蛋白胆固醇、低密度脂蛋白胆固醇、载脂蛋白 A、载脂蛋白 B。

（5）血浆肌酐、尿素氮、尿酸、空腹血糖测定。

（6）肾脏超声波检查。如血压治疗未能控制，或有继发性高血压的相应特殊症状、体征，经综合分析，可选择性进行下列特殊检查。

（一）静脉肾盂造影

快速序列法，可见一侧肾排泄造影剂迟于对侧，肾轮廓不规则或显著小于对侧（直径相差 1.5 cm 以上），造影剂密度大于对侧，或输尿管上段和肾盂有压迹（扩张的输尿管动脉压迫所致）。由于仅能半定量估测肾脏大小和位置，且有假阳性和假阴性，目前已多不用。

（二）放射性核素肾图

^{131}I-Hippuran（^{131}I-马尿酸钠）肾图，测 ^{131}I-Hippuran 从尿中排泄率，反映有效肾血流量。^{99m}Tc-DTPA（^{99m}锝-二乙烯三胺戊乙酸）肾扫描，反映肾小球滤过率。肾动脉狭窄时双肾血流量不对称，一侧大于对侧 40%～60%；一侧同位素延迟出现；双肾同位素浓度一致，排泄一致。

（三）卡托普利-放射性核素肾图

卡托普利为血管紧张素转换酶（ACEI）抑制剂，由于阻止血管紧张素Ⅱ介导的肾小球后出球小动脉的收缩，因此服用卡托普利后行放射性核素肾图检查，可发现患侧肾小球滤过率急剧降低，而血浆流量无明显改变。

（四）肾动脉造影

可明确狭窄是双侧或单侧，狭窄部位在肾动脉或分支，并可同时行球囊扩张肾动脉成形术。如患儿肌酐超过 119 mmol/L，则造影剂总量应限制，并予适当水化和扩充容量。

（五）肾静脉血浆肾素活性比测定

手术前准备：口服呋塞米，成人每次 40 mg，1 天，2 次，小儿每次 1 mg/kg，1 天，2 次，共 1～2 天，并给予低钠饮食，停用 β 受体阻滞剂，30 分钟前给予单剂卡托普利，口服。结果患侧肾静脉肾素活性大于对侧 1.5 倍以上。

（六）血浆肾素活性测定

口服单剂卡托普利 60 分钟后测定血浆肾素活性，如大于 12 mg/(mL·h)，可诊断肾血管性高血压，注意不能服用利尿剂等降压药物。

（七）内分泌检查

血浆去甲肾上腺素、肾上腺素和甲状腺功能测定。

四、诊断

目前我国小儿血压尚缺乏统一的标准，判断儿童高血压的标准常有三种。

（1）国内沿用的标准：学龄前期高于 14.6/9.3 kPa（110/70 mmHg），学龄期高于 16.0/10.7 kPa（120/80 mmHg），13 岁及以上则 18.7/12.0 kPa（140/90 mmHg）。

（2）WHO 标准：小于 13 岁者为高于 18.7/12.0 kPa（140/90 mmHg），13 岁及以上者为 18.7/12.0 kPa（140/90 mmHg）。

（3）按 Londe 建议，收缩压和舒张压超过各年龄性别组的第 95 百分位数。目前倾向于应用百分位数。百分位是 1996 年美国小儿血压监控工作组推荐的，根据平均身高、年龄、性别组的标准，凡超过第 95 百分位为高血压。具体标准见表 6-2。

表 6-2　小儿高血压的诊断标准 kPa(mmHg)

年龄(岁)	男	女
3	14.5/8.7(109/65)	14.2/9.1(107/68)
5	14.9/9.5(112/71)	14.7/9.5(110/71)
7	15.3/10.1(115/76)	15.1/9.9(113/74)
9	15.3/10.5(115/79)	15.6/10.3(117/77)
11	16.1/10.7(121/80)	16.2/10.5(121/79)
15	17.4/11.1(131/83)	17.1/11.1(128/83)
17	18.1/11.6(136/87)	17.2/11.2(129/84)

诊断高血压后进一步寻找病因,小儿高血压多数为继发性。通过详细询问病史,仔细体格检查,结合常规检查和特殊检查,常能做出明确诊断。经过各种检查均正常,找不出原因者可诊断为原发性高血压。

五、高血压急症处理原则

(1)处理高血压急症时,治疗措施应该先于复杂的诊断检查。

(2)对高血压脑病、高血压合并急性左心衰竭等高血压危象应快速降压,旨在立即解除过高血压对靶器官的进行性损害。恶性高血压等长期严重高血压者需比正常略高的血压方可保证靶器官最低限度的血流灌注,过快过度地降低血压可导致心、脑、肾及视网膜的血流急剧减少而发生失明、昏迷、抽搐、心绞痛或肾小管坏死等严重持久的并发症。故对这类疾病患儿降压幅度及速度均应适度。

(3)高血压危象系因全身细小动脉发生暂时性强烈痉挛引起的血压急骤升高所致。因此,血管扩张剂如钙通道阻滞剂、血管紧张素转换酶抑制剂及α受体阻滞剂、β受体阻滞剂的临床应用,是治疗的重点。这些药物不仅给药方便(含化或口服),起效迅速,而且在降压同时,还可改善心、肾的血流灌注。尤其是降压作用的强度随血压下降而减弱,无过度降低血压之虑。

(4)高血压危象常用药物及高血压危象药物的选择参考,见表6-3和表6-4。

表 6-3　高血压危象常用药物

药物	剂量及用法	起效时间	持续时间	不良反应	相对禁忌
硝苯地平	0.3~0.5 mg/kg	含化5分钟;口服30分钟	6~8小时	心动过速,颜面潮红	
卡托普利	1~2 mg/(kg·d)	口服30分钟	4~6	皮疹、高钾血症,发热	肾动脉狭窄
柳胺苄心定	20~80 mg 加入葡萄糖注射液中,2 mg/min 静脉滴注(成人剂量)	5~10分钟		充血性心力衰竭、哮喘心动过速、AVB二度以上	
硝普钠	1 μg/(kg·min)开始静脉滴注,无效可渐增至8 μg/(kg·min)	即时	停后2分钟	恶心,精神症状,肌肉痉挛	高血压脑病
氯苯甲噻二嗪	每次5 mg/kg静脉注射,无效30分钟可重复	1~2分钟	4~24小时	高血糖呕吐	

续表

药物	剂量及用法	起效时间	持续时间	不良反应	相对禁忌
肼屈嗪（HD）	每次 0.1～0.2 mg/kg 静脉注射或肌内注射	10 分钟	2～6 小时	心动过速，恶心、呕吐	充血性心力衰竭，主动脉夹层动脉瘤

表 6-4　高血压急症药物选择

高血压危象	药物选择	高血压危象	药物选择
高血压脑病	NF、CP、LB、diazoxide、NP	急性左心衰竭	NP、CP、NF
脑出血	LB、CP、NF	急进性高血压	CP、NF、HD
蛛网膜下腔出血	NF、LB、CP、diazoxide	嗜铬细胞瘤	PM（酚妥拉明）、LB

六、高血压急症的表现

在儿童期高血压急症的主要表现：①高血压脑病。②急性左心衰。③颅内出血。④嗜铬细胞瘤危象等。现分析如下。

（一）高血压脑病

高血压脑病为一种综合征，其特征为血压突然升高伴有急性神经系统症状。虽任何原因引起的高血压均发生本病，但最常见为急性肾炎。

1.临床表现

头痛并伴有恶心、呕吐，出现精神错乱，定向障碍、谵妄、痴呆；亦可出现烦躁不安，肌肉阵挛性颤动，反复惊厥甚而呈癫痫持续状态。也可发生一过性偏瘫，意识障碍如嗜睡、昏迷；严重者可因颅内压明显增高发生脑疝。眼底检查可见视网膜动脉痉挛或视网膜出血。脑脊液压力可正常亦可增高，蛋白含量增加。

本症应与蛛网膜下腔出血、脑肿瘤、癫痫大发作等疾病鉴别。蛛网膜下腔出血常有脑膜刺激症状，脑脊液为血性而无严重高血压。脑肿瘤、癫痫大发作亦无显著的血压升高及眼底出血。临床确诊高血压脑病最简捷的办法是给予降压药治疗后病情迅速好转。

2.急症处理

一旦确诊高血压脑病，应迅速将血压降至安全范围之内为宜[17.3/12.1 kPa（130/91 mmHg）左右]，降压治疗应在严密的观察下进行。

（1）降压治疗。①常用的静脉注射药物为柳胺卞心定，是目前唯一能同时阻滞 α 受体和 β 受体的药物，不影响心排血量和脑血流量。因此，即使合并心脑肾严重病变亦可取得满意疗效。本品因独具 α 受体和 β 受体阻滞作用，故可有效地治疗中毒性甲亢和嗜铬细胞瘤所致的高血压危象。二氮嗪：因该药物可引起水钠潴留，可与呋塞米并用增强降压作用。又因本品溶液呈碱性，注射时勿溢到血管外。硝普钠：也颇为有效，但对高血压脑病不做首选。该药降压作用迅速，维持时间短，应根据血压水平调节滴注速度。使用时应避光并新鲜配置，溶解后使用时间不宜超过 6 小时，连续使用不要超过 3 天，当心硫氰酸盐中毒。②常用口服或含化药物为硝苯地平。通过阻塞细胞膜钙离子通道，减少钙内流，从而松弛血管平滑肌使血压下降。神志清醒，合作患儿可舌下含服,意识障碍或不合作者可将药片碾碎加水 0.5～1 mL 制成混悬剂抽入注射器中缓慢注入舌下。硫甲丙脯酸为血管紧张素转换酶抑制剂,对于高肾素恶性高血压和肾血管性高血压降压作用特别明显,对非高肾素性高血压亦有降压作用。

(2)保持呼吸道通畅,镇静,制止抽搐。可用苯巴比妥钠(8～10 mg/kg,肌内注射,必要时 6 小时后可重复)、地西泮(0.3～0.5 mg/kg 肌肉或静脉缓注,注射速度在3 mg/min 以下,必要时 30 分钟后可重复)等止惊药物,但须注意呼吸。

(3)降低颅内压:可选用 20%甘露醇(每次 1 g/kg,每 4 小时或 6 小时,1 次)、呋塞米(每次 1 mg/kg)及 25%血清蛋白(20 mL,每天 1～2 次)等,减轻脑水肿。

(二)颅内出血(蛛网膜下腔出血或脑实质出血)

1.临床表现及诊断

蛛网膜下腔出血起病突然,伴有严重头疼、恶心、呕吐及不同程度意识障碍。若出血量不大,意识可在几分钟到几小时内恢复,但最后仍可逐渐昏睡或谵妄。若出血严重,可以很快出现颅内压增高的表现,有时可出现全身抽搐,颈项强直是很常见的体征,甚至是唯一的体征,伴有脑膜刺激征。眼底检查可发现新鲜出血灶。腰椎穿刺脑脊液呈均匀的血性,但发病后立即腰穿不会发现红细胞,要等数小时以后红细胞才到达腰部的蛛网膜下腔。1～3 天后可由于无菌性脑膜炎而发热,白细胞增高似与蛛网膜下腔出血的严重程度呈平行关系,因此,不要将诊断引向感染性疾病。CT 脑扫描检查无改变。

脑实质出血起病时常伴头痛呕吐,昏迷较为常见,腰椎穿刺脑脊液压力增高,血性者占 80%以上。除此而外,可因出血部位不同伴有如下不同的神经系统症状。

(1)壳核-内囊出血:典型者出现"三偏症",出血对侧肢体瘫痪和中枢性面瘫;出血对侧偏身感觉障碍;出血对侧的偏盲。

(2)脑桥出血:初期表现为交叉性瘫痪,即出血侧面瘫和对侧上、下肢瘫痪,头眼转向出血侧。后迅速波及两侧,出现双侧面瘫痪和四肢瘫痪,头眼位置恢复正中,双侧瞳孔呈针尖大小,双侧锥体束征。早期出现呼吸困难且不规则,常迅速进入深昏迷,多于 24～48 小时死亡。

(3)脑室出血:表现为剧烈头痛呕吐,迅速进入深昏迷,瞳孔缩小,体温升高,可呈去大脑强直,双侧锥体束征。四肢软瘫,腱反射常引不出。

(4)小脑出血:临床变化多样,但是走路不稳是常见的症状。常出现眼震颤和肢体共济失调症状。

颅内出血可因颅内压增高发生心动过缓,呼吸不规则,严重者可发生脑疝。多数颅内出血的患儿心电图可出现巨大倒置 T 波,QT 期间延长。血常规可见白细胞升高,尿常规可见蛋白、红细胞和管型,血中尿素氮亦可见升高。在诊断中尚需注意,颅内出血本身可引起急性高血压,即使患儿以前并无高血压史。此外,尚需与癫痫发作、高血压脑病以及代谢障碍所致昏迷相区别。

2.急症处理

(1)一般治疗:绝对卧床,头部降温,保持气道通畅,必要时做气管内插管。

(2)控制高血压:对于高血压性颅内出血的患儿,应及时控制高血压。但由于颅内出血常伴颅内压增高,因此,投予降压药物应避免短时间内血压下降速度过快和幅度过大,否则脑灌注压将受到明显影响。一般低压不宜低于出血前水平。舒张压较低,脉压过大者不宜用降压药物。降压药物的选择以硝苯地平、卡托普利和柳胺苄心定较为合适。

(3)减轻脑水肿:脑出血后多伴脑水肿并逐渐加重,严重者可引起脑疝。故降低颅内压,控制脑水肿是颅内出血急性期处理的重要环节。疑有继续出血者可先采用人工控制性过度通气、静脉注射呋塞米等措施降低颅内压，也可给予渗透性脱水剂如20%甘露醇（1 g/kg，每4～6小时，1次）及25%的血清蛋白（20 mL，每天1～2次）。短程大剂量激素有助于减轻脑水肿，但对高血压不利，故必须要慎用，更不宜长期使用。治疗中注意水电解质平衡。

（4）止血药和凝血药：止血药对脑出血治疗尚有争议，但对蛛网膜下腔出血，对羧基苄胺及6-氨基己酸能控制纤维蛋白原的形成，有一定疗效，在急性期可短时间使用。

（5）其他：经检查颅内有占位性病灶者，条件允许时可手术清除血肿，尤其对小脑出血、大脑半球出血疗效较好。

（三）高血压合并急性左心衰竭

1.临床表现及诊断

儿童期血压急剧升高时，造成心脏后负荷急剧升高。当血压升高到超过左心房所能代偿的限度时就出现左心衰竭及急性水肿。急性左心衰竭时，动脉血压，尤其是舒张压显著升高，左室舒张末期压力、肺静脉压力、肺毛细血管楔压和肺小动脉楔压均升高，并与肺淤血的严重程度呈正相关。当肺小动脉楔压超过4.0 kPa（30 mmHg）时，血浆自肺毛细血管大量渗入肺泡，引起急性肺水肿。急性肺水肿是左心衰竭最重要的表现形式。患儿往往面色苍白、口唇青紫、皮肤湿冷多汗、烦躁、极度呼吸困难，咯大量白色或粉红色泡沫痰，大多被迫采取前倾坐位，双肺听诊可闻大量水泡音或哮鸣音，心尖区特别在左侧卧位和心率较快时常可闻及心室舒张期奔马律等。在诊断中应注意的是，即使无高血压危象的患儿，急性肺水肿本身可伴有收缩压及舒张压升高，但升高幅度不会太大，且肺水肿一旦控制，血压则自行下降。而急性左心衰竭肺水肿患儿眼底检查如有出血或渗出时，考虑合并高血压危象。

2.急症处理

（1）体位：患儿取前倾坐位，双腿下垂（休克时除外），四肢结扎止血带。止血带压力以低于动脉压又能阻碍静脉回流为度，相当于收缩压及舒张压之间，每15分钟轮流将一肢体的止血带放松。该体位亦可使痰较易咳出。

（2）吗啡：吗啡可减轻左心衰竭时交感系统兴奋引起的小静脉和小动脉收缩，降低前、后负荷。对烦躁不安、高度气急的急性肺水肿患儿，吗啡是首选药物，可皮下注射盐酸吗啡0.1～0.2 mg/kg，但休克、昏迷及呼吸衰竭者忌用。

（3）给氧：单纯缺氧而无二氧化碳潴留时，应给予较高浓度氧气吸入，活瓣型面罩的供氧效果比鼻导管法好，提供的FiO_2可达0.3～0.6。肺水肿时肺部空气与水分混合，形成泡沫，妨碍换气。可使氧通过含有乙醇的雾化器，口罩给氧者乙醇浓度为30%～40%，鼻导管给氧者乙醇浓度为70%，1次不宜超过20分钟。但乙醇的去泡沫作用较弱且有刺激性。近年有报道用二甲硅油消泡气雾剂治疗，效果良好。应用时将瓶倒转，在距离患儿口腔8～10 cm处，于吸气时对准咽喉或鼻孔喷雾20～40次。一般5分钟内生效，最大作用在15～30分钟。必要时可重复使用。如低氧血症明显，又伴有二氧化碳潴留，应使用间歇正压呼吸配合氧疗。间歇正压呼吸改善急性肺水肿的原理，可能由于它增加肺泡压与肺组织间隙压，降低右心房充盈压与胸腔内血容量；增加肺泡通气量，有利于清除支气管分泌物，减轻呼吸肌工作，减少组织氧耗量。

（4）利尿剂：宜选用速效强效利尿剂，可静脉注射呋塞米（每次1～2 mg/kg）或依他尼酸钠（1 mg/kg，20 mL液体稀释后静脉注射），必要时2小时后重复。对肺水肿的治疗首先由于呋塞米等药物有直接扩张静脉作用，增加静脉容量，使静脉血自肺部向周围分布，从而降低肺静脉压力,这一重要特点在给药5分钟内即出现,其后才发挥利尿作用,减少静脉容量,缓解肺淤血。

(5)洋地黄及其他正性肌力药物:对急性左心衰竭患儿几乎都有指征应用洋地黄。应采用作用迅速的强心剂如毛花苷C静脉注射,1次注入洋地黄化量的1/2,余1/2分为2次,每隔4～6小时,1次。如需维持疗效,可于24小时后口服地高辛维持量。如仍需继续静脉给药,每6小时注射1次1/4洋地黄化量。毒毛花苷K,1次静脉注射0.007～0.010 mg/kg,如需静脉维持给药,可8～12小时重复1次。使用中注意监护,以防洋地黄中毒。

多巴酚丁胺为较新的、作用较强的、不良反应较小的正性肌力药物。用法:静脉滴注5～10 mg/(kg·min)。

(6)降压治疗:应采用快速降压药物使血压速降至正常水平以减轻左心室负荷。硝普钠为一种强力短效血管扩张剂,直接使动脉和静脉平滑肌松弛,降低周围血管阻力和静脉贮血。因此,硝普钠不仅降压迅速,还能减低左心室前、后负荷,改善心脏功能,为高血压危象并急性左心衰竭较理想的首选药物。一般从1 μg/(kg·min)开始静脉滴注,在监测血压的条件下,无效时每3～5分钟调整速度渐增至8 μg/(kg·min)。此外,也可选用硝苯地平或卡托普利,但忌用柳胺苄心定和肼屈嗪,因柳胺苄心定对心肌有负性肌力作用,而后者可反射性增快心率和心排血量,加重心肌损害。

(刘晏如)

第二节 心律失常

一、窦性心动过速

(一)临床要点

窦性心动过速指窦房结发出激动的频率超过正常心率范围的上限。其原因有生理性,如哭闹、运动、情绪紧张等;病理性主要有发热、贫血、甲状腺功能亢进、心肌炎、风湿热、心力衰竭等。一般无临床症状,年长儿有时可诉心悸。

(二)心电图特征

窦性心律,心率超过该年龄正常心率范围。婴儿心率每分钟大于140次,1～6岁心率每分钟大于120次,6岁以上心率每分钟大于100次。

(三)治疗

心律失常主要针对病因。有症状者可用β受体阻滞剂或镇静剂。

二、窦性心动过缓

(一)临床要点

窦性心动过缓指窦房结发出激动的频率低于正常心率。多由于迷走神经张力过高、颅内压增高、甲状腺功能减退、β受体阻滞剂作用所致,少数为窦房结本身的病变。一般无症状,心率显著缓慢时可有头晕、胸闷,甚至晕厥。

(二)心电图特征

窦性心律,心率低于该年龄正常心率范围;1岁以内(婴儿)心率每分钟小于100次,1~4岁每分钟小于80次,3~8岁每分钟小于70次,8岁以上每分钟小于60次。

(三)治疗

主要针对病因。心率明显缓慢或有症状者,可口服阿托品,剂量每次0.01~0.02 mg/kg,每天3~4次。

三、期前收缩

按其过早搏动起源部位的不同分为房性、房室交界区性及室性期前收缩。期前收缩既可见于明确病因,如各种感染、器质性心脏病、缺氧、药物作用及自主神经功能不稳定等,也可见于健康小儿。

(一)临床特点

多数小儿无症状,少数有心悸、胸闷、心前区不适。心脏听诊可听到心跳提早搏动之后有较长的间歇,脉搏短绌。期前收缩于运动后增多,提示同时有器质性心脏病。

(二)心电图特征

1. 房性期前收缩

(1)提前出现的房性P波(P'波),P'波形态与窦性P波略有不同。P'R>0.10秒。

(2)P'波后有QRS波,一般形态正常,P'引起QRS波有时增宽变形,似右束支传导阻滞图形称房性期前收缩伴室内差异性传导。

(3)P'波后无QRS波时称房性期前收缩未下传,P'波可出现在前一个窦性T波中,T波形态轻度异常。

(4)期前收缩后代偿间歇多为不完全性。

2. 房室交界区性期前收缩

(1)提前出现的QRS波,形态正常。

(2)在QRS波之前、中或后有逆行P'波,但P'R<0.10秒,QRS波之后则RP'<0.20秒。

(3)代偿间期往往为不完全性。

3. 室性期前收缩

(1)提前出现的宽大畸形QRS-T波群,期前收缩前无P'波;T波与QRS主波方向相反。

(2)代偿间歇常为完全性。

(3)同一导联出现两种或两种以上形态的期前收缩,而配对间期固定者称多形性期前收缩。

(4)若同一导联出现两种或两种以上形态的期前收缩,且配对间期也不相等者称多源性期前收缩。

室性期前收缩有以下情况应视为器质性期前收缩:①先天性或后天性心脏病基础上出现期前收缩或心功能不全出现期前收缩。②室性期前收缩、房性期前收缩或房室交界性期前收缩同时存在。③心电图同时有QT间期延长或RONT现象(提前的QRS波落在T波上)。④有症状的多源、频发期前收缩,特别是心肌炎、心肌病等患者。对判断器质性室性期前收缩有困难时,应进行24小时动态心电图检测。

(三)治疗

包括病因治疗和应用抗心律失常药。

1. 房性期前收缩

大多数偶发、无症状者属良性,不需药物治疗。如频发者可给予普罗帕酮或β受体阻滞剂。1 岁以内的婴儿频发房性期前收缩,易发生心房扑动和室上性心动过速,可用地高辛,无效时可加用普萘洛尔。

2. 房室交界区性期前收缩

不需特殊治疗。

3. 室性期前收缩

未发现器质性心脏病又无症状者不需用抗心律失常药。有器质性期前收缩应予治疗。可选用美西律口服,每天 2～5 mg/kg,每 8 小时一次。普罗帕酮每次 5～7 mg/kg,每 6～8 小时一次口服。胺碘酮每天 5～10 mg/kg,分 3 次,口服 1～2 周后逐渐减量至原来的 1/3,每天 1 次,服 5 天,停 2 天。普萘洛尔每天 1～3 mg/kg,分 3 次。洋地黄中毒和心脏手术后发生的室性期前收缩,选用苯妥英钠每次 2～4 mg/kg,缓慢静脉注射,可于 15～20 分钟后重复一次,总量为 15 mg/kg。肥厚性心肌病的室性期前收缩,用钙通道阻滞剂维拉帕米,每天 1～3 mg/kg,分 3 次口服。

四、阵发性室上性心动过速

阵发性室上性心动过速,其发生机制多数为折返激动,其次为心房或房室结自律性增高。室上性心动过速多见于无器质性心脏病者,可因呼吸道感染、疲劳、情绪激动等诱发。室上性心动过速也可发生于某些器质性心脏病、心肌炎、洋地黄中毒、电解质紊乱、心导管检查及心脏手术后。预激综合征的患儿 50%～90% 可发生阵发性室上性心动过速。

(一) 临床要点

1. 症状

阵发性室上性心动过速突然发生突然停止,婴儿常烦躁不安、拒食、呕吐、面色灰白、呼吸急速,肺部有啰音,心率每分钟 200～300 次,一次发作数秒钟或数小时,如发作时间长达 24 小时以上可导致心力衰竭或休克,易误诊为重症肺炎。儿童常诉心悸、头晕、疲乏、烦躁,伴有恶心、呕吐、腹痛,少数可有短暂昏厥,但较少发生心力衰竭和休克。

2. 心电图特征

(1) 心室率快而匀齐,婴儿常为每分钟 230～300 次,儿童常为每分钟 160～200 次,R-R 间期绝对匀齐。

(2) P′ 波可与 QRS 波重叠,若见到 P′ 波形态异常,为逆行 P′ 波。

(3) QRS 波群绝大多数形态正常,少数合并室内差异传导或逆向型房室折返心动过速时 QRS 波增宽。

(4) 可有继发 ST-T 改变。

(二) 治疗

包括终止发作和预防复发。

1. 终止发作

(1) 用兴奋迷走神经的方法:小婴儿用冰水毛巾敷面部,每次 10～15 秒。儿童可深吸气屏住呼吸;刺激咽后壁,使作呕;或压迫一侧颈动脉窦。

(2) 抗心律失常药:①普罗帕酮。对折返性心动过速和自律性增高均有效,剂量为 1～

2 mg/kg加入10%葡萄糖溶液10 mL中缓慢静脉注射。首剂未转复者,隔10分钟可重复,不可超过3次。有心力衰竭或传导阻滞者忌用。②维拉帕米。为钙通道阻滞剂,通过延长房室结不应期而阻断折返。若年龄>1岁,未并发心力衰竭者可选用。剂量为0.1~0.2 mg/kg,一次量不超过5 mg,加入葡萄糖溶液中缓慢静脉注射。未转复者隔15~20分钟可重复一次,有心力衰竭、低血压、房室传导阻滞者忌用。③三磷酸腺苷(ATP)。婴儿每次3~5 mg,儿童每次7~15 mg,加入10%葡萄糖1~5 mL中于2秒内快速静脉推注。有时此药伴严重不良反应,如心脏停搏。④地高辛。有心力衰竭者宜选用,用量与治疗急性心力衰竭相同。⑤普萘洛尔。剂量为0.1 mg/kg加10%葡萄糖溶液稀释,缓慢静脉注射。

(3)同步直流电击复律。

(4)射频消融术:对上述药物治疗难奏效或频繁复发者可用射频消融术治疗。

2.预防复发

在终止发作后继续口服药物,常用药物有地高辛、普萘洛尔、普罗帕酮、胺碘酮等,口服维持量6~12个月。

五、阵发性室性心动过速

阵发性室性心动过速(ventricular tachycardia,VT)是一种严重的快速心律失常,可导致血流动力学障碍。根据波形特征,分单形和多形性室性心动过速。每次发作时间30秒内自行终止为非持续性室性心动过速;大于30秒或患者发生晕厥者为持续性室性心动过速。

(一)临床意义

室性心动过速急性多见于缺氧、酸中毒、感染、药物、高(低)血钾,慢性多见于有器质性心脏病者,如心肌炎、心肌病、二尖瓣脱垂、原发心脏肿瘤、Q-T间期延长、心导管检查及心脏手术后、冠状动脉起源异常、右心室发育不全。少数小儿原因不明。特发性室性心动过速无器质性心脏病的临床证据,用射频消融治疗有效。

(二)诊断

1.临床表现

临床表现有突发、突止的特点,症状常有发作性头晕、心悸、疲乏、心前区疼痛,严重者可晕厥、抽搐或猝死。婴儿易出现心力衰竭或休克。

2.心电图特征

(1)连续3次或3次以上的期前QRS波群,时限增宽,形态畸形,心室率每分钟150~250次,R-R间期可略有不齐。

(2)房室分离,可见窦性P′波与QRS波各自独立,无固定时间关系,呈干扰性房室脱节,心室率快于心房率。

(3)常出现心室夺获及室性融合波。

3.治疗

包括终止室性心动过速发作,预防室性心动过速复发。

(1)消除病因:如药物不良反应、电解质紊乱等。

(2)危重患儿首选同步直流电击复律,用量为2~5 ws/kg,婴儿每次<50 ws,儿童每次<100 ws,无效者隔20~30分钟重复一次。洋地黄中毒者忌电击治疗。

(3)抗心律失常药物。①利多卡因:首选,剂量1 mg/kg,稀释后缓慢静脉注射。无效者隔

5～10分钟可重复一次,总量3～5 mg/kg。室性心动过速纠正后每分钟20～30 μg/kg静脉滴注维持。②普罗帕酮:1～2 mg/kg,稀释后缓慢静脉注射。无效可重复1～3次。③苯妥英钠:2～4 mg/kg加生理盐水稀释后缓慢静脉注射,无效可重复1～3次,总量为15 mg/kg。其对洋地黄中毒及心脏手术者效果较好。④胺碘酮:对上述药物无效的顽固性室性心动过速可采用胺碘酮,每次1 mg/kg,静脉注射10分钟,无效隔5～10分钟重复同样剂量,总量24小时<10 mg/kg。或用负荷量2.5～5 mg/mg,静脉注射30～60分钟,可重复1次,总量24小时≤10 mg/kg。

(4)射频消融术:对顽固病例并被证实为折返激动所致,尤其是特发性室性心动过速可用射频消融治疗。

(5)预防复发:对有复发倾向者可口服普罗帕酮、普萘洛尔、胺碘酮等有效药物。

六、房室传导阻滞

房室传导阻滞(atrial-ventricular block,AVB)是小儿较常见的缓慢性心律失常,按房室传导阻滞的程度可分为一、二、三度房室传导阻滞。病因有急性感染、心肌炎、心肌病、电解质紊乱、洋地黄或其他药物中毒及心脏手术等。少数为先天性房室结发育畸形或胎儿期房室结病变所致,称先天性完全性房室传导阻滞。一度和二度Ⅰ型可为迷走神经张力增高所致。

(一)一度房室传导阻滞

1.临床要点

一度房室传导阻滞临床一般无症状,听诊第一心音低钝。有时健康小儿亦可出现一度房室传导阻滞。

2.心电图特征

PR间期超过正常最高值,即1岁内PR>0.14秒,学龄前PR>0.16秒,学龄期PR>0.18秒,青春期PR>0.20秒。其正常值与心率有关。

3.治疗

针对病因治疗,不需用抗心律失常药。随着病因的消除,一度房室传导阻滞可消失。

(二)二度房室传导阻滞

1.临床要点

二度房室传导阻滞的临床症状视传导阻滞的严重程度及心室率的快慢而定,可无症状或有心悸、头晕等。

2.心电图特征

二度房室传导阻滞分为Ⅰ型(莫氏Ⅰ型)和Ⅱ型(莫氏Ⅱ型)。

(1)二度Ⅰ型:①PR间期随每次心搏逐次延长,直至P'波后脱落一个QRS波群(心室漏搏)。周而复始,呈规律性改变。②PR间期逐次延长的同时,R-R间期逐次缩短,继以一个较长的R-R间期。③伴有心室漏搏的长R-R间期小于任何2个R-R间期之和。

(2)二度Ⅱ型:①PR间期正常或稍延长,但固定不变。②P'波按规律出现,QRS波呈周期性脱落,伴有心室漏搏的长R-R为短R-R间隔的倍数。③房室间传导比例多为2∶1或3∶1下传。

3.治疗

主要针对病因治疗,二度Ⅰ型是暂时的,多可恢复,而二度Ⅱ型可逐渐演变为三度房室传导阻滞。

(三)三度(完全性)房室传导阻滞

1.临床特征

三度(完全性)房室传导阻滞除有原发病、病毒性心肌炎、先天性心脏病等的表现外,婴儿心率每分钟<80次,儿童每分钟<60次。当心室率每分钟<40次时有疲乏、无力、眩晕,严重者可发生阿-斯综合征或心力衰竭。

2.心电图特征

(1)P波与QRS波无固定关系,心室率慢于心房率。

(2)QRS波群形态与阻滞部位有关。若起搏点在房室束分支以上,QRS波群不宽。若起搏点在希氏束以下,QRS波群增宽。

3.治疗

(1)无症状先天性者不需治疗。

(2)病因治疗:如心肌炎或手术暂时损伤者,用肾上腺皮质激素治疗。

(3)提高心率:阿托品每次0.01~0.03 mg/kg,每天3~4次,口服或皮下注射。异丙基肾上腺素加入5%葡萄糖溶液按每分钟0.1~0.25 μg/kg,静脉滴注,或用5~10 mg舌下含服。

(4)放置人工起搏器的适应证:①阿-斯综合征或伴心力衰竭。②心室率持续显著缓慢,新生儿每分钟<55次,婴儿每分钟<50次,儿童每分钟<45次。③室性心动过速心律失常,阻滞部位在希氏束以下。④对运动耐受量低的患儿。

(刘晏如)

第三节 先天性心脏病

先天性心脏病的发病率约为0.7%。轻症可无任何症状或症状不明显,一般是在体格检查时发现心脏杂音的。多数患儿在3岁以前,特别是1岁以内出现症状,包括体重和身长增长缓慢,活动耐受差,易患肺炎,口唇和甲床发绀,婴儿时期喂养困难、气急、多汗、声音嘶哑等。先天性心脏病可根据有无青紫分成三大类:无青紫型、潜在青紫型和青紫型。

一、室间隔缺损

室间隔缺损是先天性心脏病中最常见的类型,约占总数的25%。

(一)血流动力学

由于左心室的收缩压显著高于右心室,分流方向为左心室到右心室,室间隔缺损的血流动力学改变与缺损大小及肺血管床状况有关。缺损小时,左向右分流量很小,血流动力学改变不明显。中等大小的室间隔缺损时,有明显的左向右分流,肺动脉压正常或轻度升高;大型的室间隔缺损时,分流量大,肺循环的血流量可为体循环的3~5倍。随着病程进展,肺小动脉痉挛,产生动力性肺动脉高压,渐渐引起继发性肺小动脉内膜增厚及硬化,形成阻力性肺动脉高压。左向右分流量显著减少,继而呈现双向分流,甚至反向分流,临床上出现发绀,发展成为艾森门格综合征。

(二)临床表现

1.症状

中型及大型室间隔缺损在新生儿后期及婴儿期即可出现喂养困难、多汗、体重不增、反复呼吸道感染,出生后半年内常发生充血性心力衰竭。

2.体格检查

发现胸骨左缘下方响亮、粗糙的全收缩期杂音,向心前区及后背传导,并有震颤,心尖部伴随较短的舒张期隆隆样杂音。肺动脉第二心音可增强,提示肺动脉高压。当有明显肺动脉高压或艾森门格综合征时,临床上出现发绀,并逐渐加重。此时心脏杂音往往减轻,肺动脉第二心音显著亢进。小型室间隔缺损多无临床症状。40%左、右室间隔缺损可能在3~4岁自行关闭。膜周部、肌部缺损容易自然愈合。

(三)诊断

根据病史及临床表现和心脏杂音特点多可做出临床诊断,进一步可做心电图、胸部X线片、超声心动图确诊。如有重度肺动脉高压需做心导管检查。

1.心电图

大型缺损为左心室、右心室肥大。

2.X线检查

大型室间隔缺损,心影呈中度或中度以上增大,肺动脉段明显突出,血管影增粗,搏动强烈,左心室、右心室增大,左心房也增大,主动脉影正常或较小,肺动脉高压以右心室增大为主。

3.超声心动图

二维超声心动图可探查室间隔缺损的部位、大小和数目,结合叠加彩色多普勒心动图还可以明确分流方向、速度。在无肺动脉口狭窄的病例,尚可利用多普勒技术无创性估测肺动脉压力。

4.心导管检查及选择性左心室造影

单纯性室间隔缺损者不需施行创伤性心导管检查。如有重度肺动脉高压、主动脉瓣脱垂、继发性右心室漏斗部狭窄或合并其他心脏畸形时,才需要做心导管检查。

(四)治疗原则

婴儿期间发生的心力衰竭,应用洋地黄、利尿剂、扩血管药物等内科治疗。任何年龄的大型缺损内科治疗无效、婴儿期已出现肺动脉高压、Qp/Qs>2:1,以及脊上型室间隔缺损等均为外科手术指征。小型室间隔缺损因是感染性心内膜炎(infective endocarditis,IE)的危险因素,也应在学龄前手术修补。如出现艾森门格综合征则无手术指征。

二、房间隔缺损

房间隔缺损约占先天性心脏病发病总数的10%,是成人时期最常见的先天性心脏病。根据解剖病变部位的不同,可分为3种类型:第1孔型(原发孔)缺损、第2孔型(继发孔)缺损和静脉窦型缺损。房间隔缺损可单独存在,也可合并其他畸形,较常见的为肺静脉异位引流、肺动脉瓣狭窄及二尖瓣裂缺。

(一)血流动力学

房间隔缺损时左向右分流量取决于缺损的大小,两侧心室的相对顺应性和体循环、肺循环的相对阻力。小型房间隔缺损时,两心房压相差无几,分流量小;大型房间隔缺损时,左心房水平大量含氧量高的血流向右心房分流,右心房接受腔静脉回流血量加上左房分流的血量,导致右心室舒张期容量负荷过重,小部分病例当分流量已超过肺血管床容量的限度,可产生动力性肺动脉高压。

(二)临床表现

1. 症状

婴儿期房间隔缺损大多无症状。一般由常规体格检查时闻及心脏杂音而发现此病。儿童期可表现为乏力,活动后气促,易患呼吸道感染。大分流量病例在成人可能发生心力衰竭和发绀。

2. 体征

心前区较饱满,右心搏动增强,胸骨左缘第2~3肋间可闻收缩中期Ⅱ~Ⅲ级喷射性杂音。肺动脉瓣区第二心音固定分裂,分流量大时,造成三尖瓣相对狭窄,胸骨左缘下方可闻及舒张期隆隆样杂音。如同时合并二尖瓣脱垂,心尖区可闻及全收缩期或收缩晚期杂音,并向腋下传导。

(三)诊断和鉴别诊断

1. 诊断

根据病史及临床表现和心脏杂音特点多可做出临床诊断。进一步可做心电图、胸部X线片、超声心动图确诊。一般无须心导管检查。

(1)心电图:电轴右偏,右心室肥大,右侧心前区可有不完全右束支传导阻滞,PR间期延长,少数可有P波高尖。如果电轴左偏,提示原发孔型房间隔缺损。

(2)X线检查:右心房、右心室、肺动脉均可扩大,肺门血管影增粗,搏动强烈。

(3)超声心动图:右心房、右心室流出道扩大,室间隔与左心室后壁呈矛盾运动或室间隔于收缩期呈异常向前运动。大多数单纯房间隔缺损经超声心动图诊断后,无须心导管检查而可直接行矫治手术。

(4)心导管检查:当临床资料与诊断不一致,或怀疑有肺动脉高压时,需做心导管检查。

2. 鉴别诊断

需与其他类型先天性心脏病相鉴别。

(四)治疗

单纯性房间隔缺损有明显临床症状或无症状,但肺循环血流量(Qp)为体循环血流量(Qs)的1倍以上者,均应在2~6岁行手术修补治疗,或应用蘑菇伞装置堵闭缺损。婴儿症状明显或并发心力衰竭者可早期施行手术治疗,手术死亡率<1%。

三、动脉导管未闭

动脉导管未闭(patent ductus arteriosus,PDA)为小儿先天性心脏病常见类型之一,占先天性心脏病发病总数的15%。出生后,动脉导管渐渐关闭,经数月到1年,在解剖学上也完全关闭。若持续开放,并产生病理、生理改变,即称动脉导管未闭。

(一)血流动力学

左向右分流量的大小与导管的粗细及主动脉、肺动脉的压差有关。由于主动脉在收缩期和舒张期的压力均超过肺动脉,因而通过未闭动脉导管的左向右分流的血液连续不断,使肺循环及左心房、左心室、升主动脉的血流量明显增加,左心负荷加重。长期大量血流向肺循环的冲击,肺小动脉可有反应性痉挛,形成动力性肺动脉高压;继之管壁增厚硬化导致阻力性肺动脉高压、右心室肥厚,甚至衰竭。当肺动脉压力超过主动脉压时,产生肺动脉血流逆向分流入主动脉,患儿出现差异性发绀,即两下肢发绀较显著,左上肢有轻度发绀,右上肢正常。

(二)临床表现

1.症状

动脉导管细小者临床上可无症状,导管粗大者可有咳嗽、气急、喂养困难及生长发育落后等。

2.体征

胸骨左缘上方有一连续性"机器"样杂音,占整个收缩期与舒张期,于收缩末期最响,杂音向左锁骨下、颈部和背部传导。分流量大者因相对性二尖瓣狭窄而在心尖部可闻及较短的舒张期杂音。肺动脉瓣区第二心音增强,由于舒张压降低,脉压增宽,可出现周围血管体征,如水冲脉、指甲床毛细血管搏动等。

(三)诊断和鉴别诊断

1.诊断

根据病史、临床表现和心脏杂音特点多可做出临床诊断。进一步可做心电图、胸部X线片、超声心动图确诊。一般无须心导管检查。

(1)心电图:分流量大者可有不同程度的左心室、左心房肥大,显著肺动脉高压者左心室、右心室肥厚,严重者甚至仅见右心室肥厚。

(2)X线检查:动脉导管细者心血管影可正常。分流量大者示心胸比率增大,左心室增大,心尖向下扩张,左心房亦轻度增大,肺血增多,肺动脉段突出,肺门血管影增粗。肺动脉高压时肺门处肺动脉总干及其分支扩大,而远端肺野肺小动脉狭小,主动脉弓正常或凸出。

(3)超声心动图:对诊断极有帮助。可以直接探查到未闭合的动脉导管,脉冲多普勒也可探测到典型的收缩期与舒张期连续性湍流频谱。彩色多普勒可见红色流柱出自降主动脉。

(4)心导管检查:当肺血管阻力增加或疑有其他合并畸形时有必要施行心导管检查,它可发现肺动脉血氧含量较右心室为高。有时心导管可以从肺动脉通过未闭导管插入降主动脉。

(5)心血管造影:逆行主动脉造影对复杂病例的诊断有重要价值,在主动脉根部注入造影剂可见主动脉与肺动脉同时显影,未闭动脉导管也能显影。

2.鉴别诊断

需与其他类型先天性心脏病相鉴别。

(四)并发症

感染性动脉炎、充血性心力衰竭、心内膜炎等是常见的并发症。

(五)治疗原则

为防止心内膜炎,有效治疗和控制心功能不全和肺动脉高压,不同年龄、大小的动脉导管均应手术或经介入方法予以关闭。早产儿动脉导管未闭伴有症状者,生后1周内使用吲哚美辛治疗。采用介入疗法可选择弹簧圈(coil)、蘑菇伞等堵闭动脉导管。

四、肺动脉狭窄

肺动脉狭窄(pulmonary stenosis,PS)是先天性心脏病之一,占先天性心脏病的10%~20%,包括肺动脉瓣狭窄、漏斗部狭窄和肺动脉分支狭窄。其中,以肺动脉瓣狭窄最常见。

(一)血流动力学和病理生理变化

肺动脉狭窄,右心室排血受阻,收缩期负荷加重,致右心室压力增高,右心室出现代偿性增厚,狭窄后的肺动脉压力降低,1〕形成右心室与肺动脉之间的压力阶差。右心室代偿失调后可出现右心衰竭,右心房压力增高。如合并房间隔缺损或卵圆孔未闭,可产生右向左分流,出现发绀。

(二)临床表现

1. 症状

症状和狭窄的严重程度及年龄有关。早期可无症状,狭窄较轻者可无症状。主要表现为劳累后气急、乏力、心悸,少数发生水肿、晕厥。

2. 体征

轻度狭窄者一般不影响生长、发育。心脏可见心前区隆起,胸骨左缘下方搏动较强。肺动脉瓣区可扪及收缩期震颤,并可闻及Ⅱ～Ⅳ级收缩期喷射性杂音,向颈部传导。肺动脉瓣区第二心音减低。如发生右心室衰竭,可有颈静脉怒张、肝大、下肢水肿。

(三)诊断和鉴别诊断

1. 诊断

根据临床表现,X线、心电图、超声心动图检查,一般可明确诊断。右心导管检查可测定右心室与肺动脉之间的压力阶差,结合右心室造影可鉴别有无漏斗部狭窄。

2. 鉴别诊断

需与其他类型先天性心脏病相鉴别。

(四)治疗原则

轻度狭窄一般可以随访,中重度狭窄首选经心导管球囊扩张肺动脉瓣多可以获得满意疗效。介入治疗效果不佳,合并漏斗部狭窄者可用外科手术治疗。

五、法洛四联症

法洛四联症是存活婴儿中最常见的青紫型先天性心脏病,占先天性心脏病的10%～15%。法洛四联症由以下4种畸形组成。

(1)肺动脉狭窄:以漏斗部狭窄多见,其次为漏斗部和瓣膜合并狭窄。

(2)室间隔缺损(VSD):多属高位膜周部缺损。

(3)主动脉骑跨:主动脉骑跨于左右两心室之上。

(4)右心室肥厚:为肺动脉狭窄后右心室收缩期阻力负荷增大的结果。

以上4种畸形中以肺动脉狭窄最重要。

(一)血流动力学

由于肺动脉口狭窄,血液从右心室进入肺循环受阻,引起右心室的肥厚,右心室压力增高。右心室的静脉血部分射入骑跨的主动脉,导致发绀。同时因肺循环的血流减少,更加重了发绀的程度。由于进入肺循环的血流减少,增粗的支气管动脉与血管间常形成侧支循环。

(二)临床表现

1. 症状

在动脉导管关闭前,肺循环血流量减少程度较轻,发绀可不明显。动脉导管的关闭和漏斗部狭窄随年龄增长而逐渐加重,青紫日益明显,并出现杵状指(趾)。因血含氧量下降,活动耐力差,啼哭、情绪激动、体力活动时即可出现气急及发绀加重。患儿多有蹲踞症状,蹲踞时下肢屈曲,使静脉回心血量减少,减轻了心脏负荷。同时下肢动脉受压,体循环阻力增加,使右心室流向主动脉的血流量减少,从而缺氧症状暂时得以缓解。1岁以内婴儿则喜欢取蜷曲卧位,其道理与蹲踞症状相同。长期缺氧致使指、趾端毛细血管扩张增生,局部软组织、骨细胞、骨组织也增生肥大,随后指(趾)端膨胀如鼓槌状。年长儿常诉头痛、头晕,与脑缺氧有关。婴儿有时在吃奶或哭闹后出现阵发性呼吸困难,严重者可引起突然昏厥、抽搐。这是由于在肺动脉漏斗部狭窄的基础上,突然发生该处肌部痉挛,引起一时性肺动脉口梗阻,使脑缺氧加重所致,称为缺氧发作。此外,可因红细胞增加,血黏稠度高,血流变慢而引起脑血栓,若为细菌性血栓,则易形成脑脓肿。法洛四联症常见并发症为脑血栓、脑脓肿及感染性心内膜炎。

2.体征

体格发育多落后。体格检查时胸骨左缘中部可闻及Ⅱ～Ⅲ级喷射性收缩期杂音,其响度取决于肺动脉狭窄程度。漏斗部痉挛时,杂音暂时消失。肺动脉第二心音均减弱或消失。但主动脉骑跨时位置靠近胸壁,故有时在肺动脉瓣区仅可听到来自主动脉瓣关闭时响亮而单一的第二心音。

(三)诊断和鉴别诊断

1.诊断

根据病史及临床表现和心脏杂音特点多可做出临床诊断,进一步可做心动图、胸部X线片、超声心动图确诊。必要时施行心导管检查。

(1)心电图检查:电轴右偏,右心室肥大,狭窄严重者往往出现ST段和T波异常,亦可见右心房肥大。

(2)胸部X线片:心脏大小正常或稍增大,心尖圆钝上翘,肺动脉段凹陷,构成"靴状"心影,肺门血管影缩小,两侧肺野透亮度增加。侧支循环丰富者两肺野呈现网状血管影。

(3)超声心动图:主动脉骑跨于室间隔之上,内径增宽。右心室内径增大,流出道狭窄,右心室壁和室间隔呈对称性增厚。左心室内径缩小。多普勒彩色血流显像可见右心室直接将血液注入骑跨的主动脉。

(4)心导管检查:可测定右心室与肺动脉之间的压力差。将造影剂注于右心室,可见主动脉与肺动脉几乎同时显影。主动脉阴影增粗,且位置偏前、稍偏右。此外,尚可显示肺动脉狭窄的部位和程度及肺动脉分支的形态。造影对制订手术方案有较大帮助。

2.鉴别诊断

需与其他类型先天性心脏病相鉴别。

(四)治疗

须行根治手术。

(刘晏如)

第四节 原发性心肌病

原发性心肌病分为扩张(充血)型心肌病、肥厚型心肌病和限制型心肌病。扩张型以心肌细胞肥大、纤维化为主,心脏和心腔扩大,心肌收缩无力。肥厚型以心肌肥厚为主,心室腔变小,舒张期容量减少。若以心室壁肥厚为主,为非梗阻性肥厚型心肌病;以室间隔肥厚为主,左心室流出道梗阻,为梗阻性肥厚型心肌病。限制型以心内膜及心内膜下心肌增厚、纤维化,心室以舒张障碍为主,此型小儿少见。

一、诊断要点

(一)扩张(充血)型心肌病

1.临床表现

多见于学龄前及学龄儿童,部分病例可能是病毒性心肌炎发展而来。缓慢起病,早期活动时感乏力,头晕,进而出现呼吸困难、咳嗽、心慌、胸闷、水肿、肝大等心力衰竭症状。心动过速,心律失常,心尖部第一心音减弱,有奔马律,脉压低。易出现脑、肺及肾栓塞。

2.X线

心影增大如球形,心搏减弱,肺淤血。

3.心电图

左心室肥大最多,ST段、T波改变,可有室性期前收缩、房室传导阻滞等。

4.超声心动图

心腔普遍扩大,左心室为著。左心室壁运动幅度减低。

(二)肥厚型心肌病

1.临床表现

可有家族史,缓慢起病,非梗阻型症状较少,以活动后气喘为主。梗阻型则有气促、乏力、头晕、心绞痛或昏厥,可致猝死。心脏向左扩大,胸骨左缘2~4肋间有收缩期杂音。

2.X线

心影稍大,以左心室增大为主。

3.心电图

左心室肥厚及ST段、T波改变,Ⅰ、aVL及V_5、V_6导联可出现Q波(室间隔肥厚所致),室性期前收缩等心律失常。

4.超声心动图

心肌非对称性肥厚,向心腔突出;室间隔厚度与左心室后壁厚度的比值大于1.3:1;左心室流出道狭窄,左心室内径变小;收缩期二尖瓣前叶贴近增厚的室间隔。

(三)限制型心肌病

1.临床表现

缓慢起病,活动后气促。以右心室病变为主者,出现类似缩窄性心包炎表现,如肝大、腹水、颈静脉怒张及水肿;以左心室病变为主者,有咳嗽、咳血、端坐呼吸等。

2.X线

心影扩大,肺淤血。

3.心电图

P波高尖,心房肥大,房性期前收缩,心房颤动,ST-T改变,PR间期延长及低电压。

4.超声心动图

示左、右心房扩大;心室腔正常或略变小;室间隔与左心室后壁有向心性增厚;心内膜回声增粗;左心室舒张功能异常。

二、鉴别诊断

(1)扩张(充血)型心肌病应与风湿性心脏病、先天性心脏病、心包积液相鉴别。风心病有风湿热及瓣膜性杂音；先心病常较早出现症状，心脏杂音大多较响；心包积液在超声心动图检查时可见积液。

(2)肥厚型心肌病应与主动脉瓣狭窄相鉴别。主动脉瓣狭窄有主动脉瓣区收缩期喷射性杂音，第二心音减弱，升主动脉 X 线检查可见主动脉瓣狭窄后扩张，超声心动图检查示主动脉瓣开口小。

(3)限制型心肌病应与缩窄性心包炎相鉴别。缩窄性心包炎有急性心包炎病史，X 线心包膜钙化，超声心动图示心包膜增厚。

三、治疗

(1)有感染时应积极控制感染。

(2)有心律失常时，治疗心律失常。

(3)促进心肌能量代谢药如三磷酸腺苷、辅酶 A、细胞色素 C、辅酶 Q_{10}、维生素 C、极化液(10%葡萄糖注射液 250 mL、胰岛素 6 U、10%氯化钾 5 mL)，有辅助治疗作用。

(4)心力衰竭时按心力衰竭处理，但洋地黄类药剂量宜偏小(用一般量的 1/2～2/3)，并宜长期服用维持量。

(5)对发病时间较短的早期患儿，或并发心源性休克、严重心律失常或严重心力衰竭者，可用泼尼松开始量 2 mg/(kg·d)，分 3 次口服，维持 1～2 周逐渐减量，至 8 周左右减量至 0.3 mg/(kg·d)，并维持此量至 16～20 周，然后逐渐减量至停药，疗程半年以上。

(6)梗阻性肥厚型心肌病，可用 β 受体阻滞剂降低心肌收缩力，以减轻流出道梗阻，并有抗心律失常作用，可选用普萘洛尔 3～4 mg/(kg·d)，分 3 次口服，根据症状及心律调节剂量，可增加到每天 120 mg，分 3 次服。一旦确诊，调节适当剂量后，应长期服用。因洋地黄类药及异丙肾上腺素等可加重流出道梗阻，应避免使用，利尿药和血管扩张药物均不宜用。流出道梗阻严重的可行手术治疗或心脏移植。

(张　肖)

第五节　病毒性心肌炎

病毒性心肌炎是病毒侵犯心脏所致的以心肌炎性病变为主要表现的疾病，可伴有心包或心内膜炎症改变。近年来国内发病有增多趋势，是小儿常见的心脏疾病。本病临床表现轻重不一，预后大多良好，少数可发生心力衰竭、心源性休克，甚至猝死。

一、病因

近年来动物试验及临床观察表明，可引起心肌炎的病毒有 20 余种，其中以柯萨奇 B 组病毒(1～6 型)最常见。另外，柯萨奇 A 组病毒、埃可病毒、脊髓灰质炎病毒、腺病毒、传染性肝炎病毒、流感和副流感病毒、麻疹病毒、单纯疱疹病毒及流行性腮腺炎病毒等也可引起本病。

二、发病机制

本病的发病机制尚不完全清楚。一般认为与病毒直接侵犯心脏和免疫反应有关：①疾病早期,病毒及其毒素可经血液循环直接侵犯心肌细胞,产生变性、坏死。临床上可从心肌炎患者的鼻咽分泌物或粪便中分离出病毒,并在恢复期血清中检出相应的病毒中和抗体有4倍以上升高;从心肌炎死亡病例的心肌组织中可直接分离出病毒,用荧光抗体染色技术可在心肌组织中找到特异性病毒抗原,电镜检查可发现心肌细胞有病毒颗粒。这些均强有力地支持病毒直接侵犯心脏的学说。②病毒感染后可通过免疫反应造成心肌损伤。临床观察,往往在病毒感染后经过一定潜伏期才出现心脏受累征象,符合变态反应规律;患者血清中可测到抗心肌抗体增加;部分患者表现为慢性心肌炎,部分可转成扩张性心肌病,符合自身免疫反应;尸体解剖病例免疫荧光检查在心肌组织中有免疫球蛋白(IgG)及补体沉积。以上现象说明本病的发病机制中还有变态反应或自身免疫参与。

三、临床表现

发病前1~3周常有呼吸道或消化道病毒感染史,患者多有轻重不等的前驱症状,如发热、咽痛、肌痛等。

临床表现轻重不一,轻型患儿一般无明显自觉症状,仅表现心电图异常,可见期前收缩或ST-T改变。心肌受累明显时,可有心前区不适、胸闷、气短、心悸、头晕及乏力等症状,心脏有轻度扩大,伴心动过速、心音低钝或奔马律,心电图可出现频发期前收缩、阵发性心动过速或二度以上房室传导阻滞,可导致心力衰竭及昏厥等。反复心力衰竭者,心脏明显扩大,可并发严重心律失常。重症患儿可突然发生心源性休克,表现为烦躁不安、面色苍白、皮肤发花、四肢湿冷、末梢发绀、脉搏细弱、血压下降、闻及奔马律等,可在数小时或数天内死亡。

体征主要为心尖区第一音低钝,心动过速,部分有奔马律,一般无明显器质性杂音,伴心包炎者可听到心包摩擦音,心界扩大。危重病例可有脉搏微弱、血压下降、两肺出现啰音及肝脏肿大,提示循环衰竭。

四、辅助检查

(一)心电图检查

常有以下几种改变:①ST段偏移,T波低平、双向或倒置。②QRS低电压。③房室传导阻滞或窦房传导阻滞、束支传导阻滞。④各种期前收缩,以室性期前收缩最常见,也可见阵发性心动过速、房性扑动等。

(二)X线检查

轻者心脏大小正常,重者心脏向两侧扩大,以左侧为主,搏动减弱,可有肺淤血或肺水肿。

(三)心肌酶测定

血清肌酸磷酸激酶(CK)早期多有增高,其中以来自心肌的同工酶(CK-MB)特异性强,且较敏感。血清谷草转氨酶(AST)、d-羟丁酸脱氢酶(d-HBDH)、乳酸脱氢酶(LDH)在急性期也可升高,但恢复较快,其中乳酸脱氢酶特异性较差。

(四)病原学诊断

疾病早期可从咽拭子、咽冲洗液、粪便、血液、心包液中分离出病毒,但需结合血清抗体测定才有意义。恢复期血清抗体滴度比急性期增高4倍以上或病程早期血中特异性IgM抗体滴度在1:128以上均有诊断意义。应用聚合酶链反应(PCR)或病毒核酸探针原位杂交法自血液中查到病毒核酸可作为某一型病毒存在的依据。

五、诊断

全国小儿心肌炎心肌病学术会议对病毒性心肌炎诊断标准进行了重新修订。

(一)临床诊断依据

(1)心功能不全、心源性休克或心脑综合征。

(2)心脏扩大(X线、超声心动图检查具有表现之一)。

(3)心电图改变:以R波为主的2个或2个以上主要导联(I、II、aVF、V_5)ST-T改变持续4周以上伴动态变化,出现窦房、房室传导阻滞,完全性右束支或左束支传导阻滞,成联律、多形、多源、成对或并行期前收缩,非房室结及房室折返引起的异位心动过速,低电压(新生儿除外)及异常Q波。

(4)血清CK-MB升高或心肌肌钙蛋白(cTnI或cTnT)阳性。

(二)病原学诊断依据

1. 确诊指标

自患儿心内膜、心肌、心包(活检、病理)或心包穿刺液中发现以下之一者可确诊为病毒性心肌炎:①分离到病毒。②用病毒核酸探针查到病毒核酸。③特异性病毒抗体阳性。

2. 参考指标

有以下之一者结合临床可考虑心肌炎是由病毒引起:①自患儿粪便、咽拭子或血液中分离到病毒,且恢复期血清同型抗体滴度较第1份血清升高或降低4倍以上。②病程早期患儿血清型特异性IgM抗体阳性。③用病毒核酸探针自患儿血中查到病毒核酸。

如具备临床诊断依据2项,可临床诊断。发病同时或发病前2~3周有病毒感染的证据支持诊断:①同时具备病原学确诊依据之一者,可确诊为病毒性心肌炎。②具备病原学参考依据之一者,可临床诊断为病毒性心肌炎。③凡不具备确诊依据,应给予必要的治疗或随诊,根据病情变化,确诊或除外心肌炎;④应除外风湿性心肌炎、中毒性心肌炎、先天性心脏病、结缔组织病,以及代谢性疾病的心肌损害、甲状腺功能亢进症、原发性心肌病、原发性心内膜弹力纤维增生症、先天性房室传导阻滞、心脏自主神经功能异常、β受体功能亢进及药物引起的心电图改变。

六、治疗

本病目前尚无特效疗法,可结合病情选择下列处理措施。

(一)休息

急性期至少应休息到热退后3~4周,有心功能不全及心脏扩大者应绝对卧床休息,以减轻心脏负担。

(二)营养心肌及改善心肌代谢药物

1. 大剂量维生素C和能量合剂

维生素C能清除氧自由基,增加冠状动脉血流量,增加心肌对葡萄糖的利用及糖原合成,改善心肌代谢,有利于心肌炎恢复,一般每次100~150 mg/kg加入10%葡萄糖液静脉滴注,1次/天,连用15天。能量合剂有加强心肌营养、改善心肌功能的作用,常用三磷酸腺苷(ATP)、辅酶A、维生素B_6与维生素C加入10%葡萄糖液中一同静脉滴注。因ATP能抑制窦房结的自律性,抑制房室传导,故心动过缓、房室传导阻滞时禁用。

2. 泛癸利酮(辅酶Q_{10})

有保护心肌作用,每次10 mg,3岁以下1次/天,3岁以上2次/天,肥胖年长儿3次/天,疗程3个月。部分患者长期服用可致皮疹,停药后可消失。

3.1,6-二磷酸果糖(FDP)

FDP是一种有效的心肌代谢酶活性剂,有明显保护心肌代谢作用。150～250 mg/(kg·d)静脉滴注,1次/天,10～15天为1个疗程。

(三)维生素E

维生素E为抗氧化剂,小剂量短疗程应用,每次5 mg,3岁以下1次/天,3岁以上2次/天,疗程1个月。

(四)抗生素

急性期应用青霉素清除体内潜在细菌感染病灶,$20×10^4$ U/(kg·d)静脉滴注,疗程7～10天。

(五)肾上腺皮质激素

在病程早期(2周内),一般病例及轻型病例不主张应用,因其可抑制体内干扰素的合成,促进病毒增殖及病变加剧。对合并心源性休克、心功能不全、心脏明显扩大、严重心律失常(高度房室传导阻滞、室性心动过速)等重症病例仍需应用,有抗炎、抗休克作用,可用地塞米松0.2～1 mg/kg或氢化可的松15～20 mg/kg静脉滴注,症状减轻后改用泼尼松口服,1～1.5 mg/(kg·d),逐渐减量停药,疗程3～4周。对常规治疗后心肌酶持续不降的病例可试用小剂量泼尼松治疗,0.5～1 mg/(kg·d),每2周减量1次,共6周。

(六)积极控制心力衰竭

由于心肌炎患者对洋地黄制剂极为敏感,易出现中毒现象,故多选用快速或中速制剂,如毛花苷C或地高辛等,剂量应偏小,饱和量一般用常规量的1/2～2/3,洋地黄化量时间不能短于24小时,并需注意补充氯化钾,因低钾时易发生洋地黄中毒和心律失常。

(七)抢救心源性休克

静脉推注大剂量地塞米松0.5～1 mg/kg或大剂量维生素C 200～300 mg/kg常可获得较好效果。及时应用血管活性药物,如多巴胺[(1 mg/kg加入葡萄糖液中用微泵3～4小时输完,相当于5～8 mg/(kg·min)]、间羟胺等可加强心肌收缩力、维持血压及改善微循环。持续氧气吸入,烦躁者给予苯巴比妥、地西泮或水合氯醛等镇静剂。适当输液,维持血液循环。

(八)纠正心律失常

对严重心律失常除上述治疗外,应针对不同情况及时处理。①房性或室性期前收缩:可口服普罗帕酮每次5～7 mg/kg,每隔6～8小时服用1次,足量用2～4周。无效者可选用胺碘酮,5～10 mg/(kg·d),分3次口服。②室上性心动过速:普罗帕酮每次1～1.5 mg/kg加入葡萄糖液中缓慢静脉推注,无效者10～15分钟后可重复应用,总量不超过5 mg/kg。③室性心动过速:多采用利多卡因静脉滴注或推注,每次0.5～1.0 mg/kg,10～30分钟后可重复使用,总量不超过5 mg/kg。对病情危重,药物治疗无效者,可采用同步直流电击复律。④房室传导阻滞:可应用肾上腺皮质激素消除局部水肿,改善传导功能,地塞米松0.2～0.5 mg/kg,静脉注射或静脉滴注。心率慢者口服山莨菪碱(654-2)、阿托品或静脉注射异丙肾上腺素。

(张 肖)

第六节 感染性心内膜炎

一、病因及发病机制

(一)病因

1.心脏的原发病变

感染性心内膜炎患儿中绝大多数均有原发性心脏病,其中以先天性心脏病最为多见。室间隔缺损最易罹患心内膜炎,其他依次为法洛四联症、主动脉瓣狭窄、主动脉瓣二叶畸形,动脉导管未闭、肺动脉瓣狭窄等。后天性心脏病中,风湿性瓣膜病占14%,通常为主动脉瓣及二尖辩关闭不全。二尖瓣脱垂综合征也可并发感染性心内膜炎。发生心内膜炎的心脏病变常因心室或血管内有较大的压力阶差,产生高速的血液激流,而经常冲击心膜面使之遭受损伤所致。心内膜下胶原组织暴露,血小板及纤维蛋白在此凝聚、沉积,形成无菌性赘生物。当菌血症时,细菌在上述部位黏附、定居并繁殖,形成有菌赘物,受累部位多在压力低的一例,如室间隔缺损感染性赘生物在缺损的右缘,三尖瓣的隔叶与肺动脉瓣、动脉导管未闭在肺动脉侧,主动脉关闭不全在左心室等。约8%的患儿无原发性心脏病变,通常由于毒力较强的细菌或真菌感染引起,如金黄色葡萄状球菌、念珠菌等,见于2岁以下婴儿及长期应用免疫抑制剂者。

2.病原体

过去以草绿色(即溶血性)链球菌最多见,占半数以上。近年来,葡萄球菌有增多趋势;其次为肠球菌、肺炎双球菌、β溶血性链球菌,还有大肠埃希菌、铜绿假单胞菌及嗜血杆菌。真菌性心内膜炎的病原体以念珠菌属、曲霉菌属及组织胞浆菌属较多见。人工瓣膜及静脉注射麻醉剂的药瘾者,以金黄色葡萄球菌、绿脓杆菌及念珠菌属感染多见。

3.致病因素

在约1/3的患儿的病史中可追查到致病因素,主要为纠治牙病及扁桃体摘除术。口腔及上呼吸道手术后发生的心内膜炎多为草绿色链球菌感染;脓皮病、甲癣炎、导管检查及心脏手术之后的心内膜炎,常为金黄色或白色葡萄球菌感染;而肠道手术后的心内膜炎,则多为肠球菌或大肠埃希菌感染。

(二)发病机制

1.喷射和文丘里效应

机械和流体力学原理在发病机制中似乎很重要。试验证明,将细菌气溶胶通过文丘里管喷至气流中,可见高压源将感染性液体推向低压槽中,形成具有特征性的菌落分布。在喷出高压源小孔后的低压槽中总是出现最大的沉淀环。这一模型有助于解释发生在不同心瓣膜和室间隔病损分布,亦可解释二尖瓣关闭不全发生感染性心内膜炎时瓣膜心房面邻近部位的特征性改变。当血流从左心室通过关闭不全的二尖瓣膜时,可发生文丘里效应,即血流通过狭窄的瓣膜孔后,压强降低,射流两侧产生涡流,悬浮物沉积两侧,使心房壁受到损害。主动脉瓣关闭不全时赘生物易发生在主动脉小叶心室面或腱索处。小型室内隔缺损,损害常发生右室面缺损处周围或与缺损相对的心室壁,后者为高速血流喷射冲击引起的损伤。其他如三尖瓣关闭不全、动静脉瘘、动脉导管未闭亦可根据文丘里效应预测其心内膜受损的部位。心脏先天性缺损血液分流量小或充血性心力衰竭时,因缺损两侧压力阶差不大,故不易发生心内膜炎,这可能就是为什么单纯性房间隔缺损罕见心内膜炎,而小型室间隔缺损较易发生的原因。

2.血小板-纤维素栓

喷射文丘里效应损伤心脏心内膜面。在此基础上发生血小板-纤维素栓,而形成无菌性赘生物。

3.菌血症和凝集抗体

正常人可发生一过性菌血症,多无临床意义。但当侵入细菌的侵袭力强,如有循环抗体凝集素可有大量细菌黏附于已有的血小板-纤维素血栓上定居、繁殖,即可发病。

4.免疫学因素

感染性心内膜炎的发病与免疫学因素有关。许多感染性心内膜患者血液中 IgG、IgM、巨球蛋白、冷球蛋白升高,类风湿因子阳性。肾脏损害,动脉内膜炎均支持免疫发病机制。有人对该症的淤血、条纹状出血、皮下小结作镜检,发现血管用围有细胞浸润及其他血管炎的表现,认为可能为过敏性血管炎。

二、临床表现及辅助检查

(一)临床表现

1.病史

大多数患者有器质性心脏病,部分患者发病前有龋齿、扁桃体炎、静脉插管或心内手术史。

2.临床症状

可归纳为三方面:①全身感染症状;②心脏症状;③栓塞及血管症状。

(1)一般起病缓慢,开始时仅有不规则发热,患者逐渐感觉疲乏、食欲减退,体重减轻,关节痛及肤色苍白。病情进展较慢,数天或数周后出现栓塞征象,淤点见于皮肤与黏膜,指甲下偶尔见线状出血,或偶尔在指、趾的腹面皮下组织发生小动脉血栓,可摸到隆起的紫红色小结节,略有触痛,称欧氏小结。病程较长者则见杵状指、趾,故非青紫型先天性心脏病患儿出现杵状指、趾时,应考虑本病。

(2)心脏方面若原有杂音的,其性质可因心瓣膜的赘生物而有所改变,变为较响较粗;原无杂音者此时可出现杂音,杂音特征为乐音性且易多变。约一半患者由于心瓣膜病变、中毒性心肌炎、心肌脓肿等而导致充血性心力衰竭。

(3)其他症状:视栓塞累及的器官而异,一般为脾脏增大、腹痛、便血、血尿等,脾增大有时很显著,但肝的增大则不明显。并发于先天性心脏病时,容易发生肺栓塞,则有胸部剧痛、频咳与咯血,叩诊有实音或浊音,听诊时呼吸音减弱,须与肺炎鉴别。往往出现胸腔积液,可呈血色,并在短期内屡次发作上述肺部症状,约 30% 的患者发生脑动脉栓塞,出现头痛、呕吐,甚至偏瘫、失语、抽搐及昏迷等。由脑栓塞引起的脑膜炎,脑脊液细曲培养往往阴性,糖及氯化物也可正常,与结核性或病毒性脑膜炎要仔细鉴别。神经症状的出现一般表示患者垂危。

(4)毒力较强的病原体如金黄色葡萄球菌感染,起病多急骤,有寒战、高热、盗汗及虚弱等全身症状,以脓毒败血症为主:肝、肾、脾、脑及深部组织可发生脓疡,或并发肺炎、心包炎、脑膜炎、腹膜炎及骨髓炎等,累及心瓣膜时可出现新杂音、心脏扩大及充血性心力衰竭,栓塞现象较多见。病情进展急剧时,可在数天或数周危及生命。如早期抢救,可在数周内恢复健康。心瓣膜损伤严重者,恢复后可遗留慢性心脏瓣膜病。

(二)辅助检查

1.一般血液检查

常见的血常规结果为进行性贫血与白细胞增多,中性粒细胞升高。血沉增快,C反应蛋白阳性。血清球蛋白常常增多,甚至清蛋白、球蛋白比例倒置,免疫球蛋白升高,循环免疫复合物及类风湿因子阳性。

2.血培养

血液培养是确诊的关键,对疑诊者不应急于用药,宜于早期重复地做血培养,并保留标本至2周之久,从而提高培养的阳性率,并做药敏试验。有人认为,在体温上升前1~2小时,10~15分钟采血1次,连续6次,2天内多次血培养的阳性率较分散于数天做血培养为高。血培养阳性率可达90%,如已用抗生素治疗,宜停用抗生素3天后采取血标本做培养。

3.超声心动图

能检出赘生物的额外回波,大于2 mm的赘生物可被检出。应用M型超声心动图仪或心脏超声切面实时显像可探查赘生物的大小及有关瓣膜的功能状态,后者显示更佳。超声检查为无害性方法,可重复检查,观察赘生物大小及瓣膜功能的动态变化,了解瓣膜损害程度,对决定是否做换瓣手术有参考价值。诊断依据以上临床表现,实验室检查栓塞现象和血培养阳性者即可确诊。

三、治疗

(一)抗生素

应争取及早应用大剂量抗生素治疗,不可因等待血培养结果而延期治疗,但在治疗之前必先做几次血培养,因培养出的病原菌及其药物敏感试验的结果,对选用抗生素及剂量有指导意义;抗生素选用杀菌力强,应两种抗生素联合使用,一般疗程为4~6周。对不同的病原菌感染应选用不同的抗生素,参考如下。

1.草绿色链球菌

首选青霉素G$(20\sim30)\times10^4$ U/(kg·d),最大量20×10^6 U/d,分4次静脉滴注,6小时1次,疗程4~6周。并加用庆大霉素4~6 mg/(kg·d),静脉滴注,8小时1次,疗程2周。疗效不佳,可于5天后加大青霉素用量。对青霉素过敏者,可换用头孢菌素类或万古霉素。

2.金黄色葡萄球菌

对青霉素敏感者选用青霉素20×10^6 U/d,加庆大霉素,用法同草绿色链球菌治疗,青霉素疗程6~8周。耐药者用新青霉素Ⅱ或新青霉素Ⅲ 200~300 mg/(kg·d),分4次静脉滴注,6小时1次,疗程6~8周,加用庆大霉素静脉滴注2周。或再加利福平口服15~30 mg/(kg·d),分2次,疗程6周。治疗不满意或对青霉素过敏者可用头孢菌素类,选用头孢菌素Ⅰ(头孢噻吩)、头孢菌素Ⅴ(头孢唑啉)或头孢菌素Ⅳ(头孢雷定)200 mg/(kg·d),分4次,每6小时静脉滴注,疗程6~9周,或用万古霉素40~60 mg/(kg·d),每天总量不超过2 g,1次/(8~12小时),分2~3次静脉滴注,疗程6~8周。表皮葡萄球菌感染治疗同金黄色葡萄球菌。

3.革兰阴性杆菌或大肠埃希菌

用氨苄西林300 mg/(kg·d),分4次静脉滴注,6小时1次,疗程4~6周;或用第2代头孢菌素类,选用头孢哌酮或头孢曲松200 mg/(kg·d),分4次静脉滴注,6小时1次;头孢曲松可分2次注射,疗程4～6周;并加用庆大霉素2周,铜绿假单胞菌感染也可加用羟苄西林200～400 mg/(kg·d),分4次静脉滴注。

4.肠球菌

用青霉素 20×10^6 U/d,或氨苄西林300 mg/(kg·d),分4次,6小时1次静脉滴注,疗程6～8周,并加用庆大霉素。对青霉素过敏者,可换用万古霉素或头孢菌素类。

5.真菌

用两性霉素B,开始用量0.1～0.25 mg/(kg·d),以后每天逐渐增加1 mg/(kg·d),静脉滴注1次。可合用5-氟胞嘧啶50～150 mg/(kg·d),分3～4次服用。

6.病菌不明或术后者

用新青霉素Ⅲ加氨苄西林及庆大霉素;或头孢菌素类头孢曲松或头孢哌酮;或用万古霉素。

(二)其他治疗

其他治疗包括休息、营养丰富的饮食、铁剂等,必要时可输血。并发心力衰竭时,应用洋地黄、利尿剂等。并发于动脉导管未闭的感染性动脉内膜炎病例,经抗生素治疗仍难以控制者,手术矫正畸形后,继续抗生素治疗常可迅速控制并发动脉内膜炎。

在治疗过程中,发热先退,自觉症状好转,瘀斑消退,尿中红细胞消失较慢,约需1个月或更久;白细胞恢复也较慢,血沉恢复需1.5个月左右,终止治疗的依据:体温、脉搏正常,自觉情况良好,体重增加,栓塞现象消失,血常规及血沉恢复正常等,如血培养屡得阴性,则更可靠。停止治疗后,应随访2年。以便对复发者及时治疗。

(张　肖)

第七章 消化系统疾病

第一节 口 炎

口炎是指口腔黏膜的炎症,如病变仅限于舌、齿龈或口角亦可称为舌炎、齿龈炎或口角炎。本病在小儿时期较多见,尤其是婴幼儿,可单独发生,亦可继发于全身性疾病,如急性感染、腹泻和营养不良。多由病毒、细菌、真菌或螺旋体等引起。

一、鹅口疮

鹅口疮又名雪口疮,为白色念珠菌引起的慢性炎症,多见于新生儿、营养不良、腹泻、长期使用广谱抗生素或激素的患儿,使用污染的喂乳器具及新生儿出生时经产道感染。

(一)临床表现

本病特征是在口腔黏膜上出现白色或灰白色乳凝块样物,此物略高于黏膜表面,粗糙无光,最常见于颊黏膜,亦可蔓延至口腔其他部位。干燥、不红、不流涎是本病不同于其他口炎的特点,有时灰白色物融合成片,很像乳块。若有怀疑,可用棉签蘸水轻轻拭揩,鹅口疮不易揩去。本病一般无全身症状,若累及食管、肠道、气管、肺等,出现呕吐、吞咽困难、声音嘶哑或呼吸困难。

(二)治疗

局部涂1%甲紫溶液,每天1~2次。病变广泛者,可用制霉菌素每次100 000 U加水1~2 mL涂患处,每天3~4次,或口服制霉菌素50 000~100 000 U,每天3次。

(三)预防

预防以口腔卫生为主,注意乳瓶、乳头、玩具等的清洁消毒。不要经常为小儿揩洗口腔,因为易揩伤口腔黏膜,并将致病菌带入。

二、疱疹性口炎

疱疹性口炎为单纯疱疹病毒所致,多见于1~3岁小儿,全年均可发生,无季节性,传染性较强,在集体托幼机构可引起小流行。

(一)临床表现

有低热或高热达40 ℃,齿龈红肿,舌、腭等处散布黄白色小溃疡,周围黏膜充血。口唇可红肿裂开,近唇黏膜的皮肤可有疱疹,颈淋巴结肿大。病程较长,发热常在3天以上,可持续

5～7天；溃疡需10～14天才完全愈合，淋巴结经2～3周才消肿。本病须和疱疹性咽峡炎鉴别，后者由柯萨奇病毒引起，多发生于夏秋季，疱疹主要是在咽部和软腭，有时见于舌，但不累及齿龈和颊黏膜，颌下淋巴结不肿大，病程较短。

（二）治疗

保持口腔清洁，勤喂水，局部可撒冰硼散或锡类散等中药，为预防感染可涂2.5%～5%金霉素甘油。疼痛重者，在食前用2%利多卡因涂局部，食物以微温或凉的流质为宜。对发热者可给退热剂，对体弱者需补充营养和复合B族维生素及维生素C，后期疑有继发细菌感染者，选用抗菌药物。

三、溃疡性口炎

溃疡性口炎主要致病菌有链球菌、金黄色葡萄球菌、肺炎双球菌、铜绿假单胞菌、大肠埃希菌等，多见于婴幼儿，常发生于急性感染、长期腹泻等机体抵抗力降低时，口腔不洁更利于细菌繁殖而致病。

（一）临床表现

口腔各部位均可发生，常见于舌、唇内侧及颊黏膜等处，可蔓延到咽喉部。开始时口腔黏膜充血水肿，随后发生大小不等的糜烂或溃疡，可融合成片，表面有较厚的纤维素性炎症渗出物形成的假膜，呈灰白色，边界清楚，易拭去，涂片染色可见大量细菌。局部疼痛、流涎、拒食、烦躁，常有发热，高达39～40℃，局部淋巴结肿大，白细胞增高，饮食少者可出现失水和酸中毒。

（二）治疗

及时控制感染，加强口腔护理。用3%过氧化氢清洗溃疡面后涂1%甲紫或2.5%～5%金霉素甘油，局部止痛用2%利多卡因涂抹。较大儿童可用含漱剂如0.1%雷凡奴尔溶液。一般需用抗菌药物。高热者给药物或物理降温，注意热量和液体的补充；宜用微温或凉的流质饮食，出现失水和酸中毒者应及时纠正。

（郭艳玲）

第二节 胃食管反流

胃食管反流病（GER）是指胃内容物反流入食管，分生理性和病理性两种。生理情况下，由于小婴儿食管下端括约肌（LES）发育不成熟或神经肌肉协调功能差，可出现反流，往往出现于日间餐时或餐后，又称"溢乳"。病理性反流是由于LES的功能障碍和/或与其功能有关的组织结构异常，以致LES压力低下而出现的反流，常常发生于睡眠、仰卧及空腹时，引起一系列临床症状和并发症，即胃食管反流病（GERD）。

一、病因和发病机制

（一）食管下端括约肌（LES）

(1)LES压力降低是引起GER的主要原因。LES是食管下端平滑肌形成的功能高压区，是最主要的抗反流屏障。正常吞咽时LES反射性松弛，静息状态保持一定的压力使食管下端关闭,如因某种因素使上述正常功能发生紊乱时,LES 短暂性松弛即可导致胃内容物反流入食管。

(2)LES 周围组织作用减弱。例如,缺少腹腔段食管,致使腹内压增高时不能将其传导至 LES 使之收缩达到抗反流的作用;小婴儿食管角(由食管和胃贲门形成的夹角,即 His 角)较大(正常为 30°～50°);膈肌食管裂孔钳夹作用减弱;膈食管韧带和食管下端黏膜瓣解剖结构存在器质性或功能性病变时以及胃内压、腹内压增高等,均可破坏正常的抗反流功能。

(二)食管与胃的夹角(His 角)

由胃肌层悬带形成,正常是锐角,胃底扩张时悬带紧张使角度变锐起瓣膜作用,可防止反流。新生儿 His 角较钝,易反流。

(三)食管廓清能力降低

正常情况下,食管廓清能力是依靠食管的推动性蠕动、唾液的冲洗、对酸的中和作用、食丸的重力和食管黏膜细胞分泌的碳酸氢盐等多种因素发挥作用。当食管蠕动减弱、消失或出现病理性蠕动时,食管清除反流物的能力下降,这样就延长了有害的反流物质在食管内停留时间,增加了对黏膜的损伤。

(四)食管黏膜的屏障功能破坏

屏障作用是由黏液层、细胞内的缓冲液、细胞代谢及血液供应共同构成的。反流物中的某些物质,如胃酸、胃蛋白酶及十二指肠反流入胃的胆盐和胰酶使食管黏膜的屏障功能受损,引起食管黏膜炎症(图 7-1)。

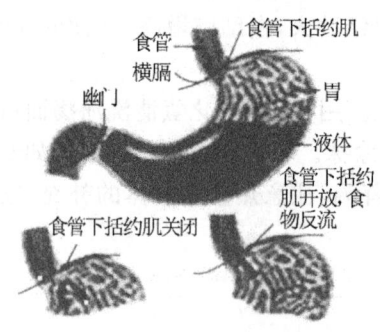

图 7-1　胃食管反流模式图

(五)胃、十二指肠功能失常

胃排空能力低下,使胃内容物及其压力增加,当胃内压增高超过 LES 压力时可使 LES 开放。胃容量增加又导致胃扩张,致使贲门食管段缩短,使其抗反流屏障功能降低。十二指肠病变时,幽门括约肌关闭不全则导致十二指肠胃反流。

二、临床表现

(一)呕吐

新生儿和婴幼儿以呕吐为主要表现。多数发生在进食后,呕吐物为胃内容物,有时含少量胆汁,也有表现为漾奶、反刍或吐泡沫。年长儿以反胃、反酸、嗳气等症状多见。

(二)反流性食管炎常见症状

1.胃灼热

见于有表达能力的年长儿,位于胸骨下端,饮用酸性饮料可使症状加重,服用抗酸剂症状减轻。

2.咽下疼痛

婴幼儿表现为喂奶困难、烦躁、拒食,年长儿诉咽下疼痛,如并发食管狭窄则出现严重呕吐和持续性咽下困难。

3.呕血和便血

食管炎严重者可发生糜烂或溃疡,出现呕血或黑便症状。严重的反流性食管炎可发生缺铁性贫血。

(三)Barrette 食管

由于慢性 GER,食管下端的鳞状上皮被增生的柱状上皮所替代,抗酸能力增强,但更易发生食管溃疡、狭窄和腺癌。症状为咽下困难、胸痛、营养不良和贫血。

(四)其他全身症状

1.呼吸系统疾病

流物直接或间接可引发反复呼吸道感染、吸入性肺炎、难治性哮喘、早产儿窒息或呼吸暂停及婴儿猝死综合征等。

2.营养不良

主要表现为体重不增和生长发育迟缓、贫血。

3.其他

如声音嘶哑、中耳炎、鼻窦炎、反复口腔溃疡、龋齿等。部分患儿可出现精神神经症状。①Sandifer 综合征:指病理性 GER 患儿呈现类似斜颈样的一种特殊"公鸡头样"的姿势。此为一种保护性机制,以期保持气道通畅或减轻酸反流所致的疼痛,同时伴有杵状指、蛋白丢失性肠病及贫血。②婴儿哭吵综合征:表现为易激惹、夜惊、进食时哭闹等。

三、诊断

GER 临床表现复杂且缺乏特异性,单一检查方法都有局限性,故诊断需采用综合技术。凡临床发现不明原因反复呕吐、咽下困难、反复发作的慢性呼吸道感染、难治性哮喘、生长发育迟缓、营养不良、贫血、反复出现窒息、呼吸暂停等症状时都应考虑到 GER 的可能及严重病例的食管黏膜炎症改变。

四、辅助检查

(一)食管钡餐造影

适用于任何年龄,但对胃滞留的早产儿应慎重。可对食管的形态、运动状况、钡剂的反流和食管与胃连接部的组织结构做出判断,并能观察到食管裂孔疝等先天性疾病,检查前禁食 3~4 小时,分次给予相当于正常摄食量的钡剂。

(二)食管 pH 动态监测

将微电极放置在食管括约肌的上方,24 小时连续监测食管下端 pH,如有酸性 ER 发生则 pH 下降。通过计算机分析可反映 GER 的发生频率、时间,反流物在食管内停留的状况以及反流与起居活动、临床症状之间的关系,借助一些评分标准,可区分生理性和病理性反流,是目前最可靠的诊断方法。

(三)食管动力功能检查

应用低顺应性灌注导管系统和腔内微型传感器导管系统等测压设备,了解食管运动情况及

LES功能。对于LES压力正常患儿应连续测压,动态观察食管运动功能。

(四)食管内镜检查及黏膜活检

可确定是否存在食管炎病变及Barrette食管。内镜下食管炎可分为3度：Ⅰ度为充血,Ⅱ度为糜烂和/或浅溃疡,Ⅲ度为溃疡和域狭窄。

(五)胃-食管同位素闪烁扫描

口服或胃管内注入含有^{99m}Tc标记的液体,应用R照相机测定食管反流量,可了解食管运动功能,明确呼吸道症状与GER的关系。

(六)超声学检查

B超可检测食管腹段的长度、黏膜纹理状况、食管黏膜的抗反流作用,同时可探查有无食管裂孔疝。

五、鉴别诊断

(1)以呕吐为主要表现的新生儿、小婴儿应排除消化道器质性病变,如肠旋转不良、肠梗阻、先天性幽门肥厚性狭窄、胃扭转等。

(2)对反流性食管炎伴并发症的患儿,必须排除由于物理性、化学性、生物性等致病因素引起组织损伤而出现的类似症状。

六、治疗

治疗的目的是缓解症状,改善生活质量,防治并发症。

(一)一般治疗

1.体位治疗

将床头抬高15°~30°,婴儿采用仰卧位,年长儿左侧卧位。

2.饮食治疗

适当增加饮食的稠厚度,少量多餐,睡前避免进食。低脂、低糖饮食,避免过饱。肥胖患儿应控制体重。避免食用辛辣食品、巧克力、酸性饮料、高脂饮食。

(二)药物治疗

包括3类,即促胃肠动力药、抑酸药、黏膜保护剂。

1.促胃肠动力药

能提高LES张力,增加食管和胃蠕动,促进胃排空,从而减少反流。①多巴胺受体拮抗剂:多潘立酮为选择性、周围性多巴胺受体拮抗剂,促进胃排空,但对食管动力改善不明显。常用剂量为每次0.2~0.3 mg/kg,每天3次,饭前半小时及睡前口服。②通过乙酰胆碱起作用的药物:西沙必利,为新型全胃肠动力剂,是一种非胆碱能非多巴胺拮抗剂。主要作用于消化道壁肌间神经丛运动神经元的5-羟色胺受体,增加乙酰胆碱释放,从而诱导和加强胃肠道生理运动。常用剂量为每次0.1~0.2 mg/kg,3次/天口服。

2.抗酸和抑酸药

主要作用为抑制酸分泌以减少反流物对食管黏膜的损伤,提高LES张力。①抑酸药:H_2受体拮抗剂,常用西咪替丁、雷尼替丁;质子泵抑制剂,常用奥美拉唑。②中和胃酸药:如氢氧化铝凝胶,多用于年长儿。

3.黏膜保护剂

黏膜保护剂如硫酸铝、硅酸铝盐、磷酸铝等。

4.外科治疗

采用上述治疗后,大多数患儿症状能明显改善和痊愈。具有下列指征可考虑外科手术:①内科治疗6~8周无效,有严重并发症(消化道出血、营养不良、生长发育迟缓)。②严重食管炎伴溃疡、狭窄或发现有食管裂孔疝者。③有严重的呼吸道并发症,如呼吸道梗阻、反复发作吸入性肺炎或窒息、伴支气管肺发育不良者。④合并严重神经系统疾病。

(郭艳玲)

第三节 胃 炎

胃炎是指由各种物理性、化学性或生物性有害因子引起的胃黏膜或胃壁炎症性改变的一种疾病。在我国小儿人群中胃炎的确切患病率不清。根据病程分为急性和慢性两种,后者发病率高。

一、诊断依据

(一)病史

1.发病诱因

对于急性胃炎应首先了解患儿近期有无急性严重感染、中毒、创伤及精神过度紧张等,有无误服强酸、强碱及其他腐蚀剂或毒性物质等。对于慢性胃炎而言不良的饮食习惯是主要原因,应了解患儿饮食有无规律、有无偏食、挑食;了解患儿有无过冷、过热饮食,有无食用辣椒、咖啡、浓茶等刺激性调味品,有无食用粗糙的难以消化的食物;了解患儿有无服用非甾体抗炎药或肾上腺皮质激素类药物等;还要了解患儿有无对牛奶或其他奶制品过敏等。

2.既往史

有无慢性疾病史,如慢性肾炎、尿毒症、重症糖尿病、肝胆系统疾病、儿童结缔组织疾病等;有无家族性消化系统疾病史;有无十二指肠-胃反流病史等。

(二)临床表现

1.急性胃炎

多急性起病,表现为上腹饱胀、疼痛、嗳气、恶心及呕吐,呕吐物可带血呈咖啡色,也可发生较多出血,表现为呕血及黑便。呕吐严重者可引起脱水、电解质及酸碱平衡紊乱。失血量多者可出现休克表现。有细菌感染者常伴有发热等全身中毒症状。

2.慢性胃炎

常见症状有腹痛、腹胀、呃逆、反酸、恶心、呕吐、食欲缺乏、腹泻、无力、消瘦等。反复腹痛是小儿就诊的常见原因,年长儿多可指出上腹痛,幼儿及学龄前儿童多指脐周不适。

(三)体格检查

1.急性胃炎

可表现为上腹部或脐周压痛。呕吐严重者可出现脱水、酸中毒体征,如呼吸深快、口渴、口唇黏膜干燥且呈樱红色、皮肤弹性差、尿少等。并发较大量消化道出血时可有贫血或休克表现。

2.慢性胃炎

一般无明显特殊体征，部分患儿可表现为消瘦、面色苍黄、舌苔厚腻、腹胀、上腹部或脐周轻度压痛等。

(四)并发症

长期慢性呕吐、食欲缺乏可引起消瘦或营养不良，严重呕吐可引起脱水、酸中毒和电解质紊乱，长期慢性小量失血可引起贫血，大量失血可引起休克。

(五)辅助检查

1.胃镜检查

可见黏膜广泛充血、水肿、糜烂、出血，有时可见黏膜表面的黏液斑或反流的胆汁。幽门螺杆菌感染性胃炎时，可见到胃黏膜微小结节形成(又称胃窦小结节或淋巴细胞样小结节增生)。同时可取病变部位组织进行幽门螺杆菌或病理学检查。

2.X线上消化道钡餐造影

胃窦部有浅表炎症者有时可呈胃窦部激惹征，黏膜纹理增粗、迂曲、锯齿状，幽门前区呈半收缩状态，可见不规则痉挛收缩。气、钡双重造影效果较好。

3.实验室检查

(1)幽门螺杆菌检测方法有胃黏膜组织切片染色与培养、尿素酶试验、血清学检测、核素标记尿素呼吸试验。

(2)胃酸测定：多数浅表性胃炎患儿胃酸水平与胃黏膜正常小儿相近，少数慢性浅表性胃炎患儿胃酸降低。

(3)胃蛋白酶原测定：一般萎缩性胃炎中影响其分泌的程度不如盐酸明显。

(4)内因子测定：检测内因子水平有助于萎缩性胃炎和恶性贫血的诊断。

二、诊断中的临床思维

典型的胃炎根据病史、临床表现、体检、X线钡餐造影、纤维胃镜及病理学检查基本可确诊。但由于引起小儿腹痛的病因很多，急性发作的腹痛必须与外科急腹症、肝、胆、胰、肠等腹内脏器的器质性疾病以及腹型过敏性紫癜等鉴别。慢性反复发作的腹痛应与肠道寄生虫、肠痉挛等鉴别。

(一)急性阑尾炎

该病疼痛开始可在上腹部，常伴有发热，部分患儿呕吐，典型疼痛部位以右下腹为主，呈持续性，有固定压痛点、反跳痛及腹肌紧张、腰大肌试验阳性等体征，白细胞总数及中性粒细胞增高。

(二)过敏性紫癜

腹型过敏性紫癜由于肠壁水肿、出血、坏死等可引起阵发性剧烈腹痛，常位于脐周或下腹部，可伴有呕吐或吐咖啡色物，部分患儿可有黑便或血便。但该病患儿可出现典型的皮肤紫癜、关节肿痛、血尿及蛋白尿等。

(三)肠蛔虫症

常有不固定腹痛、偏食、异食癖、恶心、呕吐等消化道功能紊乱症状，有时出现全身过敏症状。往往有吐、排虫史，粪便查找虫卵，驱虫治疗有效等可协助诊断。

(四)肠痉挛

婴儿多见,可出现反复发作的阵发性腹痛,腹部无特异性体征,排气、排便后可缓解。

(五)心理因素所致非特异性腹痛

心理因素所致非特异性腹痛是一种常见的儿童期身心疾病。病因不明,与情绪改变、生活事件、精神紧张、过度焦虑等有关。表现为弥漫性、发作性腹痛,持续数十分钟或数小时而自行缓解,可伴有恶心、呕吐等症状。临床及辅助检查往往无阳性发现。

三、治疗

(一)急性胃炎

1.一般治疗

病儿应注意休息,进食清淡流质或半流质饮食,必要时停食1～2餐。药物所致急性胃炎首先停用相关药物,避免服用一切刺激性食物。及时纠正水、电解质紊乱。有上消化道出血者应卧床休息,保持安静,检测生命体征及呕吐与黑便情况。

2.药物治疗

分4类。

(1)H_2受体拮抗药:常用西咪替丁,每天10～15 mg/kg,分1～2次静脉滴注或分3～4次每餐前或睡前口服;雷尼替丁,每天3～5 mg/kg,分2次或睡前1次口服。

(2)质子泵抑制剂:常用奥美拉唑,每天0.6～0.8 mg/kg,清晨顿服。

(3)胃黏膜保护药:可选用硫糖铝、十六角蒙脱石粉、麦滋林-S颗粒剂等。

(4)抗生素:合并细菌感染者应用有效抗生素。

3.对症治疗

主要针对腹痛、呕吐和消化道出血的情况。

(1)腹痛:腹痛严重且除外外科急腹症者可酌情给予抗胆碱能药,如10%颠茄合剂、甘颠散、溴丙胺太林、山莨菪碱、阿托品等。

(2)呕吐:呕吐严重者可给予爱茂尔、甲氧氯普胺、多潘立酮等药物止吐。注意纠正脱水、酸中毒和电解质紊乱。

(3)消化道出血:可给予卡巴克洛或凝血酶等口服或灌胃局部止血,必要时内镜止血。注意补充血容量,纠正电解质紊乱等。有休克表现者,按失血性休克处理。

(二)慢性胃炎

1.一般治疗

慢性胃炎又称特发性胃炎,缺乏特殊治疗方法,以对症治疗为主。养成良好的饮食习惯及生活规律,少吃生冷及刺激性食物。停用能损伤胃黏膜的药物。

2.病因治疗

对感染性胃炎应使用敏感的抗生素。确诊为幽门螺杆菌感染者可给予阿莫西林、庆大霉素等口服治疗。

3.药物治疗

分4类。

(1)对症治疗:有餐后腹痛、腹胀、恶心、呕吐者,用胃肠动力药。如多潘立酮,每次0.1 mg/kg,3～4次/天,餐前15～30分钟服用。腹痛明显者给予抗胆碱能药,以缓解胃肠平滑肌痉挛。可用硫酸阿托品,每次 0.01 mg/kg,皮下注射。或溴丙胺太林,每次 0.5 mg/kg,口服。

(2)黏膜保护药:枸橼酸铋钾,6～8 mg/(kg·d),分 2 次服用。大剂量铋剂对肝、肾和中枢神经系统有损伤,故连续使用本剂一般限制在 4～6 周之内为妥。硫糖铝,10～25 mg/(kg·d),分 3 次餐前2 小时服用,疗程 4～8 周,肾功能不全者慎用。麦滋林-S,每次 30～40 mg/kg,口服 3 次/天,餐前服用。

(3)抗酸药:一般慢性胃炎伴有反酸者可给予中和胃酸药,如氢氧化铝凝胶、复方氢氧化铝片,于餐后 1 小时服用。

(4)抑酸药:仅用于慢性胃炎伴有溃疡病、严重反酸或出血时,疗程不超过 2 周。H_2 受体拮抗药,西咪替丁 10～15 mg/(kg·d),分 2 次口服,或睡前一次服用。雷尼替丁 4～6 mg/(kg·d),分2 次服或睡前一次服用。质子泵抑制药,如奥美拉唑 0.6～0.8 mg/kg,清晨顿服。

四、治疗中的临床思维

(1)绝大多数急性胃炎患儿经治疗在 1 周左右症状消失。

(2)急性胃炎治愈后若不注意规律饮食和卫生习惯,或在服用能损伤胃黏膜的药物时仍可急性发作。在有严重感染等应急状态下更易复发,此时可短期给予 H_2 受体拮抗药预防应急性胃炎的发生。

(3)慢性胃炎患儿因缺乏特异性治疗,消化系统症状可反复出现,造成患儿贫血、消瘦、营养不良、免疫力低下等。可酌情给予免疫调节药治疗。

(4)小儿慢性胃炎胃酸分泌过多者不多见,因此要慎用抗酸药。主要选用饮食治疗。避免医源性因素,如频繁使用糖皮质激素或非甾体抗炎药等。

(郭艳玲)

第四节 肠 梗 阻

肠梗阻指肠内容物的正常运行受阻,通过肠道发生障碍,为小儿外科常见的急腹症。由于它变化快,需要早期作出诊断、处理。诊治的延误可使病情发展加重,甚至出现肠坏死、腹膜炎,甚至中毒性休克、死亡等严重情况。

一、病因

(一)机械性肠梗阻

机械性肠梗阻是肠管内或肠管外器质性病变引起的肠管堵塞,梗阻原因包括先天性畸形及后天性因素。梗阻类型分为肠腔内梗阻及肠腔外梗阻。

1.肠腔内梗阻

多由先天性肠闭锁及肠狭窄、先天性肛门闭锁等先天性疾病引起。也可由肠套叠、蛔虫性肠梗阻、肠管内异物及粪石、肠壁肿瘤等后天性疾病造成。

2.肠腔外梗阻

引起肠梗阻的先天性疾病包括先天性肠旋转不良、嵌顿性腹股沟斜疝、腹内疝、先天性纤索条、梅克尔憩室索条、胎粪性腹膜炎后遗粘连等。后天性疾病包括手术后粘连、腹膜炎后粘连、结核性粘连、胃肠道外肿瘤压迫、肠扭转等。

(二)动力性肠梗阻

为胃肠道蠕动功能不良致使肠内容传递运转作用低下或丧失,多因中毒、休克、缺氧及肠壁神经病变造成,常见于重症肺炎、肠道感染、腹膜炎及败血症的过程中。梗阻类型分为麻痹性肠梗阻及痉挛性肠梗阻,前者发生在腹腔手术后、腹部创伤或急性腹膜炎患儿,后者可见于先天性巨结肠患儿。

二、病理

肠梗阻发生后,肠腔内因积聚大量气体和液体而致使肠膨胀,引起肠腔内压增高,肠壁变薄,肠壁血循环受到严重障碍。梗阻持久时,肠壁张力持续升高,导致肠坏死、肠穿孔。

三、临床表现

各种类型肠梗阻虽有不同的病因,但共同的特点是肠管的通畅性受阻,肠内容物不能正常地通过,因此,有程度不同的临床表现。

(一)症状

1.腹痛

机械性肠梗阻呈阵发性剧烈绞痛,腹痛部位多在脐周,发作时年长儿自觉有肠蠕动感,且有肠鸣,有时见到隆起的肠形。婴儿表现为哭闹不安、手足舞动、表情痛苦。绞窄性肠梗阻由于有肠管缺血和肠系膜箝闭,腹痛往往是持续性伴有阵发性加重,疼痛较剧烈。绞窄性肠梗阻也常伴有休克及腹膜炎症状。麻痹性肠梗阻的腹胀明显,腹痛不明显,阵发性绞痛尤为少见。

2.腹胀

腹胀发生于腹痛之后。高位小肠梗阻常表现上腹部饱满;低位梗阻的腹胀较高位梗阻为明显,表现为全腹膨胀;闭袢式肠梗阻出现局限性腹胀;麻痹性肠梗阻呈全腹膨胀。

3.呕吐

高位梗阻的呕吐出现较早且频繁,呕吐物为食物或胃液,其后为十二指肠液和胆汁;低位梗阻呕吐出现迟,初为胃内容物,静止期较长,后期的呕吐物为积蓄在肠内并经发酵、腐败呈粪样带臭味的肠内容物;绞窄性肠梗阻呕吐物呈血性或咖啡样;麻痹性肠梗阻呕吐次数少,呈溢出性。低位小肠梗阻的呕吐出现较晚。

4.排便排气停止

排便排气停止是完全性肠梗阻的表现,梗阻早期,梗阻部位以下肠内积存的气体或粪便可以排出。绞窄性肠梗阻可排出血性黏液样便。

(二)体征

1.全身情况

单纯梗阻的早期,患者除阵发性腹痛发作时出现痛苦表情外,生命体征等无明显变化。待发作时间较长,呕吐频繁,腹胀明显后,可出现脱水现象,患者虚弱甚至休克。当有绞窄性梗阻时可较早地出现休克。

2.腹部检查

可观察到腹部有不同程度的膨胀,在腹壁较薄的患者,尚可见到肠形及肠蠕动波。单纯性肠梗阻的腹部虽胀气，但腹壁柔软，按之有如充气的球囊，有时在梗阻的部位可有轻度压痛，特别是腹壁切口部粘连引起的梗阻，压痛点较为明显。当梗阻上部肠管内积存的气体与液体较多时，稍加振动可听到振水声。腹部叩诊多呈鼓音。肠鸣音亢进，且可有气过水声及高声调的金属声。

绞窄性肠梗阻或单纯性肠梗阻的晚期，肠壁已有坏死、穿孔，腹腔内已有感染、炎症时，则体征表现为腹膜炎的体征，腹部膨胀，腹部压痛、肌紧张及反跳痛，有时可叩出移动性浊音，腹壁有压痛，肠鸣音微弱或消失。

直肠指检可见直肠空虚无粪便，且有裹手感，提示完全性肠梗阻；指套上染有血迹，提示肠管有血运障碍。

四、诊断

(一)病史及临床表现

典型的肠梗阻有阵发性腹部绞痛、腹胀、呕吐、排便排气停止等自觉症状，腹部检查呈现腹胀、肠形、压痛、肠鸣音亢进等征象。在粘连性肠梗阻，多数患者都有腹部手术史，或者曾有过腹痛史。

(二)X线检查

1.X线检查

典型的完全性肠梗阻X线表现是肠袢胀气，腹立位片出现多个肠袢内有呈阶梯状气液面，出现排列成阶梯状的液平面，气液面是因肠腔内既有胀气又有液体积留形成，只有在患者直立位或侧卧位时才能显示，平卧位时不显示这一现象。如腹腔内已有较多渗液，直立位时尚能显示下腹、盆腔部的密度增高。空肠黏膜的环状皱襞在肠腔充气时呈"鱼骨刺"样，而结肠、直肠内无气。

不完全性肠梗阻X线征象为不连续的轻、中度肠曲充气，结肠、直肠内有气。绞窄性肠梗阻X线可见单独胀大的肠袢不随时间改变位置，或有假肿瘤征、咖啡豆状阴影。麻痹性肠梗阻X线征象是小肠和结肠全部充气扩张。

2.消化道造影检查

钡灌肠检查用于鉴别肠梗阻的程度。结肠扩张为麻痹性肠梗阻或不全性肠梗阻，结肠干瘪细小可确定为完全性肠梗阻，但在临床上较少应用。钡灌肠还可用于疑有结肠梗阻的患者，它可显示结肠梗阻的部位与性质。

钡餐造影检查，即口服钡剂或水溶性造影剂，观察造影剂下行过程，可明确梗阻部位、性质、程度。若钡剂下行受阻或显示肠腔狭窄则明确肠梗阻的诊断。但因造影剂可加重梗阻故宜慎用。梗阻明显时禁用。

(三)化验检查

肠梗阻早期化验指标变化不明显。晚期由于失水和血液浓缩，白细胞计数、血红蛋白、血细胞比容都可增高，血电解质与酸碱平衡发生紊乱。高位梗阻，可出现低钾、低氯、代谢性碱中毒。低位梗阻，则可有电解质普遍降低与代谢性酸中毒。绞窄性梗阻或腹膜炎时。血常规、血液生化测定指标改变明显。

(四)腹腔穿刺

可了解有无腹膜炎及肠壁血供障碍。腹腔液浑浊脓性表明有腹膜炎，血性腹腔液说明已有绞窄性肠梗阻。当肠管有明显胀气或肠管与腹膜粘连时，不宜进行腹腔穿刺。

五、治疗

急性肠梗阻的治疗包括非手术治疗和手术治疗,治疗方法的选择根据梗阻的原因、性质、部位及全身情况和病情严重程度而定。不论采用何种治疗均首先纠正梗阻带来的水、电解质与酸碱紊乱,改善患者的全身情况。

(一)非手术治疗

1. 胃肠减压

胃肠减压为治疗肠梗阻的主要措施之一,目的是减轻胃肠道的积留的气体、液体,减轻肠腔膨胀,有利于肠壁血液循环的恢复,减少肠壁水肿,使某些原有部分梗阻的肠袢因肠壁肿胀而致的完全性梗阻得以缓解,也可使某些扭曲的肠袢得以复位。胃肠减压还可减轻腹内压,改善因膈肌抬高而导致的呼吸与循环障碍。

2. 纠正水、电解质与酸碱失衡

血液生化检查结果尚未获得前,可先给予平衡盐液(乳酸钠林格液)。待有测定结果后,再添加电解质与纠正酸碱紊乱,在无心、肺、肾功能障碍的情况下,最初输入液体的速度可稍快一些,但需做尿量监测,必要时作中心静脉压(CVP)监测,以防液体过多或不足。在单纯性肠梗阻的晚期或是绞窄性肠梗阻,常有大量血浆和血液渗出至肠腔或腹腔,需要补充血浆和全血。

3. 抗感染

肠梗阻后,肠壁循环有障碍,肠黏膜屏障功能受损而有肠道细菌易位,或是肠腔内细菌直接穿透肠壁至腹腔内产生感染。肠腔内细菌亦可迅速繁殖。同时,膈肌升高引起肺部气体交换与分泌物的排出受限,易发生肺部感染。因而,肠梗阻患者应给予抗菌药物以预防或治疗腹部或肺部感染,常用的有以杀灭肠道细菌与肺部细菌的广谱头孢菌素或氨基糖苷类抗生素,以及抗厌氧菌的甲硝唑等。

4. 其他治疗

腹胀后影响肺的功能,患者宜吸氧。回盲部肠套叠可试用钡剂灌肠或充气灌肠复位。

采用非手术方法治疗肠梗阻时,应严密观察病情的变化,绞窄性肠梗阻或已出现腹膜炎症状的肠梗阻,经过短暂的非手术治疗,实际上是术前准备,纠正患者的生理失衡状况后即进行手术治疗。单纯性肠梗阻经非手术治疗24~48小时,梗阻的症状未能缓解或在观察治疗过程中症状加重或出现腹膜炎症状时,应及时改为手术治疗。但是在手术后发生的炎症性肠梗阻除有绞窄发生,应继续治疗等待炎症的消退。

(二)手术治疗

手术的目的是解除梗阻、去除病因,手术的方式可根据患者的情况与梗阻的部位、病因加以选择。

1. 单纯解除梗阻的手术

这类手术包括为粘连性肠梗阻的粘连分解,去除肠扭转,切断粘连束带;为肠内堵塞的切开肠腔,去除粪石、蛔虫团等;为肠扭转、肠套叠的肠袢复位术等。

2. 肠切除肠吻合术

肠梗阻是由于肠肿瘤所致,切除肿瘤是解除梗阻的首选方法。在其他非肿瘤性病变,因肠梗阻时间较长,或有绞窄引起肠坏死,或是分离肠粘连时造成较大范围的肠损伤,则需考虑将有病变的肠段切除吻合。在绞窄性肠梗阻,如腹股沟疝、肠扭转,绞窄解除后,血运有所恢复,但肠袢的活力如何判断,方法:①肠管的颜色转为正常,肠壁保持弹性并且蠕动活跃,肠系膜边缘动脉搏动可见说明肠管有生机;②应用超声多普勒沿肠管对肠系膜缘探查是否有动脉波动;③从周围静脉注入荧光素,然后以紫外线照射疑有循环障碍的肠管部,如有荧光出现,表示肠管有生机;④肠管已明显坏死,切除缘必须有活跃的动脉出血。

肠管的生机不易判断且是较长的一段,可在纠正血容量不足与供氧的同时,在肠系膜血管根部注射1%普鲁卡因或酚妥拉明以缓解血管痉挛,将肠管标志后放回腹腔,观察15~30分钟后,如无生机可重复一次,当确认无生机后始可考虑切除。经处理后肠管的血运恢复,也显示有生机,则可保留,必要时在24小时后应再次剖腹观察,如发现有局灶性坏死应再行切除。为此,第一次手术关腹时,可采用全层简单缝合的方法。

3. 肠短路吻合

当梗阻的部位切除有困难,如肿瘤向周围组织广泛侵犯,或是粘连广泛难以剥离,但肠管无坏死现象,为解除梗阻,可分离梗阻部远近端肠管作短路吻合,旷置梗阻部,但应注意旷置的肠管尤其是梗阻部的近端肠管不宜过长,以免引起盲袢综合征。

4. 肠造口术或肠外置术

肠梗阻部位的病变复杂或患者的情况差,不允许行复杂的手术,可在膨胀的肠管上,亦即在梗阻部的近端肠管作肠造口术以减压,解除因肠管高度膨胀而带来的生理紊乱。小肠可采用插管造口的方法,可先在膨胀的肠管上切一小口,放入吸引管进行减压,但应注意避免肠内容物污染腹腔及腹壁切口。有时当有梗阻病变的肠袢已游离或是肠袢已有坏死,但患者的情况差不能耐受切除吻合术,可将该段肠袢外置,关腹。待患者情况复苏后再在腹腔外切除坏死或病变的肠袢,远、近两切除端固定在腹壁上,近端插管减压、引流,以后再行二期手术,重建肠管的连续性。

六、预后

预后与早期诊断、早期治疗密切相关。一般单纯性肠梗阻患儿在矫正脱水酸中毒后,手术治疗效果良好。但绞窄性肠梗阻则取决于手术治疗的时机,若抢救不及时,可危及生命,切除坏死肠管过多,后遗短肠综合征,影响患儿的生长发育,预后较差。

(郭艳玲)

第五节 肠 套 叠

肠套叠是肠管的一部分连同相应的肠系膜套入邻近肠腔内的一种特殊类型的肠梗阻,本病是婴儿时期的一种特有疾病,是最常见的婴幼儿急腹症,居婴幼儿肠梗阻原因的首位。根据病因不同,分为原发性肠套叠与继发性肠套叠;根据年龄的不同,分为婴儿肠套叠与儿童肠套叠。

急性肠套叠随着年龄的增长发病率逐渐降低。常见于2岁以下婴幼儿,4~10个月为发病年龄高峰。男孩发病比女孩多2~3倍,健康肥胖儿多见。发病季节与胃肠道病毒感染流行相一致,以春末夏初最为集中。

一、病因

肠套叠分为原发性与继发性两类。肠套叠的病因尚未完全明确,其发病机制公认为肠套叠起点的存在和肠蠕动的紊乱。

(一)原发性肠套叠

原发性肠套叠是指非肠管器质性病变引起的肠套叠。约95%的小儿肠套叠属于原发性。

1.套叠起点

关于原发性肠套叠起点的产生,尚无统一学说,可能与下列因素有关。

(1)回盲部解剖因素学说:婴幼儿肠套叠主要发生在回盲部,婴幼儿期回盲部较游动,回盲瓣呈唇样凸入肠腔,加上该区淋巴组织丰富,受炎症或食物刺激后易引起回盲瓣充血、水肿、肥厚,肠蠕动易将肿大回盲瓣向前推移,牵拉肠管形成套叠。

(2)病毒感染学说:小儿受到腺病毒和轮状病毒感染后,可引起末段回肠的集合淋巴结增生,局部肠壁增厚,甚至形成肿物向肠腔凸起,构成套叠起点,加之肠道受病毒感染,蠕动增强,导致发病。春末夏初是腺病毒感染的高发季节,因此肠套叠在此时期发病较多,目前已分离出腺病毒非流行性Ⅰ、Ⅱ和Ⅴ血清型。

2.肠蠕动紊乱

(1)饮食改变因素:婴幼儿期为肠蠕动节律处于较大变化时期,当增添辅食或食物的性质、温度发生变化时,婴幼儿肠道不能立即适应食物改变的刺激,易引起肠功能紊乱而诱发肠套叠,婴儿生后4~10个月,正是添加辅食时期,故此年龄段是发病高峰期。

(2)肠痉挛因素:由于食物、肠炎、腹泻、细菌等因素刺激肠道产生痉挛,使肠蠕动功能节律紊乱或逆蠕动而引起肠套叠,若小儿属于痉挛体质,则更易发生肠套叠。

(3)免疫反应不平衡因素:原发性肠套叠多发生于1岁以内,恰为机体免疫功能不完善时期,肠壁局部免疫功能易破坏。加之蠕动紊乱而诱发肠套叠。

(二)继发性肠套叠

继发性肠套叠指肠管器质性病变引起的肠套叠。5%左右的病例属继发型,多数是儿童。器质性病变以梅克尔憩室为最多,其次有息肉、血管瘤、腺肌瘤、腹型紫癜形成的肠壁血肿、异位胰腺、淋巴瘤、肠囊肿、阑尾内翻等。肠壁上的病变成为套叠起点被肠蠕动推动,牵引肠壁而发生肠套叠。

二、病理

(一)肠套叠的病理解剖结构

肠套叠由鞘部、套入部组成。外层肠管为鞘部,进入肠管为套入部,套入部最远点为头部,肠管从外面卷入处为颈部。一个肠套叠由三层肠壁组成称为单套,由五层肠壁组成则为复套,即单套再套入相邻的远端肠管内。肠套叠一般是近端肠管套入远端肠管内,与肠蠕动方向一致,称之为顺行性肠套叠。一般肠套叠为顺行性肠梗阻。若远端套入近端,称为逆性肠套叠,较为罕见。

(二)肠套叠的类型

一般按套入部的最近端和鞘部最远端的肠管名称分类,将肠套叠分为六型。

(1)回结型:以回肠末端为出发点,回肠通过回盲瓣内翻套入结肠中,盲肠与阑尾不套入鞘内,此型最多,约占30%。

(2)回盲型：以回盲瓣出发点，盲肠、阑尾随之套入鞘内，此型占50%~60%。

(3)回回结型：即复套，回肠套入回肠后再套入结肠，占10%左右。

(4)小肠型：即小肠套入小肠，比较少见，此型占5%~10%，包括空空型、回回型、空回型。

(5)结肠型：结肠套入结肠，极少见。

(6)多发型：在肠管不同区域内有分开的2个、3个或更多的肠套叠。

(三)肠套叠的病理改变

肠套叠的基本病理变化是肠腔梗阻、肌肉痉挛和血液循环障碍。肠套叠发生后，套入部随着肠蠕动不断向前推进，该段肠管相应所附的肠系膜也被牵入鞘内，颈部束紧不能自动退出。鞘部肠管持续痉挛紧缩，致使套入部的肠系膜血管被鞘部嵌压而发生血液循环障碍。初期静脉回流受阻，组织淤血水肿，套入部肠壁静脉怒张破裂出血，与肠黏液混合成果酱样胶冻状物排出。肠壁水肿继续加重，动脉受压，套入部供血停止而发生坏死，套入部的坏死呈现淤血性坏死，为静脉性坏死。而鞘部肠壁则因高度扩张与长期痉挛可发生缺血性坏死，呈局灶性灰白色点状坏死，为动脉性坏死。鞘部灶性动脉性坏死容易被忽略，灌肠复位时极易穿孔，手术复位时也不易被发现，比套入部静脉性坏死更具危险性。

三、临床表现

小儿肠套叠的临床症状随年龄而有所不同。可分为婴儿肠套叠和儿童肠套叠两类。

(一)婴儿肠套叠

1.腹痛(哭闹)

腹痛为肠套叠出现最早且最主要的症状，而哭闹则为婴儿腹痛特有的表现，以突发、剧烈、节律性的哭闹为特征。原本很健康的婴儿忽然哭闹不安、面色苍白、紧握双拳、屈膝缩腹、手足乱动、拒食拒奶，发作持续3~5分钟而后自行缓解，间隔10~20分钟，重新发作。这种阵发性哭闹是由于肠蠕动将套入肠段向前推进，肠系膜被牵拉，肠套鞘部产生强烈收缩而引起的剧烈腹痛，当蠕动波过后，患儿即转为安静。随着缓解期逐渐缩短，患儿渐渐精神萎靡，嗜睡，随后进入休克状态，而哭闹、腹痛反不明显。

2.呕吐

肠套叠早期症状之一，腹痛发作后不久就发生呕吐，初为乳汁、乳块或食物残渣，以后带有胆汁，晚期则吐粪便样液体。早期呕吐是因肠系膜被强烈牵拉，导致神经反射性呕吐，晚期则由肠梗阻引起。

3.便血

便血为肠套叠特征性表现，便血多发生于疾病开始的8~12小时，典型的血便是红果酱样黏液血便，也可有鲜血便或脓血便，几小时后又可以重复排出几次。纵使家长忽视了婴儿的哭闹和呕吐，但在发生血便时一定会来医院求治。一部分患儿来院就诊时尚未便血，肛门指检时可发现指套上染有果酱色黏液。出血是由于肠套叠时，肠系膜被牵入嵌闭于套入部的肠壁间，发生血液循环障碍而引起黏膜渗血，与肠黏液、粪便混合形成暗红色胶冻样液体。

4.腹部肿物

腹部触及肿物是有意义的诊断。肿物多位于右上腹或中上腹，实性、光滑、稍可移动，并有压痛。随病情进展，肿物变长，沿结肠框分布，呈腊肠状。多数患儿由于回肠末端及盲肠套入结肠内，右下腹比较松软而有空虚感。严重者套入部达直肠，肛门指诊可触及子宫颈样物，偶见肿物从肛门脱出。一旦肠管有坏死倾向,腹胀加重,腹肌紧张,肿物常触诊不清。

5.全身情况

病程早期,患儿一般情况良好,体温正常,仅表现为面色苍白、精神欠佳。晚期精神萎靡、表情呆钝、嗜睡、脱水、发热,甚至有休克、腹膜炎征象。

(二)儿童肠套叠

多为继发性,病程较缓慢,呈亚急性不全性肠梗阻。可有反复发作的病史,发生肠套叠后也可自行复位。主要表现为腹痛,偶有呕吐,少有血便,腹壁薄者可触及腹部肿物。

四、诊断与鉴别诊断

(一)诊断

1.临床诊断

典型肠套叠的四联征为阵发性腹痛、呕吐、血便和腹部肿块。当患儿出现几个小时以上的无原因剧烈哭闹,时哭时停,伴有呕吐,随即排出血便,诊断并不困难。不典型肠套叠包括无痛性频繁呕吐型、无痛性便血型、精神萎靡尚未便血的休克型,这些类型的肠套叠是以单一症状为主征,缺乏典型的临床表现,很容易漏诊、误诊。依据患儿的年龄、性别、发病季节应考虑肠套叠的可能。此时应在镇静状态下仔细检查腹部是否触及肿块,施行肛门指检观察指套上有无血染,以协助诊断。

2.X 线检查

肠套叠时,腹平片可无异常征象,也可呈现肠扩张,结肠内均匀致密的肿物阴影,腹立位片见小肠扩张,有张力性气液面,显示肠梗阻征象。腹平片诊断肠套叠虽无特异性征象,但可提示肠梗阻的诊断。

钡灌肠检查是在 X 线透视下,由肛门缓缓注入 25% 硫酸钡生理盐水溶液,水平压力为 5.9~8.8 kPa(60~90 cmH$_2$O)透视下可见到钡剂在结肠的套入部受阻,呈杯状或钳状阴影。

空气灌肠是在 X 线透视下,经肛门注气,压力为 8.0 kPa(60 mmHg),套叠顶端致密的软组织肿块呈半圆形,向充气的结肠内突出,气柱前端形成杯口影、钳状阴影或球形阴影。

B 超检查对肠套叠具有较高的确诊率。超声扫描显示肠套叠的横断面呈"同心圆"征或"靶环"征,纵断面呈"套筒"征或"假肾"征。

(二)鉴别诊断

鉴别诊断应以发病年龄为主要思考线索,以主要症状为鉴别要点,与具有腹痛、便血、腹块的婴幼儿其他疾病相鉴别。

1.细菌性痢疾

肠套叠血便不典型且伴有腹泻者可误诊为细菌性痢疾。菌痢多见于夏季,起病急骤,体温升高较快,在早期即可达 39 ℃,大便次数频繁,含有大量黏液及脓血,粪便检查见到脓细胞及红细胞,细菌培养阳性即可确诊。

2.过敏性紫癜

腹型紫癜患儿有阵发性腹痛和呕吐,有腹泻和便血,粪便为暗红色,由于肠管有水肿、出血而增厚,有时在右下腹部能触及肿块,易与肠套叠混淆。过敏性紫癜的特点为双下肢有出血性皮疹,膝关节和踝关节肿痛,部分病例还有血尿,这些临床表现有助于与肠套叠鉴别。需注意的是此病由于肠功能紊乱和肠壁血肿而诱发肠套叠。故当腹部症状加重、腹部体征明显时,需做腹部

B超检查或低压气灌肠协助诊断。

3.梅克尔憩室

梅克尔憩室并消化道出血时,应与肠套叠鉴别。梅克尔憩室出血起病急骤,无前驱症状,出血量大,为暗红色或鲜红色血便,少有腹痛、呕吐等症状,腹部触诊无腹块、无压痛。腹部^{99m}Tc扫描可明确诊断。需注意的是梅克尔憩室内翻可继发肠套叠,患儿可出现肠套叠的相应症状及体征。

4.蛔虫肠梗阻

此病多来自农村地区的儿童,近年来发病率明显下降。蛔虫团块堵塞肠腔,可出现腹痛、呕吐,晚期肠坏死则表现为全身中毒症状、便血,与肠套叠极其相似。但蛔虫肠梗阻很少发生在婴儿,早期没有便血,腹内肿块多位于脐下,肿块粗而长,X线平片可见蛔虫影。

5.肠梗阻肠坏死

婴幼儿其他原因引起的肠梗阻,晚期出现肠血运障碍导致肠坏死,可出现腹痛、呕吐、便血、休克等症状,可与肠套叠混淆。此类患儿缺乏典型的阵发性哭闹史,血便出现晚且伴随休克及全身中毒症状,腹部检查出现腹膜刺激征,腹穿为血性液体,腹部B超检查未发现肠套叠影像,可作为鉴别点。

6.直肠脱垂

少数晚期肠套叠,其套入部可以通过全部结肠而由肛门脱出,不要误认为是直肠脱垂。直肠脱垂时,可以清楚地看到肠黏膜一直延续到肛门周围的皮肤,而肠套叠时,在肛门口与脱出的肠管之间有一条沟,可以通过此沟将手指伸入直肠内,而且直肠脱垂并无急腹症症状。

五、治疗

肠套叠治疗分非手术治疗和手术治疗。小儿肠套叠多为原发,以非手术治疗为主。

(一)非手术治疗

半个世纪以来,非手术治疗儿童肠套叠已成为公认的首选方法,其中气灌肠整复肠套叠是40年来我国最成功且应用最广泛的治疗方法。目前在我国,不论是在城市中心儿科还是在县医院儿科气灌肠复位率达90%左右。

1.适应证

(1)病程不超过48小时,便血不超过24小时。

(2)全身状况好,无明显脱水、酸中毒及休克表现,无高热及呼吸困难者。

(3)腹不胀,无压痛及肌紧张等腹膜刺激征象。

2.禁忌证

(1)病程超过48小时,便血超过24小时。

(2)全身情况不良,有高热、脱水、精神萎靡及休克等中毒症状者。

(3)腹胀明显,腹部有明显压痛、肌紧张,疑有腹膜炎或疑有肠坏死者。

(4)立位X线平片显示完全性肠梗阻者。

(5)试用空气灌肠时逐渐加压至8.0 kPa(60 mmHg)、10.7 kPa(80 mmHg)、13.3 kPa(100 mmHg),而肠套叠阴影仍不移动,形态不变者。

3.治疗方法

(1)气体灌肠复位法:采用空气或氧气均可,观察方法有透视及非透视下进行两种,将气囊肛管置入直肠内,采用自动控制压力仪,肛门注气后即见套叠影逆行推进,直至完全消失,大量气体进入回肠,提示复位成功。

气灌肠前准备:①解痉镇静,肌内注射阿托品、苯巴比妥钠,必要时在麻醉状态下进行;②脱水明显者,应予以输液纠正,改善全身情况;③麻醉下灌肠复位,保证禁食 6 小时,禁水 4 小时,必要时插胃管吸出胃内容物;④X 线透视室内应备有吸引器、氧气、注射器等抢救设施。

气体灌肠压力:①诊断性气体灌肠压力为 6.7~8.0 kPa(50~60 mmHg);②复位治疗压力为 12.0~13.3 kPa(90~100 mmHg),不超过 16.0 kPa(120 mmHg)。

气体灌肠复位征象:①X 线透视下见肿块逐渐变小消失,气体突然进入回肠,继之中腹部小肠迅速充气;②拔出气囊肛管,大量气体和暗红色黏液血便排出;③患儿安然入睡,不再哭闹,腹胀减轻,肿块消失;④碳剂试验,口服 1 g 活性炭。约 6 小时后由肛门排出黑色炭末。

气体灌肠终止指征:①注气后见肿物巨大,套入部呈分叶状,提示复套存在,复位可能性较小;②注气过程中见鞘部扩张而套入部退缩不明显或见套入部退而复进,表示套叠颈部过紧,复位困难;③注气后肿物渐次后退,通过回盲瓣后,肿物消失,但小肠迟迟不进气,提示仍存在小肠套叠,复位困难;④复位过程中,肿物消失,但荧光屏上突然有闪光改变,旋即见膈下游离气体,表明发生肠穿孔,即刻停止注气。

(2)钡剂灌肠复位法:在欧美国家较为流行。钡剂浓度为 20%~25%,钡柱高度不超过患儿水平体位 90 cm,维持液体静压在 5 分钟之内,套叠影逆行推进,变小,渐至消失,钡剂进入回肠,提示复位成功。

(3)B 超监视下水压灌肠复位法:采用生理盐水或水溶性造影剂为介质灌肠。复位压力为 6.7~12.0 kPa(50~90 mmHg),注水量在 300~700 mL。在 B 超荧光屏上可见"同心圆"或"靶环"状块影向回盲部收缩,逐渐变小,最后通过回盲瓣突然消失,液体急速进入回肠。满意的复位是见套入部消失,液体逆流进入小肠。

(二)手术疗法

1.手术指征

(1)有灌肠禁忌证者。

(2)灌肠复位失败者。

(3)肠套叠复发达 3 次以上,疑有器质性病变者。

(4)疑为小肠套叠者。

2.手术方式

(1)手法复位术:取右下腹或右上腹横切口,在套叠远端肠段用挤压手法使其整复,切忌强行牵拉套叠近端肠段。复位成功后务必详细检查是否存在病理性肠套叠起点,必要时一并处理。对原发复发性肠套叠手术的患儿,手法复位后如未发现病理起点,存在游动盲肠者可行盲肠右下腹膜外埋藏固定法,以减少复发。如阑尾有损伤,呈现水肿和淤血时,可将其切除。

(2)肠切除肠吻合术:术中见鞘部已有白色斑块状动脉性坏死或套入部静脉性坏死,争取做肠切除一期吻合术。必要时亦可延迟 24~48 小时再吻合。

(3)肠外置或肠造口术:适应于患儿存在休克且病情危重时,或肠套叠手法复位后局部血液供给情况判断有困难时。可将肠袢两断端或可疑肠袢外置于腹壁外,切口全层贯穿缝合,表面覆盖油纱保护,24~48 小时后,待休克纠正,病情平稳,再行二期肠吻合术。观察可疑肠袢循环恢复情况决定还纳入腹,抑或肠切除肠吻合。如肠切除后患儿全身或局部循环不满意,无法行肠吻合时,可行肠造口术。

六、预后

小儿原发性肠套叠如能早期就诊、早期诊断、早期治疗,预后良好。绝大多数病例可采用灌肠复位,复位成功率达90%以上。小儿原发性肠套叠复位后极少复发。随着我国人民生活水平提高,医疗条件改善,科普宣传的普及,家长及儿科工作者更加关注小儿肠套叠,晚期肠套叠患儿已少见,已罕见死亡,目前肠套叠的病死率仅为1%。

(郭艳玲)

第六节 腹 泻 病

婴幼儿腹泻病是一组由多病原、多因素引起的以腹泻为主要临床表现的消化道疾病。近年来本病发病率及病死率已明显降低,但仍是婴幼儿的重要常见病和死亡病因。2岁以下多见,约半数为1岁以内。

一、病因

(一)易感因素

(1)婴幼儿期生长发育快,所需营养物质相对较多,胃肠道负担重,经常处于紧张的工作状态,易发生消化功能紊乱。

(2)消化系统发育不成熟,胃酸和消化酶分泌少,消化酶活性低,对食物质和量的变化耐受力差;胃内酸度低,胃排空较快,对进入胃内的细菌杀灭能力弱。

(3)血清免疫球蛋白(尤以IgM和IgA)和肠道分泌型IgA均较低。

(4)正常肠道菌群对入侵的病原体有拮抗作用,而新生儿正常肠道菌群尚未建立,或因使用抗生素等引起肠道菌群失调,易患肠道感染。

(5)人工喂养:母乳中含有大量体液因子(SIgA、乳铁蛋白)、巨噬细胞和粒细胞、溶菌酶、溶酶体,有很强的抗肠道感染作用。家畜乳中虽有某些上述成分,但在加热过程中被破坏,而且人工喂养的食物和食具极易受污染,故人工喂养儿肠道感染发生率明显高于母乳喂养儿。

(二)感染因素

1.肠道内感染

肠道内感染可由病毒、细菌、真菌、寄生虫引起,以前两者多见,尤其是病毒。

(1)病毒感染:人类轮状病毒是婴幼儿秋冬季腹泻的最常见的病原;诺沃克病毒多侵犯儿童及成人;其他如埃可病毒、柯萨奇病毒、腺病毒、冠状病毒等都可引起肠道内感染。

(2)细菌感染(不包括法定传染病)。①致病性大肠埃希菌:近年来由此菌引起的肠炎已较少见,但仍可在新生儿室流行。②产毒性大肠埃希菌:是较常见的引起肠炎的病原。③出血性大肠埃希菌:可产生与志贺菌相似的肠毒素而致病。④侵袭性大肠埃希菌:可侵入结肠黏膜引起细菌性痢疾样病变和临床症状。⑤黏附-集聚性大肠埃希菌:黏附于下段小肠和结肠黏膜而致病。空肠弯曲菌:又名螺旋菌或螺杆菌,是肠炎的重要病原菌,可侵入空肠、回肠、结肠。有些菌株可产生肠毒素。耶尔森菌：为引起肠炎较常见的致病菌。

其他细菌和真菌：鼠伤寒杆菌、变形杆菌、铜绿假单胞菌和克雷伯杆菌等有时可引起腹泻，在新生儿较易发病。长期应用广谱抗生素引起肠道菌群失调，可诱发白色念珠菌、金黄色葡萄球菌、难辨梭状芽孢杆菌、变形杆菌、铜绿假单胞菌等引起的肠炎。长期用肾上腺皮质激素使机体免疫功能下降，易发生白色念珠菌或其他条件致病菌肠炎。

(3) 寄生虫感染：如梨形鞭毛虫、结肠小袋虫等。

2.肠道外感染

患中耳炎、上呼吸道感染、肺炎、肾盂肾炎、皮肤感染、急性传染病等可出现腹泻。肠道外感染的某些病原体(主要是病毒)也可同时感染肠道引起腹泻。

(三) 非感染因素

1.饮食因素

(1) 喂养不当可引起腹泻，多为人工喂养儿。

(2) 过敏性腹泻，如对牛奶或大豆过敏而引起腹泻。

(3) 原发性或继发性双糖酶(主要为乳糖酶)缺乏或活性降低，肠道对糖的消化吸收不良而引起腹泻。

2.气候因素

腹部受凉使肠蠕动增加，天气过热使消化液分泌减少，而由于口渴、吃奶过多，增加消化道负担而致腹泻。

3.精神因素

精神紧张致胃肠道功能紊乱，也可引起腹泻。

二、发病机制

导致腹泻的机制有以下几种。①渗透性腹泻：因肠腔内存在大量不能吸收的具有渗透活性的物质而引起的腹泻。②分泌性腹泻：肠腔内电解质分泌过多而引起的腹泻。③渗出性腹泻：炎症所致的液体大量渗出而引起的腹泻。④动力性腹泻：肠道运动功能异常而引起的腹泻。但临床上不少腹泻并非由某种单一机制引起，而是在多种机制共同作用下发生的。

(一) 非感染性腹泻

由于饮食量和质不恰当，食物消化、吸收不良，积滞于小肠上部，致酸度减低，肠道下部细菌上窜并繁殖(即内源性感染)，使消化功能更加紊乱。在肠内可产生小分子短链有机酸，使肠腔内渗透压增高，加之食物分解后腐败性毒性产物刺激肠道，使肠蠕动增加，而致腹泻。

(二) 感染性腹泻

1.细菌肠毒素作用

有些肠道致病菌分泌肠毒素，细菌不侵入肠黏膜组织，仅接触肠道表面，一般不造成肠黏膜组织学损伤。肠毒素抑制小肠绒毛上皮细胞吸收 Na^+、Cl^- 及水，促进腺体分泌 Cl^-，使肠液中 Na^+、Cl^-、水分增加，超过结肠的吸收限度而导致腹泻，排大量无脓血的水样便，并可导致脱水、电解质紊乱。

2.细菌侵袭肠黏膜作用

有些细菌可侵入肠黏膜组织，造成广泛的炎症反应，如充血、水肿、炎症细胞浸润、溃疡、渗出。大便初为水样，后以血便或黏冻状大便为主。大便常规检查与细菌性痢疾同。可有高热、腹痛、呕吐、里急后重等症状。

3.病毒性肠炎

轮状病毒颗粒侵入小肠绒毛的上皮细胞,小肠绒毛肿胀缩短、脱落,绒毛细胞毁坏后其修复功能不全,使水、电解质吸收减少,而导致腹泻。肠腔内的碳水化合物分解吸收障碍,又被肠道内细菌分解,产生有机酸,增加肠内渗透压,使水分进入肠腔而加重腹泻。轮状病毒感染仅有肠绒毛破坏,故粪便镜检阴性或仅有少量白细胞。

三、临床表现

(一)各类腹泻的临床表现

1.轻型腹泻

多为饮食因素或肠道外感染引起。每天大便多在10次以下,呈黄色或黄绿色,稀糊状或蛋花汤样,有酸臭味,可有少量黏液及未消化的奶瓣。大便镜检可见大量脂肪球。无中毒症状,精神尚好,无明显脱水、电解质紊乱。多在数天内痊愈。

2.重型腹泻

多由肠道内感染所致。有以下3组症状。

(1)严重的胃肠道症状:腹泻频繁,每天大便10次以上,多者可达数十次。大便水样或蛋花汤样,有黏液,量多,倾泻而出。粪便镜检有少量白细胞。伴有呕吐,甚至吐出咖啡渣样物。

(2)全身中毒症状:发热,食欲低下,烦躁不安,精神萎靡,嗜睡,甚至昏迷、惊厥。

(3)水、电解质、酸碱平衡紊乱症状。

脱水:由于吐泻丧失体液和摄入量减少所致。由于体液丢失量的不同及水与电解质丢失的比例不同,可造成不同程度、不同性质的脱水。

代谢性酸中毒:重型腹泻都有代谢性酸中毒,脱水越重酸中毒也越重,原因如下。①腹泻时,大量碱性物质如Na^+、K^+随大便丢失。②进食少和肠吸收不良,使脂肪分解增加,产生大量中间代谢产物——酮体。③失水时血液变稠,血流缓慢,组织缺氧引起乳酸堆积和肾血流量不足,排酸保碱功能低下。

低钾血症:胃肠道分泌液中含钾较多,呕吐和腹泻可致大量失钾;腹泻时进食少,钾的入量不足;肾脏保钾的功能比保留钠差,在缺钾时,尿中仍有一定量的钾排出;由于以上原因,腹泻患儿都有不同程度的缺钾,尤其是久泻和营养不良者。但在脱水、酸中毒未纠正前,体内钾的总量虽然减少,而血钾多数正常。其主要原因:①血液浓缩。②酸中毒时钾从细胞内向细胞外转移。③尿少使钾排出量减少。随着脱水、酸中毒的纠正,血钾被稀释,输入的葡萄糖合成糖原使钾从细胞外向细胞内转移;同时由于利尿后钾排出增加,腹泻不止时从大便继续失钾,因此血钾继续降低。

低钙和低镁血症:进食少,吸收不良,由大便丢失钙、镁,使体内钙、镁减少,但一般为轻度缺乏。久泻或有活动性佝偻病者血钙低。但在脱水时,由于血液浓缩,体内钙总量虽低,而血钙浓度不低;酸中毒可使钙离子增加,故可不出现低钙症状。脱水和酸中毒被纠正后,血液稀释,离子钙减少,可出现手足搐搦和惊厥。极少数久泻和营养不良者,偶见低镁症状,故当输液后出现震颤、手足搐搦或惊厥,用钙治疗无效时,应想到可能有低镁血症。

3.迁延性和慢性腹泻

病程连续超过2周者称迁延性腹泻,超过2个月者称慢性腹泻。多与营养不良和急性期未彻底治疗有关,以人工喂养儿多见。凡迁延性腹泻,应注意检查大便中有无真菌孢子和菌丝及梨形鞭毛虫。应仔细查找引起病程迁延和转为慢性的原因。

(二)不同病因所致肠炎的临床特点

1.轮状病毒肠炎

轮状病毒肠炎又称秋季腹泻。多发生在秋冬季节。多见于6个月至2岁小儿,起病急,常伴发热和上呼吸道感染症状,多先有呕吐,每天大便10次以上甚至数十次,量多,水样或蛋花汤样,黄色或黄绿色,无腥臭味,常出现水及电解质紊乱。近年报道,轮状病毒感染亦可侵犯多个脏器,偶可产生神经系统症状,如惊厥等;50%左右的患儿血清心肌酶谱异常,提示心肌受累。本病为自限性疾病,病程多为3~8天。大便镜检偶见少量白细胞。血清抗体一般在感染后3周上升。

2.三种类型大肠埃希菌肠炎

(1)致病性大肠埃希菌肠炎:以5~8月份多见。年龄多小于1岁,起病较缓,大便每天5~10次,黄绿色蛋花汤样,量中等,有霉臭味和较多黏液。镜检有少量白细胞。常有呕吐,多无发热和全身症状。重者可有脱水、酸中毒及电解质紊乱。病程1~2周。

(2)产毒性大肠埃希菌肠炎:起病较急。重者腹泻频繁,大便量多,呈蛋花汤样或水样,有黏液,镜检偶见白细胞。可发生脱水、电解质紊乱、酸中毒。也有轻症者。一般病程5~10天。

(3)侵袭性大肠埃希菌肠炎:起病急,高热,腹泻频繁,大便黏冻状,含脓血。常有恶心、呕吐、腹痛,可伴里急后重。全身中毒症状严重,甚至休克。临床症状与大便常规化验不能与菌痢区别,需做大便细菌培养加以鉴别。

3.鼠伤寒沙门菌小肠结肠炎

鼠伤寒沙门菌小肠结肠炎是小儿沙门菌感染中最常见者。全年均有发生,以6~9月发病率最高。年龄多为2岁以下,小于1岁者占1/3~1/2。很多家禽、家畜、鼠、鸟、冷血动物是自然宿主。蝇、蚤可带菌传播。经口感染。起病较急,主要症状为腹泻,有发热、厌食、呕吐、腹痛等。大便一般每天6~10次,重者每天可达30次以上。大便初为黄绿色稀水便或黏液便,病程迁延时呈深绿色黏液脓便或脓血便。大便镜检有多量白细胞及红细胞。轻症排出数次不成形大便后即痊愈。腹泻频繁者迅速出现严重中毒症状、明显脱水及酸中毒,甚至发生休克和DIC。少数重者呈伤寒败血症症状,并出现化脓灶。一般病程2~4周。

4.金黄色葡萄球菌肠炎

多因长期应用广谱抗生素引起肠道菌群失调,使耐药的金葡菌在肠道大量繁殖,侵袭肠壁而致病。腹泻为主要症状,轻症日泻数次,停药后即逐渐恢复。重症腹泻频繁,大便有腥臭味,水样,黄或暗绿似海水色,黏液较多,有假膜出现,少数有血便,伴有腹痛和中毒症状,如发热、恶心、呕吐、乏力、谵妄,甚至休克。大便镜检有大量脓细胞和成簇的革兰阳性球菌。大便培养有金葡菌生长,凝固酶阳性。

5.真菌性肠炎

多见于2岁以下,常为白色念珠菌所致。主要症状为腹泻,大便稀黄,有发酵气味,泡沫较多,含黏液,有时可见豆腐渣样细块(菌落),偶见血便。大便镜检可见真菌孢子和假菌丝,真菌培养阳性,常伴鹅口疮。

四、实验室检查

(一)轮状病毒检测

1. 电镜检查

采集急性期(起病3天以内)粪便的滤液或离心上清液染色后电镜检查,可查见该病毒。

2. 抗体检查

(1)补体结合反应:以轮状病毒阳性大便作抗原,作补体结合试验,阳性率较高。

(2)酶联免疫吸附试验(ELISA):能检出血清中 IgM 抗体。较补体结合法更敏感。

(二)细菌培养

可从粪便中培养出致病菌。

(三)真菌检测

(1)涂片检查:从大便中找真菌,发现念珠菌孢子及假菌丝则对诊断有帮助。

(2)可做培养和病理组织检查。

(3)免疫学检查。

五、诊断和鉴别诊断

根据发病季节、病史(包括喂养史和流行病学资料)、临床表现和大便性状可以作出临床诊断。必须判定有无脱水(程度和性质)、电解质紊乱和酸碱失衡。积极寻找病因。需要和以下疾病鉴别。

(一)生理性腹泻

多见于6个月以下婴儿,外观虚胖,常有湿疹。生后不久即腹泻,但除大便次数增多外,无其他症状,食欲好,生长发育正常,到添加辅食后便逐渐转为正常。

(二)细菌性痢疾

常有接触史,发热、腹痛、脓血便、里急后重等症状及大便培养可资鉴别。

(三)坏死性肠炎

中毒症状严重,腹痛、腹胀、频繁呕吐、高热。大便初为稀水黏液状或蛋花汤样,后为血便或"赤豆汤样"便,有腥臭味,隐血强阳性,重症常有休克。腹部 X 线检查有助于诊断。

六、治疗

治疗原则为:调整饮食,预防和纠正脱水,合理用药,加强护理,防治并发症。

(一)饮食疗法

应强调继续饮食,满足生理需要。轻型腹泻停止喂不易消化的食物和脂肪类食物。吐泻严重者应暂时禁食,一般不禁水。禁食时间一般不超过4小时。母乳喂养者继续哺乳,暂停辅食。人工喂养者可先给米汤、稀释牛奶、脱脂奶等。

(二)护理

勤换尿布,冲洗臀部,预防上行性尿路感染和红臀。感染性腹泻注意消毒隔离。

(三)控制感染

病毒性肠炎不用抗生素,以饮食疗法和支持疗法为主。非侵袭性细菌所致急性肠炎除对新生儿、婴儿、衰弱儿和重症者使用抗生素外,一般也不用抗生素。侵袭性细菌所致肠炎一般需用抗生素治疗。

水样便腹泻患儿多为病毒及非侵袭性细菌所致,一般不用抗生素,应合理使用液体疗法,选用微生态制剂和黏膜保护剂。如伴有明显中毒症状不能用脱水解释者,尤其是对重症患儿、新生儿、小婴儿和衰弱患儿(免疫功能低下)应选用抗生素治疗。

黏液、脓血便患者多为侵袭性细菌感染,应根据临床特点,针对病原经验性选用抗菌药物,再根据大便细菌培养和药敏试验结果进行调整。针对大肠埃希菌、空肠弯曲菌、耶尔森菌、鼠伤寒沙门菌所致感染选用庆大霉素、卡那霉素、氨苄西林、红霉素、氯霉素、头孢霉素、诺氟沙星、环丙沙星、呋喃唑酮、复方新诺明等。均可有疗效,但有些药如诺氟沙星、环丙沙星等喹诺酮类抗生素小儿一般禁用,卡那霉素、庆大霉素等氨基糖苷类抗生素又可致使耳聋或肾损害,故6岁以下小儿禁用。金黄色葡萄球菌肠炎、假膜性肠炎、真菌性肠炎应立即停用原使用的抗生素,根据症状可选用万古霉素、新青霉素、利福平、甲硝唑或抗真菌药物治疗。

(四)液体疗法

1.口服补液

世界卫生组织推荐的口服补液盐(ORS)可用于腹泻时预防脱水,以及纠正轻、中度患儿的脱水。新生儿和频繁呕吐、腹胀、休克、心肾功能不全等患儿不宜口服补液。补液步骤除无扩容阶段外,与静脉补液基本相同。

(1)补充累积损失:轻度脱水约为 50 mL/kg,中度脱水为 80~100 mL/kg,在 8~12 小时内服完。

(2)维持补液阶段:脱水纠正后将 ORS 溶液加等量水稀释后使用。口服液量和速度根据大便量适当增减。

2.静脉补液

中度以上脱水或吐泻严重或腹胀者需静脉补液。

(1)第一天(24小时)补液包括输液总量、溶液种类等。

输液总量:包括补充累积损失量、继续损失量及生理需要量。按脱水程度定累积损失量,按腹泻轻重定继续损失量,将3项加在一起概括为以下总量,可适用于大多数病例,轻度脱水90~120 mL/kg,中度脱水 120~150 mg/kg,重度脱水 150~180 mL/kg。

溶液种类:按脱水性质而定。补充累积损失量等渗性脱水用 1/2~2/3 张含钠液,低渗性脱水用2/3张含钠液,高渗性脱水用 1/3 张含钠液,补充继续损失量用 1/3~1/2 张含钠液,补充生理需要量用1/5~1/4张含钠液。根据临床表现判断脱水性质有困难时,可先按等渗性脱水处理。

补液步骤及速度:主要取决于脱水程度和继续损失的量及速度。

扩容阶段:重度脱水有明显周围循环障碍者首先用 2∶1 等张含钠液(2 份生理盐水+1 份1.4%NaHCO$_3$液)20 mg/kg(总量不超过 300 mL),于 30~60 分钟静脉注射或快速点滴,以迅速增加血容量,改善循环功能和肾功能。

以补充累积损失量为主的阶段:在扩容后根据脱水性质选用不同溶液(扣除扩容液量)继续静脉补液。中度脱水无明显周围循环障碍者不需扩容,可直接从本阶段开始。本阶段(8~12 小时)滴速宜稍快,一般为每小时 8~10 mL/kg。

维持补液阶段:经上述治疗,脱水基本纠正后尚需补充继续损失量和生理需要量。输液速度稍放慢,将余量于 12~16 小时内滴完,一般约每小时 5 mL/kg。

各例病情不同,进水量不等,尤其是大便量难以准确估算,故需在补液过程中密切观察治疗后的反应,随时调整液体的成分、量和滴速。

纠正酸中毒:轻、中度酸中毒一般无须另行纠正,因在输入的溶液中已有一部分碱性液,而且经过输液后循环和肾功能改善,酸中毒随即纠正。对重度酸中毒可另加碳酸氢钠等碱性液进行纠正。

钾的补充:一般患儿按 3~4 mmol/(kg·d)[相当于氯化钾 200~300 mg/(kg·d)],缺钾症状明显者可增至 4~6 mmol/(kg·d)[相当于氯化钾 300~450 mg/(kg·d)]。必须在肾功能恢复较好(有尿)后开始补钾。含钾液体绝对不能静脉推注。若患儿已进食,食量达正常一半时,一般不会缺钾。

钙和镁的补充:一般患儿无须常规服用钙剂。对有营养不良或佝偻病者应早给钙剂。在输液过程中如出现抽搐,可给 10% 葡萄糖酸钙 5~10 mL 静脉缓注,必要时重复使用。若抽搐患儿用钙剂无效,应考虑低血镁的可能,可测血清镁,用 25% 硫酸镁每次 0.1 mL/kg,深部肌内注射,每 6 小时一次,每天 3~4 次,症状缓解后停用。

(2)第二天以后(24 小时后)的补液:经过 24 小时左右的补液后,脱水、酸中毒、电解质紊乱已基本纠正。以后的补液主要是补充生理需要量和继续损失量,防止发生新的累积损失,继续补钾,供给热量。一般生理需要量按 60~80 mL/(kg·d),用 1/5 张含钠液补充;继续损失量原则上丢多少补多少,如大便量一般,可在 30 mL/(kg·d)以下,用 1/3~1/2 张含钠液补充。生理需要量和继续损失量可加在一起于 12~24 小时匀速静脉滴注。无呕吐者可改为口服补液。

(五)对症治疗

1.腹泻

对一般腹泻患儿不宜用止泻剂,应着重病因治疗和液体疗法。仅在经过治疗后一般状态好转、中毒症状消失、而腹泻仍频者,可用鞣酸蛋白、次碳酸铋、氢氧化铝等收敛剂。微生态疗法有助于肠道正常菌群的生态平衡,有利于控制腹泻。常用制剂有双歧杆菌、嗜酸乳酸杆菌和粪链球菌制剂。肠黏膜保护剂如蒙脱石粉能吸附病原体和毒素,维持肠细胞的吸收和分泌功能,增强肠道屏障功能,阻止病原微生物的攻击。

2.腹胀

多为肠道细菌分解糖产气而引起,可肌内注射新斯的明,肛管排气。晚期腹胀多因缺钾,宜及早补钾预防。若因中毒性肠麻痹所致腹胀除治疗原发病外可用酚妥拉明。

3.呕吐

多为酸中毒或全身中毒症状,随着病情好转可逐渐恢复。必要时可肌内注射氯丙嗪。

(六)迁延性和慢性腹泻的治疗

迁延性腹泻常伴有营养不良等症,应仔细寻找引起病程迁延的原因,针对病因治疗。

(1)对于肠道内细菌感染,应根据大便细菌培养和药敏试验选用抗生素,切忌滥用,以免引起肠道菌群失调。

(2)调整饮食不宜过快,母乳喂养儿暂停辅食,人工喂养儿可喂酸乳或脱脂乳,口服助消化剂如胃蛋白酶、胰酶等。应用微生态调节剂和肠黏膜保护剂。或辅以静脉营养,补充各种维生素。

(3)有双糖酶缺乏时,暂停乳类,改喂豆浆或发酵奶加葡萄糖。

(4)中医辨证论治,并可配合中药、推拿、捏脊、针灸等。

(牟丽芳)

第八章 内分泌系统疾病

第一节 生长激素缺乏症

生长激素缺乏症(GHD)又称垂体性侏儒症,是由于垂体前叶合成和分泌的生长激素部分或完全缺乏,或由于生长激素分子结构异常、受体缺陷等所致的生长发育障碍性疾病,其身高低于同年龄、同性别正常健康儿童生长曲线第3百分位数以下或低于正常儿两个标准差。

一、病因及发病机制

(一)病因

生长激素缺乏症是由于生长激素分泌不足所致,其原因如下。

1.原发性(特发性)

占绝大多数:①遗传因素,约有5%的GHD患儿由遗传因素造成;②特发性下丘脑、垂体功能障碍,下丘脑、垂体无明显病灶,但分泌功能不足;③发育异常:垂体不发育或发育异常。

2.继发性(器质性)

继发于下丘脑、垂体或其他颅内肿瘤、感染、放射性损伤、头颅外伤、细胞浸润等病变,其中产伤是国内生长激素缺乏症的最主要原因,这些病变侵及下丘脑或垂体前叶时都可引起生长迟缓。

3.暂时性

体质性青春期生长延迟、社会心理性生长抑制、原发性甲状腺功能减退等均可造成暂时性生长激素分泌不足,当不良刺激消除或原发疾病治疗后,这种功能障碍即可恢复。

(二)发病机制

生长激素由垂体前叶细胞合成和分泌,其释放受下丘脑分泌的生长激素释放激素(GHRH)和生长激素释放抑制激素(GHRIH)的调节,前者刺激垂体释放生长激素,后者则对生长激素的合成和分泌有抑制作用。垂体在这两种激素的交互作用下以脉冲方式释放生长激素。儿童时期每天生长激素的分泌量超过成人,在青春发育期更为明显。

生长激素的基本功能是促进生长。人体各种组织细胞增大和增殖,骨骼、肌肉和各系统器官生长发育都有赖于生长激素的作用。当生长激素缺乏时,患儿表现出身材矮小。

二、临床表现

(一)原发性生长激素缺乏症

1.身材矮小

出生时身高和体重都正常,1~2岁后呈现生长缓慢,身高增长速度每年<4 cm,故随着年龄增长,其身高明显低于同龄儿。患儿头颅圆形,面容幼稚,脸圆胖,皮肤细腻,头发纤细,下颌和颏部发育不良。患儿虽然身材矮小,但身体各部比例正常,体形匀称,与实际年龄相符。

2.骨成熟延迟

出牙及囟门闭合延迟,恒齿排列不整,骨化中心发育迟缓,骨龄小于实际年龄2岁以上。

3.伴随症状

生长激素缺乏症患儿可同时伴有一种或多种其他垂体激素的缺乏,从而出现相应伴随症状。若伴有促肾上腺皮质激素缺乏容易发生低血糖;若伴有促甲状腺激素缺乏可有食欲缺乏、不爱活动等轻度甲状腺功能低下的症状;若伴有促性腺激素缺乏,性腺发育不全,到青春期仍无性器官发育和第二性征,男孩出现小阴茎(拉直的阴茎长度<2.5 cm),睾丸细小,多伴有隐睾症,女孩表现为原发性闭经、乳房不发育。

(二)继发性生长激素缺乏症

可发生于任何年龄,发病后生长发育开始减慢。因颅内肿瘤引起者多有头痛、呕吐等颅内高压和视神经受压迫等症状和体征。

三、辅助检查

(一)生长激素刺激试验

生长激素缺乏症的诊断依靠生长激素测定。正常人血清 GH 值很低且呈脉冲式分泌,受各种因素的影响,因此随意取血测血 GH 对诊断没有意义,须做测定反应生长激素分泌功能的试验。

1.生理性试验

运动试验、睡眠试验。可用于对可疑患儿的筛查。

2.药物刺激试验

所用药物包括胰岛素、精氨酸、可乐定、左旋多巴。由于各种 GH 刺激试验均存在一定局限性,所以必须 2 种以上药物刺激试验结果都不正常时,才可确诊为 GHD。一般多选择胰岛素加可乐定或左旋多巴试验。对于年龄较小的儿童,特别注意有无低血糖症状,以防引起低血糖惊厥等反应。

(二)其他检查

1.X 线检查

常用左手腕掌指骨片评定骨龄。生长激素缺乏症患儿骨龄落后于实际年龄 2 岁或 2 岁以上。

2.CT 或 MRI 检查

对已确诊为生长激素缺乏症的患儿,根据需要选择此项检查,以了解下丘脑和垂体有无器质性病变,尤其对肿瘤有重要意义。

四、诊断要点

(1)身材矮小:低于同年龄、同性别正常健康儿生长曲线第 3 百分位以下或低于 2 个标准差(-2SD)。

(2)学龄期年生长速率<5 cm。

(3)骨龄延迟,一般低于实际年龄 2 岁以上。

(4)GH 激发实验峰值<10 μg/L。

(5)综合分析:了解母孕期情况、出生史、喂养史、疾病史,结合体格检查和实验室检查结果综合判断。

五、鉴别诊断

(一)家族性矮身材

父母身高均矮,小儿身高在第 3 百分位数左右,但骨龄与年龄相称,智力和性发育均正常。父母中常有相似的既往史。

(二)体质性青春期延迟

男孩多见,有遗传倾向。2~3 岁时身高低矮,3 岁后生长速度又恢复至每年≥5 cm。GH 正常,骨龄落后,骨龄和身高一致。青春期发育延迟 3~5 年,但最终达正常成人身高。

(三)宫内生长迟缓

出生时身高、体重均低于同胎龄儿第 10 百分位,约 8% 的患儿达不到正常成人身高。

(四)内分泌疾病及染色体异常

甲状腺功能低下、21 三体综合征、Turner 综合征等均有身材矮小,根据特殊体态、面容可作出诊断。

(五)全身性疾病

全身性疾病包括心、肝、肾疾病,重度营养不良,慢性感染,长期精神压抑等导致身材矮小者,可通过病史、全面查体及相应的实验室检查作出诊断。

六、治疗

(一)生长激素替代治疗

目前广泛使用基因重组人生长激素(r-hGH),每天 0.1 U/kg,每晚睡前皮下注射。治疗后身高和骨龄均衡增长,其最终身高与开始治疗的年龄有关,治疗越早效果越好。治疗后第 1 年效果最显著,以后疗效稍有下降。GH 可持续使用至骨骺融合,骨骺闭合后禁用。治疗过程中,应密切观察甲状腺功能,若血清甲状腺素低于正常,应及时补充甲状腺激素。

(二)合成代谢激素

可增加蛋白合成,促进身高增长。可选用氧甲氢龙、氟甲睾酮或苯丙酸诺龙。由于此类药可促使骨骺提前融合,反而影响最终身高,故应谨慎使用。疗程不能长于 6 个月。

(三)性激素

同时伴有性腺轴功能障碍的患儿在骨龄达 12 岁时可开始用性激素治疗,促进第二性征发育。男孩用长效庚酸睾酮,女孩用妊马雌酮(一种天然合成型雌激素)。

(四)可乐定

可乐定为一种α受体兴奋剂,可促使 GHRH 分泌,使生长激素分泌增加。剂量为每天 $75\sim150~\mu g/m^2$,每晚睡前服用,3~6 个月为 1 个疗程。

(五)左旋多巴

可刺激垂体分泌生长激素。剂量为每天 10 mg/kg,早晚各 1 次。

(六)其他

适当使用钙、锌等辅助药物。

(胡宏伟)

第二节 甲状腺功能亢进症

甲状腺功能亢进症是由于甲状腺激素分泌过多,导致全身各系统代谢率增高的一种综合征。临床上包括两种主要病变:弥漫性甲状腺肿伴突眼者又称毒性弥漫性甲状腺肿,也称 Graves 病;另一种为甲状腺呈结节性肿大,以后继发甲状腺功能亢进症状,称毒性结节性甲状腺肿。目前,儿童甲亢有增多趋势。

一、病因

Graves 病是一种器官特异性自身免疫性疾病,为自身免疫性甲状腺疾病中的一种。其发病与遗传有关,亲属中可有同样疾病者,且抗甲状腺抗体阳性。另外与免疫系统功能紊乱有关,在环境因素及应激等条件下,激发细胞免疫及体液免疫功能紊乱,其体内有针对甲状腺细胞上 TSH 受体的自身抗体(TRAb),TSH 受体抗体能刺激甲状腺增生,甲状腺素合成和分泌增多而导致甲亢的发生。同时在 Graves 病中还可测出甲状球蛋白抗体(TGAb)、甲状腺微粒体抗体(TMAb)及甲状腺过氧化物酶抗体(TPOAb)。另外精神刺激、情绪波动、思想负担过重以及青春发育、感染等均可诱发本病。

二、临床表现

(一)症状

1.基础代谢率增高

产热多,食欲亢进,易饥饿,但体重反而下降。大便次数增多、消瘦、乏力、怕热、多汗。

2.交感神经兴奋症状

常感到心悸,两手有细微震颤,脾气急躁,心率加快,心音亢进,可伴有心律失常。

3.眼球突出

多数为轻、中度突眼,恶性突眼少见。还可伴有上眼睑退缩、眼睑不能闭合、瞬目减少、辐辏反应差,少数伴眼肌麻痹。

4.甲亢危象

常因急性感染、创伤、手术、应激及不恰当停药而诱发。起病突然且急剧进展,表现为高热、大汗淋漓、心动过速、频繁呕吐及腹泻,严重者可出现谵妄、昏迷。常死于休克、心肺功能衰竭及电解质紊乱。

(二)体征

甲状腺肿大,多数为整个腺体弥漫性肿大、两侧对称(部分患儿甲状腺肿大可不对称)、质地中等、无结节、无疼痛,在肿大时甲状腺上可闻及血管杂音或扪及震颤。

三、诊断和鉴别诊断

(一)诊断

典型甲亢病例根据病史、症状和体征诊断并不难。如下辅助检查有助确诊。

1. 甲状腺功能测定

血清甲状腺激素总 T_3(TT_3)、总 T_4(TT_4)、游离 T_3(FT_3)、游离 T_4(FT_4)均可升高,特别是 FT_4 升高对早期诊断价值更高。TT_3 和 FT_3 升高对 T_3 型甲亢诊断有特殊意义。促甲状腺激素(TSH)水平则明显降低。

2. 抗体测定

TRAb、TGAb、TMAb、TPOAb 等抗体升高,提示自身免疫引起的甲亢。

3. RH 兴奋试验

甲亢患者 TSH 无反应,少数患者反应减低。

4. 其他检查

血生化可有肝功能损害。心电图提示窦性心动过速或心律失常。

5. 甲状腺 B 超检查

B 超示弥漫性肿大,血流丰富。

(二)鉴别诊断

1. 单纯性甲状腺肿

多发生在青春期前和青春期,女性多于男性,临床除甲状腺轻度肿大外,一般无其他临床表现。甲状腺功能检查大多正常。

2. 慢性淋巴细胞性甲状腺炎

慢性淋巴细胞性甲状腺炎又称自身免疫性甲状腺炎或桥本病,临床表现多样。甲状腺功能可正常、减低或出现一过性甲亢表现。有自然发生甲状腺功能减低的趋势。甲状腺呈弥漫性增大伴质地坚韧,无结节及触痛。TGAb、TPOAb 阳性,血沉增快,γ-球蛋白升高。

3. 甲状腺结节及肿瘤

可通过甲状腺功能检测及甲状腺扫描和 B 超检查帮助明确甲状腺结节或肿块的性质。儿童甲状腺癌非常少见。必要时可穿刺活检助诊。

4. 其他疾病所致突眼

除眼部本身疾病外,血液病(绿色瘤、黄色瘤)所致突眼应同时伴有其他骨质破坏和血常规异常。

5. 心脏疾病

心肌炎、心律失常等心脏疾病可表现心动过速,但甲状腺功能正常。故心动过速者应常规检查甲状腺功能,以除外甲亢的可能。

四、治疗和预后

(一)治疗

甲亢有3种治疗方法,即抗甲状腺药物,甲状腺次全切除术和放射性核素^{131}I治疗,后两种方法在儿科很少应用,主要采用药物治疗。

1.一般治疗

甲亢急性期注意卧床休息,减少体力活动。加强营养,多食蛋白质、糖类食物,特别是富含维生素的新鲜蔬菜和水果。避免食用含碘高的食物,如海带、紫菜等。最好用无碘盐,若没有无碘盐,可将含碘盐热炒后去除碘再用。

2.药物治疗

(1)咪唑类:甲巯咪唑,又名他巴唑,每天0.5～1.0 mg/kg,治疗2～3个月待甲状腺功能正常后须减量,逐渐减到维持量,每天0.3～0.6 mg/kg。注意剂量个体化,以期获得最佳疗效。

(2)硫脲类衍生物:丙硫氧嘧啶每天4～6 mg/kg,维持量每天1～3 mg/kg。需注意以上药物的毒性作用,定期复查血常规、肝功能,遇有皮肤变态反应者,酌情更换药物。大剂量时还需注意对肝肾功能的损害。一般总疗程在2～5年。

(3)β受体阻滞剂:心动过速者可加用普萘洛尔(心得安)治疗。

(4)甲亢危象治疗:①立即鼻饲丙硫氧嘧啶每次200～300 mg,6小时1次。②1小时后静脉输入碘化钠每天1～2 g。③地塞米松每次1～2 mg,6小时1次。④静脉注射普萘洛尔每次0.1 mg/kg,最大量5 mg,每10小时1次,共4次。⑤肌内注射利舍平,每次0.07 mg/kg,最大量1 mg,必要时4～6小时重复。⑥高热者积极物理降温,必要时采用人工冬眠疗法,给氧。⑦纠正脱水,补充电解质,供给热量及大量维生素。⑧有感染者给予抗生素治疗。

(二)预后

本病为自身免疫性疾病,有一定自限性。儿童应用抗甲状腺药物治疗的永久缓解率报道不一,一般在38%～60%。

(胡宏伟)

第三节 糖 尿 病

糖尿病(DM)是由于胰岛素绝对或相对缺乏所造成的糖、脂肪、蛋白质代谢紊乱,致使血糖增高、尿糖增加的一种疾病。糖尿病可分为1型、2型和其他类型糖尿病,儿童糖尿病大多为1型。

一、病因及发病机制

(一)病因

1型糖尿病的发病机制目前尚未完全阐明,认为与遗传、自身免疫反应及环境因素等有关。其中,环境因素可能有病毒感染(风疹、腮腺炎、柯萨奇病毒)、化学毒素(如亚硝铵)、饮食(如牛奶)、胰腺遭到缺血损伤等因素的触发。机体在遗传易感性的基础上,病毒感染或其他因子触发易感者产生由细胞和体液免疫都参与的自身免疫过程,最终破坏了胰岛G细胞,使胰岛分泌胰岛素的功能降低以致衰竭。

(二)发病机制

人体中有 6 种涉及能量代谢的激素:胰岛素、胰高糖素、肾上腺素、去甲肾上腺素、皮质醇和生长激素。胰岛素是其中唯一降低血糖的激素(促进能量储存),其他 5 种激素在饥饿状态时均可升高血糖,为反调节激素。1 型糖尿病患儿 β 细胞被破坏,致使胰岛素分泌不足或完全丧失,是造成代谢紊乱的主要原因。

胰岛素能够促进糖的利用,促进蛋白质、脂肪合成,抑制肝糖原和脂肪分解等。当胰岛素分泌不足时,葡萄糖的利用量减少,而增高的胰高糖素、生长激素和氢化可的松等又促进肝糖原分解和糖异生作用,脂肪和蛋白质分解加速,使血液中的葡萄糖增高,当血糖浓度超过肾糖阈值时(10 mmol/L 或 180 mg/dL)导致渗透性利尿,引起多尿,可造成电解质紊乱和慢性脱水;作为代偿,患儿渴感增加,导致多饮;同时由于组织不能利用葡萄糖,能量不足而使机体乏力、软弱,易产生饥饿感,引起多食;同时由于蛋白质合成减少,体重下降,生长发育延迟和抵抗力降低,易继发感染。胰岛素不足和反调节激素增高促进了脂肪分解,使血中脂肪酸增高,机体通过脂肪酸供能来弥补不能有效利用葡萄糖产生能量,而过多的游离脂肪酸在体内代谢,导致乙酰乙酸、β-羟丁酸和丙酮酸等在体内堆积,形成酮症酸中毒。

二、临床表现

(一)儿童糖尿病特点

起病较急剧,部分患儿起病缓慢,表现为精神不振、疲乏无力、体重逐渐减轻等。多数患儿表现为多尿、多饮、多食和体重下降等"三多一少"的典型症状。学龄儿可因遗尿或夜尿增多而就诊。

约有 40% 的患儿首次就诊即表现为糖尿病酮症酸中毒,常由于急性感染、过食、诊断延误或突然中断胰岛素治疗等而诱发,且年龄越小者发生率越高。表现为恶心、呕吐、腹痛、食欲缺乏等胃肠道症状及脱水和酸中毒症状:皮肤黏膜干燥,呼吸深长,呼吸中有酮味(烂苹果味),脉搏细速,血压下降,随即可出现嗜睡、昏迷甚至死亡。

(二)婴幼儿糖尿病特点

遗尿或夜尿增多,多饮多尿不易被察觉,很快发生脱水和酮症酸中毒。

三、辅助检查

(一)尿液检查

尿糖阳性,通过尿糖试纸的呈色强度或尿常规检查可粗略估计血糖水平;尿酮体阳性提示有酮症酸中毒;尿蛋白阳性提示可能有肾脏的继发损害。

(二)血糖

空腹全血或血浆血糖分别 ≥6.7 mmol/L(120 mg/dL)、≥7.8 mmol/L(140 mg/dL)。1 天内任意时刻(非空腹)血糖 ≥11.1 mmol/L(200 mg/dL)。

(三)糖耐量试验

本试验适用于空腹血糖正常或正常高限,餐后血糖高于正常而尿糖偶尔阳性的患儿。试验方法:试验前避免剧烈运动、精神紧张,停服氢氯噻嗪、水杨酸等影响糖代谢的药物,试验当天自 0 时起禁食;清晨按 1.75 g/kg 口服葡萄糖,最大量不超过 75 g,每克加温水 2.5 mL,于 3~

5分钟内服完;喝糖水时的速度不宜过快,以免引起恶心、呕吐等胃肠道症状;在口服前(0分钟)和服后60分钟、120分钟、180分钟各采血测定血糖和胰岛素含量。结果判定见表8-1。

表8-1 糖耐量试验结果判定

	0分钟	60分钟	120分钟
正常人	<6.2 mmol/L(110 mg/dL)	<10 mmol/L(180 mg/dL)	<7.8 mmol/L(140 mg/dL)
糖尿病患儿	≥6.2 mmol/L(110 mg/dL)	—	>11 mmol/L(200 mg/dL)

(四)糖化血红蛋白(HbA1c)检测

该指标反应患儿抽血前2~3个月血糖的总体水平。糖尿病患儿此指标明显高于正常(正常人<7%)。

(五)血气分析

pH<7.30,HCO_3<15 mmol/L 时证实患儿存在代谢性酸中毒。

(六)其他

胆固醇、甘油三酯及游离脂肪酸均增高,胰岛细胞抗体可呈阳性。

四、诊断

典型病例根据"三多一少"症状,结合尿糖阳性,空腹血糖≥7.0 mmol/L(126 mg/dL)即可诊断。糖化血红蛋白等测定有助于诊断。

五、鉴别诊断

(一)婴儿暂时性糖尿病

病因不明。多数在出生后6周左右发病。表现为发热、呕吐、体重不增、脱水等症状。血糖升高,尿糖和酮体阳性。经补液等一般处理后即可恢复。

(二)非糖尿病性葡萄糖尿症

Fanconi综合征、肾小管酸中毒等患儿都可发生糖尿,鉴别主要靠空腹血糖测定,肾功能检查,必要时行糖耐量试验。

(三)与酮症酸中毒昏迷相鉴别的疾病

如重度脱水、低血糖、某些毒物的中毒等。可根据原发病及病史鉴别。

六、治疗

(一)治疗原则与目标

治疗原则与目标:①消除糖尿病症状;②防止酮症酸中毒、避免低血糖;③保证患儿正常生长发育和青春期发育,防止肥胖;④早期诊断与预防急性并发症,避免和延缓慢性并发症的发生和发展;⑤长期、系统管理和教育,包括胰岛素的应用、计划饮食、身体锻炼和心理治疗,并使患儿和家属学会自我管理,保持健康心理,保证合理的学习生活能力。

(二)胰岛素的应用

1型糖尿病患儿必须终身使用胰岛素治疗。

1.常用制剂及用法

有短效的正规胰岛素(RI)、中效的珠蛋白胰岛素(NPH)和长效的鱼精蛋白锌胰岛素(PZI)

3类制剂。PZI在儿童中很少单独使用。

应用方法。初始用法：①短效胰岛素(RI)初剂量0.5~1.0 U/(kg·d)，年龄<3岁用0.25 U/(kg·d)，分3~4次，于早、中、晚餐前30分钟及睡前皮下注射(睡前最好用NPH)；②NPH与RI混合(NPH占60%，RI占40%)在早餐前30分钟分2次注射，早餐前注射总量的2/3，晚餐前用1/3。根据尿糖定性，每2~3天调整剂量1次，直至尿糖定性不超过＋＋。每次调整2~4个单位为宜。也有人主张年幼儿使用每天2次的方法，年长儿每天注射3~4次。

2.胰岛素笔

为普通注射器的改良，用喷嘴压力和极细的针头将胰岛素推入皮下，操作简便，注射剂量准确。

3.胰岛素泵

胰岛素泵即人工胰岛，通过模拟正常人胰岛β细胞，按照不同的速度向体内持续释放胰岛素，适用于血糖波动较大、分次胰岛素注射不易控制者。

4.胰岛素治疗中易发生的问题

(1)注射部位萎缩：由于反复在同一部位注射所致，影响胰岛素的治疗效果。应选用双上臂前外侧、双下肢大腿前外侧、脐两侧和臀部轮换注射，每针间距2 cm，1个月内不应在同一部位重复注射。

(2)低-高血糖反应(Somogyi现象)：由于慢性胰岛素过量，夜间低血糖后引发的高血糖现象。此时应逐步减少胰岛素用量使血糖稳定。

(3)黎明现象：是一种在早晨5~9时空腹血糖升高，而无夜间低血糖发生的情况，为晚间胰岛素用量不足所致。可加大晚间胰岛素剂量或将NPH注射时间稍往后移即可。

(4)低血糖：胰岛素用量过大，或使用胰岛素后未按时进食，或剧烈运动后，均易发生低血糖。久病者肾上腺素分泌反应延迟，也是易发生低血糖的因素。严重的低血糖很危险，可造成永久性脑组织损伤，如不及时抢救，可危及生命。一旦发生，立即给予葡萄糖口服或静脉注射。

(三)饮食管理

合理的饮食是治疗糖尿病的重要环节之一，在制订饮食计划时，既要使血糖控制在正常范围，又要满足小儿生长发育的需要。每天所需热量(kcal)为1 000＋(年龄×80~100)。饮食供热量按蛋白质占15%~20%，碳水化合物占50%~55%，脂肪占30%。蛋白质宜选用动物蛋白，脂肪应以植物油为主，碳水化合物最好以米饭为主。全天热量分3餐供应，分别占1/5、2/5、2/5，并由每餐中留少量食物作为餐间点心。

(四)运动疗法

胰岛素注射、计划饮食和运动锻炼被称为糖尿病治疗的三要素。运动可使热量平稳并控制体重，减少冠心病的发生。但糖尿病患儿必须在血糖得到控制后才能参加运动，运动应安排在胰岛素注射及进餐后2小时之间，防止发生低血糖。若发生视网膜病变时应避免头部剧烈运动，以防发生视网膜出血。

(五)糖尿病的长期管理和监控

由于本病需要终身饮食控制和注射胰岛素，给患儿带来各种压力和心理负担，因此医务人员应介绍有关知识，定期讲座，帮助患儿树立信心，使其坚持有规律的治疗和生活。国内有举办糖尿病夏令营的经验，证实这种活动有助于患儿身心的康复。

对患儿的监控内容主要包括以下几项。

1.建立病历

定期复诊,做好家庭治疗记录。

2.监控内容和时间

监控内容和时间如下。①血糖或尿糖和尿酮体:尿糖应每天查4次(三餐前和睡前,至少2次),每周1次凌晨2～3点钟的血糖。无血糖仪者测尿糖同时测酮体。定期测24小时尿糖,至少每年1次。②糖化血红蛋白:每2～3个月1次,1年至少4～6次。③尿微量清蛋白:病情稳定后2～3个月或每年1～2次。④血脂:最好每半年1次,包括总胆固醇、甘油三酯、HDL、LDL、VLDL。⑤体格检查:每次复诊均应测量血压、身高、体重和青春期发育状况。⑥眼底:病程5年以上或青春期患者每年1次。

3.控制监测

主要目的是使患儿维持尿糖定性在(+)～(-);尿酮体(-),24小时尿糖≤5 g;保证小儿正常生长发育,并早期发现并发症,予以及时处理;关于血糖的监测见表8-2。

表8-2 糖尿病患儿血糖控制监测

项 目	理想	良好	差	需调整治疗
空腹血糖(mmol/L)	3.6～6.1	4.0～7.0	>8	>9
餐后2小时血糖(mmol/L)	4.0～7.0	5.0～11.0	11.1～14.0	>14
凌晨2～4时血糖(mmol/L)	3.6～6.0	≥3.6	<3.0或>9	>9
糖化血红蛋白(%)	<6.05	<7.6	7.9～9.0	>9.0

(六)移植治疗

1.胰腺移植

多采用节段移植或全胰腺移植,文献报道1年成活率可达80%,肾、胰腺联合移植成活率更高。

2.胰岛移植

采用人或猪胚胎胰岛细胞,可通过门静脉或肾被膜下移植于IDDM患者,移植后的胰岛细胞可以生存数月,可停止或减少胰岛素用量。

(七)酮症酸中毒的治疗

原则为纠正脱水,控制高血糖,纠正电解质紊乱和酸碱失衡;消除诱因,防治并发症。

酮症酸中毒是引起儿童糖尿病急症死亡的主要原因。主要治疗措施是补充液体和电解质、胰岛素治疗和重要并发症的处理。

1.液体和电解质的补充

治疗酮症酸中毒最重要的是扩充血容量以恢复心血管功能和排尿。纠正丢失的液体按100 mL/kg计算,输液开始的第一小时,按20 mL/kg输入0.9%氯化钠溶液,在第2～3小时,输入0.45%氯化钠溶液,按10 mL/kg静脉滴注。当血糖<17 mmol/L时用含有0.2%氯化钠的5%葡萄糖液静脉滴注,治疗最初12小时内补充丢失液体总量的50%～60%,以后的24小时内补充继续丢失量和生理需要量。

钾的补充:在患儿开始排尿后应立即在输入液体中加入氯化钾作静脉滴注,其浓度为0.1%～0.3%。一般按每天2～3 mmol/kg(150～225 mg/kg)补给。

纠正酸中毒:碳酸氢钠不宜常规使用,仅在血pH<7.1、HCO_3^-<12 mmol/L时,按

2 mmol/kg给予1.4%碳酸氢钠溶液静脉滴注,当pH≥7.2时即停用。

2.胰岛素治疗

现多数采用小剂量胰岛素静脉滴注,正规胰岛素(RI)最初剂量0.1 U/kg静脉注射,继之持续滴注0.1 U/(kg·h),即将正规胰岛素25 U加入等渗盐水250 mL中输入。当血糖<17 mmol/L时,改输含0.2%氯化钠的5%葡萄糖液,RI改为皮下注射,每次0.25~0.5 U/kg,每4~6小时1次,根据血糖浓度调整胰岛素用量。

(胡宏伟)

第四节 低血糖症

低血糖是指某些病理或生理原因使血糖下降至低于正常水平。低血糖症的诊断标准是血糖在婴儿和儿童<2.8 mmol/L,足月新生儿<2.2 mmol/L,当出生婴儿血糖<2.2 mmol/L就应开始积极治疗。

正常情况下,血糖的来源和去路保持动态平衡,血糖水平在正常范围内波动,当平衡被破坏时可引起高血糖或低血糖。葡萄糖是脑部的主要能量来源,由于脑细胞储存葡萄糖的能力有限,仅能维持数分钟脑部活动对能量的需求,且不能利用循环中的游离脂肪酸作为能量来源,脑细胞所需要的能量几乎全部直接来自血糖。因此,持续时间过长或反复发作的低血糖可造成不可逆性脑损伤,甚至死亡,年龄越小,脑损伤越重,出现低血糖状态时需要紧急处理。

一、诊断

(一)病史采集要点

1.起病情况

临床症状与血糖下降速度、持续时间长短、个体反应性及基础疾病有关。通常血糖下降速度越快,持续时间越长,原发病越严重,临床症状越明显。

2.主要临床表现

(1)交感神经过度兴奋症状:恶心、呕吐、饥饿感、软弱无力、紧张、焦虑、心悸、出冷汗等。

(2)急性脑功能障碍症状:轻者仅有烦躁不安、焦虑、淡漠,重者出现头痛、视物不清,反应迟钝,语言和思维障碍,定向力丧失,痉挛、癫痫样小发作,偶可偏瘫。新生儿和小婴儿低血糖的症状不典型,并且无特异性,常被忽略。

(3)小婴儿低血糖可表现为青紫发作、呼吸困难、呼吸暂停、拒乳,突发的短暂性肌阵挛、衰弱、嗜睡和惊厥,体温常不正常。儿童容易出现行为的异常,如注意力不集中,表情淡漠、贪食等。

(二)体格检查要点

面色苍白、血压偏高、手足震颤,如低血糖严重而持久可出现意识模糊,甚至昏迷,各种反射消失。

(三)门诊资料分析

血糖:婴儿和儿童<2.8 mmol/L,足月新生儿<2.2 mmol/L时说明存在低血糖症。

(四)进一步检查

1.同时测血糖和血胰岛素

当血糖<2.24 mmol/L(40 mg/dL)时正常人血胰岛素应<5 mU/L,而不能>10 mU/L。如果有2次以上血糖低而胰岛素>10 mU/L 即可诊断为高胰岛素血症。

2.血酮体和丙氨酸检测

禁食8~16小时出现低血糖症状,血和尿中酮体水平明显增高,并有血丙氨酸降低时应考虑酮症性低血糖。

3.血促肾上腺皮质激素(ACTH)、皮质醇、甲状腺素和生长激素监测

如检测的水平减低说明相应的激素缺乏。

4.酮体、乳酸、丙酮酸及 pH、尿酮体

除低血糖外还伴有高乳酸血症,血酮体增多,酸中毒时要考虑是否为糖原累积病。

5.腹部 CT

发现胰岛细胞腺瘤有助诊断。

6.腹部 B 超

发现腺瘤回声图有助于诊断。

二、诊断

(一)诊断要点

有上述低血糖发作的临床表现,立即检测血糖,在婴儿和儿童<2.8 mmol/L,足月新生儿<2.2 mmol/L,给予葡萄糖后症状消除即可诊断。

(二)病因鉴别诊断要点

低血糖发作确诊后必须进一步查明病因,然后才能针对病因进行治疗和预防低血糖再发。

1.高胰岛素血症

高胰岛素血症可发生于任何年龄,患者血糖低而胰岛素仍>10 mU/L,可因胰岛 β 细胞增生、胰岛细胞增殖症或胰岛细胞腺瘤所引起。胰岛细胞腺瘤的胰岛素分泌是自主性的,胰岛素呈间断的释放,与血糖浓度无相关关系。胰岛细胞增生是分泌胰岛素的 β 细胞增生,胰岛细胞增殖症是胰腺管内含有胰岛的四种细胞,呈分散的单个细胞或是细胞簇存在的腺样组织,为未分化的小胰岛或微腺瘤。腹部 B 超发现腺瘤回声图、腹部 CT 可能发现胰岛细胞腺瘤有助于诊断,确诊需要依靠病理组织检查。

2.酮症性低血糖

为最多见的儿童低血糖,多在晚餐进食过少或未进餐,伴有感染或胃肠炎时发病。次日晨可出现昏迷、惊厥,尿酮体阳性。患儿发育营养较差,不耐饥饿,禁食12~18小时就出现低血糖,空腹血丙氨酸降低,注射丙氨酸 2 mg/kg 可使血葡萄糖、丙酮酸盐及乳酸盐上升。至7~8岁可能因肌肉发育其中所含丙氨酸增多,可供糖异生之用而自然缓解。

3.各种升糖激素缺乏

生长激素、皮质醇不足以及甲状腺激素缺乏,均可出现低血糖。由于这些激素有降低周围组织葡萄糖利用,动员脂肪酸和氨基酸以增加肝糖原合成,并有拮抗胰岛素的作用。根据症状和体征临床疑诊升糖激素缺乏者可测定相应的激素,包括生长激素激发试验、血甲状腺激素、ACTH、皮质醇及胰高糖素水平检测。

4.糖类代谢障碍

(1)糖原累积病:除低血糖外还有高乳酸血症,血酮体增多和酸中毒。其Ⅰ型、Ⅲ型、Ⅳ型和O型均可发生低血糖,以Ⅰ型较为多见。Ⅰ型为葡萄糖-6-磷酸酶缺乏,该酶是糖原分解和糖异生最后一步产生葡萄糖所需的酶,此酶缺乏使葡萄糖的产生减少而发生严重的低血糖。Ⅲ型为脱酶缺乏,使糖原分解产生葡萄糖减少,但糖异生途径正常,因此低血糖症状较轻。Ⅳ型为肝磷酸化酶缺乏,可发生于糖原分解中激活磷酸化酶的任何一步,偶有低血糖发生,肝功有损害。O型为糖原合成酶缺乏,肝糖原合成减少,易发生空腹低血糖和酮血症,而餐后有高血糖和尿糖。

(2)糖异生的缺陷:糖异生过程中所需要的许多酶可发生缺陷,如果糖-1,6-二磷酸醛缩酶缺乏时可发生空腹低血糖,以磷酸烯醇式丙酮酸羧化酶缺乏时低血糖最为严重,此酶为糖异生的关键酶,脂肪和氨基酸代谢的中间产物都不能转化成葡萄糖,因而发生空腹低血糖。

(3)半乳糖血症:是一种常染色体隐性遗传病,因缺乏 1-磷酸半乳糖尿苷转移酶,使1-磷酸半乳糖不能转化成 1-磷酸葡萄糖,前者在体内积聚,抑制磷酸葡萄糖变位酶,使糖原分解出现急性阻滞,患儿于食乳后发生低血糖。患儿在食乳制品或人乳后发生低血糖,同时伴有呕吐腹泻、营养差、黄疸、肝大、酸中毒、尿糖及尿蛋白阳性、白内障,给予限制半乳糖饮食后尿糖、尿蛋白转阴,肝脏回缩,轻度白内障可消退,酶学检查有助于确诊。

(4)果糖不耐受症:因缺乏 1-磷酸果糖醛缩酶,1-磷酸果糖不能进一步代谢,在体内积聚。本病主要表现在进食含果糖食物后出现低血糖和呕吐。患儿食母乳时无低血糖症状,在添加辅食后由于辅食中含果糖,不能进行代谢,临床出现低血糖、肝大和黄疸等。血中乳酸、酮体和游离脂肪酸增多,甘油三酯减低。

5.氨基酸代谢障碍

因支链氨基酸代谢中 α-酮酸氧化脱羧酶缺乏,亮氨酸、异亮氨酸和缬氨酸的 α-酮酸不能脱羧,以致这些氨基酸及其 α-酮酸在肝内积聚,引起低血糖和重度低丙氨酸血症。临床多有酸中毒、吐泻、尿味异常,可查血、尿氨基酸确诊。

6.脂肪代谢障碍

各种脂肪代谢酶的先天缺乏可引起肉卡尼汀乏或脂肪酸代谢缺陷,使脂肪代谢中间停滞而不能生成酮体,发生低血糖、肝大、肌张力低下、心肌肥大,除低血糖外可合并有酸中毒,血浆卡尼汀水平降低,酮体阴性,亦可有惊厥。

7.新生儿暂时性低血糖

新生儿尤其早产儿和低出生体重儿低血糖发生率较高,主要原因是糖原贮备不足,体脂储存量少,脂肪分解成游离脂肪酸和酮体均少,因而容易发生低血糖。糖尿病母亲婴儿由于存在高胰岛素血症及胰高糖素分泌不足,内生葡萄糖产生受抑制而易发生低血糖。

8.糖尿病治疗不当

糖尿病患者因胰岛素应用不当而致低血糖是临床最常见的原因,主要是胰岛素过量,其次与注射胰岛素后未能按时进餐、饮食量减少、剧烈活动等因素有关。

9.其他

严重的和慢性的肝脏病变、小肠吸收障碍等亦可引起低血糖。

三、治疗对策

(一)治疗原则

(1)一经确诊低血糖,应立即静脉给予葡萄糖。
(2)针对病因治疗。

(二)治疗计划

1.尽快提高血糖水平

静脉推注25%(早产儿为10%)葡萄糖,每次1~2 mL/kg,继以10%葡萄糖液滴注,按5~8 mg/(kg·min)用输液泵持续滴注,严重者可给15 mg/(kg·min),注意避免超过20 mg/(kg·min)或一次静脉推注25%葡萄糖4 mL/kg。一般用10%葡萄糖,输糖量应逐渐减慢,直至胰岛素不再骤然释放,防止骤然停止引起胰岛素分泌再诱发低血糖。

2.升糖激素的应用

如输入葡萄糖不能有效维持血糖正常,可用皮质激素增加糖异生,如氢化可的松5 mg/(kg·d),分3次静脉注射或口服,或泼尼松1~2 mg/(kg·d),分3次口服。效果不明显时改用胰高糖素30 μg/kg,最大量为1 mg,促进肝糖原分解,延长血糖升高时间。肾上腺素可阻断葡萄糖的摄取,对抗胰岛素的作用,用量为1:2 000肾上腺素皮下注射,从小量渐增,每次<1 mL。二氮嗪10~15 mg/(kg·d)分3~4次口服,对抑制胰岛素的分泌有效。

3.高胰岛素血症的治疗

(1)糖尿病母亲婴儿由于存在高胰岛素血症,输入葡萄糖后又刺激胰岛素分泌可致继发性低血糖,因此葡萄糖的输入应维持到高胰岛素血症消失才能停止。

(2)非糖尿病母亲的新生儿、婴儿或儿童的高胰岛素血症时应进行病因的鉴别,应按以下步骤进行治疗,静脉输入葡萄糖急救后开始服用皮质激素,效果不明显时试用人生长激素每天肌内注射1 U,或直接改服二氮嗪,连服5天。近年报道长效生长抑素治疗能抑制胰岛素的释放和纠正低血糖。药物治疗效果不明显时需剖腹探查,发现胰腺腺瘤则切除,如无胰腺瘤时切除85%~90%的胰腺组织。

4.酮症性低血糖的治疗

以高蛋白、高糖饮食为主,在低血糖不发作的间期应监测尿酮体,如尿酮体阳性,预示数小时后将有低血糖发生,可及时给含糖饮料,防止低血糖的发生。

5.激素缺乏者治疗

应补充有关激素。

6.糖原代谢病的治疗

夜间多次喂哺或胃管连续喂食,后者予每天食物总热量的1/3,于8~12小时连续缓慢滴入,尚可服用生玉米淀粉液,粉量每次1.75 g/kg,每6小时1次,于餐间、睡前及夜间服用,可使病情好转。

7.枫糖尿症患者

饮食中应限制亮氨酸、异亮氨酸及缬氨酸含量,加服硫胺维生素B_1,遇感染易出现低血糖时予输注葡萄糖。

(胡宏伟)

第五节 血脂异常

一、概述

儿童青少年血脂异常(dyslipidemia)是指儿童青少年时期血浆脂质代谢紊乱,主要表现为高脂血症,包括血浆总胆固醇(TC)、甘油三酯(TG)、低密度脂蛋白-胆固醇(LDL-C)的升高及高密度脂蛋白-胆固醇(HDL-C)的降低。儿童青少年血脂异常不仅可导致代谢综合征、脂肪肝、胰腺炎、脂质肾病等,还与成人动脉粥样硬化(atherosclerosis,AS)密切相关,是成人心脑血管疾病的独立危险因素。儿童青少年血脂异常并非少见,其发病率在个别发达国家已达15%~20%,我国也在10%左右。北京地区的流行病学调查显示,儿童青少年(6~18岁)高脂血症的发病率为9.8%,其中城区发病率为10.55%(男生10.16%,女生10.94%),郊区发病率为8.62%(男生6.11%,女生11.18%)。

二、病因

儿童青少年血脂异常分原发性和继发性两类。原发性者病因尚不明确,目前有两种推测:①遗传因素,占小儿高脂血症的绝大多数。由于先天性遗传基因缺陷,使参与脂蛋白转运和代谢的受体、酶或载脂蛋白异常,影响血浆脂质水平。患儿可以是单基因遗传,如家族性高胆固醇血症是由LDL-C受体缺如引起,家族性高乳糜微粒血症系由脂蛋白脂酶(LPL)基因缺陷引发;也可以是多基因遗传,如家族性多基因高胆固醇血症等。②机体与环境因素(饮食习惯、生活方式等)长期相互作用,如长期过量摄入糖类,可影响胰岛素分泌,加速肝脏极低密度脂蛋白的合成,引起高甘油三酯血症;长期过量摄入胆固醇和动物脂肪,则易引起高胆固醇血症。正因为此,原发性高脂血症也可能有一定的种族性、地域性倾向。

继发性血脂异常的病因分为外源性和内源性两种:①外源性因素,包括长期应用影响脂质代谢的药物(如糖皮质激素、抗惊厥药)、酒精(经常过量饮酒)和吸烟(及被动吸烟)等。②内源性因素,主要指全身系统疾病影响血脂代谢。常见有内分泌和代谢性疾病,如肥胖、代谢综合征、甲状腺功能减低、皮质醇增多症、糖尿病等;也可因癌症化疗、肾病综合征或胆道阻塞性疾病如胆管狭窄、胆汁性肝硬化引起。

三、诊断

儿童青少年血脂异常发病隐匿,进展缓慢,症状体征多不明显,其诊断主要依靠实验室检查。

(一)临床表现

严重的家族性高脂血症儿童可能有以下临床表现:①黄色瘤,是脂质在真皮内沉积形成;呈丘疹或结节样皮肤隆起,黄色或橘黄色,直径2~5 mm,多出现在肘、股、臀部。②脂性角膜弓,系脂质在角膜沉积形成。③肝脾大,由于肝脾巨噬细胞大量吞噬吸收脂蛋白所致;肝脏超声可显示脂肪肝。④早发冠心病或脑卒中,由于脂质在血管内皮沉积引起AS所致;儿童青少年时期虽少见,但确有报道。当患儿出现不能解释的胸痛、左肩放射痛或头痛时,应引起警惕。⑤血管超声多普勒,颈动脉、腹主动脉可能显示血管内膜毛糙、中层增厚、血流频谱改变。

(二)高危人群血脂筛查

儿童青少年血脂异常的高危人群:①遗传因素(有心血管疾病或血脂异常的家族史者)。②饮食因素(高脂肪、高胆固醇饮食)。③疾病因素(高血压、肥胖/超重、糖尿病、代谢综合征、川崎病、终末期肾病、癌症化疗等)。④长期应用影响血脂代谢的药物(如糖皮质激素等)。⑤吸烟与被动吸烟者。

对有上述高危因素的儿童青少年,建议每3～5年筛查一次血脂,即检测清晨空腹血 TC、TG、LDL-C、HDL-C 水平。如发现异常,2 周内应再次复查。

(三)血脂异常分类

实验室检查确定高脂血症后,应进一步明确系原发性抑或继发性高脂血症,并按临床分类法进行血脂异常分类,以利于选择药物及对因治疗。临床分类法包括以下 4 种。

(1)高胆固醇血症:空腹血 TC 上升。
(2)高甘油三酯血症:空腹血 TG 上升。
(3)混合性高脂血症:空腹血 TC、TG 均上升。
(4)低高密度脂蛋白血症:空腹血 HDL-C 下降。

四、鉴别诊断

儿童血脂异常的鉴别诊断主要是继发性高脂血症的鉴别。引起儿童高脂血症的最常见疾病包括单纯性肥胖症、代谢综合征、肾病综合征等。

(一)单纯性肥胖症

患儿由于进食多、活动少而导致体内脂肪积聚过多,可伴血脂升高,皮下脂肪增厚,体重超过按身高计算的平均标准体重的 20%,或超过按年龄计算的平均标准体重加上两个标准差(SD)以上。

(二)代谢综合征

代谢综合征是一组复杂的代谢紊乱综合征,主要临床表现为中心型肥胖,伴高血压、高血脂及高血糖等。

(三)肾病综合征

肾病综合征是由多种病因引起的以肾小球基膜通透性增加为主要改变的一组临床综合征。典型表现为"三高一低",即大量蛋白尿、低蛋白血症、高度水肿、高脂血症。

五、治疗

(一)饮食干预

针对儿童血脂异常,不论何种原因,饮食干预都是必要和首选的治疗措施。要调整饮食结构,改变饮食习惯,采取合理的营养模式,要减少饱和脂肪酸和胆固醇的摄入。其目的是降低血中胆固醇水平,尽可能实现 LDL-C<110 mg/dL(2.85 mg/L)、TC<170 mg/dL(4.40 mg/L)的理想目标。

对饮食干预的种类、程度和开始时间,应考虑患儿的年龄、高脂血症类型、治疗的反应性和顺应性等多种因素,制订个体化方案,并加强监测。必须满足儿童的生长发育所需,不宜过分限制胆固醇的摄取,同时确保供给足够的能量、维生素和矿物质。由于多链不饱和脂肪酸可促进肝内胆固醇氧化为胆酸而排出，故应以食用多链不饱和脂肪酸为主（如亚油酸、亚麻油酸、花生油、玉米油等），这比单纯限制胆固醇摄入量更为重要。实施饮食干预要循序渐进、分步进行。如开始只是减少富含高胆固醇与饱和脂肪酸的食品摄入，少食动物内脏、蛋黄、猪油、洋快餐等；进一步则减少畜肉摄入，改食鱼肉、鸡肉、鸭肉等；重症高脂血症患者，应逐步过渡到以谷类、豆类、水果、蔬菜为主。烹调方法则宜采用烘、烤、蒸、煮，尽量不要油煎。

通常不主张对2岁以下的婴幼儿进行饮食干预，以防能量摄取不足和脂质维生素缺乏而导致生长发育障碍。但美国2012年血脂异常管理和动脉粥样硬化预防指南认为，婴幼儿如果有肥胖或心血管疾病家族史，可以从12个月龄就开始建议饮用低脂牛奶。

（二）运动干预

儿童青少年血脂异常的另一行之有效的非药物治疗方法是规律运动，对于肥胖或代谢综合征伴发的高脂血症，运动干预尤其适用。有氧运动（快走、慢跑、游泳等）不仅能控制体重，还可通过降低血清TC、TG和LDL-C水平，提高HDL-C比例和载脂蛋白A1的活性，改善血脂紊乱。国内已制定了适合中国儿童体质、切实可行的运动处方。每天至少锻炼30分钟，每周至少活动5天，长期坚持。但要注意小儿运动防护，最好在专门教练的带领下进行，避免发生骨骼肌肉损伤。

儿童的饮食干预与运动干预不宜单独实施，两者同时并举，再配合家庭学校教育以改变小儿的不良生活习性，可收到非药物治疗的最佳效果。

（三）药物治疗

既往对儿童青少年血脂异常的药物治疗时期和方法存在较多争议。《儿童青少年血脂异常防治专家共识》提出，儿童青少年高脂血症可以应用药物治疗，但有以下严格适应证。10岁以上儿童，饮食治疗6个月至1年无效，LDL-C ≥ 4.92 mmol/L（190 mg/dL）或者LDL-C ≥ 4.14 mmol/L（160 mg/dL）并伴有：①确切的早发冠心病家族史（一级男性亲属发病时＜55岁，一级女性亲属发病时＜65岁）。②同时存在两个或两个以上的冠心病危险因素儿童，且控制失败，可采用药物治疗。对纯合子型家族性高胆固醇血症，药物降脂治疗的年龄可适当提前到8岁。

儿童青少年宜采用的降脂药物包括以下几种。

1.他汀类药物

他汀类药物即胆固醇生物合成限速酶抑制剂（HMG-CoA还原酶抑制剂），对家族性高胆固醇血症患儿尤为适用。其主要作用是抑制肝脏合成内源性胆固醇，不影响酶类和激素分泌，不干扰生长发育和性成熟。用法：从最低剂量开始，睡前服用，4周后检测空腹血脂水平，治疗目标是LDL-C＜3.35 mmol/L（130 mg/dL）。若治疗目标实现，继续用药，8周、3个月后复查；如未实现，则剂量加倍，4周后复查，逐渐加量至推荐的最大剂量。治疗的理想目标是LDL-C＜2.85 mmol/L（110 mg/dL）。用药过程中要防止药物不良反应，特别是肌病和肝损害，应注意监测磷酸肌酸激酶（CK）和肝功能。

2.胆汁酸螯合剂

胆汁酸螯合剂又称胆酸结合树脂，系一种碱性阴离子交换树脂。其作用是与胆酸结合，影响肝肠循环，增加胆固醇与胆酸排泄，同时增强肝脏LDL-C受体活性，降低血中LDL-C水平。该药不被机体吸收，高效安全，适合儿童用药。代表药为胆固酰胺（消胆胺），用法：0.3 g/(kg·d)，口服，每天2次，根据反应，逐步调整剂量，维持量不超过4 g/d。该药无明显不良反应，口服有点异味,可能影响儿童服用;少数患儿发生脂肪痢;长期服用可能影响脂溶性维生素的吸收,故用药同时应补充维生素A、维生素D、维生素E、维生素K。

3. 烟酸

成人高脂血症防治指南建议常规用药。其在体内烟酰胺腺嘌呤二核苷酸(NAD)辅酶系统中转变为NAD后发挥降脂效应,可使TC、LDL-C和TG水平下降,并使HDL-C水平上升。我国《儿童青少年血脂异常防治专家共识》虽未推荐烟酸作为儿童青少年常规降脂药物,但因其临床不良反应较小,《诸福棠实用儿科学》提出儿童可以应用,剂量:0.15 mg/(kg·d)。

(四)原发病治疗

小儿继发性高脂血症,既要治表,更要治本,即积极治疗原发病。常见有内分泌或代谢性疾病,如甲状腺功能减退、皮质醇增多症、糖尿病、肾病综合征、脂肪营养不良等;胆汁阻塞性疾病,如胆管狭窄、胆汁性肝硬化等;肾脏疾病,如肾病综合征、慢性肾衰竭等。

(胡宏伟)

第六节　性　早　熟

性早熟是一种生长发育异常;表现为青春期特征提早出现。一般认为女孩在8岁以前、男孩在9岁以前出现第二性征,或女孩月经初潮发生在10岁以前即属性早熟。女孩发生性早熟较男孩多4～5倍。

正常的青春发育过程是受下丘脑-垂体-性腺轴控制的。下丘脑的神经分泌细胞产生促性腺激素释放激素,刺激垂体分泌促性腺激素,包括卵泡刺激素和黄体生成素,后两者再刺激卵巢分泌雌二醇(E_2)和睾丸分泌睾酮(T),以促进生殖器官及性征的发育。目前认为中枢神经系统通过神经递质调节着下丘脑的神经分泌,如去甲肾上腺素促进GnRH的分泌而γ-氨基丁酸(GABA)及5羟色胺(5-HT)则抑制GnRH的分泌。松果体产生的褪黑激素也抑制GnRH的分泌,而5-HT即是松果体合成MLT的前体物质。此外,下丘脑分泌GnRH还受血中性激素水平的负反馈调节。幼儿至学龄期的儿童下丘脑-垂体-性腺轴处于抑制状态,这主要是由于此时中枢神经系统的抑制因素占优势,以及下丘脑对性激素的负反馈抑制作用高度敏感所致。接近青春期时中枢神经系统的这种抑制性影响逐渐解除,且随着下丘脑的发育成熟,其受体对性激素负反馈抑制的敏感性显著下降,使下丘脑-垂体-性腺轴功能被激活,导致青春发动。青春期早期主要表现为睡眠时出现阵发性脉冲式的GnRH及LH释放,随着青春期的进程,白天也出现GnRH及LH的释放,且脉冲式分泌的频率及振幅也逐渐增加,至青春期后期达到成人的型式,一天中大约每2小时出现一次脉冲式的GnRH及LH释放。女性在青春期后期,当血中E_2浓度升高到一个临界水平并持续一定时间后,即引起GnRH、LH及FSH分泌突然剧增,达到峰值,从而诱发排卵,这种正反馈机制的形成是月经周期的基础。不过正反馈机制的成熟及规则的月经周期的建立往往要到初潮后2～5年才能实现。

正常青春期开始的年龄,女孩平均为10～11岁,男孩平均为12～13岁,但个体差异很大,与遗传、营养状况、疾病及心理因素均有关。

青春发动后,在性激素的影响下,生殖器官及性征迅速发育。乳房发育是女孩首先出现的第二性征,继之大小阴唇发育、色素沉着,阴道分泌物增多,阴腋毛出现。月经初潮平均发生在13岁左右。睾丸增大则是男孩青春发动的最早征象,继之阴茎增大,阴囊皮肤变松、着色,阴腋毛出现,接着出现胡须、喉结及变声。首次遗精平均发生在15岁左右。临床上通常按性征发育的程度作青春发育的分期(Tanner 分期)(见表 8-3,表 8-4)。

表 8-3 女性性征发育分期

青春发育		乳 房		阴 毛	
分期	阶段	分期	形态	分期	形态分布
P_1	期前	B_1	幼儿型	PH1	无
P_2	早期	B_2	芽孢状隆起,乳晕增大	PH_2	稀少,分布于大阴唇
P_3	中期	B_3	乳房、乳晕继续增大	PH3	卷曲,蔓向阴阜
P_4	后期	B_4	乳晕突出乳房面	PH4	卷曲,增多、增粗
P_5	成年	B_5	成人型,乳晕与乳房在同一丘面	PH5	成人倒三角形分布

表 8-4 男性性征发育分期

青春期发育		外生殖器				阴 毛	
分期	阶段	分期	睾丸长径(cm)	阴茎长度(cm)	阴囊	分期	形态分布
P_1	期前	G_1	<2.5	3~4	幼儿型	PH1	无
P_2	早期	G_2	2.5~3.3	5	表皮变松、变薄	PH_2	稀少,分布于阴茎根部
P_3	中期	G_3	3.3~4.0	6	增大	PH3	卷曲,蔓向阴阜
P_4	后期	G_4	4.0~4.5	7	继续增大,色素变深	PH4	卷曲,增多,增粗
P_5	成年	G_5	>4.5	8	成人型	PH5	成人菱形分布

生长突增也是青春发育的重要标志,表现在体格和体态的发育等诸方面。其中身高的增长最具代表性,经历起始期、快速增长期及减慢增长期,其总增长量男性平均约为 28 cm,女性约为 25 cm。女孩月经初潮是开始性成熟的标志,并意味着身高快速增长期的结束。此外,由于性激素对蛋白质和脂肪合成代谢的不同促进作用,导致男性身材较高、肩部较宽、肌肉发达,而女性身材较矮、臀部较宽、体脂丰满的不同体态。

一、病因与分类

性早熟的病因分类见下表 8-5。

(一)真性性早熟

由下丘脑-垂体-性腺轴提前发动、功能亢进所致,可导致生殖能力提前出现,其中非器质性病变所致者称为特发性或体质性性早熟。

(二)假性性早熟

由于内源性或外源性性激素的作用,导致第二性征提早出现,在女孩甚至引起阴道出血,但血中存在的大量性激素对下丘脑-垂体产生显著的抑制作用,故患儿并不具备生殖能力。

表 8-5　性早熟的病因分类

真性性早熟	假性性早熟	部分性性早熟
1.特发性(体质性) 2.中枢神经系统病变 　颅内肿瘤 　脑炎,结核性脑膜炎 　脑外伤 3.原发性甲状腺功能减低	1.性腺肿瘤 　卵巢肿瘤 　睾丸肿瘤 2.肾上腺疾病 　先天性肾上腺皮质增生症 　后天性肾上腺皮质增生症 　肾上腺肿瘤 3.异位产生促性腺激素的肿瘤 4.摄入外源性激素 5.McCune-Albright 综合征	1.单纯性乳房早发育 2.单纯性阴毛早现

(三)部分性性早熟

乳房或阴毛提早发育,但不伴有其他性征的发育。第二性征与遗传性别一致者为同性性早熟,相矛盾时则为异性性早熟,如男孩出现乳房发育等女性化表现,或女孩出现阴蒂肥大、多毛、肌肉发达等男性化表现。

二、临床表现

(一)真性性早熟

1.特发性性早熟

以女孩多见,占女孩性早熟的80%以上,男孩性早熟的40%。部分患儿有家族性。绝大多数在4~8岁出现,但也有婴儿期发病者。发育顺序与正常青春发育相似,但提前并加速。女孩首先出现乳房发育,可有触痛,继而外生殖器发育、阴道分泌物增多及阴毛生长,然后月经来潮和腋毛出现。开始多为不规则阴道出血,亦无排卵,以后逐渐过渡到规则的周期性月经,故有妊娠的可能。男孩首先出现睾丸及阴茎增大,以后可有阴茎勃起及排精,并出现阴毛、痤疮和声音低沉,体力较一般同龄儿强壮。

在性发育的同时,患儿的身高及体重增长加快,骨骼生长加速,故身材常较同龄儿高,然而由于其骨骼成熟加速,骨骺提前融合,成年后身材将比正常人矮小,约有1/3的患儿最终身高不足150 cm。患儿的智能及心理状态则与其实际年龄相称。不同患儿临床表现及其发展速度快慢可有较大差异。少数轻症病例,经1~2年自行缓解。

2.颅内肿瘤

男孩远多于女孩。往往先出现性早熟表现,病情发展至一定阶段方出现中枢占位性症状,故应警惕。肿瘤多位于第三脑室底、下丘脑后部,故常可伴有多饮、多尿、过食、肥胖等下丘脑功能紊乱的表现。常见者为下丘脑错构瘤、胶质瘤、颅咽管瘤、松果体瘤等。

3.原发性甲状腺功能减低

部分甲状腺功能减低的女孩乳房发育,男孩睾丸增大,但生长仍缓慢,骨龄仍延迟,可能由于 T_4 分泌减少,负反馈作用减弱,导致下丘脑 TRH 分泌增多,刺激垂体 PRL、TSH 分泌增加,且可能 FSH、LH 分泌也同时增加之故。

(二)假性性早熟

1.卵巢肿瘤

因瘤体自律性分泌大量雌激素所致。患儿乳房发育,乳晕及小阴唇色素沉着,阴道分泌物增多并可有不规则阴道出血。恶性肿瘤有卵巢颗粒细胞瘤及泡膜细胞瘤,良性的多为卵巢囊肿。切除后阴道出血停止,第二性征可完全消退。有的卵巢囊肿也可自行消退。

2.先天性肾上腺皮质增生症

在男孩引起同性性早熟,但睾丸不增大,女孩则为异性性早熟(假两性畸形)伴原发性闭经。因肾上腺皮质21-羟化酶或11β-羟化酶缺陷引起脱氢异雄酮分泌过多所致。男性患儿用皮质激素替代治疗开始过晚者,往往发展为真性性早熟。

3.后天性肾上腺皮质增生症及肿瘤

除雄激素增多表现外,还伴有库欣征。

4.异位产生促性腺激素的肿瘤

绒毛膜上皮癌或畸胎瘤可产生绒毛膜促性腺激素,肝母细胞瘤可产生类似 LH 样物质,均可引致性激素分泌过多。但患儿并无下丘脑-垂体-性腺轴的真正发动,也不具备生殖能力,故属假性性早熟。

5.外源性

因摄入含性激素的药物或食物,如避孕药,含蜂王浆、花粉、鸡胚、蚕蛹等的制剂所引起,近年来有逐渐增多的趋势。摄入的雌激素过多,可致乳房发育、乳晕色素沉着,女孩还可出现小阴唇色素沉着,阴道分泌物增多,甚至阴道出血。停止摄入后,上述征象会逐渐自行消退。

6.Mc Cune-Albright 综合征

几乎皆为女孩,除性早熟外还伴有单侧或双侧多发性的骨纤维结构不良,同侧肢体皮肤有片状棕褐色色素沉着(牛奶咖啡斑),也可伴有多种内分泌腺的功能异常,如结节性甲状腺肿性甲亢、肾上腺皮质增生症、高泌乳素血症等。其性早熟是由卵巢黄体化的滤泡囊肿自主性产生过多的雌激素所致。本征的发病机制是胚胎早期的体细胞内编码细胞膜上 G_s 蛋白 α 亚基的基因发生点突变,使其内在的 GTP 酶活性显著降低,引起腺苷酸环化酶持续的激活,导致 cAMP 水平的增高与累积,从而诱生激素反应细胞的增殖及自主性的功能亢进。

(三)部分性性早熟

1.单纯性乳房早发育

女孩为主,多在4岁以前出现,2岁以下更多。乳房增大但无乳头、乳晕增大或色素沉着,不伴有其他性征发育及生长加速。可能与此年龄期下丘脑稳定的负反馈机制尚未建立而有 FSH 及 E_2 增高有关。病程呈自限性,大多于数月或数年内回缩,或持续存在,个别的发展为真性性早熟。

2.单纯性阴毛早现

女孩多见,自5~6岁即有阴(腋)毛出现,可伴生长加速,但无其他性征发育。可能与肾上腺皮质过早分泌脱氢异雄酮或阴(腋)毛囊受体对后者过早敏感有关。

三、诊断与鉴别诊断

对性征过早出现的患儿,首先应确定是同性还是异性,其次确定性征发育程度及各性征是否相称,再应区分真性还是假性,最后则区分其病因是特发性还是器质性。

详细询问病史,全面体格检查,并选择下列有关的实验室检查做出鉴别诊断。

(一)骨龄

骨龄代表骨骼的成熟度,能较准确地反映青春发育的成熟程度。真性性早熟及先天性肾上腺皮质增生症骨龄往往较实际年龄提前,单纯性乳房早发育骨龄不提前,而原发性甲状腺功能减低则骨龄显著落后。

(二)盆腔B超

可观察子宫的形态,测定子宫、卵巢体积,卵泡直径,了解内生殖器官发育情况,并可确定卵巢有无占位性病变。

(三)性激素测定

性激素分泌有显著的年龄特点。男孩血清T、女孩血清E_2均在2岁前较高,2岁后下降并持续维持在低水平,至青春期再度升高,其水平与发育程度密切相关。性早熟者性激素水平较正常同龄儿显著升高,而性腺肿瘤者则性激素往往增加极甚。先天性肾上腺皮质增生者血17α-羟孕酮及尿17-酮类固醇显著升高。

(四)促性腺激素测定

测定促性腺激素水平对鉴别真性和假性性早熟意义较大。真性者水平升高,假性者水平低下,而分泌促性腺激素肿瘤者则显著升高。FSH、LH的分泌也具有与性激素类似的年龄差异,此外,在青春期早期其分泌特点为睡眠诱发的脉冲式释放,因此一次血标本往往不能反映其真正的分泌水平,如留取24小时尿标本测定则意义较大。

(五)促性腺激素释放激素(GnRH)兴奋试验

对鉴别真性和假性性早熟很有价值。真性者静脉注射GnRH后15~30分钟,FSH、LH水平成倍升高,而假性者无此反应。单纯性乳房早发育者仅稍有增高。

(六)其他

头颅磁共振显像(MRI)及眼底检查可协助鉴别颅内肿瘤,长骨摄片则可鉴别McCune-Albright综合征。

四、治疗

(一)药物治疗

1.促性腺激素释放激素拟似剂(GnRH agonist)

是目前治疗真性性早熟最有效的药物。这类药物系将天然的GnRH的肽链序列作化学改变后产生,可引起对受体的亲和力增加,并增强对酶降解的抵抗力,从而使活性增高,半衰期延长。用药后最初2~3周内刺激促性腺激素分泌,但接着便引起垂体促性腺细胞的GnRH受体发生降调节,造成受体位点显著减少,使垂体对内源性GnRH失敏,促性腺激素分泌减少,从而使性激素水平下降,性征消退,并能有效地延缓骨骼的成熟,防止骨骺过早融合,有利于改善最终身高,这种抑制作用是高度可逆的。

早期的制剂需每天皮下注射或鼻腔吸入,近年来又研制出长效的控释制剂,可供肌内注射,每月1次,较为方便。常用的几种为亮丙瑞林(Leuprorelin),曲普瑞林(Triptorelin)剂量分别为140~300 μg/kg 和50~100 μg/kg,每月1次肌内注射。布舍瑞林(Buserelin),那法瑞林(Nafarelin)剂量分别为每天1 200~1 800 μg和800~1 600 μg,分次鼻腔吸入。

2.甲孕酮

能反馈抑制垂体分泌促性腺激素,使性激素水平下降,从而使性征消退,但不能控制骨骼生长过速,故不能防止身材矮小。口服剂量为 20～60 mg/d,分次服用,或肌内注射 100～150 mg,每2周1次。甲地孕酮效价较高,疗效较好,剂量为 4～8 mg/d,分次服用。出现疗效后减量。

3.环丙氯地孕酮

能反馈抑制垂体分泌促性腺激素并拮抗雄激素对靶器官的作用,使性征消退并可能对控制骨骼生长过速有一定效果。剂量为每天 70～150 mg/m^2,分次服用。

上述孕酮类药物长期使用可能抑制垂体分泌 ACTH,使皮质激素分泌减少。

4.睾内酯

系芳香化酶的竞争性抑制剂,可阻止雄激素向雌激素转化,使雌激素水平降低,可有效地治疗 Mc Cune-Albright 综合征。剂量为开始用每天 20 μg/kg,4 周后加量至 40 μg/kg。

5.中药

中医认为性早熟的病机为肾阴虚相火旺,给予滋阴泻火中药,如大补阴丸、知柏地黄丸等有一定疗效。

(二)手术治疗

(1)颅内肿瘤所致的真性性早熟,可采用立体定向放射外科技术(X 刀、γ-刀或高能粒子加速器等)治疗。经头颅 MRI 将肿瘤准确定位后,由计算机自动控制的了射线或高能粒子束聚焦在病灶部位。经照射治疗后肿瘤显著缩小、机化,性征明显消退,而对病灶周围正常的中枢神经组织损伤很小。由于这种"手术"安全、不良反应小、并发症少而疗效肯定,因此使此类患儿的预后大为改观。

(2)确诊性腺、肾上腺肿瘤所致的假性性早熟,应尽早手术切除。

(胡宏伟)

第九章 泌尿系统疾病

第一节 急性肾小球肾炎

急性肾小球肾炎(AGN)简称急性肾炎,是儿科常见的一种与感染有关的急性免疫反应性肾小球疾病。其临床主要表现为急性起病,水肿、少尿、血尿和不同程度蛋白尿、高血压或肾功能不全,病程多在1年内。

本病在我国是一常见的儿科疾病,占小儿泌尿系统疾病的首位。多见于儿童及青少年,2岁以内者少见,男女之比为2:1。发病以秋冬季节较多。绝大多数预后良好,少部分可能迁延。

一、病因与发病机制

本病绝大多数由链球菌感染后引起,故又称急性链球菌感染后肾炎(APSGN)。其他细菌、病毒、原虫或肺炎支原体等也可导致急性肾炎,但较少见。故本节主要介绍APSGN。

目前已明确本病的发生与A组β溶血性链球菌中的致肾炎菌株感染有关。所有致肾炎菌株均有共同的致肾炎抗原性,包括菌壁上的M蛋白内链球菌素、"肾炎菌株协同蛋白(NSAP)"。

其主要发病机制为抗原抗体免疫复合物引起肾小球毛细血管炎症病变,有循环免疫复合物致病学说、原位免疫复合物致病学说和某些链球菌通过神经氨酸酶的作用或其产物如某些菌株产生的唾液酸酶,与机体的IgG结合,改变了IgG的化学组成或其免疫原性,产生自身抗体和免疫复合物而致病学说。

上述链球菌有关抗原诱发的免疫复合物或链球菌的菌体外毒素激活补体系统,在肾小球局部造成免疫病理损伤,引起炎性过程。APSGN的发病机制见图9-1。

二、病理

主要病理特点为急性、弥散性、渗出性、增殖性肾小球肾炎。光镜下可见肾小球体积增大、毛细血管内皮细胞和系膜细胞增生肿胀,基质增生。急性期有多型核白细胞浸润,毛细血管腔狭窄甚至闭锁、塌陷。部分患儿可见上皮细胞节段性增生所形成的新月体,使肾小囊腔受阻。肾小管病变较轻,呈上皮细胞变性,间质水肿及炎症细胞浸润。电镜检查可见电子致密物呈驼峰状在上皮细胞下沉积,为本病的特征。免疫荧光检查在急性期可见粗颗粒状的IgG、C_3沿肾小球毛细血管袢和/或系膜区沉积,有时也可见到 IgM 和 IgA 沉积。

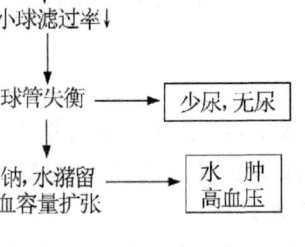

图 9-1 急性链球菌感染后肾炎的发病机制

三、临床表现

急性肾炎临床表现轻重悬殊,轻者仅表现为无症状性镜下血尿,重者可呈急进性过程,短期内出现肾功能不全。

(一) 前驱感染

90%病例有前驱感染史,以呼吸道及皮肤感染为主。在前驱感染后经 1~3 周无症状的间歇期而急性起病。间歇期长短与前驱感染部位有关,咽炎引起者 6~12 天,平均 10 天,多有发热、颈部淋巴结大及咽部渗出。皮肤感染者 14~28 天,平均 20 天。

(二) 典型表现

起病时可有低热、乏力、头痛、头晕、恶心、呕吐、食欲减退、腹痛及鼻出血等症状,体检在咽部、皮肤等处发现前驱感染未彻底治愈的残迹。典型表现如下。

1. 水肿、少尿

70%的病例病初表现为晨起颜面及眼睑水肿,重者 2~3 天遍及全身。水肿多呈非凹陷性。水肿同时伴尿量减少。

2. 血尿

50%~70%的患儿有肉眼血尿,酸性尿呈烟灰水样或茶褐色,中性或弱碱性尿呈鲜红色或洗肉水样,1~2 周后转为镜下血尿。镜下血尿可持续 1~3 个月,少数可持续半年或更久。同时常伴有不同程度的蛋白尿,一般尿蛋白定量<3 g/d,有 20%病例可达肾病水平。

3.高血压

30%~80%的病例有高血压,一般呈轻中度增高,为16.0~20.0/10.7~14.7 kPa(120~150/80~110 mmHg),1~2周后随尿量增多血压恢复正常。

(三)严重表现

少数病例在疾病早期(2周内)可出现下列严重症状,应及早发现,及时治疗。

1.严重循环充血

多发生在起病1周内,主要是由于水、钠潴留,血容量增加使循环负荷过重所致。轻者仅表现为气急、心率增快,肺部出现少许湿啰音等。严重者可出现呼吸困难,端坐呼吸,颈静脉怒张,频咳、吐粉红色泡沫痰,两肺满布湿啰音,心脏扩大,甚至出现奔马律,肝大压痛,水肿加剧。如不及时抢救,可在数小时内迅速出现肺水肿而危及患儿生命。

2.高血压脑病

在疾病早期,由于脑血管痉挛,导致脑缺血缺氧、血管渗透性增高发生脑水肿。近年亦有人认为是脑血管扩张所致。血压(尤其是舒张压)急剧升高>18.7/12.0 kPa(140/90 mmHg),伴视力障碍、惊厥或昏迷三项之一者即可诊断。年长儿可诉剧烈头痛、呕吐、复视或一过性失明。高血压控制后上述症状迅速消失。

3.急性肾功能不全

主要由于肾小球内皮细胞和系膜细胞增生,肾小球毛细血管腔变窄,甚至阻塞,肾小球血流量减少,滤过率降低所致。表现为少尿、无尿等症状,引起暂时性氮质血症、电解质紊乱和代谢性酸中毒。一般持续3~5天,不超过10天迅速好转。

若持续数周仍不恢复,则预后严重,病理上可能有大量新月体形成。

四、辅助检查

(一)尿液检查

尿蛋白可在+~+++,且与血尿的程度相平行,尿镜检除多少不等的红细胞外,可见透明、颗粒或红细胞管型,疾病早期可见较多白细胞及上皮细胞,并非感染。尿常规一般4~8周恢复正常,12小时尿细胞计数4~8个月恢复正常。急性期尿比重多增高。

(二)血常规检查

常有轻、中度贫血,与血容量增多、血液稀释有关,待利尿消肿后即可恢复正常。白细胞轻度升高或正常。血沉增快,一般2~3个月恢复正常。

(三)肾功能及血生化检查

血尿素氮和肌酐一般正常,明显少尿时可升高。肾小管功能正常。持续少尿、无尿者,血肌酐升高,内生肌酐清除率降低,尿浓缩功能受损。早期还可有轻度稀释性低钠血症,少数出现高血钾及代谢性酸中毒。

(四)抗链球菌溶血素O(ASO)抗体测定

50%~80%的患儿ASO升高,通常于链球菌感染2~3周开始升高,3~5周达高峰,50%于3~6个月恢复正常,75%于1年内恢复正常。判断结果时应注意:①早期应用抗生素治疗者可影响阳性率;②某些致肾炎菌株可能不产生溶血素O;③脓皮病患者ASO常不增高。

(五)血清补体测定

80%~90%的急性期患儿血清补体C_3下降,6~8周恢复正常。若超过8周补体持续降低,应考虑为膜增殖性肾小球肾炎。血清补体下降程度与急性肾炎病情轻重无明显相关性,但对急性肾炎的鉴别诊断有重要意义。

(六)肾活组织病理检查

急性肾炎出现以下情况时考虑肾活检:①持续性肉眼血尿在 3 个月以上者;②持续性蛋白尿和血尿在 6 个月以上者;③发展为肾病综合征者;④肾功能持续减退者。

五、诊断和鉴别诊断

典型病例诊断不难,根据:①起病前 1~3 周有链球菌前驱感染史;②临床表现有水肿、少尿、血尿、高血压;③尿检有蛋白、红细胞和管型;④急性期血清 C_3 下降,伴或不伴有 ASO 升高即可确诊。但应注意与下列疾病鉴别。

(一)其他病原体感染后引起的肾炎

多种病原体感染可引起急性肾炎,如细菌(葡萄球菌、肺炎球菌等)、病毒(乙肝病毒、流感病毒、EB 病毒、水痘病毒和腮腺炎病毒等)、支原体、原虫等。可从原发感染灶及各自的临床特点进行鉴别。如病毒性肾炎,一般前驱期短,3~5 天,临床症状轻,无明显水肿及高血压,以血尿为主,补体 C_3 不降低,ASO 不升高。

(二)IgA 肾病

以血尿为主要症状,表现为反复发作性肉眼血尿,常在上呼吸道感染后 1~2 天出现血尿,多无水肿、高血压、血清 C_3 正常,确诊依靠肾活检。

(三)慢性肾炎急性发作

患儿多有贫血、生长发育落后等体征。前驱感染期甚短或不明显,肾功能持续异常,尿比重低且固定可与急性肾炎鉴别。尿液改变以蛋白增多为主。

(四)特发性肾病综合征

具有肾病综合征表现的急性肾炎需与特发性肾病综合征鉴别。若患儿呈急性起病,有明确的链球菌感染证据,血清 C_3 降低,肾活检病理为毛细血管内增生性肾炎,有助于急性肾炎的诊断。

(五)其他

还应与急进性肾炎或其他系统性疾病引起的肾炎如紫癜性肾炎、系统性红斑狼疮性肾炎、乙肝病毒相关性肾炎等鉴别。

六、治疗

本病为自限性疾病,无特异治疗。主要是对症处理,清除残留感染病灶,纠正水电解质紊乱,防止急性期并发症,保护肾功能,以待自然恢复。重点把好防治少尿和高血压两关。

(一)严格休息

急性期(起病 2 周内)绝对卧床休息,水肿消退、血压正常、肉眼血尿消失,即可下床作轻微活动或室外散步。血沉正常可上学,但 3 个月内应避免重体力活动。待 12 小时尿沉渣细胞绝对计数正常后方可恢复体力活动。

(二)合理饮食

有水肿及高血压者应限盐,食盐限制在 1~2 g/d。对有严重少尿、循环充血者,每天水分摄入一般以不显性失水加尿量计算。有氮质血症者应限蛋白入量,可给予优质动物蛋白 0.5 g/(kg·d)。

供给高糖饮食以满足小儿热量需要。待尿量增加、水肿消退、血压正常、氮质血症消除后应尽早恢复正常饮食,以保证小儿生长发育的需要。

(三)控制感染

应用抗生素的目的是彻底清除体内感染灶,对疾病本身无明显作用。疾病早期给予青霉素10～14天或据培养结果换用其他敏感抗生素,应注意勿选用对肾有损害的药物。

(四)对症治疗

1.利尿

经控制水盐入量仍水肿、少尿者可用噻嗪类利尿剂,如氢氯噻嗪 1～2 mg/(kg·d),分 2～3 次口服。无效时可静脉注射强效的袢利尿剂,如每次呋塞米 1 mg/kg,每天 1～2 次,静脉注射剂量过大时可有一过性耳聋。

2.降压

凡经休息、利尿及限制水盐后,血压仍高者应给予降压药。首选硝苯地平,开始剂量为 0.25 mg/(kg·d),最大剂量 1 mg/(kg·d),分 3 次口服。亦可用卡托普利等血管紧张素转换酶抑制剂,初始剂量为 0.3～0.5 mg/(kg·d),最大剂量 5～6 mg/(kg·d),分 3 次口服,与硝苯地平交替使用降压效果更佳。严重病例用利舍平,首剂 0.07 mg/kg(每次最大量不超过 2 mg)肌内注射,必要时间隔 12 小时重复 1 次,用 1～2 剂后改为 0.02～0.03 mg/(kg·d),分2～3次口服。

(五)严重循环充血的治疗

(1)严格限制水盐入量和应用强利尿剂呋塞米,促进液体排出,矫正水钠潴留,恢复正常血容量,而不在于应用洋地黄制剂。

(2)有肺水肿表现者,除一般对症治疗外,可加用硝普钠5～20 mg溶于 5%葡萄糖液 100 mL中,以 1 μg/(kg·min)速度静脉滴注,严密监测血压,随时调整药液的滴速,不宜超过 8 μg/(kg·min),防止发生低血压。滴注时药液、针筒、输液管等须用黑纸覆盖,以免药物遇光分解。

(3)对难治病例可采用腹膜透析或血液透析治疗。

(六)高血压脑病的治疗

原则为选用降压效力强而迅速的药物。首选硝普钠,用法同上。通常用药后1～5 分钟可使血压明显下降,抽搐立即停止,并同时静脉注射呋塞米每次 2 mg/kg。有惊厥者给予地西泮止痉,每次0.3 mg/kg,总量不超过 10 mg,缓慢静脉注射。如在静脉注射苯巴比妥钠后再静脉注射地西泮,应注意发生呼吸抑制可能。

(七)急性肾功能不全的治疗

(1)应严格限制液体入量,掌握"量出为入"的原则。每天液量=前 1 天尿量+不显性失水量+异常丢失液量—内生水量。不显性失水按 400 mL/(m²·d),内生水量按 100 mL/(m²·d)计算。

(2)注意纠正水电解质酸碱平衡紊乱;积极利尿,供给足够热量,以减少组织蛋白质分解。

(3)必要时及早采取透析治疗。

七、预后与预防

急性肾炎预后好。95%APSGN病例能完全恢复,<5%的病例可有持续尿异常,死亡率低

于1%。目前主要死因是急性肾衰竭。远期预后小儿比成人佳,一般认为80%~95%终将痊愈。

影响预后的可能因素:①与病因有关,一般病毒所致者预后较好;②散发者较流行者差;③成人比儿童差,老年人更差;④急性期伴有重度蛋白尿且持续时间久,肾功能受累者预后差;⑤组织形态学上呈系膜显著增生,40%以上肾小球有新月体形成者,"驼峰"不典型(如过大或融合)者预后差。最根本的是预防链球菌感染。平时应加强锻炼,注意皮肤清洁卫生,减少呼吸道及皮肤感染。一旦发生感染则应及早彻底治疗。感染后1~3周应注意反复查尿常规,以便及早发现异常,及时治疗。

(冯艳亭)

第二节 慢性肾小球肾炎

慢性肾小球肾炎是指各种原发性或继发性肾炎病程超过1年,伴有不同程度的肾功能不全和/或持续性高血压、预后较差的肾小球肾炎。其病理类型复杂,常见有膜性增殖性肾炎、局灶节段性肾小球硬化、膜性肾病等。此病在儿科少见,为慢性肾功能不全最常见的原因。

一、临床表现

慢性肾小球肾炎起病缓慢,病情轻重不一,临床一般可分为普通型、肾病型、高血压型、急性发作型。

(一)共同表现

1.水肿

均有不同程度的水肿。轻者仅见于颜面部、眼睑及组织松弛部位,重者则全身普遍水肿。

2.高血压

部分患者有不同程度的高血压。血压升高为持续性或间歇性,以舒张压中度以上升高为特点。

3.蛋白尿和/或尿沉渣异常

持续性中等量的蛋白尿和/或尿沉渣异常,尿量改变,夜尿增多,尿比重偏低或固定在1.010左右。

4.贫血

中-重度贫血,乏力,生长发育迟缓,易合并感染、低蛋白血症或心功能不全。

5.其他

不同程度的肾功能不全、电解质紊乱。

(二)分型

凡具备上述各临床表现均可诊断为慢性肾小球肾炎。

1.普通型

无突出特点者。

2.高血压型

高血压明显且持续升高者。

3.肾病型
突出具备肾病综合征特点者。

4.急性发作型
感染劳累后短期急性尿改变加重和急剧肾功能恶化,经过一段时期后,恢复至原来的状态者。

(三)实验室检查

1.尿常规
尿蛋白可从＋～＋＋＋＋,镜检有红细胞及各类管型,尿比重低且固定。

2.血常规
呈正色素、正细胞性贫血。

3.肾功能检查
肾小球滤过率下降,内生肌酐清除率、酚红排泄试验均降低;尿素氮及肌酐升高,尿浓缩功能减退。

4.其他
部分患者尿FDP升高,血清补体下降,红细胞沉降率增快,肾病型可示低蛋白血症、高胆固醇血症。

二、诊断

肾小球肾炎病程超过1年,尿变化包括不同程度的蛋白尿、血尿和管型尿,伴有不同程度的肾功能不全和/或高血压者,临床诊断为慢性肾炎。尚需排除引起小儿慢性肾功能不全的其他疾病,如泌尿系统先天发育异常或畸形、慢性肾盂肾炎、溶血尿毒综合征、肾结核、遗传性肾病等。

三、治疗

目前尚无特异治疗,治疗原则为去除已知病因,预防诱发因素,对症治疗和中西医结合的综合治疗。有条件的最好根据肾组织病理检查结果制订其具体治疗方案。

(一)一般措施
加强护理,根据病情合理安排生活制度。

(二)调整饮食
适当限制蛋白的摄入,以减轻氮质血症。蛋白质以每天 1 g/kg 为宜,供给优质的动物蛋白如牛奶、鸡蛋、鸡、鱼等。根据水肿及高血压的程度,调整水和盐的摄入。

(三)防治感染
清除体内慢性病灶。

(四)慎重用药
必须严格掌握各种用药的剂量及间隔时间,勿用肾毒性药物。

(五)激素及免疫抑制剂
尚无肯定疗效。常规剂量的激素和免疫抑制剂治疗无效。但大剂量的激素可加重高血压和肾功能不全,应慎用。

有报道用:①甲泼尼龙冲击疗法。②长程大剂量泼尼松治疗,每天 1.5～2 mg/kg,每天晨服,持续5~23个月以后减量至0.4~1 mg/kg,隔天顿服,间断加用免疫抑制剂或双嘧达莫,抗凝治疗,经3~9年的长程持续治疗,使部分患儿症状减轻、病情进展缓慢,以延长生命。

(六)透析治疗

病情发展至尿毒症时,可以进行透析治疗,等待肾移植。

(冯艳亭)

第三节 原发性肾病综合征

小儿原发性肾病综合征(primary nephrotic syndrome,PNS)是一组由多种原因引起的肾小球基底膜通透性增加,导致血浆内大量蛋白质从尿中丢失的临床综合征。临床有以下四大特点:①大量蛋白尿;②低清蛋白血症;③高脂血症;④明显水肿。前两项为必备的基本条件。

本征在小儿肾脏疾病中发病率仅次于急性肾炎,是小儿常见的肾脏疾病。我国小儿肾脏病科研协作组的调查结果肾病综合征占同期住院泌尿系统疾病患儿的21%。男性患病明显占优势,男女比例为3.7:1。发病年龄多为学龄前儿童,3~5岁为发病高峰。Schlesinger报道,在美国儿童每10万人中每年有2例新病例,而黑人儿童似乎比白人儿童发病率略高。

一、病因及发病机制

PNS约占小儿时期NS总数的90%。原发性肾脏损害使肾小球通透性增加导致蛋白尿,而低蛋白血症、水肿和高胆固醇血症是继发的病理生理改变。

PNS的病因及发病机制目前尚不明确。近年研究已证实下列事实:①肾小球毛细血管壁结构或电化学改变可导致蛋白尿。动物试验模型及人类肾病的研究看到微小病变时肾小球滤过膜多阴离子丢失,致静电屏障破坏,使大量带阴电荷的中分子血浆清蛋白滤出,形成高选择性蛋白尿。因分子滤过屏障损伤,尿中丢失大中分子量的多种蛋白,形成低选择性蛋白尿。②非微小病变型常见免疫球蛋白和/或补体成分肾内沉积,局部免疫病理过程可损伤滤过膜正常屏障作用而发生蛋白尿。③微小病变型肾小球未见以上沉积,其滤过膜静电屏障损伤原因可能与细胞免疫失调有关。

近年发现NS的发病具有遗传基础。国内报道糖皮质激素敏感NS患儿HLA-DR7抗原频率高达38%,频复发NS患儿则与HLA-DR9相关。另外NS还有家族性表现,且绝大多数是同胞患病。在流行病学调查发现,黑人患NS症状表现重,对糖皮质激素反应差。提示NS发病与人种及环境有关。

自1998年以来,对足细胞及裂孔膈膜的认识从超微结构跃升到细胞分子水平提示"足细胞分子"nephrin、CD2-AP、podocin、α-actinin-4等是肾病综合征发生蛋白尿的关键分子。

二、病理

原发性肾病综合征可见于各种病理类型肾小球疾病。根据国际儿童肾脏病研究组对521例小儿原发性肾病综合征的病理观察有以下类型:微小病变(76.4%),局灶性节段性肾小球硬化(6.9%),膜性增生性肾小球肾炎(7.5%),单纯系膜增生(2.3%),增生性肾小球肾炎(2.3%),局灶性球性硬化(1.7%),膜性肾病(1.5%),其他(1.4%)。由此可见,儿童肾病综合征最主要的病理变化是微小病变型占大多数。

三、诊断要点

(一)临床表现

(1)起病缓慢,各种感染可以诱发。

(2)水肿可轻可重,呈指凹性,严重者可出现浆膜腔积液,腹部及大腿内侧皮肤可出现紫纹。

(3)可出现蛋白质营养不良及营养不良性贫血,可有生长发育迟缓。

(4)常易并发各种感染,以呼吸道感染最常见,其次为皮肤感染,泌尿系统感染及腹膜炎。

(5)可并发低钠血症、低钾血症及低钙血症。

(6)有的病例可发生低血容量性休克或出现意识不清,视力障碍、头痛、呕吐及抽搐等脑病症状。

(7)血液呈高凝状态,有的病例可发生动脉或静脉血栓。临床有下列情况之一者要考虑有血栓形成:①两侧下肢不对称,不随体位改变而变化;②皮肤突发紫斑伴有疼痛,紫斑可迅速扩大,局部皮温升高;③阴囊水肿呈紫色;④顽固性腹水;⑤下肢疼痛伴足背动脉搏动消失;⑥突发腰痛,出现血尿或血尿加重,少尿甚至发生肾衰竭,在排除结石后要考虑肾静脉血栓形成;⑦不明原因的呼吸困难、胸痛、咳嗽、咯血、冷汗、发绀,甚至突然出现晕厥,在排除其他疾病的基础上要考虑肺栓塞;⑧不明原因的失语、偏瘫是脑血管栓塞症状。

(8)肾小管功能障碍,可有低血磷性佝偻病、肾性糖尿病、继发性Fanconi综合征或肾小管酸中毒等。

(二)实验室检查

(1)尿蛋白定性多在+++以上,定量>50 mg/(kg·d)。

(2)血清总蛋白及清蛋白降低,清蛋白<30 g/L。血清蛋白电泳,清蛋白比例减少,α_2球蛋白比例增加,γ球蛋白多见降低。

(3)血清胆固醇>5.7 mmol/L。

(4)血沉增快。

(5)部分病例血清补体C_3降低,尿补体C_3增高。

(6)部分病例可有轻重不等的肾功能障碍和氮质血症。

(7)部分病例血小板计数和血纤维蛋白原增高,血小板聚集率增高。

(8)部分病例血清IGF-1、IGFBP3降低。

(三)诊断与鉴别诊断

临床上根据血尿、高血压、氮质血症、低补体血症的有无将肾病综合征分为单纯性和肾炎性。全国儿科肾脏病科研协作组制定的肾炎性肾病的诊断标准:①尿检查红细胞超过10个/高倍视野(指分散2周内3次以上离心尿检查)。②反复出现高血压,学龄儿童超过17/12 kPa(130/90 mmHg),学龄前儿童超过16/11 kPa(120/80 mmHg),并排除用皮质类固醇激素所致。③持续性氮质血症,尿素氮超过10.7 mmol/L,并排除由于血容量不足所致。④血C_3反复降低。凡具有以上四项中之一项或多项者属肾炎性肾病,不具以上条件者为单纯性肾病。

有条件的医疗单位应开展肾活体组织检查以确定病理诊断。

四、治疗要点

(一)一般治疗

1.休息

水肿显著或大量蛋白尿,或严重高血压者均需卧床休息。病情缓解后可逐渐增加活动量,但不可过累。在校儿童肾病活动期应休学。

2.饮食

显著水肿和严重高血压时应短期严格限制水钠摄入,病情缓解后不必继续限盐。一般病例活动期在无盐饮食基础上另加食盐 $1\sim 2$ g/d。蛋白质摄入以 $1.5\sim 2$ g/(kg·d)为宜。所供蛋白质以高生物价的动物蛋白(乳、鱼、蛋、禽、牛肉等)为宜。血尿素氮>9 mmol/L(25 mg/dL)时蛋白质摄入不可过多。在应用激素过程中每天应给予维生素 D 400 U 及适量钙剂。

3.防治感染

防治感染在治疗中非常重要。

4.利尿

对激素耐药或使用激素之前,水肿较重伴尿少者可配合使用利尿剂,但需密切观察出入水量、体重变化及电解质紊乱。

(1)氢氯噻嗪: $1\sim 2$ mg/(kg·次),每 6 小时 1 次,无效时可加用螺内酯 1 mg/(kg·次),每天 4 次。

(2)呋塞米: $1\sim 2$ mg/(kg·次),静脉给药,先从小剂量开始,无效时可加倍使用,每天 $3\sim 4$ 次。但需慎用,防止因大量利尿而加重血容量不足,出现低血容量性休克或诱发血栓形成。

(3)有严重的低蛋白血症时可用右旋糖酐-40 $5\sim 10$ mL/(kg·次)静脉推注或无盐人清蛋白 $0.5\sim 1$ g/kg 静脉滴注,$30\sim 60$ 分钟后静脉注射呋塞米 1 mg/(kg·次),可获满意效果。必要时每天可重复 $1\sim 2$ 次。

5.对家属的教育

应使父母及患儿很好地了解肾病的有关知识,并且应该教给用试纸检验尿蛋白的方法。

(二)激素疗法

1.初治病例诊断确定后可选用南宁会议制定的方案。

(1)泼尼松短程疗法:可用于泼尼松治疗 4 周内达完全效应的病例。泼尼松每天 2 mg/kg(一般不超过每天 60 mg),分 $3\sim 4$ 次服用,共 4 周。4 周内对呈泼尼松完全效应者改为隔天 2 mg/kg,早餐后顿服,共 4 周,然后骤然停药。全疗程共 8 周。

(2)泼尼松中、长疗法:可用于各种类型的肾病综合征。先以泼尼松每天 2 mg/kg(一般不超过每天 60 mg),分 $3\sim 4$ 次服用。若 4 周内尿蛋白转阴,则自转阴后至少巩固两周方始减量。以后改为隔天 2 mg/kg 早餐后顿服,继用 4 周。以后每 $2\sim 4$ 周减量 1 次,均匀递减直至停药。疗程必须达 6 个月(中程疗法)。开始治疗后 4 周尿蛋白未转阴,可继服至尿蛋白阴转后 2 周,一般不超过 10 周。以后再改为隔天 2 mg/kg 早餐后顿服,继用 4 周。以后每 $2\sim 4$ 周减量 1 次,直至停药,疗程 $9\sim 12$ 个月(长程疗法)。

2.中南大学湘雅二医院采用日单剂量泼尼松长程治疗

泼尼松 2 mg/(kg·d)(最大量 60 mg/d),每天晨 8 时顿服,服 8 周。如尿蛋白在前 4 周内转阴,于 8 周末改 2 mg/kg,隔天顿服,服 4 周,如继续缓解,逐渐每 4 周减量 1 次 5 mg,至维持量

0.5～1 mg/kg,隔天顿服,持续服 3 个月,再逐渐减量停药。如尿蛋白在后 4 周内转阴,则于 8 周末开始按总量减 5 mg,每天顿服,服 4 周,如继续缓解,即按每 4 周减 5 mg,减至 0.5～1 mg/(kg·d),服 4 周后改隔天顿服 8～12 周,再减量停药。总疗程 1 年左右。如病情 8 周内未完全缓解,原剂量延长 2 周,不管尿蛋白是否转阴,于 10 周末按上法减量。

总之对单纯性肾病或微小病变性肾病初次治疗,多首选激素治疗。在激素应用上,应强调"始量要足,减量要慢,维持要长"的原则。

3.激素冲击疗法

主要用于肾病频复发或激素依赖者。

(1)甲泼尼龙:剂量 15～30 mg/(kg·d)(最大量 1 g/d)溶于 10% 葡萄糖液 100～200 mL 中,1～2 小时内静脉滴注,连用 3 天为 1 个疗程,必要时隔 1～2 周再用 1～2 个疗程。两疗程之间以泼尼松 2 mg/kg,隔天顿服,以后逐渐减量。

(2)地塞米松:剂量 2 mg/(kg·d)(最大量 50 mg/d)溶于 10% 葡萄糖液 100～200 mL 中,1～2 小时静脉滴注。头 3 次每天 1 次,后 3 次为隔天 1 次。共 6 次为 1 个疗程,疗程结束继以泼尼松 2 mg/kg,隔天顿服,服 4 周,以后逐渐减量。

4.频复发和激素依赖性肾病的其他激素疗法

(1)调整激素的剂量和疗程:激素治疗后或在减量的过程中复发的病例,原则上再次恢复到初始疗效剂量或上一个疗效剂量。可改隔天疗法为每天疗法,或将激素减量的速度放慢,延长疗程,乃至加到初治剂量。同时注意查找患儿有无感染或影响激素疗效的因素存在。

(2)更换激素制剂:肾病初治多采用中效激素泼尼松,对泼尼松疗效较差的病例,可换用其他制剂,如下。①地塞米松:用 DXM 0.75 mg 取代泼尼松 5 mg,分次口服,疗程 2～6 周,一般为 4 周,然后再换回泼尼松隔天顿服,病情稳定缓解则快速减为小剂量,泼尼松 10～15 mg,隔天顿服,维持半年左右。②康宁克通 A(Kenacort A):此药是一种消炎作用极强的合成皮质类固醇。对无尿毒症的肾病综合征用于诱发利尿和缓解蛋白尿有益,并有较好的抗复发作用。0.6～1 mg/(kg·次),第 1 年每月肌内注射 1 次,第 2 年每 2 个月肌内注射 1 次,疗程 2 年。在疗程中应积极防治感染和可能发生的骨质疏松症。③阿赛松(曲安西龙):是一种合成的肾上腺皮质激素,其作用与醋酸泼尼松基本相同,4 mg 相当于泼尼松 5 mg,但几乎没有潴钠排钾作用。

(三)免疫抑制剂联合治疗

免疫抑制剂联合治疗是指免疫抑制与激素的联合治疗。主要用于对肾病综合征频繁复发,激素依赖,对激素无效应或激素治疗出现严重不良反应者。在激素隔天使用的同时可选用下列免疫抑制剂。

1.环磷酰胺(CTX)

一般剂量 2.5 mg/(kg·d),分 3 次口服或静脉给药,疗程 8～12 周,总量不超过 250 mg/kg。

不良反应:白细胞减少,脱发,肝功能损害,出血性膀胱炎等,还有报道能引起抗利尿激素释放及发生肺纤维化者。近来最令人关注的是其远期性腺损害,此与病程、总剂量相关。建议病情需要者可用小剂量、短疗程,间断用药,避免青春期用药。

近有环磷酰胺冲击疗法治疗难治性肾病的报道,采用剂量 8～12 mg/(kg·d),加入 5% 葡萄糖盐水 100～200 mL 内静脉滴注 1～2 小时,连续 2 天,用药日嘱多饮水,每 2 周重复 1 次,积累总剂量<150 mg/kg。治疗期间,常规并用激素治疗。泼尼松 1 mg/(kg·d),每晨顿服,共 8 周,再逐渐减量停药。激素疗程 1 年以上。

2.苯丁酸氮芥(CB)

对勤复发病例,效果与 CTX 相似,对激素耐药者各家报道疗效不一。剂量:0.2 mg/(kg·d),分 3 次口服,疗程不长于 8 周,一般以 6 周较为合适。总量宜<10 mg/kg,一般累积量达 8 mg/kg 即可。

不良反应:可发生白细胞及血小板减少,对病毒感染易感性增加,青春期前男孩用药有可能发生远期性腺损伤。

3.硫唑嘌呤

能直接抑制 B 细胞功能,耗竭 T 细胞,且有非特异性抗炎作用。用量 1.5~3 mg/kg,分 2~3 次口服,一般疗程 3~6 个月。主要不良反应有食欲减退、恶心、呕吐、白细胞减少、轻度贫血等。肝肾功能不全者应减量或慎用。

4.6-硫鸟嘌呤(6-TC)

1.5 mg/(kg·d)疗程 1 年。用于频繁复发和激素依赖者,近期缓解率达 90%,不良反应约 10%,尚无性腺损害的报道。

5.环孢霉素 A

一般剂量 6~8 mg/(kg·d)或 100~150 mg/(m²·d)。需经常监测血药浓度调整剂量。对于原发性肾病激素有效应者多有效,但停药或减量仍有可能复发。对激素耐药者如能尽早应用,部分有效。其不良反应中最令人关注的是肾毒性作用。

6.藤霉素(FK506)

FK506 是从土壤放线菌目链霉菌科波链霉菌产物中分离出的 23 环的大环内酯抗生素,化学结构与 CyA 不同,分子量 804~822。体外细胞培养表明,FK 的免疫抑制作用约为 CyA 的 100 倍。开始剂量 0.15 mg/(kg·d),分两次口服,以后渐减至控制蛋白尿,疗程至少 3 个月。

7.霉酚酸酯(MMF)

用于肾病能有效地减少尿蛋白,减轻水肿,减少利尿剂的使用,改善低蛋白血症和高脂血症。15~20 mg/(kg·d),分两次服,最大量不超过 1.5 g/d,疗程不少于 6 个月。常见不良反应:①易合并感染;②潜在的骨髓抑制;③胃肠道症状。

8.雷公藤多苷片

常用剂量 1 mg/(kg·d),分 2~3 次服,疗程 2~3 个月。推荐第 1 个月 2 mg/(kg·d),第 2 个月 1.5 mg(kg·d),第 3 个月 1 mg/(kg·d)治疗,疗效更佳。

(四)抗凝及纤溶药物疗法

由于肾病往往存在高凝状态和纤溶障碍,易并发血栓形成,需加用抗凝和溶栓治疗。

(1)肝素 1 mg/(kg·d),加入 10%葡萄糖液 50~100 mL 中静脉点滴,每天 1 次,2~4 周为 1 个疗程,病情好转后改口服抗凝药维持治疗。

(2)肝素皮下注射 1 mg/(kg·次),12 小时 1 次,疗程半年以上。

(3)尿激酶促纤溶疗法:尿激酶有直接激活纤溶酶溶解血栓的作用。一般剂量 $(3~6)\times 10^4$ U/d,持续静脉滴注,1~2 周为 1 个疗程。亦有应用链激酶治疗的报道。

(4)川芎嗪,4 mg/(kg·次),加入 10%葡萄糖 100~200 mL 中静脉滴注,每天 1 次,1 个月 1 个疗程。临床应用有类似肝素样的抗凝作用,使肾病时血浆纤维蛋白原减少,血小板聚集率下降。

(5)口服抗凝药:①双嘧达莫,5~10 mg/(kg·d),分 3 次饭后服,6 个月为 1 个疗程。②保肾康(阿魏酸哌嗪),每次100~150 mg,每天3次,疗程2~3个月。

(五)免疫促进剂的应用

1.左旋咪唑

剂量2.5 mg/kg,每2周连服3天或隔天用药,可用药数月。此药不良反应轻微,可表现为胃肠不适、流感样症状、皮疹、中性粒细胞下降,停药即可恢复。

2.大量丙种球蛋白治疗

日本学者试用于激素耐药者。第1个疗程,125 mg/(kg·d),静脉滴注,共6天。第2个疗程,200 mg/(kg·d),共6天。共用两个疗程。国内多主张400 mg/(kg·d),共5天。

(六)顽固性水肿的治疗

(1)5%~10%葡萄糖液10 mL/kg,加入酚妥拉明10 mg,酚妥拉明10 mg,呋塞米2 mg/kg,静脉滴注,滴毕时静脉注射呋塞米2 mg/kg,每天1~2次,7~10天为1个疗程。

(2)对于顽固性肾性腹水,近年认为不仅是由于低蛋白血症所致,而与肾病时高凝状态及血栓形成有关。应用肝素2 mg/kg加入10%葡萄糖液200 mL中缓慢静脉滴注,每天1次,7天后加蝮蛇抗栓酶0.010~0.012 U/(kg·d),用10%葡萄糖液100 mL稀释后静脉滴注,总疗程25~30天。可使尿量增加腹水消退。

(3)大量腹水自体回输治疗:大量腹水自体回输法是治疗肾病综合征低蛋白性水肿的有效方法,可在短时间内清除大量腹水,回收腹水的蛋白,使临床症状迅速好转。

(冯艳亭)

第十章 免疫性疾病

第一节 系统性红斑狼疮

系统性红斑狼疮(systemic lupus erythematosus,SLE)是自身免疫介导的,以免疫炎症为突出表现的弥漫性结缔组织病。其特征是血清ANA为代表的多种自身抗体和多系统受累。儿童SLE占儿童风湿性疾病的11%,约占所有SLE病例的20%。儿童SLE与成人SLE相比,病情更重,常常累及多个系统,发展迅速,预后差。儿童SLE的患病率,国外资料估计,(0.36～0.60)/10万人;我国台湾地区一项调查显示16岁以下儿童SLE的患病率(5.7～7.0)/10万人;目前尚无我国大陆地区儿童SLE发病率或患病率的报道。发病年龄多在9岁以上,女孩多见,男女比例为1:(7～9)。

一、病因和发病机制

确切的病因与发病机制尚不清楚。发病与多种因素有关,包括遗传、免疫、雌性激素和环境因素(感染、紫外线辐射、药物)等。可能性机制是在遗传易感素质的基础上,外界环境作用激发机体免疫功能紊乱及免疫调节障碍而引起的自身免疫性疾病。

(一)遗传

本病与HLA有一定关联,中国人与HLA-DR2较为密切。患儿亲属可有同病患者,单卵双胎发病率为24%,双卵为2%。近年来又发现,HLA-Ⅱ类等位基因与SLE患者存在的某些自身抗体相关;抗ds-DNA抗体高的患者96%具有HLA-DQBI*0201(与DR3和DR7连锁)或DQBI*0602(与DR2和DRw6连锁)或DQB1*0302(与DR4单倍型连锁);抗磷脂抗体与抗Sm抗体也发现与某些型等位基因密切相关;一些补体成分,如C_2、C_4、C_1遗传性基因缺陷也易致本病。

(二)免疫

SLE是一种异质性疾病,不同患者的免疫异常可能不尽相同。T细胞绝对值减少及T抑制细胞减少,致使B细胞功能亢进,自发产生大量自身抗体,如ANA、抗DNA抗体、抗磷脂抗体等,和相应的抗原结合形成大量免疫复合物沉积在靶器官引起多系统疾病,同时,伴随着补体系统激活,血补体降低。

(三)雌性激素

本病好发于女性,是男性的5～9倍,妊娠和口服避孕药可加重病情,提示本病存在雌激素介导的免疫调节紊乱。SLE儿童血清卵泡刺激素(FSH)、黄体生成素(LH)和催乳素均较正常为高。

(四)环境

1.感染

与病毒感染有关,但其作用机制尚不明确。可能通过分子模拟或超抗原作用,破坏自身免疫耐受。

2.紫外线

紫外线照射可诱发或加重病情,紫外线照射皮肤上皮细胞出现凋亡,新抗原暴露而成为自身抗原。

3.药物等

药物可为半抗原,诱发异常的免疫应答。

二、病理

本病的主要病理改变为炎症反应和血管异常。受损器官特征性改变:①苏木紫小体(ANA与细胞核结合,使之变性形成嗜酸性团块);②"洋葱皮样"病变即小动脉周围有显著向心性纤维增生;肾、皮肤活检免疫荧光病理检查,均可见到免疫球蛋白和IgG、IgM和补体呈颗粒状沉积。

三、临床表现

(一)一般症状

起病可急可缓,多数早期表现为非特异的全身症状。如发热,热型不规则,以低热较为常见;全身不适,乏力,食欲缺乏、体重下降、脱发等。感染、日晒、药物、精神创伤、手术等均可诱发或加重。

(二)皮肤和黏膜

最为常见为皮疹,其中40%~92%的患者面部有典型对称性颊部蝶形红斑,跨过鼻梁,边缘清晰,略高出皮面,日晒加重,是SLE的标志性表现;还可见脱发(20%~52%),光过敏(30%~50%),掌跖红斑、指(趾)端掌侧红斑、甲周红斑等均为血管炎所致。10%~30%的患者口腔、鼻黏膜出现红斑、溃疡。15%~20%的患者出现雷诺现象。小儿盘状红斑较成人少见。10%~20%的病例在整个过程中不出现皮疹。

(三)关节、肌肉症状

70%~80%的患者就诊的首发症状出现关节炎或关节痛,其多呈对称性,可为游走性,也可为持续性,约半数患者有晨僵,大多数X线检查常无明显改变,肌肉酸痛、无力是常见症状。

(四)肾脏

狼疮性肾炎是本病最常见和最严重的危及生命的主要原因之一,也是影响远期生命质量的关键。与成人相比儿童更多见且严重。肾脏受累亦可谓首发症状。重症可死于尿毒症。约40%~90%的患者有肾脏疾病临床表现,如蛋白尿、血尿、管型尿、水肿、血压增高、血尿素氮和肌酐增高等,电镜和免疫荧光检查几乎100%有肾脏病理学异常。

(五)血液系统

几乎全部患者在某一阶段发生一项或几项血液系统异常,依次有贫血、白细胞减少、血小板减少、血中抗凝物质引起出血现象等。

(六)神经系统

发生率为17%~95%,其出现警示病情危重。神经系统损害会出现头痛、精神障碍、癫痫样发作,颅神经麻痹,有的甚至最终性格改变、偏瘫及失语等。

(七)心血管系统

10~50%的患者出现心脏病变,包括心包炎、心肌炎、心内膜及瓣膜病变等,其中以心包炎为多见,可表现相应症状。

(八)呼吸系统

肺和胸膜受累约占50%,其中约10%患狼疮性肺炎,胸膜炎和胸腔积液较常见,肺实质损害多数为间质性肺炎和肺间质纤维化,引起肺不张和肺功能障碍。特征表现为肺部有斑状浸润影,激素治疗可使影消除。

(九)胃肠道

部分患者可表现为胃肠道症状,如腹痛、腹泻、恶心、呕吐、上消化道出血、便血、腹水、麻痹性肠梗阻等,这是由于胃肠道的血管炎所致。

(十)肝脾及淋巴结

约75%的患儿出现肝大、半数病例有肝功能异常,部分伴黄疸。25%患儿脾大,半数病例可有浅表淋巴结肿大,无压痛。

(十一)眼部症状

眼部受累较普遍,可出现巩膜炎、虹膜炎、结膜炎和视网膜病变,少数视力障碍。

(十二)狼疮危象

狼疮危象是指急性的危及生命的重症SLE。如急进性狼疮肾炎;严重的中枢神经系统损害;严重的溶血性贫血、血小板减少性紫癜、粒细胞缺乏症;严重心脏损害;严重狼疮性肺炎或肺出血、呼吸窘迫综合征;严重狼疮性肝炎;严重的血管炎;灾难性抗磷脂综合征等。儿童较成人尤易发生危象。

四、辅助检查

(一)一般检查

1.血常规

患儿常有贫血,白细胞和血小板减少,或表现为全血细胞减少。

2.尿常规

如蛋白尿、血尿。24小时尿蛋白的定量检查,若超过0.5 g/d以上,则说明存在蛋白尿,反映了SLE累及肾脏。

3.自身抗体检查

ANA在病情活动时几乎100%阳性,ANA阴性时不能完全排除本病;抗ds-DNA抗体对诊断的特异性较高,但阳性率较低,为40%~75%,与疾病活动和肾脏损害密切相关,抗体效价随病情缓解而下降;抗Sm抗体约在30%SLE中呈阳性反应,因其特异性高,又称为本病的特异性抗体;对于不典型、轻型或早期病例,按SLE标准不足确诊者,若抗Sm抗体阳性,结合其他表现可确诊。其他如抗磷脂抗体及ANCA亦可阳性。

(二)免疫病理学检查

肾穿活检其组织切片免疫荧光提示:免疫球蛋白主要是IgG、IgM伴补体沉积于SLE肾炎的肾脏中,沉积有3种类型即系膜、内皮下、上皮下。沉积沿肾小球基膜呈颗粒状。皮肤狼疮带试验即应用免疫荧光法在患者皮肤的真皮和表皮结合部位,见到 IgG、IgM 和补体沉积,呈粒状、球状或线状排列成黄绿色荧光带。

(三)补体和蛋白质测定

1. 补体 C_3 测定

在 SLE 活动,狼疮性肾炎,溶血性贫血等急性症状出现时,C_3 的含量往往降低。这是由于大量补体成分参与了自身免疫反应消耗所致,补体对疾病的诊断、病情活动及疗效的判断都有很大帮助。

2. 免疫球蛋白及血生化指标测定

血清中免疫球蛋白 IgG 显著升高,IgA、IgM 亦升高,γ球蛋白升高,白/球蛋白比例可倒置,病情活动期 CRP 增加、血沉增快,也可出现血胆固醇增高,轻度胆红素升高,循环免疫复合物测定阳性,严重肾损害者血中尿素氮和肌酐升高。

五、诊断

儿童 SLE 的诊断标准与成人相同,目前多采用美国风湿病学会(ACR)1997 年修订的 SLE 诊断标准,其 11 项诊断。

(1)脸颊部蝶形红斑:遍及颊部的扁平或高出皮肤的固定性红斑,常不累及鼻唇沟部位。

(2)盘状红斑:隆起的红斑上覆盖有角质性鳞屑和毛囊栓塞,旧病灶可有萎缩性瘢痕。

(3)光过敏:日光照射可引起皮肤过敏。

(4)口腔溃疡。口腔或鼻咽部无痛性溃疡。

(5)关节炎:非侵蚀性关节炎,常累及 2 个或以上的周围关节,以关节肿痛或渗液为特点。

(6)浆膜炎:胸膜炎,胸痛、胸膜摩擦音、胸膜渗液;心包炎,心电图异常、心包摩擦音或心包渗液。

(7)肾脏病变:血尿,持续性蛋白尿,$>0.5 \text{ g/d}$ 或+++,细胞管型。

(8)神经系统异常:非药物或代谢紊乱(如尿毒症、酮症酸中毒或电解质紊乱)所致的抽搐或精神症状。

(9)血液学异常:溶血性贫血伴网织红细胞增多;白细胞减少,至少两次测定$<4\times10^9/L$,淋巴细胞减少,至少两次测定$<1.5\times10^9/L$;血小板减少,$<100\times10^9/L$(除外药物影响)。

(10)免疫学异常:抗 dsDNA 抗体阳性/抗 Sm 抗体阳性/抗磷脂抗体阳性(具备抗心磷脂抗体/或狼疮抗凝物或至少持续 6 个月梅毒试验假阳性中 1 项即可)。

(11)ANA:免疫荧光法或其他相应方法检测 ANA 抗体滴度异常,并排除药物因素。

符合上述条件 4 项或 4 项以上者即可诊断为 SLE。

此诊断标准的敏感性和特异性分别为 95% 和 85%。需强调的是,患者病情的初始或许不具备分类标准中的 4 条,随着病情的进展方出现其他项目的表现。11 条分类标准中,免疫学异常和高滴度抗核抗体更具有诊断意义。一旦患者免疫学异常,即使临床诊断不够条件,也应密切随访,以便尽早作出诊断和及时治疗。

六、鉴别诊断

(一)JIA

表现为对称性的关节肿痛,可有进行性畸形表现,少有肾损害,RF 因子高滴度阳性,但抗

ds-DNA 抗体及抗 Sm 抗体多阴性。

(二) 多发性肌炎和皮肌炎

肌痛及肌无力明显,肌酶谱明显升高,肾损害少,抗 ds-DNA 抗体及抗 Sm 抗体多阴性。

(三) 混合性结缔组织病

一般有手指腊肠样肿胀,雷诺现象更为严重,肌炎症状重,抗 RNP 抗体高滴度阳性,抗 Sm 抗体阴性。

其他需要鉴别的疾病还包括血管炎、细菌或病毒感染、各种类型的肾脏病、慢性活动性肝炎、血液病如血小板减少性紫癜、溶血性贫血等,均有原发病的相应表现。

七、治疗

治疗原则为积极控制狼疮活动、改善和控制脏器损害,坚持长期规律治疗,加强随访,尽可能减少药物不良反应以改善患儿生活质量。

(一) 一般治疗

卧床休息,加强营养,低盐饮食,避免日光暴晒及预防接种,慎用各种药物,以免诱发疾病活动,预防感染。

(二) 传统药物治疗

1. 糖皮质激素

泼尼松 1.5~2 mg/(kg·d),总量≤60 mg,分次服用;病情控制,实验室检查基本正常后酌情缓慢减量,减至 5~10 mg/d,维持数年。重症静脉注射甲泼尼龙(IVMP)冲击疗法:10~30 mg/(kg·d),共3天,3天后用泼尼松 1 mg/(kg·d),分次服用。注意血压,必要时加用血管扩张剂。

2. 非甾体抗炎药和硫酸羟氯喹

对于轻度 SLE 患儿或有严重感染而暂不能应用免疫抑制剂的患儿,此 2 类药物仍是首选的一线药物,对于皮疹、关节疼痛有效果,且不良反应相对较轻,非甾体抗炎药主要是消化道刺激症状,应饭后服用,且必要时可联合口服黏膜保护药;硫酸羟氯喹剂量为 4~6 mg/(kg·d),可 1 次或分 2 次服用。明显不良反应是视力损伤,SLE 患儿在服用时,应隔期复查视力。目前主张尽早应用免疫抑制剂治疗特别是有肾脏或神经系统受累时,常用药为环磷酰胺、硫唑嘌呤和 MTX 等。

3. 免疫抑制剂

(1) 环磷酰胺(CTX):对各类 SLE 均有效,特别是严重肾脏损害如弥漫性增生性肾炎、中枢神经系统和肺损害,早期与激素联合使用是降低病死率和提高生命质量的关键。其剂量为每次 0.5~1 g/m²。每月 1 次,连用 6 次。之后改为每 3 个月 1 次,维持 1~3 年。同时将泼尼松减量至 0.5 mg/(kg·d)。冲击治疗时要注意:①急性肾衰竭:当肌酐清除率(Ccr)20 mL/min 时,可在甲泼尼龙冲击获得缓解后,再进行 CTX 冲击。冲击时应充分水化(每天入水量 2 000 mL/m²);②近 2 周内有过严重感染,或白细胞计数(WBC)4×10⁹/L,或对 CTX 过敏,或 2 周内用过其他细胞等免疫抑制剂,重症肾病综合征表现,血清蛋白 2 g/L 时,应慎用 CTX。

(2) MTX 与硫唑嘌呤(AZA):可分别与激素联合应用,MTX 的剂量为 5~10 mg/m²,每周 1 次顿服,对控制 SLE 的活动及减少激素应用量有较好的作用,但不适合于重症狼疮肾炎和中枢神经系统狼疮的治疗。

(3)环孢素(CsA):由于该药即有肾毒性并使血管收缩而引起高血压,故在儿童 SLE 尚未广泛应用。

(4)霉酚酸酯(MMF):欧洲已有学者提出在儿童 SLE 的诱导缓解方案中口服 MMF 可以作为与 CTX 等同位置的选择之一,MMF 剂量为 15~30 mg/(kg·d),分 3 次口服。

(5)来氟米特:为一新型的合成类免疫抑制剂,近年成人多中心随机对照研究显示,来氟米特联合糖皮质激素治疗增生性狼疮肾炎有很好的疗效,并且其药效和安全性与 CTX 类似。

(三)辅助治疗方案

1.血浆置换

在重症 SLE 患儿中,血浆置换不失为一种较好的治疗方法,但在使用血浆置换疗法时,必须同时予患者足量的免疫抑制剂,以免 T、B 淋巴细胞的功能活化产生抗体回弹现象。

2.静脉注射丙种球蛋白(IVIG)

可作为联合治疗的一部分,主要用于重症 SLE、激素和/或免疫抑制剂治疗无效、并发严重感染、顽固性血小板减少的长期治疗。方法:400 mg/(kg·d),连用 2~5 天,以后酌情每月 1 次;或 1 g/(kg·d),1 天内滴入。

3.生物制剂

由于自身免疫性 B 淋巴细胞在 SLE 发病中的重要作用,近年来清除 B 淋巴细胞的生物治疗取得了很好的疗效,但其最大弊端是费用较高。除了目前应用的抗 CD_{20} 分子的利妥昔单抗以外,其他一些药物也已在国外上市或者正在进行临床试验中。

八、预后

SLE 的预后与过去相比已有显著提高,1 年存活率 96%,5 年存活率 90%,10 年存活率已超过 80%。儿童 SLE 的预后较成人差,与疾病的活动程度、肾脏损害的类型和进展情况、临床血管炎的表现以及多系统受累的情况有关。弥漫增殖性狼疮肾炎和持续中枢神经系统病变预后最差。该病死亡原因常见为感染、肾衰竭、中枢神经系统病变和脑血管意外、肺出血、肺动脉高压及心肌梗死等。

(冯艳亭)

第二节 川 崎 病

川崎病(KD)又称皮肤黏膜淋巴结综合征(MCLS),是一种以全身性中、小动脉炎性病变为主要病理改变的急性热性发疹性疾病,其临床特点为发热伴皮疹,指、趾红肿和脱屑,口腔黏膜和眼结膜充血及颈淋巴结肿大,其最严重危害是冠状动脉损害,它是儿童期后天性心脏病的主要病因之一。本病于 1967 年由日本川崎富作首次报告,目前世界各国均有发病,以亚裔人发病率为高。发病年龄以 5 岁以内尤其婴幼儿为主,男孩多见,四季均可发病。

一、病因

病因不明,流行病学资料支持其病因可能为感染所致,曾提出溶血性链球菌、葡萄球菌、支原体和病毒(尤其是反转录病毒)感染为其病因,但反复病原学检查均未能证实。

二、临床表现

(一)主要表现

1. 发热

常为不规则热或弛张热,可高达40℃以上,一般持续1~3周。高热时可有烦躁不安或嗜睡。

2. 球结合膜充血

多于起病3~4天出现,双眼球结合膜血管明显充血,无脓性分泌物,热退时消散。

3. 唇及口腔表现

唇充血皲裂,舌乳头突起、充血似杨梅舌。口腔及咽黏膜弥漫性充血,呈鲜牛肉色。

4. 多形性红斑或猩红热样皮疹

以躯干最多,常在第1周出现,偶有痛痒,不发生疱疹或结痂。肛周皮肤发红、脱皮。有的婴儿原卡介苗接种处重新出现红斑、疱疹或结痂。

5. 手足症状

急性期手足硬性水肿和掌跖红斑,恢复期在指趾末端沿指趾甲与皮肤交界处出现膜样脱皮,这一症状为本病较特征性的表现。指、趾甲有横沟。

6. 颈淋巴结肿大

单侧或双侧颈淋巴结肿大,坚硬有触痛,表面不红,无化脓。病初出现,热退时消散。有时亦伴枕后、耳后淋巴结肿大。

(二)心脏表现

于疾病的1~6周可出现心肌炎、心包炎、心内膜炎、心律失常。心电图可示低电压、PR或QT间期延长、ST-T改变等;伴冠状动脉病变者,可呈心肌缺血甚至心肌梗死改变。冠状动脉造影或二维超声心动图可发现30%~50%病例伴冠状动脉扩张,其中15%~20%发展为冠状动脉瘤,多侵犯左冠状动脉。冠状动脉损害多发生于病程2~4周,但也可见于疾病恢复期。心肌梗死和冠状动脉瘤破裂可致心源性休克甚至猝死。

(三)其他

可有间质性肺炎、无菌性脑膜炎、消化系统症状(腹痛、呕吐、腹泻、麻痹性肠梗阻、肝大、黄疸等)和关节肿痛及视力障碍等。

三、辅助检查

(一)血液学检查

周围血白细胞增高,以中性粒细胞为主,伴核左移。轻度贫血,血小板早期正常,第2~3周增多。血沉增快,C反应蛋白、ALT和AST升高。

(二)免疫学检查

血清IgG、IgM、IgA、IgE和血液循环免疫复合物升高。Th2类细胞因子如IL-6明显增高,血清总补体和C_3正常或增高。

(三)心电图

早期示窦性心动过速,非特异性ST-T变化;心包炎时可有广泛ST段抬高和低电压;心肌梗死时相应导联有 ST 段明显抬高，T 波倒置及异常 Q 波。

（四）X 线胸部平片
可示肺部纹理增多、模糊或有片状阴影，心影可扩大。

（五）超声心动图
急性期可见心包积液，左心室内径增大，二尖瓣、主动脉瓣或三尖瓣反流；可有冠状动脉异常，如冠状动脉扩张（直径>3 mm，≤4 mm 为轻度；4～7 mm 为中度）、冠状动脉瘤（≥8 mm）和冠状动脉狭窄。

（六）冠状动脉造影
超声波检查有多发性冠状动脉瘤，或心电图有心肌缺血表现者，应进行冠状动脉造影，以观察冠状动脉病变程度，指导治疗。

四、诊断及鉴别诊断

（一）诊断标准
发热 5 天以上，伴下列 5 项临床表现中 4 项者，排除其他疾病后，即可诊断为川崎病。
(1) 四肢变化：急性期掌跖红斑、手足硬性水肿，恢复期指趾端膜状脱皮。
(2) 多形性红斑。
(3) 眼结膜充血。
(4) 口唇充血皲裂，口腔黏膜弥漫充血，舌乳头呈杨梅舌。
(5) 颈部淋巴结肿大。
如上述 5 项临床表现中不足 4 项，但超声心动图有冠状动脉损害，亦可确诊为川崎病。

（二）鉴别诊断
本病需与感染性疾病如猩红热、败血症、化脓性淋巴结炎及其他免疫性疾病如幼年特发性关节炎、系统性红斑狼疮、渗出性多形性红斑等相鉴别。

五、治疗

（一）阿司匹林
每天 30～50 mg/kg，分 2～3 次服用，热退后 3 天逐渐减量，2 周左右减至每天 3～5 mg/kg，维持 6～8 周。如有冠状动脉病变时，应延长用药时间，直至冠状动脉恢复正常。

（二）静脉注射丙种球蛋白（IVIG）
早期（发病 10 天内）静脉注射丙种球蛋白每天 400 mg/kg，共 5 天，可减少冠状动脉病变发生率，缩短发热时间；或 1～2 g/kg，一次大剂量滴入的效果更好。应同时合并应用阿司匹林，剂量和疗程同上。部分患儿对 IVIG 效果不好，可重复使用 1～2 次。

（三）肾上腺皮质激素
因可促进血栓形成，易发生冠状动脉瘤和影响冠脉病变修复，故不宜单独应用。IVIG 治疗无效的患儿可考虑使用糖皮质激素，亦可与阿司匹林和双嘧达莫合并应用。剂量为泼尼松每天 1～2 mg/kg 清晨顿服，用药 2～4 周。

（四）其他治疗
1. 抗血小板聚集

除阿司匹林外加用双嘧达莫，每天 3～5 mg/kg。

2.对症治疗

根据病情给予对症及支持治疗,如补充液体、保护肝脏、控制心力衰竭、纠正心律失常等,有心肌梗死时应及时进行溶栓治疗。

3.心脏手术

严重冠状动脉病变宜行外科手术,如冠状动脉搭桥术等。

六、预后

本病是自限性疾病,多数预后良好,1%~2%的病例可有1次或多次复发。有冠状动脉病变者,多数于1年内超声心动图恢复正常,但1%~2%可死于心肌梗死或动脉瘤破裂,个别病例在临床症状消失数年后猝死。无冠状动脉病变患儿于出院后1个月、3个月、半年及1年进行一次全面检查(包括体检、ECG和超声心动图等)。

(冯艳亭)

第三节 过敏性紫癜

过敏性紫癜是一种主要侵犯毛细血管的变态反应性疾病,为血管炎综合征中的最常见类型。临床特点主要为皮肤紫癜、关节肿痛、腹痛、便血和血尿等。

一、病因和发病机制

病因不明,与本病有关的因素是感染(细菌、病毒或寄生虫等)、药物(抗生素、磺胺类、异烟肼、水杨酸类、苯巴比妥钠等)、食物(鱼、虾、蟹、蛋、牛奶等)及其他(花粉吸入、昆虫叮咬、疫苗注射等)。近年研究表明,A组溶血性链球菌感染是诱发本病的重要因素。机体对这些因素产生不恰当的免疫应答,形成免疫复合物,引起广泛的毛细血管炎,严重时可发生坏死性小动脉炎,血管壁通透性增强导致皮肤、黏膜和内脏器官出血和水肿。

二、病理

基本病理改变为广泛性的无菌性毛细血管和小动脉的炎性反应。血管通透性改变可引起皮下组织、黏膜及内脏水肿和出血。病变主要累及皮肤、肾、关节和胃肠道。

三、临床表现

本病多见于6岁以上的儿童与青年。多为急性起病,在起病前1~3周常有上呼吸道感染史。首发症状以皮肤紫癜为主,约半数患儿有关节肿痛或腹痛,并伴有低热、食欲缺乏、乏力等全身症状,30%~60%的患儿有肾损害。

(一)皮肤紫癜

病程中反复出现皮肤紫癜为本病特点,最多见于下肢和臀部,尤以小腿伸侧较多,对称分布,分批出现,严重者延及上肢和躯干。紫癜大小不等,呈紫红色,高出皮肤,可融合成片,以致出血性坏死,紫癜一般4~6周后消退,部分患儿间隔数周或数月后又复发。可伴有荨麻疹、多形性红斑和血管神经性水肿。

(二) 消化道症状

不少患者可反复出现阵发性腹痛,常位于脐周或下腹部,可伴恶心、呕吐,部分患儿有便血,偶有肠套叠、肠梗阻或肠穿孔发生,有的腹痛常发生在皮肤紫癜显现以前。

(三) 关节疼痛或肿胀

多累及膝、踝、肘等关节,可单发亦可多发,呈游走性,有积液,不遗留关节畸形。

(四) 肾症状

30%~60%的患儿有肾病变,常在病程1个月内出现,症状轻重不一。多数患者出现血尿,有管型,尿蛋白阳性,伴血压增高和水肿,称为紫癜性肾炎。少数呈肾病综合征表现。有些患儿的血尿、蛋白尿持续数月至数年,大多数都能完全恢复。约6%的患儿发展为慢性肾炎。

(五) 其他

偶可发生颅内出血,导致惊厥、昏迷、瘫痪、失语等严重症状。还可出现鼻出血、牙龈出血、咯血等出血表现。

四、实验室检查

(一) 血液检查

约半数患儿的毛细血管脆性试验阳性;白细胞数正常或轻度增高、中性和嗜酸性粒细胞增高;血小板计数、出血和凝血时间、血块退缩试验和骨髓检查均正常;血清IgA浓度增高。

(二) 尿液检查

与肾小球肾炎相类似。

(三) 粪便隐血试验

可呈阳性反应。

五、诊断及鉴别诊断

根据典型的皮肤症状及实验室检查,即可诊断。如果皮肤症状轻微或皮疹未出现前,患儿有剧烈腹痛、多发性关节疼痛或水肿、高血压、血尿等症状,则需与特发性血小板减少性紫癜、外科急腹症、风湿性关节炎及急性肾炎等疾病鉴别。

六、治疗

本症无特效疗法。

(一) 一般疗法

急性发作期卧床休息;尽可能寻找并避免接触变应原;积极治疗感染;腹痛时用解痉剂。

(二) 糖皮质激素与免疫抑制剂

急性发作症状明显时,使用泼尼松,可改善腹痛和关节症状,但不能减轻紫癜或减少肾损害的发生率,也不能防止复发。剂量每天1~2 mg/kg,分次口服,症状缓解后即可停药,疗程多在10天以内。严重病例可静脉滴注皮质类固醇制剂,若并发肾炎且经激素治疗无效者,可试用环磷酰胺治疗。

(三) 止血、脱敏处理

安络血可增加毛细血管对损伤的抵抗力,加用维生素C以改善血管脆性。消化道出血者应限制饮食或禁食,可静脉滴注西咪替丁每天 20～40 mg/kg,出血过多导致贫血者予以输血。有荨麻疹或血管神经性水肿时,应用抗组胺药物或静脉滴注钙剂有助于脱敏。

(四)抗凝治疗

阻止血小板和血栓形成,应用阿司匹林每天 3～5 mg/kg,每天 1 次;或双嘧达莫每天 3～5 mg/kg,分次服用。

(五)其他

应用钙通道阻滞剂,如硝苯地平每天 0.5～1.0 mg/kg,分次服用;或吲哚美辛每天 2～3 mg/kg,分次服用,均利于血管炎的恢复。

七、病程和预后

绝大部分患者预后良好。轻症一般 7～10 天痊愈,重症病程则可长达数周至数月,也可反复发作持续 1 年以上。

(冯艳亭)

第四节　原发性免疫缺陷病

原发性免疫缺陷病(primary immunodeficiency disease,PID)是一组因先天性免疫系统发育不全而引起的免疫障碍性疾病。其中大多数与血细胞的分化和发育有关。PID 大多数自婴幼儿期开始发病,严重者常导致夭折。

一、病因和发病机制

PID 的病因目前尚不清楚,可能由下列因素所致。①遗传因素:在许多 PID 中起作用。②宫内感染因素:曾有报道胎儿感染风疹后引起低丙种球蛋白血症伴高 IgM,因感染巨细胞病毒使胎儿的干细胞受损而致严重联合免疫缺陷等。PID 的发病机制复杂,可能为造血干细胞、定向干细胞、T 淋巴细胞或 B 淋巴细胞分化成熟障碍,也可能是上述细胞在分子水平上发生障碍的结果。

二、临床表现

PID 包括多种疾病,临床表现十分复杂,但其基本特点为反复感染,常是致死的主要原因。

(一)反复感染

1.Ig 缺乏者

常见为 IgG 及其亚类缺陷。由于出生时有来自母体的 IgG,故常在生后数月(来自母体的 IgG 消失)才表现为反复化脓性感染。病毒性感染的发生率亦较高。

2.联合免疫缺陷者

于出生后不久即可发生感染性疾病,较单纯 Ig 缺乏者更为严重。除发生化脓性感染外,更突出的是反复病毒感染,真菌感染,也可罹患全身性结核。接种减毒活疫苗如麻疹疫苗后往往引起全身感染,甚至死亡。临床上无论 Ig 缺乏或联合免疫缺陷者,其化脓性感染除一般致病菌外,毒力低的条件致病菌如表皮葡萄球菌等也可造成严重感染。

3. 中性粒细胞功能缺陷者

易患各种急、慢性化脓性感染及慢性肉芽肿。

4. 补体缺陷者

常患奈瑟菌属感染。

(二) 自身免疫性疾病

PID 若能存活到 3～5 岁，部分病例可患自身免疫性疾病如系统性红斑狼疮、类风湿关节炎等，以及超敏反应性疾病如支气管哮喘等。

(三) 恶性肿瘤

联合免疫缺陷和 Ig 缺乏者易发生恶性肿瘤，其发病率较同龄人高 100～300 倍，尤易发生淋巴瘤、急性淋巴细胞性白血病。

三、几种常见的原发性免疫缺陷病

(一) 抗体缺陷病

1. X 连锁无丙种球蛋白血症（Bruton 病）

亦称先天性无丙种球蛋白血症。其缺陷基因定位于 X 染色体长臂（xq21.3～22）。多数于出生后 6～12 个月时发生反复化脓性感染，以呼吸道感染为主，也可为全身感染。血清丙种球蛋白常在 2 g/L 以下，IgG<1 g/L，IgA 和 IgM 极少或难以测出，周围血极少或缺乏 B 淋巴细胞，淋巴结和骨髓内无浆细胞，但可见到前 B 淋巴细胞。表明 B 细胞的分化和发育受阻，不能从前 B 细胞发育为 B 细胞。原因尚未了解。如不积极治疗，约半数于 10 岁前死亡。

2. 选择性 IgA 缺乏症

为常见的 PID，其发生率占正常人群的 1/800～1/600，男女均可发病。大部分患者没有症状，出现临床症状者仅占其中的 10%～15%。患者常有呼吸系统、消化系统、泌尿系统等病毒或细菌感染。血清 IgA<0.05 g/L，IgG 和 IgM 正常或代偿性增高，IgA 通常降低或缺乏。给患儿注射 IgA 可诱发产生抗 IgA 的抗体，导致超敏反应。因此应避免使用丙种球蛋白（其中含有少量 IgA）。预后一般较好，少数患儿有自行恢复 IgA 合成的能力。

3. 婴儿暂时性低丙种球蛋白血症

本病偶有家族史，男女均可发病，病因不明。可能为母体产生抗胎儿 Ig 的抗体，通过胎盘破坏或抑制新生儿产生 Ig，使出生后一段时间内血清 IgG、IgA、IgM 总量常<4 g/L，IgG<2.5 g/L。病儿易患革兰阳性细菌感染。直肠黏膜固有层活检见到浆细胞可与 Bruton 综合征鉴别。本病有自限性，1.5～3.0 岁时血清 Ig 上升至正常水平。

(二) 细胞免疫缺陷病

胸腺发育不全综合征。因胚胎时期第 3、4 对咽囊发育障碍导致（常伴甲状旁腺）胸腺发育不全或不发育。男女均可发生，胸腺缺如使 T 细胞数量减少，患儿易患病毒感染；因甲状旁腺功能低下，患儿出生后即有低钙血症。特殊面容表现为眼距宽，鼻梁平坦，小下颌，耳位低等，心脏畸形多是大动脉错位、法洛四联症等。尽管胸腺体积变小或萎缩而代以外胚叶组织，但本病免疫缺陷表现轻，血清免疫球蛋白（Ig）水平往往不低，仅约 20% 病例出现 T 细胞功能异常，多数患儿随年龄增长，T 细胞缺陷可自行恢复至正常。骨髓和胸腺细胞移植已有成功的报道。

(三) 抗体和细胞免疫联合缺陷病

严重联合免疫缺陷病（SCID）为先天性免疫缺陷。最初由 Hitzig 在瑞士（Swiss）发现，也称

Swiss 型。病因尚未完全明了,可能与骨髓多能干细胞缺陷密切有关。由于干细胞缺乏,使 T 淋巴细胞、B 淋巴细胞均缺乏。根据遗传方式和临床特点又分为常染色体隐性遗传的 SCID、X 连锁性遗传 SCID、湿疹-血小板减少伴免疫缺陷等数种类型。主要表现为严重的细菌、病毒和真菌感染,部分患儿发生卡氏肺囊虫感染。常并发恶性肿瘤、自身免疫性溶血和甲状腺功能低下等。X 线检查不见胸腺及鼻咽部腺体样阴影。本病预后恶劣,多数于 1 岁左右死亡。

(四)原发性非特异性免疫缺陷

包括原发性补体缺陷和吞噬细胞缺陷性疾病,约占原发性免疫缺陷病的 10%。原发性补体缺陷病的共同表现是对奈瑟菌感染敏感性增高,易发生系统性红斑狼疮及狼疮样综合征。原发性吞噬细胞缺陷以易患反复迁延的化脓性疾病为特征。

四、诊断

(一)病史和体格检查

(1)经常反复感染是本组疾病的主要特征。

(2)大多为遗传性,应注意家族成员有无类似发病者。

(3)发病年龄与病种有关,一般而言,Ig 缺陷突出者于 6 个月后才发生感染,联合免疫缺陷者则发病较早。

(4)体格检查发现扁桃体发育不良或缺如,难以摸到浅表淋巴结,而肝脾大常见。

(二)实验室检查

全面的免疫学分析是诊断免疫缺陷的主要手段。对临床表现提示免疫缺陷的患儿可先做过筛试验(如外周血常规和淋巴细胞、中性粒细胞计数,皮肤迟发超敏反应,血清 Ig 及 C_3 测定等)。必要时可在骨髓、淋巴结或直肠黏膜活检标本中检测 T、B 细胞系统和粒细胞、血小板等的数量和形态,以做出正确评价。

(三)X 线检查

婴幼儿期缺乏胸腺影者提示 T 细胞功能缺陷,胸腺及鼻咽部腺体样阴影均消失见于先天性免疫缺陷。

五、治疗

(一)一般治疗

应加强护理和支持疗法,防止感染,已合并感染时选用适当的抗生素。各种伴有细胞免疫缺陷者都应禁忌接种活疫苗或活菌苗,以防发生严重感染等。

(二)替代疗法

1.丙种球蛋白

该制剂仅用于治疗 IgG 缺乏者。肌内注射剂量为每月 100 mg/kg,分次给予,分多处不同部位注射,每一部位注射总量不得大于 5 mL,用药后注意不良反应。IgA 缺乏症患者因可发生抗 IgA 抗体而致超敏反应,故禁忌使用丙种球蛋白。

2.新鲜血浆

血浆中除含 IgG 外,还含有 IgA、IgM 和补体,适用于治疗各类体液免疫缺陷病,剂量为 10~15 mL/kg,每 4 周静脉滴注一次。

3.白细胞

用于治疗中性粒细胞功能缺陷,因作用短暂,仅用于严重感染发生危象时。对 T 细胞缺陷者,无论输血、输血浆、红细胞和白细胞均须极其慎重。因该制品中均含有 T 细胞,即使输入极少量供体 T 细胞也会引起严重的移植物抗宿主反应。

(三)免疫重建

为患儿移植免疫器官或组织,使在患儿体内定居存活,以恢复其免疫功能。临床按免疫缺陷水平不同,可分别移植含有造血干细胞的骨髓、胚肝,含有淋巴干细胞及能产生胸腺素的胎儿胸腺以及基因治疗,如将腺苷脱氨酶(ADA)的编码基因插入病儿的淋巴细胞中可治疗伴 ADA 缺陷的 SCID。

六、预防

做好遗传咨询,检出致病基因携带者。对曾生育过 X 连锁遗传的免疫缺陷病儿的孕妇,应做羊水细胞检查,以确定胎儿性别和决定是否终止妊娠等。

(冯艳亭)

第五节 风 湿 热

风湿热是一种与 A 组 β 溶血性链球菌感染有关的全身性结缔组织的非化脓性炎症性疾病,可累及心脏、血管、关节、中枢神经系统和皮下组织,但以心脏和关节最为明显,临床主要表现为心肌炎、环形红斑、关节炎、舞蹈症和皮下结节。病变可呈急性或慢性反复发作,急性发作后可遗留心脏瓣膜病变形成慢性风湿性心脏瓣膜病。本病可发生于任何年龄,以 5~15 岁的儿童和青少年最为常见。男女患病概率大致相等。20 世纪中期开始,随着生活条件的改善,其风湿热发病率明显下降。但是近 20 年风湿热发病率开始回升,而且随着流行病学的变化,风湿热的临床表现也发生变异,隐匿型发病较多,轻度或不典型病例增多,应引起高度重视。

一、诊断要点

(一)诊断标准

目前临床沿用的 Jones 标准(表 10-1),如果有一项主要指标和两项次要指标,再加上有前驱链球菌感染的证据,即可确定诊断。但有以下三种情况时可不必严格执行此标准:①舞蹈病;②隐匿发病或缓慢发展的心肌炎;③有风湿热病史或现患风湿性心瓣膜病,在感染 A 组溶血性链球菌后有风湿热复发的高度危险者。

表 10-1 Jones 诊断标准

主要表现	次要表现	链球菌感染的证据(近 45 天内)
心脏杂音、心脏增大、心包炎、充血性心力衰竭	临床表现:既往风湿热病史、关节痛、发热	近期患过猩红热,咽部溶血性链球菌培养阳性,ASO 滴度升高

续表

主要表现	次要表现	链球菌感染的证据(近45天内)
多发性关节炎	实验室结果:血沉增快、CRP升高、白细胞计数增多、贫血	
Sydengham舞蹈征	心电图:PR间期延长、QT间期延长	
环形红斑		
皮下结节		

注:如关节炎已列为主要表现,则关节痛不能作为1项次要表现;如心肌炎已列为主要表现,则心电图不能作为1项次要表现。

(二)临床表现

风湿热多呈急性起病,发病前1周至数周有链球菌感染病史。临床表现轻重不一,取决于疾病侵犯部位和程度。一般表现有不规则发热、全身不适、乏力、面色苍白及腹痛等胃肠道症状。如不治疗,可反复周期性发作。

1.心肌炎

可累及心肌、心内膜和心包膜,以心肌炎和心内膜炎最多见,二尖瓣膜最常受累。心肌炎表现为心动过速、心脏扩大、心音低钝及奔马律;心内膜炎表现为心前区收缩期杂音、主动脉瓣区可闻及舒张中期杂音。心包炎有心脏扩大,心脏冲动减弱,心尖冲动弥散;严重者可伴不同程度的心力衰竭。

2.关节炎

关节红肿热痛、活动受限,典型表现为游走性,常累及大关节。

3.舞蹈病

常发生于5~12岁的儿童,表现为全身或部分肌肉不自主快速运动,如伸舌歪嘴、挤眉弄眼、耸肩缩颈、言语障碍、书写困难、细微动作不协调等,兴奋或注意力集中时加剧,入睡后即可消失;大多有自限性,平均病程3个月左右。

4.皮肤症状

可表现如下。①环形红斑:环形或半环形边界明显的粉红色红斑,边缘可轻度隆起,环内皮肤颜色正常,常见于四肢内侧和躯干,红斑呈一过性或迁延性,可时隐时现持续数周至数月;②皮下小结:肘、膝、腕、踝等关节伸面,或枕部、前额头皮以及脊柱棘突处小的皮下圆形结节,活动、无压痛,对称性分布,通常2~4周自然消失。

(三)辅助检查

1.炎症及免疫学指标

急性期反应物增高,包括白细胞计数和中性粒细胞增高、血沉增快、C反应蛋白(CRP)升高。免疫球蛋白IgG、IgM、循环免疫复合物(CIC)、补体C_3等增高。

2.链球菌感染证据

咽拭子培养阳性或A组链球菌抗原快速试验阳性;ASO或抗链球菌激酶(ASK)、抗透明质酸酶(AH)、抗脱氧核糖核酸酶 B(Anti-DNase B)等增高。

3.其他

X线检查示心影增大；心电图示低电压、ST-T改变、P-R间期延长、期前收缩及其他心律失常；超声心动图示心脏扩大、心包积液、瓣膜病变及心功能异常。

(四)活动性的判断指标

在诊断风湿热后另须确定风湿是否活动,其对指导治疗和判断预后都有重要意义。提示持续存在风湿活动的情况：①持续发热,体重和运动耐量不恢复；②有持续心动过速或其他心律异常；③原有心脏杂音改变或出现新的病理性杂音,或者短期内有心功能进行性减退或不明原因的心力衰竭；④经治疗后血沉、CRP及抗链球菌抗体滴度不下降或白细胞持续异常。尤其近期有上呼吸道链球菌感染的情况下更易诱发风湿活动。

二、鉴别要点

(一)与发热性疾病鉴别

应注意与结核及其他慢性感染性疾病相鉴别,包括支原体、衣原体、EB病毒及立克次体感染等；也应除外白血病和其他肿瘤性疾病。

(二)与关节炎鉴别

应除外其他可引起关节病变的疾病,包括幼年特发性关节炎、系统性红斑狼疮、皮肌炎、过敏性紫癜、反应性关节炎等风湿性疾病；白血病、神经母细胞瘤等肿瘤性疾病；骨髓炎、感染性关节炎、莱姆病等感染性疾病；骨关节外伤、骨骼畸形及关节活动过度等关节异常；炎症性肠病、镰状细胞贫血、血友病等全身性疾病。

(三)与心肌炎鉴别

包括先天性心脏病、病毒性心肌炎等,特别应注意是否合并感染性心内膜炎,如出现贫血、肝脾大、皮肤瘀斑或其他栓塞症状,应行超声心动图和血培养检查,可发现心瓣膜或心内膜赘生物及相应的致病菌。

(四)与舞蹈病鉴别

应注意与儿童期常见的抽动障碍相鉴别,特别是儿童链球菌感染相关性自身免疫性神经精神障碍,该病同样是因链球菌感染后自身免疫反应所致,但以抽动障碍和强迫性障碍为主要表现,血清中的抗基底节抗体(ABGA)明显升高,诊断标准：①患儿有抽动障碍和/或强迫性障碍；②青春期前起病(通常为3~12岁)；③精神运动症状呈发作性经过,突然发病或加重；④症状加重通常在链球菌感染后1~2周出现,同时存在咽拭子培养阳性和/或 ASO 滴度升高；⑤可伴有神经精神系统症状,95%具有舞蹈样动作。

三、治疗要点

(一)休息

急性期应卧床休息至急性症状消失,有心肌炎并发心力衰竭者则应绝对卧床。休息时间：无明显心脏受累约4周；有心脏受累者需2~3个月；心脏扩大伴有心力衰竭者约需6个月方可逐渐恢复正常活动。

(二)控制链球菌感染

应用大剂量青霉素10~14天,或一次肌内注射苄星青霉素 G 12×10^5 U,如青霉素过敏可改用红霉素、头孢菌素等有效抗生素。

（三）抗风湿治疗

关节炎可用水杨酸制剂，常用阿司匹林80～100 mg/(kg·d)，最大量≤3 g/d，分次口服，症状控制后逐渐减至半量，持续4～6周；心肌炎时宜早期使用糖皮质激素治疗，泼尼松剂量2 mg/(kg·d)，最大剂量≤60 mg/d，分次服用，2～4周后逐渐减量，总疗程8～12周。

（四）对症治疗

有充血性心力衰竭应加用地高辛，剂量宜偏小，采用维持量法；同时给予利尿剂和血管扩张剂，并注意限制液体入量，纠正电解质紊乱。舞蹈病应给予巴比妥类或氯丙嗪等镇静剂。

四、注意要点

(1) 采用Jones标准诊断时，应注意：超声心动图检查有助于心肌炎的诊断，可早期发现隐匿病例；有猩红热病史的患者不再作为曾有链球菌感染的证据；主要表现为关节炎者，关节痛不作为次要表现；主要表现为心肌炎者，P-R间期延长不能作为次要表现。

(2) Jones标准仅适用于初发风湿热和一些特殊情况，风湿热复发的诊断不适用Jones标准。根据WHO的建议，风湿性心脏病患者仅有一项次要表现如发热、关节痛或急性期蛋白增高，再加上近期链球菌感染的证据即提示风湿热复发。

(3) 关于链球菌感染的证据，应注意：咽拭子培养阴性并不能排除链球菌感染的存在，而培养链球菌阳性也不能区分其为急性感染或为带菌者；ASO在A组链球菌感染1周后开始升高，3～6周达高峰，但其持续时间仍不确定。故在判断有无链球菌感染时要结合患儿的年龄、发病季节以及是否流行地区等因素综合考虑。

(4) 反复A组β溶血性链球菌感染是风湿热复发的直接原因，因此，积极控制风湿活动、有效预防及彻底治疗A组β溶血性链球菌咽峡炎是防治风湿热的关键。初次发作的预防（一级预防）为确定链球菌感染之后：一次性肌内注射苄星青霉素G，体重≤27 kg者可用$60×10^4$ U，体重＞27 kg者则用$120×10^4$ U；肌内注射青霉素$40×10^4$ U，每天2次，共10天；如对青霉素过敏可用红霉素等。复发的预防（二级预防）为每4周肌内注射上述剂量苄星青霉素1次，至链球菌感染不再反复发作，不合并心肌炎的风湿热5年或至少至21岁，对于反复发作，有累及心脏病变尚无心瓣膜病变者预防治疗10年或至少至21岁，伴心瓣膜病变者预防治疗10年或至少至40岁，部分甚至需终身药物治疗。

（冯艳亭）

第六节 幼年特发性关节炎

幼年特发性关节炎（juvenile idiopathic arthritis，JIA）是儿童时期常见的一种风湿性疾病，以慢性关节炎为特征，伴全身多系统受累，严重者可致关节畸形、失明甚至危及生命。经国际风湿病学联盟（ILAR）儿科专家多次讨论，将16岁以下儿童不明原因关节肿胀，持续6周以上者，定名为JIA，取代了原美国的幼年类风湿性关节炎和欧洲幼年慢性关节炎的命名。JIA临床表现与成年类风湿关节炎不同，其特点是：除了关节炎症和畸形外，全身症状很明显，如间歇发热、一过性皮疹、肝脾和淋巴结大、胸膜炎和心包炎等。年龄较小的患儿往往先有间歇发热、全身症状较关节症状更为明显，年长儿则多限于关节症状。本病大部分患儿类风湿因子阴性，仅5%~10%多关节型患儿类风湿因子阳性。

一、病因及发病机制

目前认为，JIA是多种病因引起的一种异质性疾病。由遗传、环境、感染所致的免疫紊乱性疾病。与人类白细胞相关抗原（HLA）、IL-1α、IL-6、TNF-α等基因多态性相关联。

二、诊断

儿童风湿病国际试验组织（the Pediatric Rheumatology International Trials Organization，PRINTO）于2018年召开会议讨论发表了JIA新的分类标准。PRINTO方案定义JIA是指18岁以前起病，持续6周及以上病程（必须符合下列分类标准之一），并除外其他疾病所致的一组炎症性疾病。值得注意的是，"关节炎"一词不再纳入定义之中，而仅在相关分类标准中提到。该标准将JIA分为6种类型。

（一）全身型JIA

定义：持续至少2周的不明原因发热（除外感染、肿瘤、自身免疫或单基因自身炎症性疾病），每天发作至少连续3天，同时伴有以下2项主要指标或1项主要指标及2项次要指标。

主要指标：①短暂、非固定红斑样皮疹；②关节炎。

次要指标：①全身淋巴结肿大、肝大和/或脾大；②浆膜炎；③持续2周及以上关节痛（非关节炎）；④白细胞增多（≥$15×10^9$/L）伴中性粒细胞增多。

（二）RF阳性JIA

定义：持续6周及以上的关节炎，同时2次至少间隔3个月RF阳性或至少1次环瓜氨酸肽（CCP）抗体阳性。

（三）与附着点炎症、脊柱炎相关的JIA

定义：外周关节炎合并附着点炎症，或关节炎（或附着点炎症）加上3个月及以上的炎症性背痛和影像学显示的骶髂关节炎，或关节炎（或附着点炎症）加上以下任意2项：①骶髂关节压痛；②炎症性背痛；③HLA-B27检测阳性；④急性（症状性）前葡萄膜炎；⑤一级亲属中有脊柱关节炎病史。其中，若外周关节炎存在，则需持续6周以上。

（四）早发ANA阳性JIA

定义：6岁以前起病，持续6周及以上的关节炎，同时2次至少间隔3个月免疫荧光检测抗核抗体（ANA）阳性且滴度≥1∶160。除外标准：排除全身型JIA、RF阳性JIA及与附着点炎症、脊柱炎相关的JIA。

（五）其他类型JIA

定义：持续6周及以上的关节炎，不符合上述任何分类标准。

（六）未分类的JIA

定义：持续6周及以上的关节炎，同时符合上述1种以上分类标准。

三、鉴别诊断

(1)以高热、皮疹等全身症状为主者应与全身或局部感染（败血症、结核病、感染性心内膜炎、肾周围脓肿及EB病毒感染等)、恶性病(白血病、血管免疫母细胞淋巴结病及恶性组织细胞病等)鉴别。

(2)以关节受累为主者,除与风湿热、化脓性关节炎、结核性关节炎、结核性风湿症、病毒性关节炎、创伤性关节炎等鉴别外,还应与系统性红斑狼疮、混合性结缔组织病、皮肌炎、血管炎综合征(过敏性紫癜、血清病、川崎病)合并关节炎相鉴别。

(3)脊柱关节受累者注意与幼年脊柱关节病包括幼年强直性脊柱炎相鉴别。

四、治疗

(一)一般治疗

不强调卧床休息,应采取理疗、医疗体育等措施。为防止关节强直和软组织萎缩,入睡时可用夹板固定于功能位。

(二)特异性治疗

1.一线药物

即非甾体抗炎药,迄今仍是治疗JIA的主要药物之一。但非甾体抗炎药只能缓解症状,不能阻止病情进展。

常用药物包括布洛芬20～30 mg/(kg·d);萘普生10～15 mg/(kg·d);双氯芬酸1～3 mg/(kg·d);吲哚美辛1～3 mg/(kg·d);塞来昔布为COX-2抑制剂,美国食品和药物管理局批准可以将西乐葆用于治疗幼年类风湿性关节炎,该药适用于2～17岁的病患人群。各种非甾体抗炎药对JIA的疗效相似,但个体对不同药物的反应还是存在差异的。JIA患儿使用第一种非甾体抗炎药即产生良好效果的为50%～60%,无效者换用另一种也有可能改善症状。通常应避免联合使用两种非甾体抗炎药,因其只能增强毒性而不能增加疗效。非甾体抗炎药治疗JIA仅能缓解症状、抗炎止痛,属对症治疗药物。它不能抑制组织和关节的进行性损伤,不能延缓或阻止病情发展,而且2/3的患儿病情不能以非甾体抗炎药单独控制,因此常需要联合使用二线药物。

2.二线药物

为缓解病情的抗风湿药,包括甲氨蝶呤、环磷酰胺、环孢霉素A、硫唑嘌呤、抗疟药、金制剂、青霉胺、柳氮磺吡啶、雷公藤等。应及早使用这类药物,应用这类药物至出现临床疗效之间所需时较长,故又称为慢作用抗风湿药。可改变病情的进展,故在患者骨侵蚀或关节尚未发生破坏前及早使用本组药物,可以控制骨病变的加重。

(1)甲氨蝶呤(MTX):10 mg/m^2,每周一次顿服。服药3～12周即可起效。不良反应包括恶心、口炎、腹泻等胃肠症状,脱发、肺炎、转氨酶升高及血液学异常等。用叶酸每次1 mg与MTX同服可减少不良反应,尤其可减少口腔溃疡,亦有建议在服用MTX 24小时后给叶酸5 mg。其中大多数不良反应都较短暂,不需要改变或中断治疗。可持续应用5～6年以上。

(2)柳氮磺吡啶(SASP)剂量:50 mg/(kg·d)。服药1～2个月即可起效。用药剂量从10 mg/(kg·d)开始,每周增加10 mg/(kg·d),直至30～50 mg/(kg·d),最大剂量不超过2 g/d,分次口服,最好与食物或牛奶同服。不良反应一般于用药2～3个月时出现包括第一类不良反应与剂量有关,如胃肠道反应、头痛,偶见溶血;第二类不良反应为变态反应,以皮疹多见。偶有肝损害及骨髓抑制。多数不良反应于停药后很快消失。

(3)来氟米特:通过抑制二氢乳清酸脱氢酶及酪氨酸激酶减少嘧啶的形成,致使DNA合成障碍,进而抑制淋巴细胞活性。通过抑制破骨细胞的作用而减少骨吸收,对改善患者关节疼痛、肿胀及晨僵作用与柳氮磺吡啶和MTX类似。剂量：0.3～0.5 mg/(kg·d)。不良反应主要包括乏力、上腹不适、皮疹及可逆性肝酶升高。

(4)环孢素A：其优点是起效快，无骨髓抑制的不良反应。但停药后易复发，注意其对肾脏和神经系统有毒性。常用剂量：2～5 mg/(kg·d)。

(5)羟氯喹：分1～2次服5.0～6.5 mg/(kg·d)。不良反应包括视网膜炎、白细胞减少、肌无力和肝功能损害。应定期检查。当视力模糊，白细胞$<4\times10^9$/L和肝区疼痛时，应立即停药。

(6)沙利度胺：沙利度胺是一种抗炎药物，可以抑制血管生成、细胞黏附分子表达及肿瘤坏死因子α和白介素6的产生。有报道用于常规治疗无效的难治性全身型JIA，沙利度胺剂量2.5 mg/(kg·d)，体温、关节症状及实验室指标有明显改善，随访6个月发现多数疾病得到控制。部分患者停用了泼尼松。

3.肾上腺皮质激素

治疗JIA糖皮质激素仍是最有效的抗炎药物，可迅速控制急性炎性症状，用于治疗严重合并症（如心包炎等）的首选药物，但不能阻断病程的进展，不能防止骨侵蚀或关节破坏，且因其不良反应，不作为JIA的常规用药。主要适应证为合并心包炎、心肌炎或虹膜睫状体炎。可口服泼尼松0.5～1.0 mg/(kg·d)，分次服。全身型其他药物无效者酌情小剂量使用0.25～0.50 mg/(kg·d)。

4.生物制剂

(1)依那西普：是由Ⅱ型TNF受体(TNFR-P75)细胞外部分和人类IgG1的Fc段形成的融合蛋白，可与循环中可溶性TNF结合，对TNF-α和TNF-β(淋巴毒素-α)均有高亲和力。每周2次，成人每次25 mg，皮下注射，4～17岁的患者剂量为每次0.4 mg/kg，最大剂量每次不超过25 mg。可单用或与甲氨蝶呤联合用药。依那西普对多关节炎型JIA患者改善症状、控制复发等方面有显著效果。全身型JIA患者对依那西普治疗反应差，类风湿因子阳性的多关节炎型JIA缓解者较少。常见的不良反应主要表现为感染、非感染性中枢性疾病、湿疹、月经过多、白细胞减少、腹泻及并发巨噬细胞活化综合征。

(2)阿达木单抗：是一种人源化单克隆抗TNF抗体。美国食品与药物监督管理局(FDA)和欧洲药品管理局(EMA)批准用于4岁以上的多关节型JIA患者，单独使用或联合MTX均可。阿达木单抗不仅用于治疗多关节炎型JIA，而且在治疗JIA相关性葡萄膜炎亦为首选。

(3)英夫利昔单抗：是人鼠嵌合抗TNF-α IgGlK同型链单克隆抗体，可与细胞膜表面TNF-α结合。FDA已批准用于风湿性关节炎(RA)治疗，但至今仍未批准用于JIA治疗。一项临床双盲对照研究表明英夫利昔单抗在幼年类风湿关节炎中应用是安全和有效的。联合MTX和英夫利昔单抗在放射学改变及关节功能改善方面有较好疗效，但要注意其感染发生率较高。英夫利昔单抗与依那西普相比，疗效无明显差别，但耐受性较差，结核病复发等严重感染的发生风险较高，其输液反应可能与抗嵌合抗体相关。因此，英夫利昔单抗须与MTX联合使用，以防止抗嵌合抗体生成。FDA推荐高剂量及较短时间间隔使用。

(4)阿那白滞素：是一种重组人IL-1受体拮抗剂，竞争结合IL-1受体而阻滞IL-1生物活性。在多关节型JIA治疗对照试验中表明，阿那白滞素与安慰剂疗效无差别。但阿那白滞素治疗全身型JIA疗效较优。阿那白滞素对全身型JIA改善全身症状比改善关节炎作用更强。美国风湿病学会(ACR)2011年指南将阿那白滞素作为替代激素治疗的第一备选方案。阿那白滞素短期效果好，但不适合长期持续使用，其缺点是必须每天注射、注射部位出现局部反应。指南建议，若全身症状突出，则选用阿那白滞素；若关节炎突出，则选用依那西普。FDA批准阿那白滞素用于

18岁以上活动性类风湿关节炎,但并未批准用于儿童全身型JIA,因为会增加感染发生率而限制了其与TNF-α抑制剂的联合应用。另外,阿那白滞素的有效率和不良反应同样明显也限制了广泛用于全身型JIA。IL-1抑制剂在全身型JIA的作用有待进一步研究。

(5)托珠单抗:是人源化IL-6受体单抗,可阻止IL-6和IL-6受体复合物形成,抑制IL-6生物活性。2008年日本批准托珠单抗用于治疗全身型JIA和多关节炎型JIA;2011年美国FDA和欧洲EMA批准托珠单抗在全身型JIA使用。可改善难治性活动性全身型JIA患者患者症状。不良反应包括感染、胆固醇和丙氨酸转氨酶升高及丙种球蛋白减少。严重不良反应事件包括血管神经性水肿、荨麻疹、水痘感染和细菌性关节炎。

(6)阿巴西普:为T细胞协同刺激因子阻滞剂CTLA4-IgFCγ融合蛋白,选择性T细胞共刺激抑制剂,通过与抗原递呈细胞上CD80和CD86结合抑制T细胞激活。阿贝西普临床疗效比TNF拮抗剂起效慢,通常需几个月才逐渐显现。阿贝西普已被美国FDA批准用于6岁以上难治性多发性关节炎型JIA患者或不能耐受TNF抑制剂的JIA患者。

(7)利妥昔单抗:为B细胞清除剂,是一种嵌合抗CD20抗体,可特异性结合和破坏CD20阳性B细胞,导致数月或更长时间B细胞耗竭。美国FDA于2009年批准利妥昔单抗用于成人中、重度活动性类风湿关节炎。不良反应是感染、白细胞减少症和中性粒细胞减少症。此外,对使用利妥昔单抗患儿进行调查发现,长期B细胞耗竭并不罕见,免疫球蛋白低下而致可能需要免疫球蛋白补充治疗,其根源在于儿童不完全成熟的免疫系统可能会导致利妥昔单抗对B细胞的清除治疗成为不可逆转过程。

(三)对症治疗

为减少粘连性腱鞘炎和手腕背部肌腱破裂的危险,可进行腱鞘切除术。滑膜肥厚、关节疼痛而致关节活动受限者可行滑膜切除术,以改善关节活动功能。对严重髋和膝关节受累的患儿,至青春期后期,骨骼停止发育后,可行关节置换术。

(四)特殊治疗

1.关节腔注射激素

对于少关节型者,一般不主张激素全身治疗,对单个关节如膝关节大量积液的患儿,除使用其他全身治疗药物外,可在关节腔内抽液后,注入醋酸氢化可的松或地塞米松,能解除疼痛,防止再渗液,并有利于关节功能恢复。

2.虹膜睫状体炎治疗

轻症者可用扩瞳剂及激素类眼药水滴眼。对严重影响视力的患者,除局部注射激素外,需加用泼尼松每天口服继以隔天顿服。虹膜睫状体炎一般对泼尼松敏感,无须服用大剂量,一些患儿服用2~4 mg/d即能见效。

3.自体干细胞移植

对于常规治疗效果不好者可试用。

(冯艳亭)

第七节 幼年皮肌炎

幼年皮肌炎(juvenile dermatomyositis,JDM)是儿童期发生的一种慢性自身免疫性炎性肌病,可累及多系统,其特征是横纹肌、皮肤和胃肠道的非化脓性炎症。病程早期为不同程度的免疫复合物血管炎,随后进展为钙质沉积。JDM 的特异性表现是急性发作的肢体近端肌肉无力、典型的皮疹、血清肌酶升高。JDM 相对并不常见,国外报告发病率为(2~4)/1 000 000儿童,占主要结缔组织病的6%,起病年龄多在5~14岁。多见于女孩,男女比例大概为1∶3。

一、病因和发病机制

尚不明确,目前认为是由遗传易感性、环境因素和免疫调节异常共同作用发病。

二、病理

广泛血管炎是JDM 的主要病理变化,可见血管变性、栓塞、多发性梗死;皮肤改变表现为表皮萎缩、基底细泡液化变性、真皮水肿、慢性炎性细胞浸润,胶原纤维断裂与破碎;肌肉组织肌纤维粗细不等、变性、坏死,肌束周围萎缩,病程长者伴随钙质沉着。胃肠道血管损害可形成溃疡、出血和穿孔。

三、临床特征

(一)全身症状

JDM 起病多隐匿或亚急性起病,往往表现乏力、低热、体重减轻和食欲减退等;约1/3的患儿呈急性起病,高热,肌肉无力,迅速进展,伴多系统损伤。

(二)肌肉症状

几乎所有患者均可出现不同程度的近端肌群对称性肌无力而深腱反射存在,下肢的肢带肌肉最先受累,随后是肩胛肌和上肢近端肌肉,受累的肌肉偶尔有水肿和硬结。患儿也可出现肌肉痛、触痛、四肢强直,不能步行,不能爬楼或穿衣。常见的症状是不能从地上爬起,但没有典型的Gower 起床动作。全身肌肉均可受累,出现相应的症状。

(三)皮肤症状

JDM 几乎都伴有皮疹,80%的患儿出现红斑;向阳疹和Gottron 丘疹是JDM 最常见的两种特征性皮疹。前者是指在眼周围的紫色的红斑,后者多见于掌指关节、指间关节、肘或膝关节伸面,急性期表现为肥厚性的淡红色鳄鱼皮样丘疹,慢性期呈萎缩性的色素减退性丘疹。50% JDM 起病初期即可见甲皱毛细血管改变,20%~50%JDM 于疾病后期发生皮肤和肌组织的钙质沉着,常伴随局部肌肉萎缩。

(四)其他系统症状

23%~58%的患儿可有关节痛。22%~37%消化道受累,可表现吞咽困难、食物反流、腹痛、便秘、腹泻、消化道溃疡、出血甚至穿孔;7%~43%肺脏受累,可为间质性肺炎、吸入性肺炎、肺不张和肺纤维化;心脏受累少见;中枢神经系统受累可有惊厥发作。

四、辅助检查

(一)血清骨骼肌肌酶

肌酶包括肌酸激酶(CK)、乳酸脱氢酶(LDH)、门冬氨酸氨基转移酶(AST)、丙氨酸氨基转移酶(ALT)等活性增高是JDM 的特征之一,以CK 最敏感。

(二) MRI

对早期肌组织病变和钙质沉着敏感,可发现肌肉萎缩、脂肪浸润或提示疾病活动的异常信号,可提高肌电图及肌活检的阳性率,可用于评估疾病活动性、累及损害和对治疗的反应。

(三) 肌电图(EMG)

绝大多数患者出现肌源性损害的表现,典型的肌电图呈三联征:①插入电位延长、颤动波、正锐波;②自发异常的高频放电;③低幅、短时限的多相波。

(四) 骨骼肌活检

肌肉病理改变:肌肉广泛性或局灶性炎症及坏死,其改变为非特异性,不能作为JDM确诊依据。

(五) 甲褶毛细血管显微镜检查

半数JDM表现为血管环的扩张、毛细血管袢扭曲或呈树枝状簇集等现象,这是JDM的显著特征。

(六) 其他

可有贫血及白细胞增高;60%出现ANA阳性,如肌炎特异性抗体-抗Jo-1等;肺功能检查可显示限制性通气障碍;X线平片可以确定骨骼肌钙化范围。

五、诊断与鉴别诊断

(一) 诊断标准

(1) 对称性四肢近端肌无力,可伴吞咽困难及呼吸肌无力。
(2) 特征性皮肤改变:向阳疹和Gottron丘疹。
(3) 肌酶高。
(4) EMG异常。
(5) 肌肉活检:肌肉坏死及炎症。

确定诊断:满足4条;疑似诊断:满足3条。

目前有趋势以MRI替代有创的EMG和肌活检用于JDM的诊断。

(二) 鉴别诊断

1. 感染后肌炎

一些病毒感染后,可出现急性一过性肌炎,血清CK升高,随感染控制,3~5天后可完全恢复。

2. 重症肌无力

全身广泛性肌无力,多伴有眼睑下垂,晨轻暮重,无皮疹,血清肌酶和肌活检均正常。新斯的明试验可鉴别。

3. 进行性肌营养不良

男性发病,家族史有典型的鸭型步态及腓肠肌假性肥大,有典型的Gower起床动作。

六、治疗

(一) 一般治疗

急性期卧床休息,进行肢体被动运动,以防肌肉萎缩,病情稳定后进行积极康复锻炼;给予高热量、高蛋白及含钙丰富饮食和适量补充维生素D;避免紫外线暴露;预防感染等。

(二)药物治疗原则

1.肾上腺糖皮质激素

肾上腺糖皮质激素为本病首选药物。

(1)泼尼松:初始根据病情轻重给予 1~2 mg/(kg·d),最大 60 mg/d,可晨起顿服,足量用药 1~2 个月。病情缓解后缓慢减量至最小维持剂量,总疗程一般不少于 2 年。

(2)IVMP:病情进展迅速或有呼吸困难、吞咽困难、发声困难及消化道血管病变者,10~30 mg/(kg·d)(最大量 1 g/d)冲击,共 3 天,然后口服泼尼松(同上)。早期使用 IVMP 冲击治疗还可最大限度地减缓钙质沉着症的进展。

2.免疫抑制剂

对于重症、难治性 JDM,采用激素联合下列免疫抑制剂之一,有助于控制皮炎和可减少激素用量。

(1)MTX:为首选,每周 10~15 mg/m^2,口服或皮下注射。

(2)HCQ:4~6 mg/(kg·d),分次口服。

(3)CsA:3~5 mg/(kg·d),分两次口服。

(4)AZA:2~3 mg/(kg·d),仅用于 MTX 或 CsA 治疗无效者。

(5)CTX:可采用静脉注射冲击治疗,剂量同前。

(6)MMF:30~40 mg/(kg·d),分两次静脉注射。

3.IVIG

每月 1~2 g/kg,应用 4~6 个月,疗效佳,特别适合于疾病进展迅速者。

4.生物制剂

可用于重症、难治性 JDM 的治疗。

5.其他

血浆置换、体外光化学疗法以及皮肤疾病可使用润肤剂和他克莫司。

七、预后

在使用糖皮质激素之后,JDM 的长期生存率接近 90%,器官功能已有很大改善。死亡的最大风险发生在发病后的最初 2 年内,通常是严重的终末事件,包括急性胃肠道并发症、呼吸功能不全,伴有或不伴有误吸。

(冯艳亭)

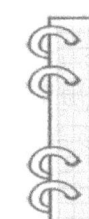

第十一章 儿科护理

第一节 消化道异物

误吞异物多见于1～5岁幼儿,其原因主要是小儿常将异物含入口内玩耍,此时一旦受到惊吓或哭闹,不慎而误吞;也有时把混在食物中的异物(如骨片、鱼刺等)咽下。临床多见的异物为水果核、纽扣、硬币、证章、别针、钉子、笔帽及各种小玩具(塑料或金属的)等。现把食管异物和胃肠异物引起的危害和处理原则分述如下。

一、食管内异物

(一)临床表现

较大而粗硬、尖锐的异物多嵌顿于食管的狭窄处,以食管入口下方第一狭窄处最多见(另外两个狭窄处分别在食管中部和食管穿过横膈处)。异物卡在食管内,较大异物不仅压迫气管堵塞食管引起呛咳、吞咽困难,甚至可造成窒息死亡。尖锐的异物还可能刺破食管导致局部发炎化脓、出血、气胸、纵隔脓肿及食管气管瘘等,直接威胁孩子的生命安全。

(二)处理原则

应立即做X线检查,确定异物位置(如为塑料制品等透光异物,为了显影清楚,可做吞咽棉花纤维的钡剂拍片),绝大多数异物用食管镜即可取出。若异物已嵌顿在食管壁内难以取出或已穿破食管,则应行手术取出。

要强调的是,当孩子食管里卡了东西时,有的家长总想让孩子再吃上几口饭,企图把异物咽下去,但不知强行下咽,极易将尖锐的异物挤压出食管外,造成食管穿孔,引起更大的伤害和并发症。

二、胃肠道异物

通常有3种转归过程。

(一)异物随粪便排出体外

绝大多数患儿误吞的异物,只要通过了食管狭窄段进入胃肠,基本都可以排出体外。胃肠道也有3个关口,即贲门处(食管与胃交界处)、幽门(胃与十二指肠交界处)、回盲瓣(回肠与结肠交界处)。这3个关口相对较大,异物较易通过。如异物大,不能通过幽门(如为尖锐异物、胃石等),可用胃镜取出,必要时行手术切开胃取出。

(二)异物滞留胃肠

一般的原则是异物停滞在某处后,只要没症状(疼痛、肠穿孔、腹膜炎等),可严密观察3～5天,实在自行排出困难者才采取手术取出。应注意的是异物入胃肠后,不要给泻药,不要随意改变饮食,以免增加肠蠕动而加重异物的嵌顿和肠道损伤。尤其对锐利异物更不可挤压腹部。异物包裹在粪便里慢慢下行过程中,切不要盲目手术探查取异物,否则探查提拉胃肠异物一旦移动,不仅难以找到,还会造成对患儿不必要的损伤。

(三)紧急手术取异物

误吞大的异物(多为锐利的金属异物),当即引起小儿呼吸极度困难,食管或胃肠有明显梗阻症状,甚至已造成胃或肠道破损及继发感染,很快就威胁生命安全时,应立即手术取出,这主要是由医师根据临床病情危重情况,参照异物所在部位、异物大小及锐利与否,为挽救患儿生命所采取的急救措施。

患儿家长配合的重要性:对患儿采取任何治疗方法,均应征得孩子家长的理解和配合。因为所有操作都有一定的风险,观察阶段存在着潜在的风险,手术本身亦然。关键是怎样处理风险小些,如何做对孩子更有利,需由医师和家长共同协作,把握好保守治疗与手术的指征。患儿家长必须充分理解和重视医师的临床经验和判断。

三、内镜处理的护理

(一)术前护理

1.术前检查

详细询问病史,了解吞入异物的时间及异物性质,一般先行胸部X线正位片及侧位片及立位腹平片检查,对X线显像的异物确定异物位置及有无并发穿孔;对X线不显像的异物了解有无穿孔,照片后即行胃镜检查,禁用X线钡餐检查,以免影响视野及堵塞内镜孔道,增加异物取出的难度。

2.心理护理

绝大多数患儿对误吞异物都很紧张和恐惧,对异物取出术又缺乏了解。因此要向患儿详细介绍异物在体内的危害及异物取出的必要性、安全性,又要讲明术中、术后可能发生的并发症,说明术中配合的意义和目的,消除其紧张、恐惧心理,使其积极配合手术。

3.术中配合

配合医师进镜,进镜至咽喉部时,嘱患儿做吞咽动作,顺势将胃镜插入食管,动作慢而轻柔,发现异物仔细观察后选用合适的异物抓取钳,钳紧异物,采取最佳角度,随镜身一同取出异物。当异物拖到咽喉部时,使患儿头向后仰,以利异物通过。此时一定要套牢或钳紧异物,防止松脱吸入气管引起损伤、窒息或造成气管异物。术中密切观察患儿的生命体征及病情变化,如出现腹痛、面色苍白、出冷汗等异常情况时要及时处理,保持呼吸道通畅,防止消化道黏膜损伤、出血、穿孔、误吸等并发症发生。上消化道异物吞入及取出时均可造成不同程度的黏膜损伤和出血,轻者无需特殊处理,服用胃黏膜保护剂及制酸剂可恢复。对于长形尖锐异物,可在内镜前端套上一保护套或用外套管,使异物进入外套管内一并拔出。

(二)术后护理

1.病情观察

嘱患儿卧床休息,监测生命体征变化,观察有无胸痛、腹痛、腹胀等症状,预防并发症的发生。避免剧烈咳嗽,防止损伤咽喉黏膜。术后有胸骨后疼痛、恶心、呕吐者,应观察呕吐物的性质、颜色和量。食管黏膜损伤者术后常规应用抗生素预防感染,并加强口腔护理,保持口腔清洁。

2.饮食护理

有食管黏膜损伤者禁食1天或2天,无损伤者术后2小时可进温凉流质,2天后进食易消化的软食。避免进食粗糙、质硬有刺激性的食物,防止损伤黏膜引起出血。

(三)卫生宣教

给患儿进行卫生宣教,使患儿及其家属了解和掌握消化道异物相关的防治知识,纠正婴幼儿将硬币及玩物放在口内玩耍的不良习惯;发生消化道异物后应立即禁食、禁水,尽快就医,及时取出异物,切忌用饭团、馒头、蔬菜等强行吞咽。有食管基础疾病者如食管癌、瘢痕性狭窄等,进食应细嚼慢咽,避免粗糙、质硬食物,食物应切碎,防止发生食物团块阻塞。不吃未成熟及未去皮的柿子,尤其不能空腹进食柿子,一次量也不能过多,否则易形成结石。

(李新新)

第二节 急性阑尾炎

阑尾炎是儿童常见的急腹症,病势较成人严重,治疗不及时并发腹膜炎,甚至致死。根据患儿的发病年龄及病理改变,可分为急性阑尾炎、慢性阑尾炎、婴幼儿阑尾炎、新生儿阑尾炎、寄生虫性阑尾炎(蛔虫性阑尾炎、蛲虫性阑尾炎)。

一、病因和病理

主要原因是由于阑尾腔阻塞和病原菌感染。根据病理,将阑尾炎分为三种类型:卡他性、化脓性及坏疽性阑尾炎。

二、诊断

(一)临床表现

1.胃肠道症状

(1)腹痛:最常见、最明显、最早出现的症状,从心窝部或脐部开始,由轻到重为阵发性,后转移到右下腹,持续性钝痛,阵发性加重。

(2)恶心、呕吐:比较常见,常发生在腹痛后的数小时,也有的患儿先出现呕吐。多为反射性,呕吐物多为食物。

(3)腹泻、便秘:如阑尾病变侵及盆腔,炎症刺激乙状结肠促使排便次数增加;也有的急性阑尾炎,由于肠蠕动减弱,及发热、呕吐致体液丢失,少数又可出现便秘。

2.全身症状

(1)发热:体温在38℃左右,大多数先腹痛后发热,随病情加重逐渐升高。

(2)脉搏:一般脉搏的加快和体温成正比,晚期中毒症状严重的患儿,脉搏快速微弱,但体温可不升。

3.查体

(1)体位:患儿喜右侧屈髋卧位,减少腹壁张力。

(2)病容:多呈急性痛苦面容。

(3)腹部压痛:右下腹麦氏点固定压痛是典型体征。但小儿盲肠移动性较大。阑尾位置不固定,压痛点可在右中腹、脐部附近、下腹中部等。

(4)腹肌紧张:腹壁腹膜受刺激、腹肌反射性收缩所致。以右下腹为甚。

(5)反跳痛:由于阑尾炎症对腹膜的刺激,出现反跳痛,可在右下腹,也可波及全腹,严重者呈"板状腹"。

(6)腹部包块:阑尾周围脓肿患儿右下腹可扪及包块,也可位于盆腔、腰部、肝下、膈下等。

(二)辅助检查

血液检查白细胞总数和中性粒细胞增多,白细胞总数可在$(10\sim20)\times10^9/L$,中性粒细胞可占$0.75\sim0.95$。

三、鉴别诊断

(一)肠系膜淋巴结炎

多于上呼吸道感染同时存在,胃肠道症状不明显,右下腹虽有轻微压痛,但腹肌紧张不存在,且右下腹压痛不固定。经卧床休息、抗生素治疗后,数小时后即可明显减轻症状。

(二)急性胃肠炎

多因不洁饮食引起,开始有发热、痉挛性腹痛和多次腹泻,腹痛多无固定位置,肠蠕动活跃,压痛和肌紧张不明显,大便常规可见白细胞和脓球。

四、治疗

(一)保守治疗

原则上均应手术治疗,下列情况可试行保守治疗:发病超过3天、病情比较稳定、局部有炎性包块、有阑尾脓肿形成者,可待炎症消退后3个月再行阑尾切除术;腹膜炎有局限趋势、下腹痛及右下腹炎性浸润已有减轻者。在治疗过程中,如体温升高、肿块渐大、腹部压痛加重、白细胞明显增高,应考虑手术引流。

(二)手术治疗

1.适应证

急性单纯性阑尾炎、化脓性阑尾炎及坏疽性阑尾炎,阑尾炎穿孔并发局限性或弥漫性腹膜炎,复发性阑尾炎。

2.手术方法

(1)顺行切除阑尾:盲肠和阑尾移动性好,系膜无粘连,容易提起,行顺行切除阑尾。

(2)逆行切除阑尾:如阑尾位于盲肠后位,或粘连较重分离困难及黏膜过短时,可先离断阑尾根部施行逆行切除阑尾。

(3)腹腔引流术:阑尾穿孔形成腹膜炎时,腹腔内有大量的渗出液,盲肠壁有水肿,处理阑尾残端不用荷包缝合,以免发生粪瘘,膀胱直肠窝可放置一枚烟卷引流。但也有的学者提出不同意见,认为不但不能降低腹腔内的并发症及切口感染,相反可能形成细菌入路。

五、护理措施

(一)术前护理

(1)观察体温、脉搏、呼吸、精神、食欲、粪便的变化,有无恶心、呕吐、腹胀、腹痛,以及腹痛部位等情况。

(2)适当限制活动,阑尾周围脓肿患儿应卧床休息,以防脓肿破裂引起腹膜炎。

(3)禁饮食患儿应保证液体需要量。

(二)术后护理

1.体位护理

清醒后取半坐卧位,鼓励早下床活动,防止肠粘连。

2.饮食护理

禁饮食至肠功能恢复,恢复后按医嘱进饮食,忌进生冷和过量饮食,以免腹胀、腹痛。

3.活动指导

鼓励患儿术后在床上翻身、活动肢体,待麻醉反应消失后即下床活动,以促进肠蠕动恢复,减少肠粘连的发生。

4.切口护理

注意切口引流量和性质,渗出液多时应及时更换敷料。

5.管道护理

胃肠减压,肠功能恢复后拔除胃管,腹腔引流管视引流情况决定拔除时间。

6.心理护理

做好患儿及其家长的沟通,取得配合,减轻心理负担。

(李新新)

第三节 先天性巨结肠

先天性巨结肠(congenital megacolon, Hirschsprung's disease, HD)是常见的胃肠道发育畸形,发病率为 1/5 000～1/2 000。男与女之比为 4∶1。本病有遗传倾向,近年的调查家族性 HD 约为 4%。

一、病因

HD 病变肠段神经节细胞缺如,是一种发育停顿。目前认为是在多基因遗传因子的条件下,胚肠发生了暂时性缺血、缺氧,故本病是遗传和环境因素的共同产物。男性发病率较高,是因所需的基因阈值较低之故。

神经节细胞缺如的肠段平滑肌持续收缩,呈痉挛状态,蠕动消失,形成非器质性肠狭窄,使得粪便通过发生障碍。在无神经节细胞段近端正常肠段,因粪便淤积,欲将粪便推入痉挛部位,久之肠管有代偿性扩张、肥厚,形成巨大的扩张段。

二、新生儿巨结肠

(一)临床表现

约 2/3 的 HD 病例,在出生后 1~6 天内发生急性肠梗阻,临床表现如下。

(1)胎粪便秘,24~48 小时没有胎粪排出,或只有少量胎粪,必须灌肠或用其他方法处理才有胎粪排出。这是由于胎粪不能通过痉挛狭窄的乙状结肠、直肠之故。

(2)呕吐亦为常见的症状,可能次数不多、量少,但也可能频繁不止,并带有胆汁。

(3)腹部膨胀,大多数为中等程度的腹胀,部分病例腹部极度膨胀,致压迫膈肌而引起呼吸困难,往往见到肠型,有时肠蠕动显著,听诊肠鸣音存在。

(4)直肠指诊对诊断颇有帮助,特点是在便秘情况下直肠壶腹空虚无粪,指检还可激发排便反射,拔出手指后,随着有胎粪或粪便排出,伴有大量气体,同时腹胀亦好转。

(二)并发症

1. 肠梗阻

在便秘和部分性肠梗阻的基础上,逐渐或突然发展为完全性肠梗阻,如未及时进行积极治疗,往往导致死亡。

2. 小肠结肠炎

这是新生儿 HD 最严重和常见的并发病,临床表现主要是腹泻。一般认为远端梗阻(包括失弛缓性内括约肌的作用),和因此而产生的结肠极度扩张及肠壁循环缺陷是基本原因。结肠扩大和壅滞有利于感染的扩散而加重病情。

小肠结肠炎发作时,病儿全身情况突然恶化,高热、呕吐、多次腹泻,并迅速出现严重脱水征象,腹部异常膨胀,小肠尤其结肠极度充气扩张,引起呼吸吸窘迫和面色青紫。腹壁皮肤发红,似有感染状,做直肠指检或插肛管时有大量奇臭的粪液或气体溢出。小肠结肠炎的病死率很高。

3. 肠穿孔、腹膜炎

新生儿 HD 患儿的结肠内压力经常很高,尤其是伴发小肠肠炎时,黏膜可有溃疡、肠腔扩张,肠壁菲薄,血运较差,致使某些薄弱点逐渐发生坏死,最后穿孔发生腹膜炎。乙状结肠和盲肠穿孔最多见。

4. 全身并发症

新生儿及幼婴 HD 病儿,由于全身抵抗力低下,易发生感染和全身水肿等。

(三)辅助检查

凡新生儿在出生后胎粪排出时间较晚(24 小时后),量较少,或经指检灌肠才排出胎粪,并伴有腹胀和呕吐,均应怀疑为先天性巨结肠症。

1. X 线检查

摄片前不做灌肠,先拍平片,然后做钡剂灌肠。

2. 直立前后位平片

典型病例显示结肠低位肠梗阻的征象,有少数小肠段扩张及液平面阴影,多看到扩张的降结肠;另一有价值的征象是直肠内无气,表现为盆腔空虚。

3. 钡剂灌肠摄片

常见型病变位于直肠和乙状结肠,诊断的准确率达 80% 左右。主要 X 线征象是无神经节细胞段与其近端结肠的直径有差别,直肠、乙状结肠扩张尚未形成,直径差异尚不显著,有时决定诊断困难。24小时复查多见到钡剂滞留对诊断有帮助。

(四)鉴别诊断

1. 单纯性胎粪便秘或称"胎粪塞"

胎粪特别稠厚聚集在直肠内,新生儿肠蠕动微弱不能将其排出,可于出生后数天无排便。直肠指检的刺激多能发动排便反射,用盐水灌肠能清除胎粪,以后即不会再有便秘。

2. 先天性肠闭锁

直肠指检仅见少量灰绿色分泌物,用盐水灌肠也不能排出大量胎粪。

3. 新生儿腹膜炎

患儿有腹胀、呕吐、大便少或腹泻等症状,与新生儿HD发生小肠结肠炎的病例极为相似,鉴别诊断有时困难。出生后胎粪排出正常是很重要的一点,根据其感染的表现及发展情况和X线检查结果多能确诊。

4. 新生儿坏死性小肠结肠炎

与HD伴发小肠结肠炎很难鉴别,但本病多是早产儿,出生后曾有窒息、缺氧、休克的病史,且有便血,X线平片肠壁胃气囊肿,和/或门静脉积气,在巨结肠则极罕见。

(五)治疗原则

新生儿巨结肠的治疗有下列几种方案。

1. 非手术疗法

适用于诊断未完全确定和有感染(如肺炎等)或全身情况较差的小儿,待小儿体重达8～10 kg或1岁左右再做根治手术。

2. 结肠造瘘术

许多学者认为早期做结肠造瘘术是暂时处理新生儿HD较好的方法,待1岁左右施行根治手术。

3. 根治手术

对诊断肯定、情况良好的新生儿HD,近年采用一期根治手术者越来越多,其优点是免除前两种方法在等待期间的艰难护理,使病儿早期恢复健康;其缺点是新生儿盆腔小,解剖较困难。总的来说,手术死亡率略高于婴儿、儿童。

三、婴儿和儿童巨结肠

(一)临床表现

婴儿和儿童HD病史相当典型:新生儿期或婴儿时就有便秘、腹胀和呕吐等情况,以后婴儿大便秘结需要灌肠、塞肛栓或服泻剂,便秘越来越顽固。

查体最突出的体征为腹胀,肠型隐约可见,腹部扣诊有时在左下腹可触及粪石块物,听诊肠鸣音亢进。直肠指检发现壶腹空虚。粪便停留在扩张的乙状结肠内,此征对常见型先天性巨结肠的诊断颇有价值。

(二)诊断

儿童巨结肠的诊断不难,有长期便秘和腹胀等体征就应想到本病。为确定诊断可做下列检查。

1. 钡剂灌肠X线检查

小儿多年便秘后,钡剂检查可见到明显的狭窄段和扩张段。在常见型病例中于狭窄段之近端可见到乙状结肠近端和降结肠明显扩张,有时处于中间的漏斗区清晰显影。在"短段型"病例中,狭窄段只有6~8 cm。有时甚至看不出明显的狭窄段,似乎从肛门上开始直肠立即扩张。

2.肛管直肠测压法

测定直肠和肛管括约肌的反射性压力变化,对诊断HD和鉴别其他原因的便秘甚有价值。

3.活体检查

直肠壁全层活检现多摒弃不用,因需住院、全身麻醉,且损伤性大。

直肠黏膜吸引活检:采用黏膜吸引活检钳在直肠后壁吸引摘取小块黏膜和黏膜下层组织,进行组织学检查或乙酰胆碱酯酶组织化学检查:HE组织学检查,观察黏膜下层有无神经节细胞,诊断率接近100%。

(三)鉴别诊断

1.特发性巨结肠

此病有正常的神经节细胞。病因尚不完全明确,国外学者认为精神因素是主要原因,如小儿与父母关系不正常、恐惧、排便心理变态等等。文献上曾用过各种不同名称,如"无动性直肠""功能性巨结肠""巨直肠""假性赫希施普龙病"等。

2.继发性巨结肠

巨结肠之形成乃继发于一器质性原因的机械性不完全性肠梗阻。

3.其他原因的便秘

(1)呆小病患儿在婴儿期、甚至新生儿期,就开始有便秘和腹胀。

(2)大脑发育不良、大脑萎缩、小头畸形常伴有便秘和腹胀,可误诊为HD。

(3)维生素B_1缺乏可损坏肠壁神经节细胞,导致获得性巨结肠。

四、特殊类型先天性巨结肠

(一)全结肠(包括全结肠和部分回肠)无神经节细胞症

绝大多数在新生儿期出现症状,胎粪排出延缓、有呕吐和腹胀,与常见型HD不同者,即在直肠指检时多不能发生排便反射,无大量气体和胎粪排出,检查之手指也没有染粪。少数病例于新生儿期没有症状或极轻,以后才出现间歇性便秘,并有进行性加重,直到几个月后才发生明显的全结肠狭窄。其他的征象:结肠较正常为短缩,结肠袋不如正常清楚,整个结肠壁似乎平坦僵硬,没有正常结肠的活动度和柔软性。病理切片对确诊甚为重要,虽然多数可证明整个结肠肌间神经丛神经节细胞缺如,且是全结肠型在组织学上异常相当多见。

(二)短段型HD

无神经节细胞段局限于直肠末端6~8 cm之内者称为短段型HD。在新生儿期即有便秘,少数略晚,症状略轻,早期腹胀不及常见型显著。钡剂灌肠摄片可见痉挛狭窄段仅占直肠末端几厘米。其上即是扩张的直肠近端或乙状结肠。有时很难与特发性巨结肠鉴别,短段型HD的肛门直肠测压没有内括约肌松弛反射,组织化学黏膜固有膜乙酰胆碱酯酶强阳性。

(三)肠神经元性发育异常病

是HD最多见的类缘病,临床表现酷似HD,如使用对HD的常规手术处理NID,往往导致治疗失败。本症的病理特点:①肌间和黏膜下层神经丛增生。②交感神经发育不良。③乙酰胆碱酯酶活性升高。④黏膜肌层常有孤立的神经节细胞。

五、先天性巨结肠症的外科治疗

外科治疗的目的是针对着无神经节细胞的直肠和结肠,将其切除,在这方面有四个常用的手术。现将四种手术简单说明。

(一)拖出型直肠、乙状结肠切除术(Swenon 手术)

无神经节直肠、结肠切除后,近端结肠翻出肛门外做吻合。保留直肠前壁 3 cm,后壁 1 cm。

(二)结肠切除、直肠后结肠拖出术(Duhamel 手术)

无神经节结肠切除,直肠于腹膜反折水平切断,关闭直肠末端,正常结肠从直肠后拖出,钳夹结肠前壁和直肠后壁,夹钳脱落后,吻合即形成。

(三)经腹直肠、乙状结肠切除术(Rehbein 手术)

经腹切除无神经节结肠,于腹膜反折下 1 cm 切断结肠近端与直肠吻合。

(四)直肠黏膜剥离、结肠于直肠肌层内拖出切除术(Soave 手术)

无神经节结肠游离,将直肠黏膜剥离直到肛门,从肛门经直肠肌层鞘内拖出结肠,切除直肠黏膜及游离的无神经节结肠,结肠与肛门吻合。

(五)短段型治疗

在麻醉下强力扩张肛门,继之连续 3～6 个月(每天或隔天 1 次)在无麻醉下做直肠扩张,同时应用针刺疗法,多数短段型病例在扩张和针刺时期即能排便,不需洗肠,在疗程后也能持久排使。扩肛效果不佳者可做直肠肌层部分切除术治疗。

(六)全结肠型治疗

最多采用的是 Mattin 手术,其原理是将正常回肠与无神经节细胞的结肠做侧侧吻合术,借回肠的蠕动功能推进和排出粪便,也有人主张做全结肠切除术。

六、先天性巨结肠的护理

(一)术前护理

1.饮食护理

给予高热量、高蛋白、高维生素、少渣饮食,术前 2 天改流质饮食。

2.肠道准备

(1)术前 2 周开始,每天用生理盐水回流灌肠,必要时每天 2 次,术前 1 天早上、下午、晚上及术晨需行回流清洁灌肠。

(2)术前 3 天按医嘱给予口服肠道细菌抑制剂,如庆大霉素、甲硝唑等,同时给予补充维生素 K_1 110 mg 肌内注射,每天 1 次。

(3)灌肠注意事项:①选择大小合适的肛管或者硅胶导尿管,管于插入的长度应通过狭窄段进入巨结肠的肠腔内,用 38～41 ℃的生理盐水和甘油灌肠器行回流灌肠,每次灌入水量必须全部排出,防止水中毒。②插管时动作要轻柔,不可用暴力,以免损伤肠壁,甚至造成肠穿孔。灌肠过程应不断调整肛管的位置和深度,同时以手法按摩患儿腹部,向盆腔轻柔挤压,协助排便。③灌入水量应根据病情、年龄而定,一般 100～150 mL/kg。灌肠液要分次灌入和抽出。④灌肠时要注意患儿的生命体征及全身情况,经洗肠后腹部变平软甚至凹陷,应用腹带给予腹部加压包扎,以防止突然腹压降低引起虚脱。⑤如近直肠处有粪石,应用手指抠出后再行回流灌肠。

(二)术后护理

1.病情观察

术后若有腹胀应报告医师,可在医师的指导下行肛管排气,严禁灌肠。术后 1 周禁用肛表。

2.饮食护理

待肠蠕动恢复,停止胃肠减压后可进少量流质饮食,以后逐步改半流质饮食,对营养不良的患儿短期内可实施胃肠外营养支持疗法。

3.引流管护理

术后禁食,如有持续胃肠减压者,注意保持胃管通畅,观察引流液的颜色、性质、量。如有异常,立即报告医师。

4.肛门护理

术后注意肛门口肛塞的脱落时间,一般随第一次排便时一起排出;未脱落者应于术后 48 小时后拔除,保持肛门周围皮肤的清洁干燥,每次大便后用碘伏棉球清洗肛周皮肤。

5.并发症护理

(1)大便失禁:术后应观察排便情况,对大便失禁的患儿,除做好肛门清洁护理外,训练患儿养成排便习惯,以求改善功能。

(2)小肠结肠炎:高热、腹泻、水样奇臭大便、腹胀,应考虑是小肠结肠炎,应协助医师抢救。

6.心理护理

尽量减少对患儿的不良刺激,治疗和护理集中进行,保证充分睡眠,有利康复。特别要做好家长的心理疏导以配合治疗,树立对患儿治疗的信心。

7.健康教育

(1)嘱患儿不要挑食,应多吃蔬菜水果等粗纤维食物,少吃辛辣刺激性食物。

(2)有意识地培养患儿按时排便的习惯,定期复查。

(3)了解有无肠吻合口狭窄,观察每次排便情况,若大便变细,说明有狭窄,应予以扩肛(教家长先用手指扩肛,以后改用扩肛器扩肛,每天 1 次,逐渐减少次数),半年后来院复查。

(李新新)

第四节 胆道闭锁

胆道闭锁是指由各种原因引起胆道完全阻塞的病理状态,因而胆汁排出障碍,临床表现为阻塞性黄疸,是新生儿和婴儿最常见的阻塞性黄疸。女性为多,男:女约为 1:2。20 世纪 60 年代末葛西教授开创了"不可矫治型"胆道闭锁治疗的新纪元。近年来,随着早期诊断、手术技巧及术后处理的改进和提高,患儿预后明显改善,长期生存的病例数增加。

一、病因

胆道闭锁的病因复杂,有众多的学说,但至今确切的发病机制还不完全清楚,多认为不是单因素所致的疾病,很可能是不同的病因而表现为共同的临床表现的疾病。与以下几个方面有关,包括:①隐性病毒感染,主要有巨细胞病毒、肝炎病毒、轮状病毒和肠病毒等。②肝外胆管形态发育的缺陷。③患儿免疫系统异常。④妊娠期妇女接触有毒物质。⑤胎儿肝胆系统发育过程血管发育异常。

二、病理

胆道闭锁病理改变是进行性胆管炎症和肝纤维化，患儿胆道阻塞的范围差异较大，可累及肝内、肝外胆管系统，并呈节段性，亦可发生在肝门部。肝内胆管，尤其是微细胆管常不受累。肝脏的组织病理学改变是多种多样的。大体方面，肝脏早期增大，随病情发展肝脏逐渐变硬。至晚期，肝脏体积缩小，质地继续变硬，被胆汁染成深绿色，表面平滑或呈颗粒状。镜下，初期以淤胆为主要特征，即在肝细胞和毛细胆管内有胆色素沉着。肝细胞有程度不等的变性，还出现肿胀、胞浆疏松、淡染，压迫肝窦变狭窄，肝细胞内胆汁沉着，呈棕黄色细颗粒或粗颗粒。晚期肝外组织和器官淤胆，汇管区及小叶间结缔组织增生，新生小胆管增多，且发育不全，覆有立方形或柱状上皮的分化成熟的胆小管少见。

三、胆道闭锁的分型

葛西（Kasai）根据胆道闭锁患儿的病理检查和手术中所见，认为先天性胆道闭锁的肝外胆管的形态多种多样，而肝内的变化反而简单得多。葛西在 Gross 分型（基本型）的基础上又分出许多亚型。一般认为可分为 3 型及 7 个亚型。

（一）Ⅰ型

胆总管闭锁型。此型属于"可矫治型"胆道闭锁，肝总管以上有管腔且通畅，含有胆汁，可供进行吻合。此型占10%左右，手术进行肝总管与肠道的吻合，手术治疗效果好。

（二）Ⅱ型

肝管闭锁型。此型有不同的 3 个亚型。肝管呈闭锁形态，但其中有两个亚型肝内胆管有发育，可行肝总管与肠道吻合。而亦有一亚型肝门部呈胆湖型，胆湖与肠道吻合，胆汁引流效果差。

（三）Ⅲ型

肝门部闭锁。肝门部虽然闭锁，但多数肝内胆管有发育，而肝外胆道结构几乎完全不存在，呈闭锁形态。此型以往不能行肝外胆道与肠道的吻合，故曾称为"不可矫治型"胆道闭锁，这类型最多，临床上最常见，约占近90%。肝外胆道结构几乎完全不存在，呈闭锁形态，肝门部虽然闭锁，但多数肝内胆管有发育。

四、临床表现

患儿呈阻塞性黄疸的临床表现，患儿出现黄疸时间不一，早的在生后 1～2 天内巩膜开始出现黄疸，部分患儿在生理性黄疸时，就比一般新生儿重，且从未完全消退。随年龄增长，巩膜黄疸加深，并且皮肤也逐渐出现黄疸。晚的可在满月后，家属才发现患儿出现黄疸。患儿至病情晚期为暗黄色或略带棕绿色。全身组织液亦呈黄色。小便呈深黄色，直至为浓茶色。大便在胎粪排干净后，出现由正常大便的黄色转为淡黄色，甚至为白陶土色。大便的颜色与患儿进食的食物和药物有关，进食奶粉者的大便比食母乳者颜色淡，服药者受药物的影响大便呈灰色、灰黑色等。因缺乏胆汁，患儿的大便含有很多未消化的脂肪滴，大便稍呈发亮，而粘有大便的尿布很油腻。

初期患儿的进食不受影响，生长发育与同龄儿无明显的差异。逐渐随着胆汁不能排入消化道，出现胃纳欠佳、消化功能差。腹胀甚至腹部膨隆，腹壁的静脉逐渐显露、怒张，肝脏和脾脏明显增大,肝脏增大尤以右叶为甚,并明显变硬,肝脏边缘清晰。因腹压高,超过半数的患儿,出现腹股沟斜疝、睾丸鞘膜积液或脐疝。晚期出现脂溶性维生素缺乏,有出血的倾向;发生缺钙、佝偻病等。患儿还可出现生长发育缓慢甚至停止、腹水、呼吸困难等一系列临床表现。未经治疗的胆道闭锁患儿多于1岁左右,因肝硬化、门静脉高压、肝性脑病、肝功能衰竭而死亡。

五、诊断与鉴别诊断

实验室检查主要表现为包括谷丙转氨酶在内的酶学明显升高,血清结合胆红素和非结合胆红素均升高,以结合胆红素升高为主。晚期肝功能差血清蛋白低,清蛋白与球蛋白比例倒置。尿检查常规含大量胆红素,但无尿胆原和粪胆素。大便常规检查可见脂肪球。

目前对阻塞性黄疸的诊断方法有多种,但尚无一种方法是绝对特异可靠的。且年龄越小,诊断越困难。

(一)B超检查

B超检查对肝外部分闭锁的可矫治型胆道闭锁有帮助。但对"不可矫治型"的胆道闭锁与婴儿肝炎的鉴别诊断则相当困难,特别是对年龄较小者更难。胆道闭锁的B超检查,常因胆囊空瘪或未发育,多数未发现胆囊或胆囊发育不良。还可通过观察进食前后胆囊的收缩情况,计算进食后胆囊缩小超过50%,可排除胆道闭锁。

(二)MRI(磁共振)

因小儿的特点,一般行不控制呼吸的磁共振胰胆管检查(MRCP)。MRCP能清楚显示胆道解剖、胰胆管合流异常,对扩张的胆道如胆管扩张症能显示清楚。肝炎的患儿MRI检查,可见包括胆囊、胆囊管、胆总管、总肝管、左右肝管及肝内二级肝管的胆道。而胆道闭锁的患儿仅能显示胆囊,同时胆道闭锁患儿可见门静脉周围纤维性增厚,据此可做出诊断。据报道MRI诊断胆道闭锁其准确率达98%,灵敏度为100%,特异性也达到96%,因而本方法是一种可靠、非损伤性诊断方法。门静脉周围纤维性增厚为胆道闭锁的重要特征。对小婴儿不扩张胆道的显示,在技术上还需不断改进。在对婴儿和幼儿进行检查时,检查室内因无法用监护仪器,不适合进行基础麻醉。但每次成像时间较长、噪声大,使患儿在整个检查期间保持安静、呈不动的状态,有时是非常困难的事情。

(三)放射性核素肝胆显像

利用肝细胞具有排泄功能,静脉注射^{99m}Tc标志乙酰替苯胺亚氮二醋酸(IDA)类化合物,肝细胞从血液中摄取,^{99m}Tc-IDA类化合物与肝细胞膜上的阴离子结合膜载体结合,进入肝细胞内,再与细胞内的受体蛋白结合,分泌入毛细胆管,最后经胆道系统进入肠道。正常情况下注射化合物10分钟后,肝外胆管和肠道相继显影。出现胆道阻塞时,可经肾异途径排出。虽然放射性核素肝胆显像诊断胆道闭锁特异性较高,但有时会把婴儿肝炎误诊为胆道闭锁,其主要原因是胆红素水平过高、肝细胞受损、检查时患儿胆道正是完全阻塞期。

(四)十二指肠引流

根据胆道闭锁患儿胆汁不能从肝脏经胆道排出,再流入消化道,因而十二指肠液中没有胆红素,可对十二指肠液进行测定,进行胆道闭锁和婴儿肝炎的鉴别诊断。选用直径在2.5 mm左右的软质硅胶管作为十二指肠引流管,也可用带有金属头的引流管。方法是经鼻或口插入达十二指肠,为确保引流管进入十二指肠,应掌握引流管插入的深度,插管深度用自身标尺测量。即患儿的鼻前庭至耳根再从耳根经剑突到髂前上棘的距离即为鼻至十二指肠降部的距离。一般4个月的婴儿,此距离在 40 cm 以内。导管插入胃后(约 30 cm)右侧卧位约半小时,再插进约 10 cm。此时可用 pH 试纸测引流液,当引流液呈碱性时,多已在十二指肠内(十二指肠液反流入胃者例外)。为确保引流管在十二指肠内,也可在 X 线观察下插管,必要时注入造影剂,证实引流管进入十二指肠后,抽液进行检查。

(五)ERCP(内镜逆行胰胆管造影)

是在纤维十二指肠镜直视下通过十二指肠乳头将导管插入胆管和/或胰管内进行造影。ERCP 对阻塞性黄疸的鉴别诊断,既可收集十二指肠液进行检查,也可通过造影显示胆道系统和胰腺导管的解剖和病变。

(六)腹腔镜检查

近年来采用腹腔镜探查进行阻塞性黄疸的鉴别诊断,采用两孔或三孔的方法进行。分别在脐下和剑突下钻孔,必要时在右锁骨中线肋缘下加一孔。步骤包括用腹腔镜观察肝脏及肝外胆道、肝脏活检、穿刺胆囊行胆道造影和肝外胆道冲洗。胆道闭锁的患儿肝脏明显淤胆,肝门区空虚,胆囊塌陷或找不到胆囊。找到塌陷的胆囊可沿胆囊向肝门区解剖,胆管及左右肝管均显示不清,只能看到蓝色的门静脉,用细针经胆囊底穿刺,无胆汁抽出。婴儿肝炎患儿胆囊相对胆道闭锁较充盈,细针从胆囊底部穿刺可抽出黄色的胆汁,如穿刺未抽到黄色的液体,也可在注入少量盐水后,回抽到黄色的液体。同时再从胆囊注入稀释的亚甲蓝液体,可见肝外胆道和十二指肠内充满蓝色的液体。也可穿刺胆囊或经胆囊置管,行胆道造影,观察胆囊、肝内外胆道的情况。

六、治疗

胆道闭锁的有效治疗唯有手术治疗,包括葛西手术及各种改良术式和肝移植术。肝移植的成功更为治疗胆道闭锁带来美好的前景。另外,葛西手术可为肝移植手术创造一个较为理想的条件。总而言之,在胆道闭锁的治疗中,葛西手术仍具有重要的、不可替代的作用,目前仍是胆道闭锁首选的手术方法。因而,葛西手术和肝移植,这两种治疗方法是相辅相成的。必须根据当地医疗条件、医疗技术水平以及患儿的具体情况来决定。

葛西手术及各改良术式强调早期诊断、早期治疗,应在 60 天以前,最好在出生后 40 天左右进行,最迟不能超过 90 天。本病造成的肝脏损害是进行性的,手术延迟治疗效果就相应降低,生后 60 天以后手术每延迟 10 天,胆汁良好引流的机会就会减少一半,胆汁淤积性肝硬化加重成为不可逆性,最后死于肝衰竭。

患儿年龄超过 90 天或葛西手术失败者,以及葛西手术后肝功能差、生活质量不佳者,应考虑进行肝移植。小儿肝移植术式为背驮式。小儿肝移植根据小儿的特点可进行减体积肝移植、亲属活体供肝肝移植、劈裂式肝移植。

七、护理措施

(一)术前护理

(1)选择患儿易吸收的含有中链脂肪乳的奶粉,母乳喂养时母亲多吃豆制品改善母乳的营养。

(2)穿棉质通气性好的衣物特别是衬衣和贴身衣服,不要穿化纤和毛织品。保持皮肤清洁,勤为患儿擦洗身体,剪短指甲。

(3)做好家属的心理护理,告知手术的必要性及手术的预后,把相同疾病恢复好的患儿介绍给家属认识,增加家属对手术的信心。

(4)手术前准备:备皮、备血、药敏,禁饮禁食、使用胃肠减压。

(5)告知家属患儿喂养的注意事项及日常护理要点。

(二)术后护理

1.呼吸道护理

术后6小时予以去枕平卧,头偏向一侧,术后12小时后可斜坡卧位,鼻导管给氧,必要时雾化吸痰。

2.监测生命体征

密切观察其神志,15~30分钟测量一次生命体征,至病情平稳后1~2小时测一次生命体征。密切注意体温变化,出现高热提示有感染的可能,38.5℃以下予以物理降温,必要时遵医嘱使用退热药。

3.疼痛护理

分散患儿注意力,在不影响疾病恢复的情况下尽量选择患儿舒适的体位。必要时遵医嘱使用镇静止痛药。指导家属在患儿咳嗽时用双手扶住切口两侧,以减轻因切口张力增加引起的疼痛。

4.维持机体需要量

患儿术后禁食禁饮期间应根据患儿体重静脉补充水、电解质和营养液,以维持内环境的稳定、促进康复。胃肠道恢复蠕动后改为半量母乳或配方奶,少食多餐,逐渐增加乳量。

5.切口及引流管的护理

观察切口有无渗血、渗液及感染征象。各引流管妥善固定,保持引流通畅,观察和记录引流液的性状和量,若短时间内有较多新鲜血性液体流出,常提示有活动出血现象,常发生在术后24小时,应及时报告医师。按时更换引流袋,腹腔引流管常留置48~72小时,适时拔管。行腹带包扎:小儿腹腔容量相对较小,且腹壁薄弱,术后常规行腹带包扎,以防伤口裂开,应注意腹带的松紧度,以免影响小儿的呼吸。

(李新新)

参考文献

[1] 郝德华.儿科常见病诊疗[M].长春:吉林科学技术出版社,2019.
[2] 赵静.现代儿科疾病治疗与预防[M].开封:河南大学出版社,2020.
[3] 冯仕品.儿科常见病诊断与治疗[M].济南:山东大学出版社,2021.
[4] 李倩.临床儿科常见病诊疗精要[M].北京:中国纺织出版社,2020.
[5] 李斌.儿科疾病临床诊疗实践[M].开封:河南大学出版社,2020.
[6] 闫军.实用儿科常见疾病诊疗实践[M].长春:吉林科学技术出版社,2019.
[7] 赵小然,代冰,陈继昌.儿科常见疾病临床处置[M].北京:中国纺织出版社,2021.
[8] 吴捷.实用基层儿科手册[M].北京:科学出版社,2020.
[9] 黄春华.实用临床儿科疾病诊治精要[M].长春:吉林科学技术出版社,2019.
[10] 董善武.现代儿科诊疗实践[M].北京:科学技术文献出版社,2018.
[11] 牟丽萍.儿科常见病诊断与治疗[M].北京:科学出版社,2020.
[12] 马德元.儿科疾病救治实践[M].长春:吉林科学技术出版社,2019.
[13] 周嘉云.实用儿科疾病诊断与治疗[M].北京:科学出版社,2020.
[14] 孙勇.儿科疾病诊断与治疗[M].长春:吉林科学技术出版社,2019.
[15] 王显鹤.现代儿科疾病诊治与急症急救[M].北京:中国纺织出版社,2020.
[16] 宫化芬.现代儿科诊疗实践[M].长春:吉林科学技术出版社,2019.
[17] 毛萌,江帆.儿童保健学[M].北京:人民卫生出版社,2020.
[18] 崔秀杰.现代儿科诊疗学[M].天津:天津科学技术出版社,2019.
[19] 朱燕.儿科疾病护理与健康指导[M].成都:四川科学技术出版社,2022.
[20] 惠晓霞.儿科疾病诊断与重症救治[M].长春:吉林科学技术出版社,2019.
[21] 孔彦霞.儿科临床诊疗技术[M].天津:天津科学技术出版社,2018.
[22] 曹娜.儿科常见疾病诊断与治疗[M].北京:科学技术文献出版社,2018.
[23] 孙锟,母得志.儿童生长发育与疾病[M].北京:人民卫生出版社,2021.
[24] 季坚卫.当代儿科诊疗研究[M].南昌:江西科学出版社,2018.
[25] 江载芳.实用小儿呼吸病学[M].北京:人民卫生出版社,2020.
[26] 杨柳.实用儿科规范化治疗[M].北京:科学技术文献出版社,2018.
[27] 朱学龙.儿科临床实践[M].昆明:云南科技出版社,2018.
[28] 侯瑞英.临床儿科疾病诊疗与相关病理检查[M].长春:吉林科学技术出版社,2019.

[29] 李显兰,罗声琼.儿科护理学思维导图[M].重庆:西南师范大学出版社,2021.
[30] 黄毅.实用儿科规范化治疗[M].武汉:湖北科学技术出版社,2018.
[31] 章星.儿科疾病临床诊疗及进展[M].北京:科学技术文献出版社,2019.
[32] 刘晓颖.现代临床儿科疾病综合诊治[M].昆明:云南科技出版社,2018.
[33] 李全红,郭品,田靖.新编儿童发育异常及药物治疗手册[M].昆明:云南科技出版社,2020.
[34] 周春,杨玲,赵洪春.儿科疾病临床治疗[M].南昌:江西科学技术出版社,2019.
[35] 谭李红,朱丽辉.儿科常见疾病诊疗护理常规[M].北京:人民卫生出版社,2018.
[36] 杨帆,郝加虎,伍晓艳,等.分娩方式与学龄前儿童发育行为的关联研究[J].安徽医科大学学报,2020,55(4):583-586.
[37] 岳小静,王承芯,李洪华,等.学龄期注意缺陷多动障碍共患特定学习障碍儿童智力结构与临床特征分析[J].中国当代儿科杂志,2020,22(11):1178-1182.
[38] 潘承谕,卢婍,姚谦,等.孕晚期母血多溴二苯醚水平与8岁儿童生长发育的关联性研究[J].环境与职业医学,2020,37(11):1042-1049.
[39] 张太花,孟生华,曹秀英.儿童保健对早产儿生长和智力发育的影响及相关性研究[J].基因组学与应用生物学,2019,38(7):3253-3257.
[40] 王浩,严双琴,黄锟,等.孕期轻度贫血与18月龄儿童发育迟缓关联及其孕妇智商调节作用出生队列研究[J].中国公共卫生,2021,37(9):1343-1348.